CLINIQUES

CHIRURGICALES

DE LA PITIÉ

PAR

LE DR PAUL RECLUS

CHIRURGIEN DE L'HÔPITAL DE LA PITIÉ
PROFESSEUR AGRÉGÉ A LA FACULTÉ DE MÉDECINE DE PARIS
MEMBRE DE LA SOCIÉTÉ DE CHIRURGIE

PARIS

G. MASSON, ÉDITEUR

LIBRAIRE DE L'ACADÉMIE DE MÉDECINE

120, BOULEVARD SAINT-GERMAIN.

M DCCC XCIV

CLINIQUES

CHIRURGICALES

DE LA PITIÉ

Td 75
132

PRINCIPAUX OUVRAGES DU MÊME AUTEUR

Clinique et Critique chirurgicales. Grand in-8°, 1884.

Cliniques chirurgicales de l'Hôtel-Dieu. Grand in-8°, 1888.

De la syphilis du testicule. Grand in-8° avec 6 planches, 1882.

Manuel de Pathologie externe, en collaboration avec MM. KIRMISSON, PEYROT, BOUILLY. 1ʳᵉ édition, 1885, 4ᵉ édition, 1893. — Tome premier : *Maladies communes à tous les tissus. Maladies des tissus.*

Traité de chirurgie, publié sous la direction de MM. SIMON DUPLAY ET PAUL RECLUS. 8 volumes grand in-8°

Traité de Thérapeutique chirurgicale, en collaboration avec M. FORGUE. 2 volumes grand in-8°.

Du Tubercule du Testicule et de l'Orchite tuberculeuse. Thèse de doctorat, 1876.

Des Ophthalmies sympathiques. Thèse d'agrégation, 1878.

Des mesures propres à ménager le sang pendant les opérations chirurgicales. Thèse d'agrégation, 1880.

CLINIQUES
CHIRURGICALES
DE LA PITIÉ

PAR

LE Dʳ PAUL RECLUS

CHIRURGIEN DE L'HÔPITAL DE LA PITIÉ
PROFESSEUR AGRÉGÉ A LA FACULTÉ DE MÉDECINE DE PARIS
MEMBRE DE LA SOCIÉTÉ DE CHIRURGIE

BIBLIOTHÈQUE NATIONALE R F IMPRIMÉS

DÉPOT LÉGAL
Seine
Nᵒ 1068
1894

PARIS

G. MASSON, ÉDITEUR

LIBRAIRE DE L'ACADÉMIE DE MÉDECINE

120, BOULEVARD SAINT-GERMAIN.

M DCCC XCIV

Tous droits réservés

AVANT-PROPOS

Voici le troisième volume de Cliniques que je publie pour mes élèves. Le premier date de 1884 : j'étais encore chirurgien du Bureau Central, et mes leçons essayaient de refléter fidèlement l'enseignement de mes maîtres. Le deuxième parut en 1888 : le professeur Richet avait obtenu un congé ; les hasards de l'agrégation me valurent de le remplacer à l'Hôtel-Dieu, et je voulus marquer par un livre l'heureux souvenir de cette suppléance.

Le troisième est né d'un même sentiment : il y a un an, jour pour jour, je quittais Broussais pour devenir titulaire de l'un des services chirurgicaux de la Pitié, hôpital central dont les élèves ont su de tout temps le chemin ; ils sont venus, et, pour les retenir, il n'a fallu que l'exactitude, et le désir de leur être utile. A l'hôpital, ils aiment qui les aime ; je les ai guidés dans leurs études ; pour eux, j'ai préparé mes leçons ; j'ai même pris le soin de les écrire, ce qui me permet, aujourd'hui, de les soumettre à un public moins restreint.

Et puis j'ai voulu tenter une expérience : on connaît les projets de réorganisation de l'enseignement clinique dans notre Faculté, les efforts du professeur Potain, la persévérance, la souple fermeté de M. Brouardel pour faire accepter cette réforme urgente : elle est enfin votée, et l'année prochaine en verra la réalisation. Cette loi, un an à l'avance, je l'ai considérée comme promulguée, et, pour la mettre à l'épreuve, je me suis imposé les devoirs des futurs professeurs auxiliaires. L'essai m'a paru réussir, et je veux aussitôt en porter témoignage.

J'ai reçu de l'Assistance publique vingt stagiaires, que j'ai enrégimentés chacun avec sa fonction, ses lits à surveiller, ses pansements à faire ; ils sont soumis tous les matins à l'appel ; je raie impitoyablement les absents et les retardataires de la feuille de présence ; les malades nouveaux sont examinés par les élèves du rang ; le diagnostic est discuté par eux avant d'être complété ou rectifié par mes internes et par moi-même, — tout cela simplement, amicalement, avec émulation, avec entrain, sans trouble, sans fatigue pour les malades.

Aux stagiaires se sont joints de nombreux bénévoles, élèves de première et de deuxième année, des étudiants pourvus déjà de toutes leurs inscriptions, des médecins de passage, quelques confrères de la marine et de l'armée, et, chaque jour, des étrangers nouveaux. Cette diversité même est un écueil, car il faut à chacun de ces groupes un enseignement différent : apprendre à se laver les mains, à masser une entorse et à gâcher le plâtre, convient beaucoup mieux aux uns que les subtilités de diagnostic, les indications thérapeutiques ou les procédés opératoires réclamés surtout par les autres. Mais tous y mettent du leur, et un véritable enseignement mutuel s'organise.

On me prédisait que ces rigueurs lasseraient les élèves, et qu'ils fuiraient bientôt un service où l'on réclame d'eux la présence réelle. On se trompait, si j'en crois l'expérience de douze mois; et, sur mes vingt stagiaires du commencement de la nouvelle année, il en est à peine un par matin qui manque à l'appel; tous les bénévoles sont à leur poste; les « passants » sont toujours plus nombreux et, pour tout dire, mon amphithéâtre, bien petit, il est vrai, devient décidément trop petit.

Mais que de lacunes encore pour un enseignement régulier! Se douterait-on qu'il n'existe pas de laboratoire officiel à la Pitié, et que les recherches bactériologiques y sont abandonnées au bon vouloir d'un chacun? L'année dernière, nous avions le bonheur de posséder M. Pilliet, dont la grande compétence se double d'une complaisance inépuisable, et M. Martin, un des plus distingués élèves de l'Institut Pasteur. Mais voici que notre maître, M. Tillaux, dont, tous, nous regrettons le départ, emmène avec

lui M. Pilliet à la Charité ; le roulement des internes
place M. Martin dans un autre hôpital, et nous sommes livrés sans défense à tous les hasards du renou-
vellement annuel.

Croirait-on que nous n'avons même pas une salle
d'opérations annexée à notre service des femmes?
Quelle que soit la malade, son état de faiblesse, la
nature et la gravité de l'intervention, il lui faut traverser un couloir où le vent s'engouffre, une large
cour froide, monter un long escalier, subir l'opération
dans une chambre où le soleil aveugle, et qui, cependant, manque de lumière ; — puis elle reprend le
même chemin, redescend l'escalier qu'on lui avait
fait gravir, et repasse par la même cour et le
même couloir pour regagner son lit. Et tout cela,
dans un des grands hôpitaux de Paris, au seuil de
l'an 1894!

Pour en revenir aux cliniques publiées dans ce
volume, elles ont été professées pour mes élèves les
plus avancés et pour les confrères nationaux ou
étrangers qui suivent le service. Elles traitent princi-
palement de thérapeutique chirurgicale, et surtout
de sujets d'utilité courante : fractures, entorses et
grands écrasements des membres, cancers de la langue et du rectum, fistules et abcès de l'anus, hémorroïdes, hydrocèle et varicocèle ; appendicite, occlusion
intestinale, perforation traumatique de l'intestin, —
ou bien de ceux dont on s'occupe plus spécialement

à cette heure, des interventions sur l'estomac et la vésicule biliaire.

Aux affections des organes génitaux de la femme, passées complètement sous silence dans mes cliniques de l'Hôtel-Dieu, j'ai consacré le plus long chapitre de ce volume. La science marche, la gynécologie est maintenant le terrain le plus remué de la thérapeutique chirurgicale et c'est sur elle qu'a porté le principal effort de notre génération. Les affections utéro-ovariennes autrefois à peine étudiées par quelques-uns, la plupart médecins, sont maintenant scrutées par presque tous nos collègues, et ce n'est pas trop de dire qu'aujourd'hui, tout chirurgien d'un service général se double d'un spécialiste des maladies des femmes.

J'ai repris, dans ces cliniques, quelques sujets traités dans mes deux premiers volumes, mais il ne s'agit pas de simples redites. Pour les uns, les mastites chroniques, la maladie kystique de la mamelle, l'eau chaude en chirurgie, j'ai voulu consolider par de nouveaux faits, et après plus longue expérience, certaines thèses qui me sont à peu près personnelles; pour d'autres, le traitement des perforations intestinales, par exemple, j'explique pourquoi je reste encore indécis et ne puis me résoudre, en l'état actuel, à la laparotomie systématique; pour d'autres enfin, tels que l'aïnhum, je montre pour quelles raisons ma première opinion me paraît fausse et je fais amende honorable.

Malgré la vivacité que l'on met d'ordinaire à défendre ses idées, j'espère avoir dominé le puéril amour-propre qui veut avoir toujours raison. Chaque jour un fait nouveau surgit qui infirme, confirme ou atténue notre conception première des choses ; il faut en tenir scrupuleusement compte. On le verra au cours de ce volume : je n'ai jamais éludé les objections ; sur bien des points mes adversaires m'ont convaincu, et je me suis hâté de le reconnaître. C'est que, en chirurgie, nos opinions se traduisent par des actes graves. Donc il nous faut douter de notre infaillibilité, accueillir la critique, la peser strictement, lentement, longuement, pour que les malades ne paient pas d'un désastre les entêtements de notre vanité.

PAUL RECLUS.

Paris, 27 décembre 1893.

CLINIQUES CHIRURGICALES

DE LA PITIÉ

CHAPITRE PREMIER

ANALGÉSIE COCAÏNIQUE

I

De l'analgésie par la cocaïne en chirurgie courante.

Messieurs,

Plusieurs des jeunes confrères qui suivent ma visite m'ont prié de préciser, pour eux, la technique des injections de cocaïne. Je me rends avec plaisir à leur vœu, et cette méthode d'analgésie locale sera le sujet de ma première conférence dans un hôpital où me rattachent tant de souvenirs, et où j'ai vécu, presque tout entière, ma vie d'interne dans les services de mes maîtres, Broca, Trélat, Labbé, Verneuil.

Mais le sujet est trop vaste et, pour le limiter, j'admettrai comme démontré ce que nombre de mes collègues contestent encore : que la cocaïne est vraiment analgésique, et permet de mener à bien des opérations importantes par leur étendue et par leur durée, sans que le malade éprouve la plus légère douleur ; qu'elle est absolument innocente lorsqu'on sait la manier, et que les accidents à elle imputés sont le fait d'une ignorance ou d'une imprudence faciles à éviter. Je me réserve de revenir devant vous sur ces deux assertions en m'appuyant sur les 2 477 interventions de toutes sortes que j'ai pratiquées en moins de huit ans sous l'anesthésie cocaïnique. Aujourd'hui, je me bornerai à vous dire quelle technique il faut suivre afin d'obtenir, sans danger, une insensibilité suffisante dans nos opérations quotidiennes.

Un premier point, le plus important peut-être pour la sécurité opératoire, est le titre de la solution. Nous savons, par nos conversations et par nos lectures, qu'on a recours à des solutions de cocaïne à 5, à 10, à 20 p. 100 même. Je ne saurais trop protester contre cet abus : l'examen attentif des accidents relevés dans les auteurs m'a prouvé que le titre de la solution joue un rôle au moins égal à celui de la dose injectée, et j'aimerais mieux faire pénétrer dans l'organisme 20 centigrammes de cocaïne à 1 p. 100, c'est-à-dire noyés dans 20 grammes d'eau, que 10 centigrammes à 20 p. 100, c'est-à-dire dilués seulement dans un demi-gramme de liquide. Je ne vous donnerai point une explication physiologique de cette influence de la dilution, mais j'en affirme la réalité et j'en tire immédiatement une conclusion pratique : n'employez jamais que les solutions à 2 et à 1 p. 100 ; la solution à 2 p. 100 vous servira dans les petites interventions chirurgicales lorsque une, deux, trois seringues de Pra-

vaz au plus suffiront pour couvrir votre champ opératoire; la solution à 1 p. 100 sera réservée aux dissections
plus étendues, et lorsque quatre, six, dix, quinze seringues
de Pravaz seront nécessaires pour anesthésier la région.

Lorsque la solution est à 2 p. 100, la seringue de Pravaz contient, dans son gramme de liquide, 2 centigrammes de cocaïne, un seul centigramme lorsque la
solution est à 1 p. 100. Les comptes sont faciles et l'on
sait la dose à injecter. Celle-ci ne devra jamais atteindre
20 centigrammes : en effet, il existe une observation où
la mort aurait été la conséquence d'une injection de
22 centigrammes; l'auteur est muet sur le titre de la
solution; j'imagine que, dans ce cas, elle devait être très
concentrée. Mais je ne discute point ce fait, je l'accepte
sans commentaire et, pour éviter tout danger, je conseille
de ne pas atteindre la dose totale de 20 centigrammes
d'une solution à 1 p. 100. D'ailleurs, que vous importe ?
Bien rares sont les interventions où 15 centigrammes
sont nécessaires; j'ai pratiqué des amputations d'avant-
bras et de bras, des sutures de la rotule, l'extirpation d'une
tumeur de 59 centimètres de tour et plusieurs laparotomies, et je n'ai jamais dépassé la dose de 17 centigrammes qui laisse toute sécurité. — Aussi je résume ce
qui a trait au titre de la solution et à la dose par cette
courte phrase : Vous ne vous servirez jamais que de solution à 1 ou à 2 p. 100; vous ne dépasserez jamais la dose
de 15 à 20 centigrammes, solution et dose absolument
suffisantes pour pratiquer, avec une analgésie parfaite,
d'importantes opérations.

Avant d'aborder la technique de l'injection, j'ajouterai
quelques menus détails. Et d'abord, vous n'opérerez le

malade que dans la position horizontale; vous éviterez ainsi les syncopes que les dentistes ont si souvent notées chez leurs patients toujours assis. Dans mes nombreuses interventions, j'ai parfois toléré que l'individu restât sur sa chaise pour des ablations de kystes salivaires des lèvres, de loupes du visage ou du cuir chevelu, de cancroïdes de la joue et du front, pour l'extraction de dents de sagesse, et, dans ces cas seulement, j'ai observé la pâleur de la face et la tendance à l'évanouissement. Récemment encore j'ouvrais et je grattais, à la curette tranchante, un Grec de Smyrne que nous avait amené un de nos externes de Broussais; je le laissai sur sa chaise après avoir averti mes élèves de la syncope possible. En effet, vers la fin de l'opération, la défaillance s'annonçait, qui se dissipa dès que l'opéré fut placé sur un lit. Mais jamais, dans le décubitus horizontal, que la solution soit à 1 p. 100 ou à 2 p. 100, que la dose injectée soit inférieure ou supérieure à 10 centigrammes, je n'ai observé la syncope. J'ai coutume, au cours de l'opération, de faire boire quelques gorgées de liqueur ou de café à mon patient, et si j'interviens sans tenir compte de l'état de vacuité ou de réplétion de l'estomac, je préfère cependant que le malade ne soit pas à jeun.

J'en arrive à l'injection et je suppose un cas simple : l'extirpation d'une tumeur sous-cutanée, kyste sébacé ou lipome. Je fixe, de l'œil, la place exacte de ma future incision et son étendue; à l'une de ses extrémités j'enfonce, d'un coup net, la pointe de l'aiguille de Pravaz; si elle a pénétré dans le tissu cellulaire, je la retire un peu pour rester en plein derme et, là, je pousse légèrement

le piston ; une petite boursouflure blanche se produit
sur la peau, et à partir de ce moment doit cesser toute
douleur du fait de l'injection : si le malade souffre, c'est
la faute de l'opérateur. Il faut que celui-ci insinue lentement l'aiguille dans l'épaisseur de la peau et, comme il
pousse le piston à mesure que l'aiguille avance, la cocaïne anesthésie au préalable les tissus, de telle sorte
que ceux-ci sont déjà insensibles lorsque l'instrument
les parcourt. Il doit se maintenir dans la trame serrée du
derme, ce que l'on reconnaît à la boursouflure légère,
au bourrelet blanc que laisse derrière elle la traînée
du liquide et à la résistance qu'éprouve l'aiguille ; si
cette résistance manque tout à coup, c'est que la pointe
glisse dans les mailles lâches du tissu cellulaire ; on la
retire un peu jusqu'à ce qu'on la sente bien dans l'épaisseur de la peau. Aux paupières, au prépuce, le derme
est si mince qu'on ne peut cheminer au travers, mais
l'inconvénient est médiocre, car, là, l'infiltration anesthésique s'opère facilement.

Parfois, l'aiguille est trop courte pour parcourir d'un
seul trait toute la ligne de la future incision ; on la
retire, et, après avoir rechargé la seringue, si besoin est,
on l'enfonce dans le derme un peu en amont du point
où s'arrêtait l'injection, car cette région est déjà anes-
thésiée, et la piqûre n'y est pas douloureuse. J'insiste
sur la nécessité de faire l'injection « traçante » et continue, et non pas par à-coups, par pressions successives.
Grâce à cette petite manœuvre, la première piqûre seule
est douloureuse, si on peut appeler douleur une piqûre
d'aiguille ; puis la traînée analgésique est ininterrompue,
et, partout, l'insensibilité est la même. Enfin, et cet

argument a une grande valeur, on évite le risque de pousser dans l'intérieur d'une veine une quantité dangereuse de cocaïne. En effet, je presse le piston à mesure que l'aiguille s'insinue dans le derme ; si la pointe vient à pénétrer dans une veine, elle y verse la solution, mais la veine est vite traversée, et la dose de poison sera trop minime pour que son absorption présente le moindre danger. Dans la trame du derme, le réseau vasculaire est trop grêle pour qu'il y ait quelque crainte à avoir, mais, dans certains tissus, la lèvre, la langue, le col utérin, dans la région anale, dans certains angiomes, il faut redoubler d'attention, car il pourrait y avoir péril. Aussi, ai-je coutume d'y enfoncer l'aiguille jusqu'au bout de sa course et de faire une injection rétrograde qui s'opère avec plus de sécurité : je retire l'aiguille en même temps que je presse le piston.

L'injection est terminée : je dois attendre pendant trois à quatre minutes lorsque la solution est à 2 p. 100, cinq lorsqu'elle n'est qu'à 1 p. 100 ; j'en profite, en général, pour raser la région, pour la laver à l'eau chaude, à l'éther, à l'alcool, au sublimé, et je saisis le bistouri. Ici, la plus grande attention est nécessaire : l'instrument tranchant doit suivre, épouser, pour ainsi dire, le trajet qu'a suivi l'aiguille et rester au milieu de la traînée analgésique qui, le plus souvent, ne s'étale, en largeur, que d'un centimètre tout au plus. Des aides exercent parfois des tractions sur les tissus, déplacent la peau, et j'ai pu voir des collègues arracher des cris aux malades parce qu'ils entamaient les téguments, non sur la traînée analgésique, mais en dedans ou en dehors d'elle. Aussi faut-il éviter les manœuvres qui rompent le parallélisme des tissus; il faut surtout bien jalonner sa ligne d'incision, et si on craint de ne pas la reconnaître au bourrelet blanc d'abord, puis un peu rosé qui saille sur les téguments, aux petits points saignants qu'a faits l'aiguille en piquant la peau, on n'hésitera pas, au préalable, à la tracer à la teinture d'iode; c'est elle que suivra la seringue de Pravaz en premier lieu, et ensuite le bistouri. Dans ces conditions, la section des téguments sera indolore; l'opéré sentira le contact de l'instrument, mais la souffrance sera nulle : il n'y a pas anesthésie, mais analgésie.

Ici, l'opération était simple; il n'y avait qu'un plan à diviser, la peau. Mais l'acte opératoire peut être plus compliqué et je vais vous donner d'autres exemples d'anesthésie locale : la cure radicale d'une hernie inguinale, la cure radicale de l'hydrocèle, la castration, l'amputation d'une phalange ou d'un métatarsien; la dilatation anale et l'extirpation des hémorrhoïdes, la laparotomie pour appendicite, pour kyste hydatique du foie ou pour kyste de l'ovaire. Je pourrais passer ainsi en revue un très grand nombre d'interventions, mais ce serait vraiment inutile : chaque chirurgien a ses procédés opératoires et saura plier la cocaïne à l'exigence de ses besoins.

Pour la *cure radicale d'une hernie inguinale* de moyen volume, je fais d'abord, sur la peau, une traînée analgésique de 6 à 8 centimètres environ; le contenu de trois à quatre seringues de Pravaz d'une solution à 1 p. 100 y suffit. Je coupe nettement les téguments jusqu'à l'aponévrose du grand oblique; je reconnais l'orifice externe du

trajet inguinal et le sac herniaire ; puis j'insinue l'aiguille
de Pravaz sous l'aponévrose, dans les muscles du trajet, et j'anesthésie cette deuxième couche, que je sectionne ensuite jusqu'à l'orifice interne du trajet inguinal. Je prends alors les ciseaux et, soulevant le sac,
je l'isole, en disséquant « au plus près », de façon à ne
conserver qu'un mince feuillet de la séreuse ; on évite
ainsi d'ouvrir les vaisseaux du cordon et le canal déférent ; si, en certains points, il existe des adhérences dont
la dissection serait douloureuse, on injecte à leur niveau
un peu de cocaïne et la souffrance disparaît. Lorsque le
sac est isolé jusqu'en haut, on injecte dans son intérieur,
et avant de l'ouvrir, le contenu d'une ou deux seringues
de Pravaz pour anesthésier le péritoine herniaire, l'épiploon et les anses intestinales qu'il contient ; le sac est
incisé et l'on pratique la réduction sans faire éprouver à
l'opéré les sensations de colique qu'il aurait eues sans
cela. Je lie le sac, puis je le résèque au-dessous du lien ;
il ne me reste plus qu'à suturer à fils perdus, d'abord
les muscles, puis l'aponévrose du grand oblique. Je constitue ainsi des fibres arciformes qui oblitèrent le trajet
jusqu'à son orifice externe, et donnent à la paroi la résistance qu'elle avait perdue. On suture la peau et l'opération est terminée.

La quantité de cocaïne varie suivant la longueur des
incisions, l'embonpoint du malade, l'étendue du sac, ses
adhérences aux tissus voisins, à l'intestin et à l'épiploon.
Dans un cas récent, trois injections d'une solution à
1 p. 100, m'ont suffi ; mais j'ai dû parfois aller jusqu'à
15 centigrammes ; d'ordinaire, de 7 à 9 centigrammes
sont assez. L'opération peut durer longtemps sans que

l'analgésie disparaisse. En général, lorsque, l'intervention terminée, on pratique la suture de la peau, elle se fait sans douleur, bien qu'une demi-heure à peu près se soit écoulée depuis la première injection. Une fois, et pour un triple sac à diverticules superposés, c'est au bout d'une heure seulement que j'ai passé l'aiguille de Reverdin pour unir les lèvres de la plaie tégumentaire; à chaque piqûre, l'opéré sentait l'instrument perforer la peau, mais sans en éprouver de souffrance. Jamais, dans aucune de mes opérations, quelle qu'en fût la durée, je n'ai dû insensibiliser à nouveau les tissus.

La *cure radicale de l'hydrocèle* présente plusieurs temps communs avec l'opération précédente. Sur la bourse distendue on fait, en avant, dans l'épaisseur du scrotum, une traînée analgésique sur toute la hauteur de la poche; 3 centigrammes y suffisent; on arrive sur la tunique fibreuse qu'on sectionne sans injection nouvelle; on dissèque la séreuse à petits coups, sans l'entamer, et on poursuit son isolement jusqu'à la partie postérieure vers l'insertion épididymaire; on ponctionne et on vide la cavité, puis on verse dans son intérieur le contenu d'une ou deux seringues de Pravaz, qu'on promène dans la poche pour insensibiliser la vaginale; on résèque celle-ci, laissant juste ce qu'il en faut pour reconstituer une nouvelle séreuse; à cet effet, on rapproche les lèvres des deux valves par quelques points de suture à la soie aseptique; d'autres, à l'exemple de von Bergmann, extirpent la vaginale tout entière, y compris le cul-de-sac sous-épididymaire qui se dissèque facilement. Il ne reste plus qu'à refouler la glande dans les bourses, lier les quelques vaisseaux qui saignent et suturer la plaie scrotale. C'est par un procédé semblable que nous extirpons les kystes de l'épididyme.

La *castration* est aussi simple : on fait une traînée analgésique en forme de raquette dont la queue part de l'anneau inguinal externe, se dirige en bas, contourne le scrotum en arrière et remonte vers le canal inguinal. Il faut bien jalonner le trajet de l'aiguille, car ici la peau est mobile et l'on pourrait porter le bistouri hors de la ligne insensibilisée. On dissèque attentivement en arrière pour isoler la glande, qui n'est plus alors retenue que par le cordon ; on y injecte, au niveau du point où il émerge du trajet inguinal, le contenu d'une seringue de Pravaz de solution à 1 p. 100. C'est à ce niveau, ou mieux quelques millimètres au-dessous, qu'on pratique la ligature et la section, sans que le malade éprouve la moindre douleur. La présence de plexus veineux souvent énormes, nécessite quelques soins pour éviter que l'injection ne pénètre dans ces vaisseaux. Aussi étalons-nous le cordon sur notre doigt, puis nous enfonçons l'aiguille dans son épaisseur et c'est en la retirant que nous faisons notre injection rétrograde. Le testicule enlevé, il ne reste plus qu'à procéder à l'hémostase des quelques vaisseaux de la paroi et à la suture des deux lèvres du scrotum.

La *dilatation anale* est une opération plus compliquée, car ici il faut anesthésier la muqueuse et le sphincter qu'on doit forcer. Nous commençons par introduire dans l'anus un tampon d'ouate hydrophile imbibé d'une solution de cocaïne à 2 p. 100. Puis nous faisons, tout autour de l'orifice, six injections de cocaïne dans l'épaisseur du sphincter ; ces six injections en couronne nécessitent six piqûres distinctes ; aussi ce premier temps de l'intervention est-il plus douloureux que dans celles où une seule piqûre traverse des tissus non anesthésiés. La région étant très vasculaire, nous enfonçons complètement l'aiguille dans le sphincter et c'est en la retirant que nous faisons notre injection rétrograde d'une seringue de Pravaz pour chaque piqûre. La solution sera à 1 p. 100, de sorte que nous laisserons dans le sphincter 6 centigrammes comme dose totale de cocaïne. Ce point est important, car il s'agit d'injections *perdues;* jusqu'à présent nous n'avions parlé que d'opérations où l'incision sur la ligne analgésique libère une partie de la cocaïne qui, avec le sang, s'écoule des mailles du tissu cellulaire. Mais ici toute cocaïne injectée sera absorbée. Donc il faut être prudent, et, pour notre part, nous n'avons jamais dépassé cette dose de 6 centigrammes, suffisante, d'ailleurs, car, trois ou quatre minutes après l'injection, nous introduisons dans le trajet anal le spéculum de Trélat, et nous forçons le sphincter sans que le malade éprouve une souffrance réelle. Sous l'analgésie cocaïnique, plus de soixante fois, et avec succès, nous avons eu recours à cette opération.

Lorsque, après la dilatation, nous constatons l'existence de *bourrelets hémorrhoïdaires* abondants, nous les extirpons, toujours à l'aide de la cocaïne, et l'intervention ne s'en trouve que peu compliquée. Nous saisissons le paquet le plus saillant avec des pinces en T ; nous faisons,

à la base et avec des précautions infinies, car la région
anale est très vasculaire, une injection traçante d'une
demi-seringue de solution à 1 p. 100. Puis nous sectionnons d'un coup de ciseaux la masse turgescente. La
muqueuse remonte alors vers l'ampoule, mais nous la
saisissons avec une pince à forcipressure, pour la juxtaposer à la peau de la marge de l'anus ; une suture au
catgut les maintient en contact et, au bout de peu de
jours, la réunion est complète. Cette opération, que nous
avons déjà réussie plus de. trente fois, nous paraît très
recommandable. Grâce à ce complément de la dilatation,
dans les cas d'hémorrhoïdes procidentes, je n'ai pas observé de récidives comme il m'est arrivé d'en noter à la
suite de la dilatation simple.

Les *amputations* des *doigts* et des *orteils*, des *métacarpiens* et des *métatarsiens*, les *résections* dans les *orteils
en marteau* ou dans les *déformations* métatarso-phalan-
giennes du gros orteil se pratiquent très bien à la cocaïne.
Mais après avoir ici, comme ailleurs, anesthésié la peau
selon la future ligne d'incision, il faut, au point où l'on
veut sectionner l'os, pousser une injection entre ce dernier et le périoste ; l'amputation se fait alors sans souffrance. Même pratique dans les ablations partielles de
la main et du pied. Nous avons été plus loin, et j'ai pu
mener à bien, sans douleur, une amputation d'avant-bras ;
la dose totale de cocaïne injectée ne dépassa pas 15 centigrammes en solution à 1 p. 100. La pointe de l'aiguille
traça, dans la peau, le double lambeau que devait tailler
notre bistouri ; une injection fut faite en avant et en arrière dans la masse musculaire, puis dans les trois nerfs

principaux mis à nu ; enfin, sous le périoste du radius et du cubitus. Il nous fallait une indication particulière pour recourir ainsi à la cocaïne dans une opération aussi complexe et qui me paraît devoir rester dans le domaine du chloroforme. Notre malade était cachectisé par une suppuration profonde ; il avait quatre-vingt-trois ans et, sur ce point, ma conviction est faite : je crois que les cachectiques et les affaiblis supportent mieux, ou moins mal, la cocaïne que le chloroforme.

Cela se passait à Broussais, mais, sous vos yeux, j'ai pratiqué avec le même succès une amputation au tiers moyen du bras gauche pour une ostéo-arthrite tuberculeuse du coude. La dose totale de cocaïne injectée a été de 19 centigrammes dans une solution au centième ; c'est dire que j'ai répandu dans l'épaisseur des tissus, avant leur incision, le contenu de 19 seringues de Pravaz ; la peau à elle seule en a absorbé 9 seringues ; les muscles 6, les nerfs radial, cubital et médian, chacun 1. L'opération a été longue, car je ne voulais pas remuer le coude, très douloureux ; elle n'était terminée qu'au bout de quarante minutes ; mais le malade n'avait pas accusé la moindre souffrance, à peine un léger élancement lorsque je coupai, d'un coup de ciseaux, les gros bouts nerveux, du reste analgésiés chacun par une injection particulière. La douleur a été plus nette lorsque le bistouri a touché le musculo-cutané dont j'avais négligé de m'occuper spécialement. Ici nous n'avons pas poussé d'injection entre le périoste et l'os, et cependant nous avons gratté la membrane fibreuse et scié la diaphyse sans que le malade éprouvât de la douleur ; il en a été de même pour la suture des lèvres de la plaie ; or nos injections de la peau dataient déjà de quarante minutes ; c'est dire que ce laps de temps n'épuise pas l'analgésie.

La cocaïne et le chloroforme ont chacun leur domaine et, en formule générale, je dirai que toute intervention qui porte sur un champ opératoire trop vaste et surtout dont les limites ne sont pas exactement connues à l'avance, ne ressortissent pas à l'analgésie locale : autant celle-ci me paraît indiquée dans les extirpations des tumeurs sous-cutanées, dans les incisions d'abcès, les ongles incarnés, les amputations et les désarticulations des phalanges ou des métacarpiens, dans la kélotomie, la cure radicale de la hernie et de l'hydrocèle, dans la dilatation anale, la circoncision et la castration, dans les ouvertures des abcès et des kystes hydatiques du foie, dans la création des anus artificiels, autant la chirurgie utérine et abdominale, avec ses complications et ses surprises, me semble réservée au chloroforme seul. Si, pour des kystes de l'ovaire, j'ai eu sept fois recours à la cocaïne, c'est qu'il me semble nécessaire de bien établir expérimentalement les limites de l'analgésie locale, car telle contre-indication du chloroforme peut surgir dans certains cas et faire préférer la cocaïne, mais d'une façon exceptionnelle et pour cette fois seulement.

J'ai donc eu sept fois recours à la cocaïne pour l'extirpation d'un *kyste de l'ovaire*. La première, il s'agissait d'une tumeur qui ne remontait que d'un travers de doigt au-dessus de l'ombilic. Je la croyais non adhérente. J'anesthésiai à la cocaïne la peau d'abord, puis l'aponévrose et le péritoine ; j'évacuai le liquide de l'unique poche et la malade avait si peu souffert qu'elle ne croyait pas l'opération commencée. Malheureusement, les adhérences avec le péritoine et l'intestin étaient telles que je me vis dans la nécessité d'endormir la malade. Quelques gouttes de chloroforme y suffirent et je n'eus même pas à interrompre un instant mon opération. — Il y a dix jours, j'ai fait une tentative semblable pour un kyste dermoïde de l'abdomen. Vous avez pu voir avec quelle facilité j'ai ouvert le ventre, de l'ombilic au pubis, et vidé le contenu du kyste. Je croyais attirer la poche au dehors et faire, sans encombre, l'anesthésie du pédicule comme, dans la castration, je pratique celle du cordon spermatique. Mais je m'aperçus tout à coup de l'existence d'un sarcome adhérent au kyste, à l'intestin et au mésocôlon, ce qui compliquait terriblement notre intervention. Ici encore le chloroforme fut nécessaire, mais comme dans notre premier cas et dans trois autres semblables encore à publier, le sommeil survint en quelques minutes et par quelques gouttes d'anesthésique. Je ne sais s'il y a là une indication à poursuivre et si l'emploi simultané de la cocaïne et du chloroforme s'impose à notre expérience; du moins, d'après ma bien petite pratique, ces deux substances ne se nuisent pas.

Je viens d'être plus heureux dans cinq autres tentatives dont voici la première : une femme de la Charente portait une tumeur ovarique assez volumineuse et qui remontait de quatre travers de doigt au-dessus de l'ombilic : la tumeur, très fluctuante, probablement uniloculaire, me paraissait être de celles où la cocaïne peut réussir. Je fais, selon le manuel indiqué, une traînée analgésique de 12 centimètres au-dessus du pubis ; j'incise la peau, le tissu cellulaire sous-cutané et un pannicule graisseux fort épais ; une deuxième ligne anesthésique est poussée vers la ligne blanche et j'arrive sur le péritoine ; vers la partie supérieure je le perfore avec l'aiguille, et je verse le contenu de deux seringues d'une solution à 1 p. 100 qui glisse entre la tumeur et le péritoine pariétal. J'incise ce péritoine, et la poche est mise à nu ; je la vide d'un seul trait avec le trocart aspirateur ; puis je l'attire au dehors et avec elle le pédicule dans lequel je presse, avec précaution, pour éviter de l'injecter dans les veines, le contenu d'une seringue de Pravaz d'une solution au centième ; je passe mon fil, j'étreins le pédicule et je le coupe. L'opération est terminée.

La malade avait éprouvé si peu de douleur dans ces diverses étapes que, l'opération finie, elle ne la croyait même pas commencée. La peau, l'aponévrose, avaient été coupées sans qu'aucun mouvement vînt trahir l'impression causée par l'instrument tranchant. Il en fut de même du péritoine ; cependant, une fois incisé, lorsque nous le saisîmes entre les mors d'une pince à forcipressure, une légère sensation de souffrance fut perçue ; de même lors de la striction du pédicule, et ce fut tout. L'opérée ne cessa de causer avec nous tout le temps de l'intervention ; elle n'eut pas le moindre choc opératoire, pas la plus légère réaction de l'organisme, rien ne vint troubler son équilibre physiologique ; dès le soir elle rendait des gaz par l'anus et voulait manger le lendemain. Les ovariotomies de ce genre ont beau être parmi les plus innocentes des interventions, je n'en ai jamais vu dont les suites fussent aussi simples et aussi satisfaisantes. La somme totale de cocaïne injectée fut de 15 centigrammes d'une solution au centième.

Malgré ce merveilleux succès, je ne modifie pas mes conclusions et la chirurgie de l'utérus et des annexes me paraît ressortir à l'anesthésie par le chloroforme.

Je pourrais, je devrais peut-être multiplier les exemples et vous donner le manuel opératoire de toutes les interventions que je fais à la cocaïne; mais n'en ai-je pas dit assez pour avoir le droit de terminer ma conférence par cette conclusion générale : les services que peut rendre la cocaïne sont immenses; elle permet de pratiquer des opérations importantes et délicates presque sans aide, et sans les pertes de temps, les ennuis et, surtout, les dangers du chloroforme.

II

Les accidents de la cocaïne.

Messieurs,

Vous savez ce qu'on doit penser de l'« inefficacité » et de l'« inconstance » de la cocaïne, depuis que vous m'avez vu pratiquer sur des individus de toutes sortes des opérations de toute nature sans provoquer de douleur. Sur ce point votre conviction est faite et je n'ai plus à y revenir. Mais que faut-il penser des « dangers » de la cocaïne ? Est-il vrai que cette substance ne puisse pénétrer dans nos tissus sans exposer l'organisme aux catastrophes les plus redoutables ? On a créé autour de cet alcaloïde une telle atmosphère de terreur que, après en avoir démontré la valeur analgésique, la moitié de notre tâche est à peine accomplie ; pour avoir cause gagnée, il nous reste à prouver que, *bien* et *prudemment* administrée, la cocaïne ne détermine aucun accident.

Au dire des détracteurs de la cocaïne, les accidents sont innombrables et les cas de mort très fréquents : en 1889, un journal étranger imprimait le chiffre effrayant de 126 décès, et en 1891, dans une discussion à la Société de chirurgie, un orateur racontait que le même médecin légiste avait, à lui seul, rédigé onze rapports sur des empoisonnements mortels provoqués par la cocaïne ! Pour être moins lamentables, les relevés de

Brouardel étaient cependant propres à faire réfléchir, et dans la discussion du Sénat sur la législation de l'art dentaire, l'éminent commissaire du gouvernement s'écriait que, jusqu'à ce jour, 30 cas de mort par la cocaïne pouvaient être relevés dans la littérature médicale. Je me hâte de vous dire que le chiffre de 126 invoqué dans la première statistique se rapportait — l'auteur de l'article nous l'a écrit — à des empoisonnements légers, graves ou mortels et non pas à des décès seulement; que M. Richardière a eu à faire non pas 11, mais 1 rapport médico-légal sur un empoisonnement mortel par la cocaïne; enfin, vous allez voir à quoi se réduisent les 30 cas dont nous parlions en dernier lieu, et si tel est vraiment le bilan des méfaits de la cocaïne.

Notre enquête a été aussi sérieuse que possible : M. Richardière a bien voulu nous confier son dossier, le dossier même qui avait servi à M. le professeur Brouardel pour édifier sa statistique; mes élèves, M. Delbosc en 1889, M. Auber en 1892, ont fouillé les annales de la médecine; nous avons relevé tous les cas de mort qui s'y trouvent ou qu'on nous a signalés, et nous arrivons à un total, non de 30, mais de 17 cas dont il reste à discuter la valeur.

Nous commencerons par en éliminer trois: d'abord celui de MM. Brouardel et Vibert, qui, nous ne savons pourquoi, est cité dans plusieurs recueils comme ayant été suivi de mort; or les accidents furent même « peu graves à la vérité », pour reproduire les termes du rapport médico-légal. Je m'imagine que le mot « empoisonnement », employé ici comme dans nombre d'autres observations, a été pris par le journaliste, trop pressé

pour lire la relation tout entière, comme synonyme
d'empoisonnement mortel. Je décharge donc la statistique de ce cas, de sorte qu'il n'en reste plus que 16.

Avec votre assentiment, j'en éliminerai aussi deux
inscrits sous le nom du docteur Vinogradoff et sous
celui du dentiste Liller. Pour le cas du docteur Vinogradoff, il suffit de lire l'observation d'après *The Lancet*
pour voir qu'il y a double emploi, car, ce fait, nous le
retrouverons plus loin sous le nom de Kolomnine :
outre des similitudes de siège et des détails d'opération
qui montrent l'identité des deux cas, l'auteur ajoute :
« Le résultat fatal poussa au suicide le médecin distingué qui fit l'opération. » Ce rappel du suicide ne saurait
nous laisser de doute ; si un médecin autre que Kolomnine avait attenté à ses jours pour échapper au remords
d'avoir empoisonné un de ses clients avec de la cocaïne,
le drame aurait eu assez de retentissement pour être
connu de tous.

Mêmes observations pour le cas du « dentiste Liller »
que nous trouvons rapporté, entre autres, dans un journal anglais et dans un recueil allemand, et qui figure sur
plusieurs statistiques. M. Auber et moi avons voulu
remonter aux sources, car il s'agissait d'une mort survenue après l'injection de 6 centigrammes de cocaïne,
et le fait nous paraissait suspect ; or, nous avons pu voir
que le *Journal für Zahnheilkunde*, d'où partait la première indication bibliographique, publiait l'observation
sous le nom de « Liller Zahnarzt » — dentiste de Lille —
dont des traducteurs malhabiles ont fait le cas de « Liller,
dentiste » : Nous retrouverons plus loin une mort due
à Bouchard, dentiste à Lille, et l'âge de la malade, la

dose de cocaïne, les conditions de l'empoisonnement, tous les détails sont identiques dans l'une et l'autre observation ; le doute n'est donc pas permis et, ici comme dans le cas précédent, il y a simplement double emploi et nos empoisonnements mortels descendent à 14.

Je vous demande d'écarter les deux cas de Montalti et de Danford Thomas. En effet, il s'agit, dans ces deux observations, d'intoxication par la voie buccale, d'*ingestion* et non d'*injection*. La femme dont parle Montalti absorbe par mégarde 5 grammes d'une solution de chlorhydrate de cocaïne à 30 p. 100, soit 1^{gr},50 d'alcaloïde. La malade de Danford Thomas boit, aussi par erreur, un mélange de sulfonate de zinc et de cocaïne : il y avait 1^{gr},20 de cette dernière substance. Je ferai d'abord remarquer que 1^{gr},50 et 1^{gr},20 de chlorhydrate de cocaïne sont des doses véritablement folles, et nul ne s'étonnera que la mort ait été la conséquence d'une pareille absorption. Mais, encore une fois, ces faits qui peuvent intéresser les toxicologues n'ont rien à voir avec la méthode d'anesthésie par la cocaïne et voilà, du même coup, nos empoisonnements mortels réduits à 12.

Vous allégerez ensuite la statistique des cas de W.-H. Long, de Thomas et Doremus, enfin, de celui que nous a rapporté Barataux. Le malade de Long, atteint d'angine, se badigeonna trois fois avec une solution de cocaïne à 4 p. 100 ; il fut pris d'accidents graves, mais au bout d'une demi-heure, tout était conjuré ; cinq jours après, on fit de nouvelles applications de cocaïne à 2 p. 100, et cette fois le cœur et la respiration s'arrêtèrent définitivement. Dans le fait de Thomas et Doremus, le malade mourut après « s'être servi largement d'une solution de cocaïne à 4 p. 100, » au cours d'une névralgie dentaire ; enfin, Baratoux raconte qu'un pharmacien, qui se croyait atteint de diphtérie, se fit dans la gorge des pulvérisations de cocaïne qui amenèrent la mort.

En vérité, voilà des observations qui ne nous regardent pas : nous n'avons jamais conseillé de porter des solutions de cocaïne sur les cordes vocales, nous ne prescrivons pas de pulvérisations dans le pharynx. Comment, avec ces badigeonnages et ces pulvérisations, déterminer la quantité d'alcaloïde que l'on administre ? Est-il méthode plus aveugle et plus dangereuse ? Devons-nous être surpris des accidents mortels qui sont survenus ? Aussi dégageons-nous complètement notre méthode d'anesthésie de ces applications malheureuses, qui nous confirment tout au plus dans ce fait, à savoir que la cocaïne est un poison, et qu'il faut la manier avec les précautions qu'elle mérite. Voilà nos 12 cas portés à 9. Encore vais-je écarter celui rapporté par Labbé dans la discussion à la Société de chirurgie, car notre collègue ne put savoir ni la dose ni le titre de la solution injectée. De pareils faits échappent à tout contrôle et à toute discussion.

Nous demeurons donc en présence de 8 cas, ceux-là véritablement chirurgicaux, mais qui, malgré tout, ne nous paraissent pas peser d'un grand poids dans le procès qu'on instruit contre la cocaïne. En 1888, nous dit Sims, on injecta dans l'urèthre d'un homme 4 grammes d'une solution de cocaïne à 20 p. 100. Aussitôt apparurent du délire, des convulsions épileptiformes ; la respiration faiblit, et au bout de vingt minutes le malade était mort. La cocaïne est directement coupable ; mais, en vérité, ne trouvez-vous pas qu'il y a abus d'injecter

80 centigrammes d'alcaloïde dans un urèthre que 2 centigrammes, c'est-à-dire une dose quarante fois moindre,
auraient aussi bien anesthésié! Et remarquez ici que je
ne vous parle que de la dose. Je devrais aussi invoquer le
titre de la solution. N'est-elle pas dix et même vingt fois
plus considérable qu'il ne convient! Pourquoi user de
solutions dangereuses à 20 p. 100 lorsque les solutions
innocentes à 1 et à 2 p. 100 sont parfaitement analgé-
siques? Un maniement raisonnable de la cocaïne eût
évité cette catastrophe.

Nouveau cas : un interne de notre collègue Berger
injecte, dans une vaginale ponctionnée pour hydrocèle, une cuillerée à soupe d'une solution de cocaïne à
2 p. 100, soit au moins 20 grammes de liquide contenant
40 centigrammes de principe actif. Au bout d'une
demi-heure éclatèrent des convulsions; le pouls battait
130 fois par minute, les pupilles se dilatèrent; en fin de
compte survint une syncope et la respiration s'arrêta. Ici
la dose mortelle paraît avoir été de 40 centigrammes; je
dis « paraît », car la cocaïne est un poison assez énergique pour ne pas la mesurer avec une « cuiller à soupe ».
Ces 40 centigrammes, en tout cas, étaient inutiles,
puisque j'anesthésie la même vaginale avec 2 à 3 centigrammes, et M. Nicaise avec des doses infiniment inférieures. Aussi écarterai-je encore ce fait : la mort est
imputable à une dose de cocaïne pour le moins dix fois
supérieure à la dose suffisante. J'ajouterai que l'hydrocèle était « jeune », à parois peu altérées, et l'on sait
combien est active l'absorption par les séreuses.

La même argumentation nous permettra d'élaguer
aussi le cas fameux de Kolomnine : une jeune femme

de 23 ans portait une vaste ulcération tuberculeuse du rectum : Kolomnine veut la gratter et la cautériser ; il injecte dans les parois de l'organe 30 grammes d'une solution de cocaïne à 5 p. 100. Au bout de trois quarts d'heure, des accidents éclatent que rien ne peut conjurer, et la mort arrive. Le malheureux chirurgien, épouvanté de cette catastrophe, se suicide. Il est certain qu'une dose de $1^{gr},50$ ne pouvait qu'amener un tel résultat. La seule excuse est que l'accident date de 1886, époque où, tous, nous ignorions ce que j'ai appelé plus tard les doses « maniables » de la cocaïne, où la gamme de sa toxicité n'était pas connue et l'erreur se comprend ; mais on ne saurait à cette heure s'emparer de ce cas comme d'une arme contre l'emploi rationnel de la cocaïne, et l'observation prouve simplement qu'il est insensé de recourir à de semblables doses.

Le cas de l'hôpital Necker est moins connu : un de nos jeunes et distingués collègues projette dans la vessie d'un calculeux 60 grammes environ d'une solution de chlorhydrate de cocaïne à 1 p. 100 ; la sonde était à peine retirée que les premiers accidents commencèrent ; on s'empressa d'évacuer le liquide de la vessie, mais, malgré son issue au dehors, malgré les efforts tentés pour ranimer le malade, il mourait en moins d'un quart d'heure ; ici la dose de cocaïne, de moitié moins considérable que dans le fait de Kolomnine, était encore beaucoup trop grande, et cette dose totale de 60 centigrammes doit être d'autant plus proscrite qu'elle est absolument inutile : 5 à 6 centigrammes auraient suffi. Dans le cas de Zambianchi et Vigerano, la mort aurait été causée par 225 milligrammes d'une solution à 5 p. 100, injectée pour extirper des noyaux cancéreux de la mamelle et de l'aisselle. Ici la quantité de cocaïne est vraiment bien faible pour expliquer la mort; j'enregistre néanmoins le cas et je remarque qu'il ne m'arrive plus jamais d'atteindre une telle dose; je remarque aussi que la solution est trop élevée; — on doit désormais répudier le titre de 5 p. 100, — enfin la lecture de l'observation prouve que, en même temps que la cocaïne, on avait administré le chloroforme, et, dans ce cas, pourquoi incriminer l'une plutôt que l'autre ?

Des huit observations que nous avons conservées au dossier, en voilà donc cinq que nous récusons pour abus flagrant dans la dose et dans le titre de la solution, et nous disons une fois encore qu'une solution à 1 p. 100 et qu'une dose maximum de 20 centigrammes doivent suffire aux opérations les plus étendues du domaine de l'anesthésie cocaïnique. Or, dans les observations que nous venons de rapporter, nous trouvons des solutions à 5, 20 et 30 p. 100 et des doses de 22, 40, 60, 80 et 150 centigrammes. Ce ne sont là ni les solutions, ni les doses que nous considérons comme « maniables »; nous prétendons qu'on aurait pu éviter les cinq décès enregistés plus haut si la technique que nous préconisons eût été connue. Mais n'est-ce pas là une affirmation téméraire, et les trois cas qu'il nous reste à citer ne viennent-ils pas nous contredire et battre en brèche notre théorie des doses et des solutions « maniables » ?

Dans ces trois cas, la mort serait la conséquence d'injections de 2, 5 et 6 centigrammes de cocaïne. Quel qu'en soit le titre, nous n'admettons pas que des doses aussi faibles aient pu être mortelles. La lecture des observations est bien instructive : nous voyons que dans la première, celle de Knabe, l'injection de 2 centigrammes de cocaïne avait été faite dans le deltoïde d'une fillette de onze ans pour combattre des évanouissements fréquents, et l'auteur ajoute que l'enfant avait une dégénérescence du cœur, suite de scarlatine. Ces altérations ne vous paraissent-elles pas bien plutôt responsables de la mort que les 2 centigrammes de cocaïne ?

Dans le deuxième cas, celui de M. Abadie, 5 centigrammes furent injectés dans la paupière inférieure d'une malade ; peu de temps après la fin de l'opération survinrent des phénomènes d'asphyxie, et la mort eut lieu cinq heures après le début des accidents. Faut-il incriminer la cocaïne ? La plupart des collègues de M. Abadie affirment le contraire : la face vultueuse, la respiration stertoreuse accusées dans l'observation ne ressemblent en rien aux intoxications cocaïniques ; elles rappellent beaucoup plus l'apoplexie cérébrale, dont la malade, quelque temps auparavant, avait eu une première attaque. C'est donc là un fait analogue à celui de Brunschwig et Botard, où la nécropsie permit d'innocenter les quelques gouttes de solution de cocaïne injectées sous la muqueuse oculaire ; l'autopsie démontra l'existence « d'un caillot énorme qui faisait pression sur le plancher du quatrième ventricule ».

Enfin, j'en arrive au dernier cas, celui d'un dentiste de Lille qui aurait injecté, dans les gencives d'une malade, l'équivalent de 6 centigrammes de cocaïne d'une solution à 1 p. 100. Au bout de quelques instants survint une syncope, et, une demi-heure plus tard, la mort,

que rien ne put conjurer. Mais, à l'autopsie, le médecin
légiste trouva, enroulée autour de la poitrine, une double corde à lessive que la malade, fort pusillanime, très
pieuse et d'une dévotion exaltée, avait serrée à tel point
qu'elle était incrustée dans les chairs et qu'on ne put insinuer un scalpel entre la corde et la peau. Aussi les médecins experts, et les juges avec eux, ont-ils admis que,
dans ce cas, la malade, très effrayée, avait eu une syncope provoquée, non par la cocaïne, mais par l'émotion,
et cette syncope était devenue mortelle, grâce aux difficultés particulières que cette double « discipline » créait
à la respiration.

Telles sont, aussi consciencieusement que j'ai pu les
dresser, les tables mortuaires de la cocaïne. Malgré la
gêne inévitable et la sorte de méfiance qui envahit notre
esprit lorsqu'on voit le mot de mort accolé si souvent au
mot de cocaïne, vous secouerez, je l'espère, cette impression peu justifiée pour reconnaître avec moi que
notre alcaloïde n'est pas responsable des méfaits commis en son nom. On s'est emparé de cette substance,
on l'a employée comme au hasard, sans se demander
quelles doses sont dangereuses pour l'organisme et la
quantité qu'on ne peut dépasser sans péril, et, tandis
que 5, 10, 15 centigrammes tout au plus suffisent pour
mener à bien les opérations les plus étendues, nous voyons
les médecins dépasser tranquillement 50, 60, 80 centigrammes et ne pas craindre d'aller jusqu'à 1 ou 2 grammes.
Quant à la question de la solution, son importance ne
commence à poindre que depuis deux à trois ans, et les
titres, non pas même de 5 et de 10 p. 100, mais de

20, 30, 40 et 50 p. 100 étaient quotidiennement employés. C'est dans les cabinets des dentistes et non dans les cliniques des chirurgiens ou les laboratoires des physiologistes que la cocaïne a fait ses premiers pas; aussi sommes-nous plutôt étonnés du petit nombre des accidents mortels.

Il me reste à vous parler des observations où les accidents n'ont pas provoqué la mort : le nombre en est trop grand pour que je suive la méthode adoptée jusqu'ici dans cette conférence; je ne saurais les analyser toutes pour vous montrer quels préceptes on a violés et quelles fautes on a commises. La moisson la plus abondante nous est fournie par les dentistes, et l'un d'eux me disait : On ne peut anesthésier une gencive à la cocaïne sans avoir quelques troubles légers ou alarmants. Aussi a-t-on prétendu que la proximité du cerveau jouait un rôle dans l'apparition rapide des accidents, et la région de la tête a été considérée comme « zone dangereuse ». Je ne le crois guère : j'ai enlevé un grand nombre de kystes sébacés du cuir chevelu, d'épithéliomas de la face, de ganglions et de lipomes du cou; j'ai énucléé des kystes salivaires des lèvres et des joues, j'ai extrait beaucoup de dents et je n'ai observé que dans des cas fort rares et dans certaines conditions déterminées, la pâleur de la face, les troubles respiratoires et cardiaques et la tendance à la syncope.

On peut échapper à ces accidents du moment qu'on en connaît la cause, et depuis que j'ai systématiquement adopté le décubitus horizontal pour toutes mes opérations de la tête, de la face, du cou et de la bouche, je n'ai plus noté de syncope. Je m'imagine que ces longues séries de troubles physiologiques graves ou légers notés par les dentistes sont dus à ce qu'ils opèrent leurs malades assis : l'émotion, l'effroi même, joints à l'action vaso-constrictive de la cocaïne, provoquent une anémie cérébrale subite que l'alcaloïde seul n'eût pas suffi à produire. De là, le précepte — le plus important peut-être après celui qui a trait à la dose et au titre de la solution — de ne jamais opérer un individu assis ou debout : la position horizontale est pour nous de rigueur absolue. J'y ai quelquefois contrevenu dans de petites opérations, uniquement pour contrôler la valeur de mon opinion, et j'ai vu la syncope se dessiner : étendre l'opéré et lui faire absorber un verre de liqueur ou de café a toujours suffi pour dissiper les accidents. Je demande encore que l'individu reste couché après l'intervention, car les vertiges et les lipothymies peuvent n'apparaître qu'au bout d'une demi-heure ou d'une heure.

Le titre trop élevé de la solution, la position verticale, voilà les deux causes d'accidents que nous révèle le plus souvent la lecture des observations ; peut-être dans quelques cas, surtout lorsqu'il s'agit de tissus enflammés, sur l'anesthésie desquels la cocaïne a moins de prise, l'absorption très rapide au niveau des réseaux congestionnés ou même l'introduction directe de l'aiguille de Pravaz dans une veine dilatée nous expliquent-elles quelques autres troubles. Aussi suis-je très réservé en pareil cas, et, pour les anthrax, les phlegmons, les adénites, je substituerai volontiers à la cocaïne le chlorure de méthyle. Du moins, si j'ai recours à la première de ces deux substances, je ne presse le piston qu'au fur et à mesure que progresse l'aiguille, de façon à ne pas lancer dans le courant sanguin une dose appréciable d'alcaloïde, si, par hasard, l'aiguille est entrée dans un vaisseau. Je ne m'explique que par cette absorption trop rapide des tissus enflammés, un empoisonnement assez grave publié récemment par M. le docteur Francesco Lastaria.

Nous connaissons encore assez mal la rapidité d'absorption au niveau des muqueuses : nous avons vu que les badigeonnages sur le pharynx enflammé et les pulvérisations dans l'arrière-gorge avaient produit des accidents ; il en est de même des simples applications sur l'urèthre et sur la muqueuse rectale qui, d'après les recherches récentes de Lépine et de Condamin, absorbent avec une extrême rapidité. Aussi je pense que les solutions les plus faibles, à 1 ou 2 p. 100 et à doses qui ne dépassent pas 2 à 3 grammes, devront être appliquées sur ces tissus, au lieu des doses massives que nous avons vu employer sous prétexte que l'absorption était presque nulle. J'en dirai autant des séreuses dont on connaît du reste les propriétés absorbantes : dans les accidents relevés au cours de mes lectures, les injections dans la vaginale comptent pour un très grand nombre. Il y a donc là un avertissement nouveau, et seules les solutions faibles et les faibles doses auront le droit d'y être employées. Enlevez des statistiques tous les cas où ces fautes de technique ont été commises, et je puis vous affirmer que le nombre des accidents s'abaissera d'une manière considérable.

Et notez que je ne relève pas ici, comme dans la première partie de cette conférence, les cas nombreux où de formidables erreurs de transcription ont été commises. On cite partout, entre autres faits de ce genre, celui de Call où une dose très minime de cocaïne (5 milligrammes) aurait produit des accidents très graves. Or, si on remonte à la source, on reconnaît que non pas 5 milligrammes, mais 50 centigrammes de cocaïne ont été injectés dans les tissus ! Je ne vous parle pas non plus de ces cas où toute autre cause que la cocaïne doit être invoquée pour expliquer les accidents; je ne vous rappelle pas cette observation de M. Hugenschmidt, où une malade lui arrive pour subir une opération dentaire très douloureuse. La malheureuse est très surexcitée, persuadée, d'après les récits d'un médecin, que la substance analgésiante dont on va se servir est dangereuse ; aussi M. Hugenschmidt injecte non de la cocaïne, mais dix gouttes d'eau distillée : au bout de trente secondes, la cliente se lève, fait quelques pas, tombe dans un fauteuil en disant : « Je meurs, » et une syncope survient qui dure une demi-heure.

Un point me frappe dans l'étude comparée des anesthésiques généraux et de la cocaïne : lisez la relation de la plupart des morts provoquées par le chloroforme ou l'éther; le chirurgien reste indécis sur les causes de l'accident : quelle faute a été commise? on ne saurait le dire. Tantôt, dès la première inhalation, une syncope s'est déclarée, dont rien n'a pu faire revenir le malade ; tantôt c'est à la fin de l'intervention, et plusieurs minutes après que l'anesthésique a été supprimé. Le malade est mort, voilà tout ce que l'on sait, mais on ignore ce qui a déterminé la catastrophe et par conséquent on n'en tire aucun profit pour l'avenir. Il me semble qu'il n'en est pas de même pour la cocaïne. Dire que j'ai pu pratiquer plus de 2 000 analgésies sans accidents mortels ne prouverait pas grand'chose, car nombre de chirurgiens accusent un plus grand nombre de chloroformisations sans décès. Mais il y a une différence notable; toutefois : c'est que tous vous disent avoir essuyé fort souvent de terribles alertes, peut-être une fois sur vingt, trente ou cinquante anesthésics, tandis que chez mes malades je n'ai jamais vu, depuis que j'ai recours aux solutions à 1 et 2 p. 100, le moindre trouble dans leur équilibre physiologique ; — quelquefois peut-être un peu de loquacité et c'est tout ; mais qu'est cela auprès de ces arrêts subits de la respiration ou du cœur, observés si souvent au cours des chloroformisations les plus prudentes ?

Or, nul n'oserait prétendre qu'il s'agit d'une « série » heureuse. J'ai déjà employé la cocaïne dans 2 477 anesthésies et par conséquent j'ai eu affaire à tous les tempéraments et à toutes les idiosyncrasies. Certes, je ne voudrais pas dire qu'aucun accident ne m'arrivera. Je sais qu'en clinique tout est à craindre, et telle conjoncture peut survenir qui rende une injection dangereuse. Mais je crois fermement que les catastrophes sont bien moins à redouter avec la cocaïne qu'avec le chloroforme, et voilà pourquoi je préfère cet alcaloïde qui, pour moi, doit lui être substitué toutes les fois qu'on le peut, et ces fois ne sont pas rares, ainsi que nous allons l'établir dans notre prochaine conférence.

III

Les indications de la cocaïne.

Messieurs,

J'ai voulu vous prouver, dans mes deux premières conférences, que la cocaïne, bien et prudemment administrée, permet de pratiquer, sans danger ni douleur, des opérations longues et délicates. Aujourd'hui, serrant de plus près mon sujet, je désirerais vous montrer quels avantages je lui trouve sur les autres anesthésiques usuels et dans quels cas nous devons recourir à ses services. Lors du deuxième Congrès français de chirurgie, un de mes collègues me disait, après avoir assisté à mes opérations : « C'est bien, et je sors convaincu ; mais à quoi bon la cocaïne ? N'avons-nous pas le chloroforme qui, lui, répond à tout? » Ce n'est pas mon avis, et je vais essayer d'établir que, dans les interventions de plus en plus nombreuses où la cocaïne est applicable, c'est à elle qu'il faut nous adresser.

Et d'abord, je crois la cocaïne moins dangereuse que le chloroforme ; mais c'est là, je l'avoue, une affirmation gratuite et qu'il me serait impossible de prouver. Dire que j'ai pratiqué plus de 2 477 opérations sans avoir observé d'accidents mortels n'est pas un argument, car une seule catastrophe, si elle survenait aujourd'hui, ferait, de ma statistique excellente, une statistique médiocre. Nous ne savons pas quelle est la mortalité réelle du chloroforme, et celle que l'on chuchote est, paraît-il, beaucoup plus élevée que celle que l'on écrit. Il semble, du reste, qu'elle augmente chaque année : avec nos succès opératoires, notre confiance est devenue extrême : nous sommes moins circonspects en tout, et l'anesthésie, confiée autrefois au plus sûr de nos aides, en arrive à tomber dans les mains d'un externe. Avec la cocaïne, rien de semblable n'est possible : le chirurgien pratique lui-même les injections analgésiantes, et reste seul responsable des fautes qui peuvent être commises.

Si la cocaïne me paraît moins dangereuse, ce n'est donc pas sur un pourcentage vraiment impossible à établir que je base mon opinion, mais d'après la comparaison de nos anesthésies locales et de nos chloroformisations. Que de fois, dans la narcose chloroformique, avons-nous eu de sérieuses alertes et l'on peut dire l'image de la mort! Tout à coup la respiration ou la circulation s'arrêtent, la face devient pâle, livide ou subitement violette, la pupille est immobile et durant dix, quinze secondes, une minute, quelquefois plus, malgré la tête pendante, les flagellations de la figure et de la poitrine, à l'eau froide ou chaude, l'électrisation, les pressions sur les dernières côtes, la respiration artificielle, le jeu du cœur ou du poumon reste suspendu. Parfois ne va-t-on pas jusqu'à la trachéotomie pour insuffler plus directement l'air dans la poitrine? Enfin, la vie reprend, la syncope se dissipe, et l'on se remet d'une alarme si chaude. Inutile de dire que pendant cette alerte, des fautes sérieuses contre l'asepsie ont pu être commises. N'importe, on en parle à peine ; pour qu'un accident compte, il faut qu'il soit mortel.

Je n'ai jamais eu de ces alarmes au cours de l'anesthésie par la cocaïne ; on dit que les syncopes sont fréquentes, jamais je n'en ai observé, du moins lorsque le malade est opéré dans le décubitus horizontal. Jamais je n'ai noté l'arrêt du cœur ou du poumon, et, pour prononcer le mot d'accident, je devrais me rejeter sur des troubles physiologiques si légers que, sans une interrogation minutieuse, ils passeraient inaperçus : tels, par exemple, les fourmillements au bout des doigts ou dans les orteils, ainsi que Quénu en a signalé et comme j'en ai vu quelquefois, et dernièrement encore chez une dame de soixante-dix-neuf ans, que j'opérai d'une hernie étranglée. Ce que j'ai noté plus souvent, c'est une certaine excitation cérébrale, une loquacité, une expansion plus grande, une tendance à l'attendrissement. Vous avez tout dernièrement assisté à ce spectacle chez une femme à qui nous avons fait l'anesthésie locale pour enlever un kyste de l'ovaire : vers la fin de l'opération, elle nous témoignait une reconnaissance évidemment exagérée et que nous avons mise, par tiers, sur le compte du petit verre de rhum absorbé pendant l'intervention, sur celui de la cocaïne, et, enfin, de la vivacité de ses sentiments.

Et c'est tout, et j'affirme que l'emploi de la cocaïne m'a évité bien de ces terribles frayeurs que le chloroforme nous donne peut-être une fois sur 50 anesthésies ! Et lorsque, après cette menace sévère, on fait son examen de conscience et que l'on cherche l'origine de cette grave perturbation dans le jeu organique, presque jamais on ne la trouve ; on ignore la cause de l'accident et l'on est désarmé pour éviter à l'avenir une semblable catastrophe. Lisez les observations de mort par le chloroforme : malgré une analyse minutieuse, on ne sait le plus souvent à quoi l'attribuer ; tantôt elle survient dès la première bouffée, tantôt lorsque déjà l'inhalation est supprimée depuis plusieurs minutes. Vous vous rappelez au contraire que, dans l'examen des cas de mort attribuée à la cocaïne, nous avons toujours découvert une explication suffisante, une faute contre les règles ; dose inutilement exagérée, solution trop forte ; position verticale ou assise, injection de l'alcaloïde dans les veines ou dans des tissus dont le pouvoir d'absorption est très rapide.

Donc, en me soumettant à des règles fixes et d'une observance fort simple, j'ai pu pratiquer plus de 2 477 opérations non seulement sans un cas de mort, mais sans même troubler l'équilibre physiologique de mes malades ; je ne saurais, par contre, me flatter de mener à bien cinquante ou cent chloroformisations sans quelques sérieuses alertes qui, pour se résoudre sans catastrophe, n'en ressemblent pas moins terriblement à celles qui se terminent mal ; je ne puis, le plus souvent, relever aucune faute commise ; mon ignorance de la cause reste absolue, et l'accident ne m'apprend rien pour l'avenir. Aussi, pour ma part, et contrairement à ce qu'affirment nos adversaires, je suis beaucoup plus tranquille pendant une cocaïnisation que pendant une chloroformisation. On prétend bien contre nous que, pour la cocaïne, il n'existe pas de doses et de solutions « maniables » et que les plus faibles peuvent être un danger pour certaines

idiosyncrasies : je vous ai démontré le contraire ; mais
alors que dira-t-on du chloroforme dont les victimes, dès
la première inhalation, atteignent déjà un nombre fort
appréciable ?

Au-dessous de cette raison, mais cependant en place
fort honorable, j'invoque en faveur de la cocaïne l'absence de vomissements pendant et après l'intervention.
Pendant, ils troublent l'opérateur ; après, ils sont douloureux pour l'opéré et compromettent le succès de
l'opération. Prenons pour exemple la kélotomie : les vomissements chassent, pendant l'intervention, l'intestin
que l'on veut réduire ; après, ils secouent le ventre endo-
lori pour lequel un repos complet serait bien salutaire ;
puis n'a-t-on pas vu, de leur fait, une nouvelle issue de
l'intestin se produire à travers un collet mal fermé ou
laissé béant par nécessité ? On me citait dernièrement
un cas où les nausées avaient été si violentes que des
sutures en avaient sauté. Elles sont parfois aussi la cause
d'hémorrhagies : quelques vaisseaux s'ouvrent et du sang
s'accumule entre les sutures profondes et superficielles ;
enfin, par eux-mêmes, ces vomissements fatiguent l'opéré,
et ne favorisent pas la reprise d'une alimentation régulière, si utile après une intervention chirurgicale.

La suppression des vomissements doit être pour quelque chose dans l'absence du *choc*, argument nouveau et
puissant en faveur de l'anesthésie par la cocaïne. L'opéré
nous paraît le même avant et après notre intervention :
je viens de faire, avec l'analgésie locale, cinq ovariotomies et je les ai menées jusqu'à la dernière suture de

la paroi abdominale, sans que la malade ait éprouvé de douleur appréciable. Or, l'une de ces opérations était assez compliquée : il s'agissait d'un double kyste du parovarium, qui distendait, d'une manière démesurée, le ventre d'une pauvre femme affaiblie et cachectique que m'avait confiée M. le professeur Tarnier. Les deux poches ont été ponctionnées, retirées hors du ventre, le double pédicule qui comprenait toute l'étendue des deux ligaments larges a été lié et sectionné sans provoquer la moindre souffrance. Eh bien, dans ce cas comme dans les quatre autres, ce qui nous a surtout frappé, ce qui est vraiment remarquable et mérite qu'on s'y arrête, c'est l'absence totale de choc opératoire ; en outre, dans trois de nos observations, l'intestin fonctionnait dès le soir même, et des gaz étaient rendus abondamment par l'anus.

Quelques-uns de nos opérés, je le crois, doivent leur survie à la cocaïne : c'est surtout dans l'étranglement de certaines hernies ombilicales, chez de vieilles femmes obèses, à cœur gros, à poumons emphysémateux que les bénéfices de l'anesthésie locale me paraissent inestimables. J'ai opéré ainsi quatre malades, de celles dont la poitrine débordante tombe sur le ventre et le ventre sur les cuisses ; leur affaiblissement était tel sous l'influence combinée de l'âge, des vomissements, d'un commencement de congestion pulmonaire, qu'elles paraissaient incapables de supporter le choc chloroformique ; d'autant que les inhalations ne pouvaient qu'irriter encore les bronches. Grâce à la cocaïne, l'intervention a été menée jusqu'à réintégration dans le ventre des anses herniées, malgré les poches diverticulaires, les sacs superposés, les enveloppes épiploïques, toutes complications qui s'observent d'ordinaire dans les vieilles et volumineuses hernies ombilicales.

Je ne vous en citerai qu'un exemple : il s'agissait d'une dame âgée du département du Nord, auprès de laquelle m'avait appelé un de mes anciens collègues d'internat, M. le Dr Culot : la hernie, étranglée depuis quatre jours, était très volumineuse et la faiblesse était si grande, l'état des poumons si alarmant, que l'emploi du chloroforme paraissait dangereux. Je proposai la cocaïne, mais, justement, nous avions pour aide un prêtre dont le nom devait être plus tard fort connu à la suite des douloureux événements de Fourmies. Or, ce prêtre avait pour nièce la jeune fille morte chez un dentiste de Lille, après une injection de cocaïne, et il avait été le témoin épouvanté de cette catastrophe. Son effroi fut grand pendant mon opération qui, malgré de grandes difficultés, fut pratiquée sans accident, et même sans incident. Les phénomènes d'étranglement s'apaisèrent sur l'heure, et la guérison complète fut rapidement obtenue.

Mais voici une intervention où les effets de la cocaïne sont plus appréciables encore, car la contre-épreuve a, pour ainsi dire, été faite. Un malade nous est confié par M. Chauffard, pour une caverne intra-pulmonaire que l'on supposait consécutive à une pleurésie interlobaire. L'affaiblissement était tel qu'on redoutait, pendant le sommeil chloroformique, la réplétion des bronches par les mucosités abondantes que le patient, sous peine d'asphyxie, devait expectorer d'une manière incessante. Je pratique, sous la cocaïne, une incision sur l'angle de

l'omoplate dont je résèque l'extrémité ; je dénude une
côte que j'enlève dans une étendue de 8 centimètres ;
j'arrive sur la plèvre épaissie que j'ouvre, et sur le tissu
pulmonaire induré où je plonge la lame du thermocautère ; après avoir ainsi cheminé à travers le parenchyme sclérosé à une profondeur de 5 centimètres, j'incise enfin la caverne d'où fait irruption une quantité
énorme de liquide purulent et fétide.

Ce fut une véritable résurrection : le malade, en un
mois, regagna 11 livres et perdit sa mine terreuse ; il
se levait et les forces revenaient ; mais la caverne ne se
comblait pas et le doigt, enfoncé dans la brèche, ne sentait en aucun point les limites de la cavité : les sécrétions
en sortaient avec abondance, et l'amélioration devait être
de courte durée : peu à peu l'appétit diminua, l'amaigrissement reparut et je craignais de perdre le bénéfice
de mon intervention ; aussi me décidai-je à pratiquer
l'opération d'Estlander pour rapprocher l'une contre
l'autre les deux parois de la caverne et favoriser leur
coalescence. Mais ici le chloroforme était indispensable,
car, sous la cocaïne, je ne pouvais enlever sept côtes.
On donna donc le chloroforme ; l'opération se fit en
vingt-neuf minutes, sans perte de sang appréciable,
mais l'opéré n'en mourait pas moins au bout de deux
heures avec des phénomènes d'asphyxie. A l'autopsie,
on trouva qu'il s'agissait, non d'une pleurésie interlobaire, mais d'une ancienne dilatation bronchique, et que
la mort était due à l'accumulation des sécrétions des
bronches dans le poumon sain. Pendant le sommeil
chloroformique, l'expectoration n'avait pu se faire et
l'asphyxie en avait été la conséquence. Lors de notre

première intervention, la cocaïne avait conjuré cet accident.

A ces avantages, sur la valeur desquels il n'est pas besoin d'insister, j'en ajouterai quelques autres qui ont bien leur importance. Et d'abord on évite la perte de temps. Toute chloroformisation a une durée d'au moins quinze à vingt-cinq minutes. Il n'en faut pas quatre pour les injections de cocaïne les plus compliquées, pour une dilatation anale, par exemple, avec excision de bourrelet hémorrhoïdaire. On dit d'attendre dix minutes pour que l'analgésie se produise; il n'est besoin, je crois, que d'une période bien moindre. Ma dernière injection superficielle achevée, je désinfecte à nouveau le champ opératoire à l'éther, à l'alcool, au sublimé; j'essuie avec un tampon aseptique, dont la pression sur la traînée analgésiée doit aider à la diffusion du liquide, et je saisis le bistouri. Je n'évalue pas à moins d'une heure par matinée le temps que gagne le chirurgien dans un de nos grands services hospitaliers de Paris, en substituant, dans la plupart de ses opérations, la cocaïne au chloroforme.

Et puis, combien l'opération n'est-elle pas simplifiée ! Le meilleur aide est en général immobilisé au chloroforme; ici, il devient libre et vous l'avez en face de vous. Dans nos hôpitaux parisiens, où les internes et les externes sont nombreux, cet avantage ne compte guère; mais dans la chirurgie de ville et surtout de campagne, où les confrères manquent, que de difficultés il supprime !..Une kélotomie peut être pratiquée par le médecin tout seul. Un soir, avec l'unique assistance d'une vieille femme qui soutenait une lampe, j'ai pu, à la cocaïne, inciser la peau, ouvrir un sac, réséquer de l'épiploon, rentrer l'anse herniée, puis faire mes sutures grâce au patient qui se prêtait à toutes mes demandes et m'aidait, par les positions qu'il prenait, à terminer vite et bien une opération dont il était guéri au bout d'une semaine. Les pansements, si difficiles sur la masse inerte d'un individu chloroformisé, sont singulièrement aisés chez un malade qui se soulève, s'incline ou se tourne à votre gré.

Enfin, il est très rare que le malade éprouve après l'anesthésie à la cocaïne les douleurs post-opératoires si fréquentes après l'emploi du chloroforme : une fois réveillé, il ressent dans le foyer opératoire pendant une heure, deux heures, jusqu'au soir, même pendant la nuit, des cuissons, des brûlures, des élancements que la morphine ne suffit pas toujours à calmer. Eh bien, j'ai observé très rarement ces souffrances après l'emploi de la cocaïne, et pour ne citer que mes cinq ovariotomies pratiquées avec l'anesthésie locale, les malades n'ont éprouvé aucune douleur ; à peine, une fois, s'est-il produit de légères coliques trois heures après l'opération ; encore leur durée a-t-elle été fort courte. Je ne voudrais pas dire, toutefois, que ces souffrances fassent toujours défaut ; je les ai observées, même assez vives, dans un cas de cure radicale d'hydrocèle ; l'épanchement était double et l'incision avait été bilatérale. La douleur ne se manifesta que d'un côté.

Je sais bien qu'on a objecté contre la cocaïne — et cet

argument a été surtout mis en avant par l'École de Lyon — les suppurations que provoquent les injections intradermiques ou sous-cutanées. Certes, je ne voudrais pas affirmer que, à la suite de mes cures radicales de hernies, de mes castrations, de mes ablations de tumeurs, de mes amputations sur la main et sur le pied, de mes incisions d'hémorrhoïdes, de mes créations d'anus artificiels, de mes uréthrotomies externes et de mes tailles hypogastriques, de mes évidements osseux, je n'aie jamais vu se former d'abcès. Mais, en vérité, le cas est absolument rare et, lorsque cette complication était observée, j'ai toujours pu en rendre responsable quelque faute contre l'asepsie, l'emploi de quelque fil mal préparé. L'objection ne porte donc pas. A ceux que ces craintes chimériques pourraient hanter, nous conseillerions l'emploi, non du chlorhydrate, mais du phénate de cocaïne que j'ai pu expérimenter grâce au concours de mes internes en pharmacie, MM. Bruneau et Blaise; l'anesthésie est obtenue aussi facilement.

Les avantages sur lesquels je viens d'insister, le danger moindre, l'absence de vomissements et de choc, l'atténuation ou la disparition des douleurs post-opératoires, une application plus facile, la possibilité de se passer d'aides, la perte de temps moins considérable légitiment donc mon assertion du début, à savoir que la cocaïne devra être préférée au chloroforme toutes les fois que la substitution sera possible. Mais elle ne l'est pas toujours. Elle ne l'est pas chez les enfants, que la vue des instruments épouvante; la première piqûre suffit pour leur ôter toute confiance, et on ne pourrait compter sur leur tranquillité au cours de l'opération. Chez eux, avant six ans, je n'ai jamais recours à la cocaïne, et après six ans, le nombre est très restreint de ceux qui ont assez de raison pour se laisser faire. Cependant, à partir de cet âge, j'ai pratiqué plusieurs circoncisions, l'ablation de ganglions tuberculeux et de kystes dermoïdes, l'incision d'hydrocèles acquises ou congénitales et la cure radicale de hernies. Mais ce n'est qu'à partir de dix à douze ans que la cocaïne peut être d'un usage courant. En somme, elle devient surtout applicable au fur et à mesure que s'affaiblit la tolérance du chloroforme, d'autant plus grande que l'enfant est plus jeune.

La cocaïne doit être rejetée aussi lorsqu'il s'agit de pratiquer des opérations non réglées, lorsqu'on ignore les limites du mal et tous les points où portera le bistouri. Rien n'est plus facile qu'une amputation du sein à la cocaïne, mais nous avons toujours recours au chloroforme, car il faut fouiller l'aisselle dans des profondeurs variables, poursuivre des ganglions dans des régions où l'on n'en soupçonnait point, et l'analgésie de ces plans opératoires successifs présenterait de grandes difficultés. Que de fois ne nous est-il pas arrivé, pour des adénites tuberculeuses cervicales, d'extirper un ou deux ganglions volumineux, puis d'en trouver au-dessous, dans des cavités plus profondes, d'une dissection fort délicate, et d'éprouver quelque ennui de n'avoir pu reconnaître leur existence avant d'intervenir! Aussi, dans ces cas douteux, et lorsque je ne connais pas à l'avance l'étendue des délabrements à faire, c'est au chloroforme que j'ai recours.

Et c'est pour cela que, malgré mes récents succès en ovariotomie, je ne crois pas à l'avenir de la cocaïne dans la chirurgie abdominale : le diagnostic est souvent précaire ; nous ignorons s'il y a des adhérences et quelles complications peuvent survenir ; en outre, il faut évoluer à l'aise : je ne vois pas la seringue de Pravaz anesthésiant le champ opératoire d'une salpingite suppurée adhérente à l'utérus, à la vessie, aux parois du bassin et aux anses intestinales. Je ne ferai qu'une seule exception, relative au kyste de l'ovaire : lorsqu'on a tout lieu de croire qu'il y a peu de poches et peu d'adhérence, l'intervention à la cocaïne est véritablement si simple que je me propose de continuer, dans ces cas, l'emploi de cet alcaloïde. Et si par hasard on se trompe, si la poche est adhérente, la malade, d'après ma courte expérience, passe si facilement de la cocaïne au chloroforme, séance tenante et sans interrompre l'opération, que le mal n'aura pas été grand de cette erreur dans le diagnostic des difficultés opératoires.

La trop vaste étendue du champ opératoire est encore une contre-indication à l'emploi de la cocaïne : cependant, lorsque l'intervention est toute superficielle, que la diérèse et l'exérèse portent sur la peau seulement, quand il n'y a pas plusieurs plans de tissus à analgésier, je ne vois point de limite à l'usage de la cocaïne. J'ai, pour ma part, fait autour d'un testicule envahi par un lipome une incision cutanée dont le développement mesurait 59 centimètres et j'ai eu, en plus, à anesthésier le cordon spermatique. Le malade n'a point souffert et la quantité d'alcaloïde n'a pas dépassé 15 centigrammes : j'ai extirpé de même, et sans provoquer la moindre douleur, un énorme sarcome sous-cutané de la partie externe de la cuisse, et une tumeur graisseuse d'un demi-mètre de tour de la région dorso-lombaire. Toutefois, s'il faut insensibiliser non seulement la peau, mais les aponévroses, les muscles, les gros troncs nerveux et le périoste, il vaut mieux renoncer à l'anesthésie locale.

Aussi, les grandes amputations ne sont pas de son ressort : j'ai pratiqué cependant avec un plein succès celle de l'avant-bras sur un vieillard de quatre-vingt-trois ans, chez lequel une faiblesse extrême et une artério-sclérose généralisée me faisaient craindre l'emploi du chloroforme. J'ai, plus récemment, coupé un bras pour une tumeur blanche du coude, chez une femme d'une cinquantaine d'années qui avait un souffle au cœur, et dont les poumons comprimés par un mal de Pott fonctionnaient mal. Comme, dans ces cas d'altérations pulmonaires et cardiaques, où le chloroforme est contre-indiqué, la cocaïne ne m'a paru présenter aucun danger spécial, j'ai constamment recours à cet anesthésique, et c'est pourquoi je l'ai employé dans ces deux occasions. Mais, bien que la douleur ait été nulle, il y a, pour ces interventions complexes, quelques difficultés de maniement, surtout à cause de la taille du lambeau et de la hauteur différente où l'on coupe la peau, les aponévroses, les muscles et l'os ; il faut faire jusqu'à quatre plans de zones anesthésiées, sans compter de petits foyers isolés au niveau des gros troncs nerveux.

D'ordinaire, je pratique donc les grandes amputations au chloroforme; mais, pour ce qui concerne les doigts et les orteils, les métacarpiens et les métatarsiens, je les enlève toujours après analgésie locale. C'est vraiment merveille, dans les hygromas de la tête du premier métatarsien, par exemple, lorsqu'une bourse séreuse s'est développée sur une exostose à la suite de ces déviations et de ces luxations incomplètes si fréquentes chez les rhumatisants, de voir comme on extirpe facilement et sans douleur tout le foyer malade, les parois épaissies de la cavité et la tête osseuse elle-même. J'ai déjà eu recours une dizaine de fois à cette résection à l'aide de la cocaïne, et le résultat a été excellent. Mais je n'oublie pas, avant d'attaquer l'os, d'injecter sous le périoste une certaine quantité de la solution cocaïnique; autrement, la section osseuse totale ou partielle serait douloureuse. Une fois cette précaution prise, il n'y a pas de souffrance et, contrairement à ce qui a été écrit naguère par nous-même, l'anesthésie est des plus simples à obtenir.

Une autre contre-indication de la cocaïne se tire de l'ulcération des tissus : lorsque, à la suite d'une inflammation, le pus s'est frayé un passage au dehors et lorsque l'alcaloïde injecté, au lieu de pénétrer sous une certaine pression et d'écarter difficilement les mailles de la trame du derme, s'échappe par des fissures, l'anesthésie devient illusoire. Aussi, dans la gingivo-périostite, autour d'une dent malade et dans les adénites tuberculeuses suppurées ne nous rend-elle que de médiocres services : dans les fistules à l'anus à trajets multiples, nous y avons renoncé; pour obtenir un résultat, il faut cerner, par des injections multipliées dans le tissu sain, le foyer ulcéré; or, s'il est trop étendu, cette condition devient très difficile à réaliser, d'autant que la cocaïne « mord » moins sur les tissus enflammés. Certes, nous avons ouvert nombre d'abcès, des adéno-phlegmons du cou, par exemple, sans que le patient éprouvât la moindre souffrance; encore faut-il que la peau ne soit pas amincie par la collection sous-cutanée et que l'ulcération ne soit pas imminente.

Il est donc certaines conditions où l'emploi de la cocaïne me paraît à rejeter, et où le chloroforme et l'éther restent les anesthésiques de choix. C'est à eux que vous aurez recours lorsqu'il s'agira d'une opération irrégulière, à foyer mal délimité et qui peut vous réserver des surprises désagréables, ou bien lorsque le champ est trop étendu, à étages superposés, qui, tous, nécessiteraient une anesthésie indépendante, ou, enfin, lorsque les tissus enflammés sont déjà ulcérés et que la cocaïne s'échapperait par des fistules avant de s'être infiltrée dans l'épaisseur des tissus. Encore, dans quelques-uns de ces cas, nous nous adresserions à la cocaïne, si des circonstances particulières d'âge, de faiblesse, de déchéance organique, ou si certaines tares cardiaques ou pulmonaires nous faisaient redouter le choc chloroformique : c'est vous dire que, chez moi, dans mon service, ainsi que vous pouvez le constater tous les jours, l'anesthésie par la cocaïne est devenue la règle, et le chloroforme la très grande exception

CHAPITRE II

PATHOLOGIE GÉNÉRALE

I

De l'eau chaude en chirurgie.

Messieurs,

Il n'est guère d'année où je ne vous entretienne, ne fût-ce qu'une fois, des services que nous rend l'emploi systématique de l'eau chaude. Aujourd'hui j'y manquerai d'autant moins qu'une récente communication du professeur Jeannel, de Toulouse, vient d'attirer l'attention sur ce sujet et de mettre en évidence une nouvelle application de l'eau à haute température. Je ne sais encore quels succès attendent « l'ébouillantement » des lésions tuberculeuses, mais je veux, à ce propos, vous rappeler le parti qu'on peut tirer de l'eau chaude, et les beaux résultats qu'on lui doit dans une foule d'affections chirurgicales.

Et, d'abord, vous n'ignorez pas le rôle que joue l'eau chaude dans la pratique de l'asepsie et de l'antisepsie. Par l'ébullition, l'eau se débarrasse de ses germes, elle devient aseptique, et l'eau bouillie est un des meilleurs liquides dont on puisse se servir pour laver les plaies, les mains de l'opérateur et les instruments, au cours d'une intervention; en effet, les antiseptiques ordinaires, le bichlorure de mercure et l'acide phénique sont fort irritants. Puis il faut songer à l'absorption possible, et l'on sait les accidents d'intoxication qui surviennent lorsque ces substances sont répandues avec trop de profusion sur des organes tels que l'intestin et le péritoine, dont les lymphatiques absorbent avec une extrême rapidité. On peut dire qu'ici, le lavage avec l'eau bouillie est vraiment de rigueur.

Non seulement l'eau bouillie est aseptique, du moins lorsqu'on ne l'infecte pas et qu'on la conserve dans des vases intacts, mais elle est antiseptique à une certaine température car, au-dessus de 42 degrés, elle est un milieu à peu près réfractaire aux bactéries; si les micro-organismes n'y meurent pas encore — il faut pour cela une température de 80 degrés — du moins ils ne sauraient s'y développer, et la pullulation y devient bientôt impossible. De là, des indications importantes pour le lavage des mains, plus sûrement et plus rapidement aseptiques après avoir été trempées dans l'eau chaude que lorsqu'on s'est servi d'eau froide. Certes, l'eau à 50 ou 55 degrés, la seule qu'on puisse employer sans provoquer de trop vives souffrances, n'est que faiblement antiseptique; mais elle l'est pourtant, et elle l'est sans être irritante pour les tissus et sans qu'on ait rien à craindre de son absorption.

Mais j'ai hâte d'en arriver aux modes d'emploi qui, pour m'être plus personnels, me paraissent cependant

d'une réelle valeur. Au cours de mes opérations, au lieu
d'inonder de solutions phéniquées ou mercurielles, le
champ où manœuvre le bistouri, j'exprime sur la plaie des
tampons de ouate hydrophile imbibés d'eau à 50 degrés,
et j'y trouve de nombreux avantages : l'eau ne coûte rien
et on peut se la procurer partout; elle ne crispe pas les
tissus et entraîne merveilleusement les détritus et les
caillots; enfin, elle est hémostatique; elle oblitère les
orifices des petits vaisseaux et des capillaires; le sang
ne coule plus que par les rameaux justiciables des pinces
à forcipressure. Ces bénéfices se retrouvent dans les
pansements consécutifs : lorsqu'on veut détacher la ouate
ou la gaze iodoformée qui recouvre les sutures et qui
adhère à la peau, lorsqu'on enlève les sécrétions séreuses
et sanguinolentes desséchées, l'eau chaude les détrempe
vite et bien, et le malade ne souffre pas.

L'emploi de l'eau chaude dans le traitement des plaies
ulcéreuses a une grande importance, et je ne connais pas
de topique d'une valeur aussi incontestable. Lorsque
les bourgeons charnus deviennent gros, irréguliers et
blafards, des injections à 55 degrés et pratiquées
deux fois par jour, pendant dix minutes ou un quart
d'heure, transforment bientôt la membrane granuleuse;
elle devient rose, vermeille, unie, et un liséré épidermique s'étend bientôt du pourtour de la perte de substance vers son centre, signe irrécusable d'une rapide
cicatrisation. Les ulcères variqueux et les ulcères trophiques, les destructions étendues de la peau consécutives à des phlegmons gangreneux, à des brûlures ou
à des anthrax bénéficient surtout de ces lavages et, dans

mes cliniques antérieures, j'en ai cité de nombreux
exemples. Pour hâter la cicatrisation complète, j'applique maintenant, au bout de quelques jours d'irrigations chaudes et lorsque le liséré épidermique s'accentue,
du sucre de lait sur la perte de substance et, sous un
pansement occlusif, la guérison est très prompte.

Le succès est égal dans le traitement des plaies dont
la granulation s'arrête et qui se recouvrent d'un enduit
diphtéroïde. Vous connaissez cette complication particulière, sorte de diminutif de la pourriture d'hôpital :
les bourgeons se voilent d'une pellicule grisâtre, opaline,
épaisse de 1 à 2 millimètres ; d'un coup d'ongle on l'enlève par lambeau et l'on trouve, au-dessous, les tissus
ecchymotiques, mous, friables, saignants, ulcérés ; une
matière pultacée les recouvre, et la perte de substance
se creuse de plus en plus ; le processus réparateur se suspend et la cicatrisation est compromise. Le perchlorure
de fer, le nitrate d'argent, les acides nitrique et acétique,
l'iodoforme, le sublimé ont été employés pour combattre cet accident qui se fait absolument rare, maintenant que la réunion immédiate est la règle à peu près
sans exception. Mais, dans les cas où on l'observe, le jus
de citron même, ce vieux et excellent remède, nous paraît
moins énergique que l'eau chaude. Nous nous abstiendrons ici de donner des exemples déjà publiés ailleurs.

Mais où l'eau chaude triomphe vraiment, c'est dans le
traitement des inflammations aiguës, et ceux d'entre vous
qui suivent assidûment la visite ont leur religion éclairée
sur ce fait. Les panaris, les furoncles et les anthrax, les
phlegmons circonscrits ou diffus, toutes les phlogoses

superficielles bénéficient singulièrement de l'immersion prolongée dans un bain à une température de 50 à 55 degrés. Pour les inflammations des membres supérieurs, l'installation est des plus simples : la main et l'avant-bras, la main, l'avant-bras et le bras, selon la moins ou plus grande étendue du mal, plongent dans une poissonnière munie, vers le fond, d'un tuyau d'épuisement que l'on ouvre et ferme à volonté; d'autre part, on suspend au-dessus du lit un récipient qui contient de l'eau presque bouillante, qu'un tube de caoutchouc, réglé par un robinet, verse dans la poissonnière. L'écoulement du robinet de décharge et du robinet d'apport est calculé de manière que la température reste constamment au degré voulu, 50 degrés en moyenne. Il est plus simple encore, si cet appareil élémentaire fait défaut, de verser au fur et à mesure, dans la poissonnière ou dans un vase quelconque, de l'eau pour réchauffer celle qui se refroidit.

Aux membres inférieurs, le mode d'application est un peu différent: pour le pied, pas de difficultés; rien n'est plus aisé que de le plonger dans un vase rempli d'eau que, par adjonctions successives, on porte peu à peu à la température voulue; de même pour le bas de la jambe; mais pour la partie moyenne et supérieure, pour les cuisses, on ne pourrait songer à immerger une région aussi étendue; il faut alors recourir à des compresses de tarlatane pliées à dix ou quinze épaisseurs; on les trempe dans l'eau chaude, puis on les applique immédiatement sur les parties phlogosées; la séance durera un quart d'heure environ, et on la répétera, deux ou trois fois par jour; puis, dans les intervalles, le foyer malade sera enveloppé dans un pansement antiseptique humide et chaud. C'est cette méthode que nous suivons encore pour le tronc, le cou, la tête et les plaies ulcéreuses; les lymphangites, furoncles, anthrax, phlegmons sont, avec la plus grande facilité, traités ainsi par les applications d'eau chaude.

Ces immersions nous donnent des résultats surprenants, et une inflammation prise à ses débuts peut être jugulée; je pourrais en fournir de très nombreux exemples. Mais lorsque les accidents sont plus avancés, lorsque le phlegmon est déjà confirmé, l'eau chaude limitera l'inflammation et fera tomber les phénomènes locaux et généraux avec une rapidité surprenante. Rappelez-vous ces phlogoses à marche diffuse des pieds et des jambes, ces lymphangites accentuées, ces panaris, ces collections commençantes des gaines des fléchisseurs, ces tuméfactions violacées autour des bourses séreuses prérotuliennes et olécraniennes. La région est plongée dans l'eau chaude. Après quelques heures, et dès la première immersion, l'inflammation se circonscrit déjà; la tension des tissus diminue sensiblement; la région est moins tuméfiée et les symptômes généraux s'apaisent; la fièvre tombe et, en général, dès le lendemain tout danger est conjuré; une collection — ou plusieurs — s'amassent qu'on ouvre, et au lieu de décollements étendus, de fusées purulentes, de clapiers, complication que les débuts de l'inflammation faisaient redouter, tout se borne à un abcès circonscrit.

Mais il est des régions où cette immersion prolongée ne peut être obtenue que par certains artifices, et je veux

insister maintenant sur la technique, très simple d'ailleurs, qu'il faut suivre pour le traitement des hémorrhoïdes, des prostatites et surtout des inflammations des
organes génitaux de la femme, métrite et salpingite.
Certes, la prétention serait excessive, de mettre à l'actif
de ma pratique personnelle la cure des affections du
petit bassin de la femme par l'eau chaude, car, depuis
Emmet, les injections à température élevée sont entrées
dans la pratique courante. Mais j'y ai apporté des modifications qui me paraissent ignorées, et qui cependant
m'ont donné de trop bons résultats pour que je n'essaie
d'en vulgariser l'emploi. Seulement, avant de traiter ce
point, parlons des hémorrhoïdes et des prostatites, les
deux affections peut-être qui bénéficient le plus des
applications de l'eau chaude.

Pour les hémorrhoïdes, Landowsky, déjà, avait vu que
des bains de siège à une température élevée amènent une
sédation des accidents, puis une guérison complète. Je le
crois, mais pour des cas très légers; encore pensons-
nous que ce traitement ne fait que juguler la crise sans
conjurer l'apparition d'accidents nouveaux. Aussi ai-je
recours, non aux bains de siège, dont la température,
ne saurait, sans être insupportable, dépasser 42 à 45 degrés, mais aux lavements à haute température et aux
lotions périnéales soit avant la dilatation et pour la pré-
parer, soit après, lorsque les veines s'échappent en trop
grande masse par l'anus forcé. En effet, il nous est arrivé
de voir, après la dilatation, les hémorrhoïdes congestionnées passer au travers du fondement relâché et former, dans la rainure interfessière, des paquets du volume
du poing. Des compresses de tarlatane imbibées d'eau

chaude et appliquées sur la tumeur en diminuent la tension et les souffrances; puis les varices se flétrissent, et nous avons obtenu des guérisons sans recourir à une extirpation qui répugnait au malade; à tort, disons-nous, car l'extirpation telle que nous la pratiquons maintenant, en faisant, après l'excision, une réunion immédiate de la muqueuse intestinale à la peau marginale, est une intervention aussi efficace qu'innocente.

Dans les inflammations de la prostate, il ne saurait s'agir d'extirpation, et le traitement à l'eau chaude est ici sans rival. Nous prescrivons des lavements à la température de 55 degrés. Le liquide remplit l'ampoule rectale où proémine la glande baignée, pour ainsi dire, dans ses deux tiers inféro-postérieurs. Cette méthode que nous avons le premier essayée, nous a rendu les plus grands services ; notre exemple, d'ailleurs, a été suivi, et plusieurs de nos confrères nous ont envoyé des observations concordantes : des prostatites à phénomènes aigus, alarmants, ont été guéries par ce moyen, et, à nos observations personnelles, nous pouvons ajouter des faits de Brissaud, d'Aris et de Cazeau. Un fabricant d'instruments de chirurgie a même imaginé un petit appareil en métal creux que l'on introduit dans l'ampoule rectale et que parcourt une veine d'eau chaude ; la température peut rester constante, et le liquide ne se refroidit pas comme le fait le lavement. Sous l'influence de ce traitement, les douleurs spontanées s'apaisent, le ténesme vésical, les épreintes s'atténuent, la miction devient facile, le gonflement diminue, les pulsations artérielles sont imperceptibles et la guérison est obtenue au bout de trois ou quatre jours.

Et ce n'est pas seulement dans les prostatites aiguës que l'eau à haute température peut rendre des services; elle est fort utile encore dans les prostatites chroniques, lorsque la glande hypertrophiée devient le siège de congestions fréquentes. Ceux que l'on appelle « les prostatiques » voient parfois, à l'occasion d'un refroidissement subit, d'un excès de table, d'une course en voiture, d'une station assise trop prolongée, survenir une dysurie plus ou moins tenace, ou même une véritable rétention d'urine. Eh bien! j'ai vu ces accidents céder aux lavements à la température de 55 degrés, et j'ai cité ailleurs l'exemple d'un vieux général qui apprécie fort ce remède: dès que le cours des urines se suspend, son ordonnance prépare un lavement chaud qui fait cesser la rétention. J'ai pu combattre par le même moyen l'intolérance vésicale; un de mes malades, qui était souvent pris d'envies impérieuses qu'il lui fallait apaiser immédiatement, a vu, grâce à un cathétérisme bi-quotidien et aux lavements d'eau très chaude, l'urine reprendre son cours normal: notre client pisse facilement et peut attendre, pour le faire, un moment et un lieu propices.

C'est à ces mêmes lavements d'eau chaude à la température de 55 degrés, que j'ai recours dans les affections congestives et inflammatoires des organes génitaux de la femme. Les avantages que présente l'eau chaude dans ces cas sont connus dès longtemps, et je rappelais plus haut que, depuis Emmet, cet usage est entré dans la pratique courante. Pour ma part, je la prescris depuis 1880 et j'ai même imaginé un irrigateur vaginal fort commode. Pour prendre ses injections, la femme doit

se mettre sur un bidet et l'eau qui pénètre dans le vagin en sort au fur et à mesure ; pour les malades qu'une
grande faiblesse retient au lit, ou chez qui des hémorrhagies utérines s'opposent à tout mouvement, la séance
d'irrigation est toujours fatigante ; aussi pour éviter tout
inconvénient de ce genre, je me sers, d'un spéculum
en bois ; l'orifice en est oblitéré par un bouchon en
caoutchouc que traversent deux tubulures en verre ; l'une
de ces tubulures reçoit l'eau chaude d'un réservoir, —
ordinairement un simple seau, suspendu au-dessus du
lit — et la fait pénétrer dans le vagin ; l'autre tubulure
prend cette eau dans le vagin et la conduit jusqu'à un
récipient quelconque placé au pied du lit.

Cet appareil fort simple et que sans doute d'autres
praticiens ont inventé avant moi, et réinventeront après,
permet aux femmes de prendre, sans fatigue, au lit,
dans l'immobilité la plus complète, et avec la plus grande
facilité, des irrigations fort longtemps continuées ; il en est
qui s'endorment pendant que dure l'injection. Et cependant je ne conseille plus ce moyen si pratique, car j'ai définitivement renoncé à l'irrigation, qui me semble être —
ou à peu près — l'application d'une simple erreur anatomique. On a pensé que le meilleur moyen d'atteindre
l'utérus malade est la voie vaginale ; la chose est vraie
pour le col, de beaucoup la partie la moins importante
de l'organe, mais elle est inexacte pour le corps et pour
les vaisseaux qui l'abordent ; on n'a qu'à faire le toucher
rectal pour savoir quelle est la saillie de la matrice qui
bombe dans l'ampoule ; l'eau chaude que nous accumu-
lons dans le rectum par un lavement, baignera les deux
tiers environ, la surface postérieure, les deux bords et le

fond de l'utérus. Certes, nous ne bannissons pas les irrigations vaginales, mais elles nous paraissent n'avoir qu'une importance bien inférieure à celle du lavement.

La technique en est simple : tous les matins, une demi-heure avant de se lever, la malade doit avoir, sur une table de nuit, un irrigateur pouvant contenir au moins un litre de liquide. On le remplit avec de l'eau dont la température, une fois le récipient réchauffé, doit être encore de 55 degrés. Il serait même bon, par des essais successifs, de savoir quelle est la température de l'eau, non dans l'irrigateur lui-même, mais lorsqu'elle arrive au bout du tuyau d'écoulement et de l'extrémité de la canule. La malade introduit la canule dans l'anus et ouvre le robinet, mais peu à peu, de façon que l'intestin ne se révolte pas ; si des contractions trop énergiques se faisaient, ou même si l'on éprouvait une sensation de plénitude trop accentuée, on arrêterait l'écoulement, car il faut conserver le lavement au moins une demi-heure. Lorsque cesse la réaction de la paroi intestinale on recommence, toujours avec les plus grands ménagements, et l'on s'arrête lorsqu'on sent qu'on ne saurait dépasser, sans l'expulser, la quantité introduite déjà dans le rectum. Puis la malade demeure immobile, et, au bout d'une demi-heure, se lève, rend son lavement, et la médication est terminée par une injection vaginale. On recommence ainsi chaque matin et parfois même chaque soir, jusqu'aux apparitions des règles pendant lesquelles la suspension des lavements est de rigueur.

Cette méthode si simple, que je combine toujours avec l'antisepsie vaginale et utérine, m'a donné de superbes résultats dans le traitement des métrorrhagies et des inflammations de l'utérus et des annexes. Vous savez que nous commençons par des lavements le traitement de toutes les affections utéro-ovariennes qui entrent dans notre service, à ce point que le mot d'ordre est donné et que, à défaut de nos internes, la surveillante de notre salle de femmes les institue de son autorité à chaque nouvelle malade reçue dans la salle de gynécologie. Sous leur influence, jointe, il est vrai, au repos horizontal, on voit très rapidement les souffrances s'atténuer : la sensation de pesanteur, les douleurs des reins disparaissent, et peu à peu les signes physiques s'amendent d'une façon très appréciable. J'ai vu des écoulements sanguins que rien jusqu'alors n'avait pu tarir, s'arrêter tout à coup, aussi bien dans des cas de corps fibreux que pour des endométrites hémorrhagiques. Depuis les quelques mois que vous suivez le service, vous en avez observé au moins quatre cas des plus nets, et je n'insiste pas.

Il en est de même pour les inflammations péri-utérines. Vous savez l'activité du service gynécologique que nous a légué M. Polaillon et le nombre considérable de maladies des annexes et surtout d'ovario-salpingites que nous avons à soigner. Et combien en opérons-nous ? A peine une sur trois ! On voit, sous l'influence du repos et de notre méthode, la plupart des phénomènes subjectifs s'amender : peu à peu, l'empâtement des culs-de-sac devient moindre, des tumeurs très nettes que l'on circonscrivait par le toucher bi-manuel finissent par s'atténuer, à tel point que les malades ne sentent plus le besoin d'une opération et que, venues avec le désir et la décision de subir une laparotomie, elles demandent d'aller reprendre leur travail. Ce n'est guère, je vous le répète, qu'une fois sur trois que les souffrances persistent, que la marche continue à entraîner de la pesanteur dans les reins, que les écoulements sont aussi abondants et que la tumeur révélée par la palpation s'accroît ou reste aussi volumineuse.

Je sais bien que quelques-unes de ces malades nous reviennent; avec le travail et la cessation de la cure et des soins de l'hôpital les accidents reparaissent parfois, et, en somme, l'opération, n'a été que retardée. Pas toujours, cependant, et nous avions la semaine dernière une jeune femme qui, en avril, nous avait quitté guérie, pour rentrer au commencement de juin avec de nouveaux accidents, mais bien plus légers que les premiers ; après quelques jours de notre traitement, la nouvelle poussée avait disparu et l'opération, décidée en principe, a été renvoyée encore et peut-être définitivement. On pourrait objecter que plusieurs de ces malades que nous ne revoyons pas, vont dans d'autres services faire appel à des chirurgiens plus entreprenants. C'est possible, car nous constatons bien souvent l'entrée dans nos salles de sujets dont le traitement a commencé ailleurs, et nous ne devons pas échapper au sort commun. Aussi, n'avons-nous retenu, d'une manière formelle, à l'actif de notre méthode que les malades de notre clientèle civile, que nous connaissons et que nous avons pu suivre.

J'ai soigné, il y a deux ans, une femme qui, sept mois après sa dernière couche, fut prise d'écoulements leucorrhéiques abondants, de pesanteurs dans les reins, de douleurs dans le bas-ventre qui rendaient la marche à peu près impossible; les trois quarts du mois se pas-

saient sur une chaise longue. Un médecin avait ordonné les eaux de Salies-de-Béarn qui rendirent quelques forces à la malade, mais la plupart des accidents
persistèrent et, lorsque je fus appelé, je constatai l'existence d'un col assez gros, ulcéré, d'un utérus volumineux, d'un empâtement douloureux du cul-de-sac
droit, d'une tumeur du volume d'une mandarine qui distendait le ligament large gauche, et qu'on circonscrivait
très bien par le toucher bi-manuel. Un de mes collègues
avait proposé la laparotomie qui répugnait beaucoup à
la patiente. Je prescrivis les lavements bi-quotidiens
d'eau chaude ; l'amélioration fut rapide et, au bout de
trois mois et demi, on ne trouvait plus trace de tumeur.
Un retour offensif est survenu l'année dernière, mais il
a été de courte durée. Et, depuis un an, notre jeune
femme, sans être d'une très robuste santé, est aussi alerte
qu'avant sa grossesse.

Une femme de 35 ans, dont la dernière grossesse remontait à 25 ans, me fut envoyée du midi de la France
par un de mes collègues, pour des troubles dysménor-
rhéiques rebelles, des douleurs vives pendant la marche
et même pendant la station verticale, du ténesme vésical,
de la dysurie et une dyspepsie inquiétante. Le toucher
révélait l'existence d'un utérus volumineux avec une
double tumeur ovaro-salpingienne un peu plus marquée
à gauche qu'à droite. Les pertes rouges et blanches
étaient abondantes, et je croyais une laparotomie indispensable. En attendant le moment favorable, la malade
fut mise au traitement à l'eau chaude ; dès la première
semaine, l'amélioration était telle que, d'un commun accord, l'opération fut renvoyée à plus tard et le traite-

ment continué; les douleurs cessèrent, la double tumeur s'affaissa, d'abord la partie la plus volumineuse qui disparut complètement au bout d'un mois; à droite persistait un léger noyau et le catarrhe muco-purulent, bien qu'atténué, inquiétait encore la malade. Un curettage amena non une guérison complète, mais une amélioration considérable, et à cette heure, notre patiente, qui ne veut plus d'une opération, en est quitte pour rester étendue tous les mois, pendant les deux jours où les règles sont le plus abondantes.

J'ai vu, avec un de mes collègues des hôpitaux, une jeune dame de 21 ans qui, à la suite d'une fausse couche, avait été prise de leucorrhée et de vives souffrances dans le petit bassin; le palper bi-manuel, très douloureux d'ailleurs, révélait l'existence d'une tumeur du volume d'une mandarine à droite et d'un empâtement diffus, mal appréciable à gauche : les ovaires étaient dans le cul-de-sac postérieur; l'utérus était presque immobile. Nous avions porté le diagnostic de pyo-salpinx double et l'hystérectomie vaginale était décidée, que retardèrent certaines circonstances. Le traitement à l'eau chaude avait été institué; la malade s'en trouva si bien que, au bout de trois semaines, après une époque menstruelle beaucoup moins douloureuse, elle demanda de le continuer avant d'en arriver à l'extirpation. A cette heure, un an après les premières applications de l'eau chaude, la guérison est à peu près complète, les culs-de-sac sont libres, indolores à la pression et à peine reste-t-il une sorte de raideur du ligament large à droite; mais l'utérus est mobile et les troubles fonctionnels sont presque nuls.

Je conclus de ces trois faits — et je pourrais en citer

deux autres à l'appui de cette thèse — que si la plupart des gynécologues ont eu des succès avec les injections vaginales d'eau chaude, ils en obtiendraient de bien plus grands avec les lavements, ce que la physiologie, ou mieux l'anatomie nous explique suffisamment, l'utérus étant plus accessible par le rectum que par le vagin. J'en conclus que, avant d'avoir recours à la laparotomie ou à l'hystérectomie vaginale, opération excellente et à laquelle nombre de femmes doivent une véritable résurrection, il me paraît sage de surseoir quelque temps pour voir ce que donnerait le traitement rationnel au lavement chaud ; j'en conclus enfin, revenant sur l'ensemble de cette conférence, que l'eau, à la température de 50 à 55 degrés, nous rend en chirurgie d'inappréciables services.

II

Traitement des grands écrasements.

Messieurs,

Je désire vous entretenir de ces graves écrasements des membres qui surviennent à la suite des grands traumatismes, tamponnement de wagons, passage des roues d'un lourd camion, chute d'un tonneau sur les bras ou les jambes, broiement dans les engrenages, éboulement dans les carrières. Faut-il amputer immédiatement, ainsi que le pratiquent la plupart des chirurgiens? Je crois que le mieux est de s'abstenir de toute intervention sanglante. Et c'est ce problème que je vais examiner avec vous.

Vous savez quel est l'aspect de ces blessures et de ces blessés. L'organe broyé, qu'il s'agisse de tout ou partie du membre supérieur ou du membre inférieur, est transformé en une bouillie sanglante ; la charpente osseuse est menuisée en un nombre considérable d'esquilles qui crépitent les unes sur les autres ; les masses musculaires ressemblent à la pulpe de la rate ; elles n'en diffèrent que par les bouts de tendons blancs qui traînent çà et là dans ce magma lie de vin ; les nerfs sont rompus, les vaisseaux déchirés ; quelques artères donnent encore du sang ;

d'autres, oblitérées par le rebroussement de la tunique moyenne, saillent à chaque systole cardiaque. De la peau, il ne reste que des lambeaux meurtris, violacés et froids. Tous ces tissus paraissent voués à la mort, et l'amputation ne fera que retrancher un membre ou une partie de membre dont la gangrène va s'emparer.

D'autant que, dans ces grands fracas, les germes pathogènes, en profusion sur la peau et dans les vêtements, ont pénétré dans les tissus ; souvent la terre a souillé la région et l'on sait que — sans compter d'autres microbes — elle renferme le bacille de Nicolaïer. Le danger est immédiat : les complications les plus redoutables vont s'abattre sur le membre écrasé ; non seulement il est perdu pour la fonction, mais il est un péril pour l'organisme entier par les accidents dont il va devenir le point de départ : suppurations diffuses, gangrène foudroyante, infection purulente ou tétanos. Pourquoi ne pas le sacrifier ? On ne perd rien à l'intervention, puisque le membre est broyé, et l'on y gagne d'écarter les inoculations, en substituant une plaie opératoire aseptique au foyer traumatique, inoculé et déjà virulent.

Pour moi, je m'inscris en faux contre ces assertions d'apparence si logique, et je me déclare partisan résolu de l'abstention. Je crois l'intervention nuisible et voici mes raisons : un premier point, le plus important, c'est que tous ces blessés, ces « fracassés » pourrait-on dire, sont en état de choc ; vous connaissez leurs aspects, ils sont pâles, couverts de sueur froide, plongés dans une sorte de stupeur et d'hébétude dont on ne les retire qu'avec peine et où ils retombent aussitôt ; le pouls est petit et lent, la respiration rare et profonde ; il y a des nausées, des vomissements, quelques mouvements convulsifs ; l'économie tout entière est ébranlée ; les fonctions organiques paraissent sur le point de s'arrêter, les urines sont rares et la température s'abaisse de 1, de 2, ou même 3 degrés. Pas un de vous qui ne se rappelle, pour les avoir observés, les principaux traits de ce tableau clinique.

Eh bien ! rien n'est plus redoutable qu'une intervention chirurgicale sur un pareil organisme. Il est en état de choc et vous allez ajouter un nouveau choc, de nouveaux chocs, devrais-je dire, à celui qui existe déjà. Il vous faudra endormir le blessé, car vous n'oseriez, sans chloroforme, pratiquer l'opération que vous méditez. Or cette anesthésie n'est pas innocente ; elle est une cause sérieuse d'affaiblissement, sans parler du danger immédiat qu'elle cause ; des tables mortuaires dressées par MM. Duret et Marchand, il ressort qu'une défaillance rapide et définitive peut en être la conséquence. Et l'opération elle-même est des plus graves : c'est une amputation ou une désarticulation de l'avant-bras, de la jambe, du bras, de la cuisse, de l'épaule ou de la hanche. Vous coupez de gros nerfs, vous ouvrez de nombreux vaisseaux une hémorrhagie est à craindre et votre blessé, déjà froid, est à la merci de la moindre perte de sang.

Et ceci n'est point une vue de l'esprit : vous savez combien, même à notre époque d'asepsie, la mortalité est restée grande dans les amputations pour cause traumatique. Un tableau d'Oberst, de la clinique de Volkmann, nous montre 5 morts sur 15 individus désarticulés de la cuisse ou amputés du fémur au tiers supérieur, au tiers moyen ou au tiers inférieur ; et ces 5 morts, survenues dans les mains de ce chirurgien particu-

lièrement habile, ont eu pour cause l'anémie et le collapsus. D'autre part, on en trouve le même nombre, c'est-
à-dire 5, à la suite de 78 désarticulations et amputations
pour causes pathologiques, et pratiquées aux mêmes
hauteurs et sur le même membre. La léthalité, d'un
cinquième dans le premier cas, n'est plus que d'un quinzième dans le second. Mais je n'insiste pas, car, à ma
connaissance, nul ne nie la gravité des interventions pour
traumatismes et tous admettent, sans l'expliquer, l'ébran-
lement créé par ce traumatisme et par l'opération. Voilà
déjà une raison d'abstention bien puissante.

Nous en invoquerons une deuxième : le foyer traumatique est fort irrégulier ; des ruptures musculaires et tendineuses, des éclats osseux, des déchirures des veines ou
des artères, les meurtrissures de la peau rayonnent souvent à de grandes distances et, dans ce premier moment
de stupeur locale et générale, il est impossible de déterminer, parmi ces tissus meurtris, ceux qui vivent et ceux
qui sont morts. Or, pour que l'intervention soit bonne,
il faut qu'elle crée un moignon utile, solide, indolore, et
pour en trouver l'étoffe, on devra monter haut, très haut,
beaucoup plus haut que le sphacèle probable ; d'autant
que l'opération a surtout pour but de détruire les foyers
inoculés par des germes extérieurs ; on doit donc les enlever tous et porter le bistouri en tissus sains. De là, ces
sacrifices énormes, ces amputations de bras et de cuisse
pour des traumatismes de l'avant-bras et de la jambe, ces
désarticulations de l'épaule et de la hanche pour des
écrasements du bras et de la cuisse. La nature, elle, sé-
rait plus avare ou plus économe ; elle conserverait souvent des tissus que le couteau sacrifiera.

En résumé, le péril d'un nouveau choc opératoire dans un organisme déjà ébranlé par un choc traumatique, puis les nécessités de sacrifices énormes, pour être sûr de dépasser le foyer des tissus mortifiés ou inoculés, tels sont les deux arguments qui me font repousser l'amputation immédiate dans les écrasements des membres. — Mais ici se pose une question urgente : le puis-je avec quelque sécurité ? y a-t-il un moyen d'éviter les infections redoutables dont nous avons parlé, tétanos et septicémies de toutes sortes ? Je le crois, et voici quelle est ma pratique depuis que l'antisepsie a mis en nos mains des armes dont il me semble que, en l'espèce, on ne se sert pas assez. Grâce à elle, nous verrons des membres sortir, solides et utiles, d'une aventure qu'on déclarait autrefois ne pouvoir se terminer que par l'amputation ou par la mort.

A la suite de ces grands fracas qui ont brisé l'os, déchiré les nerfs, les artères et les veines, détruit les muscles et la peau, nous couchons le malade en état de choc sur le lit d'opération ; nous l'entourons d'alèzes chaudes, et si la perte du sang a été appréciable, nous injectons, sous la peau, quelques centigrammes de caféine, de l'éther, et du sérum artificiel en abondance ; c'est un moyen thérapeutique d'une grande énergie, et que je ne saurais trop vous recommander. Le foyer traumatique est seul resté à découvert ; il est là, sous nos yeux, bien entouré de toiles imperméables. Nous commençons nos lavages avec un irrigateur ou un siphon rempli d'eau chaude soumise à une pression assez énergique pour fouiller les moindres interstices de la plaie, les anfractuosités les plus reculées, dont elle chasse les caillots sanguins

et les corps étrangers. L'eau aura de 55 à 60 degrés. A
cette température, elle a le triple avantage d'être hémostatique, antiseptique et de combattre le refroidissement.
On explore ainsi tous les recoins : si quelque vaisseau
coule, on l'étreint avec une ligature, ou on le saisit avec
une pince ; on enlève les esquilles dépériostées, puis,
lorsque la plaie est partout désinfectée, on procède à une
sorte d' « embaumement ».

Le foyer traumatique, dans chacun de ses diverticules,
est bourré de gaze faiblement iodoformée, ou mieux,
imprégnée d'une pommade antiseptique à substances
bactéricides multiples : elle contient, dans de la vaseline,
de l'acide borique, de l'antipyrine, du salol, de l'iodoforme, qui détruisent les germes restés dans la plaie ou
s'opposent à leur développement ; mais il ne faut pas
craindre de tasser la gaze dans tous les interstices, dans
toutes les anfractuosités, dans tous les « espaces morts »,
milieux de culture si favorables à la pullulation des micro-
organismes. Puis, la région, enveloppée de couches
épaisses d'ouate hydrophile, est assez énergiquement
comprimée par de nombreux tours de bandes qui rapprochent les chairs, les ramassent, les mettent en contact et resserrent les cavités, en exprimant même une
partie de la gaze et des antiseptiques qui les remplissent.

Le blessé, grâce à ce pansement, a échappé à l'amputation primitive, au choc nouveau, au refroidissement
qu'entraîne ce choc ; les injections sous-cutanées l'ont
ranimé, les lavages l'ont réchauffé, tout en purifiant le
foyer. Aussi, d'ordinaire, la température se relève vite,
les fonctions reprennent, et la mort par collapsus, si
fréquente en pareil cas, se trouve conjurée. Il est vrai

que, vers la fin de la première semaine, il n'est pas rare
de voir quelques douleurs survenir dans la région, et la
fièvre tendre à s'allumer ; des sécrétions mal odorantes
imprègnent le pansement ; on l'enlève alors et l'on
trouve quelque anfractuosité suppurante, quelque foyer
lointain ignoré qu'on n'avait pas su désinfecter ; on les
lave, on les draine au besoin et l'on fait un pansement
nouveau qui durera huit ou quinze jours.

A la fin de la quatrième semaine, la détersion de la
plaie est complète ; le mort s'est séparé du vif, et l'on
ne voit partout qu'une membrane granuleuse continue ;
les cavités sont comblées, les irrégularités, les franges,
les indentations des téguments sont moins marquées, et
presque toujours, à la place des déchiquetures informes
que présentaient les tissus après l'accident, de véritables
lambeaux se sont constitués, que l'on peut rabattre les
uns sur les autres en formant un moignon acceptable.
Pour y arriver, il suffit, le plus souvent, de couper l'os
ou les os qui émergent de la perte de substance ; on les
scie assez haut, après avoir décollé le périoste. Puis on
rapproche les lambeaux, on affronte membrane granuleuse contre membrane granuleuse, on en unit les
lèvres par des points de suture, et l'opération est terminée : on ne saurait lui donner le nom d'amputation
secondaire : on n'ouvre d'autres vaisseaux que ceux de
la moelle osseuse. — Un trait de scie, telle est toute l'intervention.

Voici le résumé rapide de deux observations où j'ai
mis ce traitement en pratique. Dans le premier cas, il
s'agissait d'un teinturier de vingt-six ans, qui, descen-

dant d'un train encore en marche, glisse et engage ses
deux pieds sous un wagon qui les écrase. Le traumatisme fut si violent que nous trouvons le blessé pâle,
refroidi, hébété, en état de choc, en un mot. Le pied
droit, en partie dépouillé de sa peau, montre, au milieu
des muscles en bouillie, les os du tarse fracturés en
nombreuses esquilles; le métatarsien du gros orteil che-
vauche le cunéiforme correspondant. — Lésions presque
aussi graves sur la face plantaire où, à travers les téguments déchirés, on voit à nu les muscles écrasés et des
débris de tendons. Le pied gauche a ses quatre derniers orteils pendants, presque séparés du métatarse, et
tout l'avant-pied noirâtre, distendu par des caillots qui
soulèvent la peau et crépitent comme un sac de noix.

Un interne avait tout préparé pour l'amputation de la
jambe droite et sans doute de la jambe gauche, car les
téguments du pied paraissaient si profondément altérés
qu'on n'eût su où tailler un lambeau plantaire suffisant. Je repousse le bistouri; je réchauffe le blessé, je
fouille, avec le jet d'un irrigateur chargé d'eau à la température de 60 degrés, tous les interstices de ces deux
plaies, j'enlève les esquilles dépouillées du périoste, les
caillots, les corps étrangers, je remplis toutes les cavités et tous les décollements de gaze imbibée de pommade antiseptique, je ramasse les chairs avec des tours
de bande suffisamment serrés et je les enferme dans un
appareil de Guérin. L'opéré se relève du choc, il n'a pas
de fièvre et lorsque, au bout de trois semaines, j'enlève
la ouate, je trouve, à gauche, trois orteils morts et bien
séparés de la plaie granuleuse et vermeille; à droite,
deux orteils et deux métatarsiens dénudés et nécrosés,

que j'enlève par une légère traction au davier. Les téguments se sont refaits sur la perte de substance et, au
bout de deux mois, mon teinturier marchait sur ses
deux pieds parfaitement solides et utiles.

Sans doute, si j'eusse amputé les deux jambes, cette
intervention n'eût pas sûrement tué le blessé ; je ne
veux donc pas dire qu'il me doive la vie, mais il doit à
ma méthode la conservation de ses deux pieds ; il n'est
pas impotent et c'est déjà quelque chose. Mais voici une
autre observation où, si j'avais obéi à ce qui, pour beaucoup d'autres, eût été l'indication opératoire, j'aurais
« achevé » mon malade : il s'agit d'un jeune homme
de vingt-trois ans qui, par désespoir d'amour, s'était mis
le cou sur un rail de chemin de fer, quelques instants
avant le passage d'un train : là s'arrêtent ses souvenirs,
et il lui fut impossible de nous expliquer, plus tard,
comment ce fut le membre inférieur droit, et non la
tête, qui fut atteint. A l'hôpital on constate l'écrasement
complet de la jambe droite ; l'articulation, au genou,
est ouverte, dilacérée, et il suffit d'un coup de ciseaux
pour trancher les parties molles qui retiennent encore
la jambe à la cuisse. Sur la cuisse, la peau est déchirée
dans toute la partie de la région externe, laissant à nu
le fémur dépouillé des parties molles, dans une étendue
de quinze centimètres. En dedans, vers le pli de l'aine,
une bouillie crépitante que recouvrent les téguments
violacés et amincis.

L'hémorragie est faible, mais le malheureux est dans
la prostration la plus complète ; il ne répond pas aux
questions qu'on lui pose et reste insensible aux diverses
excitations ; sa face est pâle, ses extrémités refroidies,

la température est à 36 degrés. L'état de la cuisse est
tel qu'une seule intervention eût été possible, la désarticulation de la hanche ; elle seule aurait permis de tailler
les lambeaux en tissus à peu près sains, — à peu près,
— car des ruptures musculaires et de vastes décollements soulevés par des caillots existaient à la racine de
la cuisse. Une pareille opération aurait sûrement tué le
malade. La taille de pareils lambeaux aurait suffi, par
le choc qu'elle aurait ajouté au collapsus actuel, pour
achever le blessé, même sans perte de sang nouvelle.
Aussi j'opte résolument pour l'abstention : le blessé est
entouré de linges chauds ; seul le membre écrasé reste
à nu ; des lavages à l'eau à la température de 55 degrés,
sont faits dans tout le foyer traumatique ; les caillots
sont enlevés, les vaisseaux étreints par une ligature ;
puis nous pratiquons l'embaumement du membre, selon
la méthode décrite plus haut.

Le lendemain, la réaction se fait ; le thermomètre, dans
l'aisselle, accuse une température normale ; au bout de
quelques jours, le pansement est odorant ; je l'enlève et
je constate déjà la détersion d'une partie du foyer traumatique recouverte d'une membrane granuleuse. Vers
la fin de la quatrième semaine, toute la partie mortifiée
était éliminée et le fémur émergeait de la couche des
bourgeons charnus. Le malade est alors endormi ; avec
la rugine, je détache le périoste dans une étendue de
dix centimètres environ, et je coupe le fémur d'un trait
de scie ; j'ai alors un grand lambeau cutané interne,
comme si on eût pratiqué une amputation ovalaire très
oblique ; aussi ce lambeau interne peut-il être replié
en dehors pour combler l'angle que la mortification avait

laissé à la partie externe. Quelques fils de suture
unissent les bords granuleux, et bientôt la guérison était
parfaite avec un beau et bon moignon. On le voit : mon
abstention systématique avait, dans ce cas, sauvé la vie
à mon blessé et lui avait conservé la moitié de sa cuisse
puisque, à la place de la désarticulation, indiscutable
après l'accident, la nature s'était contentée de l'équivalent d'une section de l'os au tiers moyen.

Je vous dois compte d'un troisième cas où, pendant
vingt-cinq jours, j'ai cru tenir un magnifique succès, et
qui s'est terminé par la mort: un mécanicien de dix-
neuf ans, entré à la Pitié le 7 juin 1893 pour un écrasement du membre inférieur gauche ; l'avant a été enlevé
à la partie moyenne, et l'on trouve, saillant hors de la
plaie, le radius et le cubitus dénudés ; au niveau du
coude pendent des lambeaux musculaires ecchymotiques
et des lanières cutanées. Le bras est dépouillé à la partie interne où la peau s'écarte en un grand V dont le
sommet vient atteindre le tiers supérieur du membre.
Les téguments sont partout décollés, flottants, amincis,
déjà froids et recouvrant des muscles broyés et crépi-
tants, et une fracture esquilleuse de l'humérus à sa partie moyenne. Les lésions sont telles que, si l'on se déci-
dait à intervenir, une seule opération serait possible : la
désarticulation de l'épaule, or l'on sait le pronostic
qu'elle comportait sur ce malheureux, pâle, exsangue, à
pouls faible et lent, à respiration suspensive, et chez
qui le thermomètre donnait moins de 36°. J'eus recours
à mon traitement ; la température remonte et reste à
37°,5 ; la fracture de l'humérus se consolide sous un appareil plâtré ; au vingt-et-unième jour, le mort est sé-

paré du vif et nous pouvons promettre une guérison avec un moignon très solide au niveau de l'interligne de la jointure du coude, lorsque notre blessé est pris tout à coup d'un tétanos suraigu qui le foudroie en moins de deux jours.

Je ne voudrais pas vous laisser sur cette impression, et voici un fait nouveau qui vient de m'être communiqué par le Dr Denombré, de Bourron : il s'agit d'un charretier, sur la cuisse gauche duquel passe la roue d'un lourd camion ; le membre était broyé au niveau du tiers moyen ; les lésions étaient si graves qu'une désarticulation de la cuisse eût été seule possible, mais l'état alarmant du blessé ne permettait aucune intervention, et notre confrère, qui connaissait notre pratique, se résolut d'y recourir. Au bout de vingt jours, les tissus morts sont tombés, les plaies sont granuleuses et il suffit de scier, même sans le secours du chloroforme, trois centimètres du fémur pour confectionner un moignon bien matelassé. Ici encore, le blessé doit certainement la vie à cette méthode de traitement, car l'état général était si précaire, la faiblesse si grande, qu'un traumatisme tel qu'une désarticulation de la cuisse eût achevé notre charretier.

Ce mode de traitement, si conservateur qu'il en devient révolutionnaire, n'a pas son nom dans la thérapeutique chirurgicale. Vous savez la grande lutte entre les partisans des amputations immédiates et ceux qui tiennent pour les amputations retardées. Mais ici, il n'y a pas d'amputation du tout ; c'est la nature qui se charge de séparer le mort du vif et qui, elle-même, fait son lambeau ; il ne reste plus qu'à scier l'os un peu plus haut qu'il ne se fût détaché par ostéite raréfiante. L'amputation est, pour ainsi dire, spontanée, et nous eussions adopté ce mot s'il n'était déjà employé pour désigner certains processus pathologiques, tels que, par exemple, la chute de l'orteil dans l'aïnhum. Mais, faute de vocable pour la désigner, n'oubliez pas cette pratique et les immenses services qu'elle peut rendre.

Et notez que cette méthode n'est que l'extension et la généralisation d'un traitement qui n'a pas soulevé d'objections, que je sache ! Vous connaissez l'enseignement de Verneuil, de Trélat, de Polaillon. de la plupart de nos maîtres dans les hôpitaux, et relatif aux écrasements de la main ? Tous vous disent : N'excisez, ne régularisez rien avec le bistouri ; pas d'amputation et pas de résection ; faites de l'antisepsie au moyen de la balnéation continue et abstenez-vous. « Laissez à la nature le soin de sauver tout ce qu'elle pourra sauver ; elle conserve plus que nous, et fait au mal une part toujours moindre. » « N'oubliez pas que le chirurgien le plus habile ignore ce qui va se mortifier et ce qui va continuer à vivre. » Grâce à la désinfection rigoureuse, les accidents septiques ne s'abattent plus sur les plaies ; les éléments anatomiques et les tissus tués mécaniquement meurent seuls ; ceux qui sont simplement contus et meurtris revivent, et forment des moignons bien supérieurs à ceux qu'auraient obtenus les chirurgiens forcés de tailler en plein drap.

Un de mes élèves, le docteur Lobstein, qui a choisi ce mode de traitement comme sujet de thèse inaugurale, a recherché si nous avions des prédécesseurs dans cette voie; il en a trouvé, — et, d'abord, la presque totalité des chirurgiens du moyen âge : nous nous imaginons volontiers que l'amputation était déjà pratiquée au siège de Troie ; elle l'était à peine avant le xvi° siècle. Les chirurgiens ne portaient pas le fer dans les chairs vives, « de peur de causer une défaillance mortelle. » A peine, au niveau d'une jointure, retranchait-on le membre sphacélé. « On l'enveloppait des mêmes substances qui servaient à l'embaumement des corps, et on en abandonnait l'ablation aux seuls procédés de la nature. » Il fallut la découverte d'Ambroise Paré, en 1552, qui étreignait d'un fil les artères coupées dans une amputation de jambe, pour que ce mode d'intervention se vulgarisât. Avant, on n'y avait guère recours, forcé qu'on se croyait être de tarir le sang par la poudre de vesse-de-loup, comme Félix Wurtz, par l'amadou comme Morand, comme Borel par un bouton de vitriol, et comme J.-L. Petit par son tourniquet.

En 1761, un chirurgien de l'armée prussienne, Bilguer, effrayé de la mortalité qui sévissait sur les amputés, — pendant les premières années de la guerre de Sept ans, à peine en avait-on sauvé un ou deux, — se demanda si l'amputation ne devait pas être abandonnée. En réminiscence, sans doute, des pratiques du moyen âge, il proposait d'enlever les esquilles sans violence et sans nouvelle effusion de sang, puis il comprimait légèrement le membre afin de lui rendre, autant que possible, sa conformation naturelle; enfin, il pansait la plaie avec de la charpie imbibée d'essence de myrrhe ou d'alcool. Cette méthode n'eut guère d'imitateurs ; cependant, en 1803, Léveillé publia quelques observations où il repousse l'amputation : l'abstention systématique lui donna de beaux succès ; un plaidoyer d'Alquier (de Montpellier) et un mémoire d'un médecin belge, Seutin, voilà tout ce que nous trouvons en faveur de la méthode de conservation à outrance.

Je me résume, et mes conclusions seront courtes : je vous propose de traiter, comme les écrasements de la main, ces vastes écrasements des membres, qui s'accompagnent presque toujours de choc et d'hypothermie. On se résignait naguère aux énormes délabrements que l'amputation réclame dans ces cas, par crainte des septicémies et de toutes les complications des plaies: Maintenant l'antisepsie est assez puissante pour écarter ces accidents, et nous devons renoncer à notre vieille pratique : le blessé sera réchauffé, stimulé par des injections sous-cutanées; le foyer traumatique sera fouillé dans ses moindres interstices, dans ses plus petites anfractuosités par un jet d'eau à une température de 60 degrés. Puis les chairs seront drainées, embaumées et ramassées sous un pansement compressif. Vous savez, par les exemples que je vous ai cités, les succès que vous pouvez obtenir par la conservation à outrance.

III

Du traitement des fractures.

Messieurs,

La chirurgie des grandes cavités splanchniques ne doit pas nous obséder au point de faire oublier une thérapeutique plus modeste, mais aussi utile. On néglige un peu les fractures, et depuis la vulgarisation des appareils plâtrés et de l'extension continue, acquisition de premier ordre, il est vrai, on semble se reposer, comme dorénavant satisfaits des résultats acquis. Championnière, cependant, a voulu tenter une réforme et, depuis 1886, il préconise une méthode nouvelle basée sur le massage et la mobilisation précoce ; mais, malgré la juste notoriété de notre collègue, on s'y arrête à peine et, en dehors du cercle toujours un peu étroit des élèves directs, je ne crois pas que sa pratique ait encore les adeptes qu'elle mérite. Aussi voudrais-je étudier avec vous cette question, et rappeler tout ce dont nous sommes redevables à la doctrine de Championnière.

Jusqu'alors un seul point nous préoccupait dans le traitement des fractures : l'immobilisation des fragments en bonne position. Le levier osseux est brisé ; il faut en juxtaposer le plus étroitement possible les deux morceaux et les maintenir immobiles après leur coaptation, car le repos, un repos rigoureux, est nécessaire pour obtenir la formation régulière du cal. Une innombrable série d'appareils a été imaginée pour remplir cette condition essentielle, et c'est pour y satisfaire qu'on a eu recours aux attelles de bois et de fil de fer, aux gouttières, à la dextrine, au silicate et au plâtre. Certes, il ne faut pas méconnaître l'utilité de l'immobilisation dans les fractures, bien qu'on l'ait exagérée singulièrement. Mais cette notion ne doit pas nous hypnotiser au point de faire négliger un autre facteur du problème, dont la valeur ne s'est guère dégagée que de nos jours, et que la plupart des chirurgiens semblent ignorer encore : la nécessité d'entretenir la bonne nutrition des muscles, la souplesse des gaines tendineuses et des articulations voisines de la fracture.

Ici se dresse une difficulté d'apparence irréductible, et les deux exigences semblent contradictoires. En effet, pour se souder, les os réclament l'immobilité du membre, tandis que le mouvement est nécessaire pour assurer la nutrition du muscle, maintenir le glissement des gaines tendineuses et le libre jeu des surfaces articulaires. Or, il n'est pas facile de mobiliser les uns et d'immobiliser les autres, car la solidarité est étroite entre les os, les tendons et les muscles du membre fracturé, et si l'on voulait une solution mathématique à ce problème, je crois qu'on la chercherait en vain. Mais la technique s'accommode de moins de rigueur, et nous allons voir que, par une série d'artifices, variables suivant la fracture, on arrive à donner aux fragments brisés assez d'immobilité pour permettre la formation d'un cal régulier, et aux muscles, aux gaines tendineuses et aux jointures, assez de mouvements pour y entretenir une nutrition active et une souplesse suffisante.

Établissons en premier lieu que le repos absolu, une immobilité rigoureuse ne sont pas aussi nécessaires que les cliniciens semblaient le croire : les fractures de la clavicule, qu'un appareil ne maintient pas assez pour empêcher les mouvements des fragments l'un sur l'autre, sont fréquentes et cependant leur consolidation est de règle ; les pseudarthroses sont plus qu'exceptionnelles ; malgré les bandages du corps, les côtes brisées sont soumises, de par le jeu respiratoire, à une oscillation qui se répète près de vingt fois par minute, et le cal ne s'en produit pas moins dans les limites ordinaires de l'ossification ; depuis l'emploi systématique de l'extension continue dans les fractures de la cuisse, on a supprimé la plupart des appareils immobilisateurs ; chaque fois que le malade se remue ou s'assied dans son lit, il imprime un mouvement assez prononcé au fragment supérieur, et cependant, loin d'être compromise, la consolidation se fait avec une rapidité que l'on ne connaissait pas du temps des attelles de Scultet, et même des gouttières plâtrées.

Une certaine quantité de mouvements est donc compatible avec une ossification régulière et nous en avons à tout jamais fini, je l'espère, avec la superstition de l'immobilité à outrance. D'autre part, on peut, sans beaucoup ébranler le fragment, agir sur les muscles, les gaines tendineuses et les articulations, et voici les moyens par lesquels on arrive à ce résultat : Championnière nous donne les siens qui sont excellents et qui lui ont procuré des succès incontestables. J'y ai, pour ma part, apporté certaines modifications que je crois bonnes et, sans doute, chacun s'ingéniera à plier la méthode à ce qui pourrait s'appeler ses « manies » chirurgicales. Mais le fond n'en variera guère, et la base en sera toujours le massage et la mobilisation précoces.

Dans toute une classe de fractures, le problème est vraiment simplifié, et la nature se charge elle-même de faire l'immobilisation qui nécessite ailleurs l'emploi d'appareils plus ou moins compliqués. Ces fractures « maintenues » ne sont pas exceptionnelles et comprennent plusieurs variétés : tantôt les fragments s'engrènent comme à l'extrémité inférieure du radius, dans certaines fractures du col du fémur et peut-être aussi de son extrémité inférieure ; tantôt des ligaments ou des insertions musculaires empêchent le déplacement des segments osseux ; telles les fractures de l'extrémité inférieure du péroné, de l'extrémité externe de la clavicule, celles des côtes, et, chez les enfants, certaines fractures des membres où la diaphyse rompue est maintenue sans déplacement par son fourreau de périoste ; tantôt un os voisin sert, pour ainsi dire, d'attelle, et s'oppose au chevauchement, comme cela s'observe pour la fracture d'un métacarpien ou d'un métatarsien isolé, du seul radius ou du seul cubitus à l'avant-bras, du seul péroné ou du seul tibia à la jambe.

Dans tous ces cas, l'ancienne méthode avait recours aux appareils immobilisateurs ; sans doute par une sorte de symétrie, ou par esprit de simplification et afin que toutes les fractures eussent une thérapeutique uniforme. Mais, en vérité, pourquoi immobiliser l'extrémité inférieure d'un radius ou d'un péroné immobilisé déjà par son engrènement ou par ses insertions ligamenteuses ? N'est-il pas plus simple de traiter ces fractures comme une contusion ou comme une entorse dont elles sont le parfait équivalent ? C'est ce qu'a soutenu Championnière dans son premier mémoire et, pour ces deux fractures du moins, nous croyons qu'il a rallié à son opinion la majeure partie de ses collègues. Les attelles et les gouttières plâtrées me paraissent abandonnées, et c'est par le massage que toutes ces fractures à fragments immobiles sont traitées désormais.

Championnière, dans ces cas, agit le plus tôt possible après la fracture : le massage doit porter sur l'articulation du poignet ou du cou-de-pied, sur les muscles, les gaines tendineuses, tout en évitant avec soin le foyer de la fracture ; on remonte jusqu'au coude et jusqu'au genou, on descend jusqu'aux doigts et jusqu'aux orteils. On suit les gaines tendineuses, les faisceaux musculaires, on mobilise méthodiquement chaque articulation. Les séances sont très longues et répétées au besoin ; dans l'intervalle, la région n'aura pas d'appareil ; à peine l'entourera-t-on d'une bande de flanelle et, grâce à ce traitement si simple, d'ordinaire au bout de 8 jours pour le poignet, de 10 à 12 jours pour le cou-de-pied, le membre aura recouvré une partie de ses mouvements, et tous au bout de 15 jours pour le premier, de 3 semaines pour le second. Mais jusqu'à la fin de la troisième semaine on empêchera le patient de soulever de gros poids ou de se livrer à la marche ; ce n'est que peu à peu, et d'une manière progressive, qu'il lui sera permis de faire « œuvre violente ».

Pour ma part, je ne dirai pas ma méthode, mais mes procédés sont un peu différents, et je traite ces fractures sans déplacement comme les entorses des jointures correspondantes. J'enveloppe d'abord la région dans une bande élastique très modérément serrée que je déroule de l'extrémité vers la racine du membre ; deux fois par jour cette bande est enlevée et l'on immerge la partie malade, cou-de-pied ou poignet, dans un bain à la température de 50 à 55 degrés centigrades ; on l'y laisse dix minutes environ ; puis l'on procède à une séance de massage selon les règles ordinaires et qui durera tout au plus un quart d'heure. Il ne reste ensuite qu'à remettre la bande qu'on laissera jusqu'au soir ou jusqu'au lendemain, et cela pendant 15 jours ou 3 semaines ; plusieurs fois même, j'ai permis à mes malades de marcher avant l'expiration des trois semaines réglementaires et je n'ai jamais eu à m'en repentir : aucune complication n'est survenue, ni aussitôt ni plus tard.

Vous citerai-je des observations pour démontrer l'excellence de cette thérapeutique dans les fractures sans déplacement ? Je pourrais en transcrire ici un grand nombre ; mais je me contenterai de vous rappeler le cas le plus récent, ce charretier de 25 ans, entré dans nos salles, le 22 février, pour une fracture du péroné, à la base de la malléole externe ; il y avait un gonflement énorme de la tumeur, une ecchymose qui descendait jusqu'aux orteils et qui remontait jusqu'à mi-jambe, une douleur localisée très vive, du ballottement articulaire et, grâce à la souffrance, l'impotence fonctionnelle était absolue. Nous commençons le traitement le jour même ; les douleurs s'apaisent ; dès le lendemain, sous la pression continue de la bande élastique, l'œdème a diminué et l'épanchement sanguin s'est étalé ; les mouvements commencent à être possibles ; les jours suivants l'amélioration s'accentue à tel point que, le 3 mars, neuf jours après l'accident, le malade pouvait marcher et, malgré notre avis, quittait l'hôpital.

Pour cette catégorie de fractures para-articulaires la cause me semble entendue et je n'insiste pas. Les discussions commencent lorsqu'il s'agit de ruptures diaphysaires, lorsque les fragments, très mobiles l'un sur l'autre, ne sont maintenus en place ni par des muscles, ni par des ligaments, ni par le périoste, ni par un os voisin formant attelle. Ici un appareil contentif est nécessaire, ou, sans cela, surviendraient des déplacements redoutables, des chevauchements énormes, des raccourcissements du membre, des compressions vasculaires ou nerveuses ; il se ferait, en définitive, une consolidation vicieuse avec tous les accidents que comporte cette malformation. Mais faut-il, dans ces cas, s'en tenir à l'ancienne pratique et immobiliser le membre dans un appareil à demeure pendant les cinq ou six semaines réglementaires ? Je ne le pense pas et l'on peut avoir recours à certains artifices qui hâtent la formation du cal, tout en sauvegardant la nutrition des muscles, la souplesse des gaines tendineuses et des synoviales articulaires.

Si la peau est intacte, si des phlyctènes ne soulèvent pas l'épiderme, Championnière préconise une bonne séance de massage pratiqué avec les précautions les plus grandes ; le membre sera « calé » sur un coussin de sable, de façon à éviter tout mouvement du côté de la fracture dont on ne touchera pas le foyer : la pression y serait

très douloureuse ; les caillots sanguins seront écrasés,
l'œdème refoulé vers la racine du membre ; puis, après
mobilisation des jointures voisines, un appareil plâtré
immobilisera la fracture réduite. Au bout de huit ou dix
jours, cet appareil sera enlevé pour une séance nouvelle
de massage et de mobilisation et, si déjà le cal commence
à se former, si les fragments en contact n'ont plus de
tendance au déplacement, on pourra se contenter de déposer le membre dans une gouttière dont on le sortira
tous les jours pour pratiquer la mobilisation et le massage. Si, au contraire, les fragments persistent dans leur
tendance au déplacement, un nouveau plâtre est appliqué
pour huit jours encore. Par suite de ce très simple traitement, le cal se forme mieux, et la guérison définitive est
plus rapide.

J'ai un peu modifié ces manœuvres : je commence bien
par la mobilisation prudente des articulations voisines et
par un léger massage s'il peut être pratiqué sans trop de
mouvements dans le foyer de la fracture et, par conséquent, sans trop de douleur ; mais immédiatement après,
j'enveloppe le membre dans une bande de caoutchouc ;
grâce à elle, les épanchements sanguins s'étalent et se
résorbent, et l'œdème disparaît. En outre, c'est un
moyen de contention plus efficace qu'on ne croit et, sous
ma compression élastique, j'ai pu maintenir des fragments qui avaient tendance à chevaucher. Au coude, au
bras, à la jambe, cette bande m'a rendu de grands services, et je ne comprends pas la réprobation dont la
poursuit notre ami Championnière. Il lui reproche les
souffrances qu'elle provoque. Mon avis est qu'elle est
alors trop serrée. Placée avec soin, déroulée plutôt que

tendue sur la région, nous avons vu au contraire qu'elle apaise les douleurs ; elle maintient les fragments, empêche leurs heurts et, de ce fait, s'oppose à une des causes les plus indiscutables de la souffrance dans les fractures.

Vous avez sous les yeux un cas qui vous montre les services que peut rendre la bande élastique : une domestique de 50 ans est entrée dans ma salle le 27 mars pour une fracture des deux os de la jambe gauche. Vous vous rappelez la saillie que faisait le fragment supérieur du tibia, l'œdème et l'ecchymose de tout le membre ; je place, après traction sur le pied pour obtenir la réduction, une bande élastique qui va des orteils au-dessus du genou ; je la serre juste assez pour qu'elle ne tombe pas ; puis je mets le membre dans une gouttière matelassée de ouate. Au bout de dix jours j'enlève la bande pour me rendre compte des lésions : l'œdème a en partie disparu ; l'ecchymose s'est étalée et, du pied, remonte jusqu'au-dessous du genou ; une bosse sanguine qui soulevait la peau en avant du tibia s'est résorbée en partie, et déjà la mobilité est moins grande. Le massage est alors institué ; tous les jours la bande est enlevée pour mobiliser les articulations et pour masser les muscles et la gaine tendineuse. Au vingt-et-unième jour, la consolidation est presque complète ; la malade fléchit et étend les jointures des orteils, du cou-de-pied et du genou sans éprouver la moindre douleur. Le résultat est véritablement remarquable.

Si j'ai ajouté, pour ma part, la bande élastique aux manœuvres excellentes préconisées par Championnière, ce n'est pas, on peut m'en croire, pour faire autrement que le promoteur de la méthode. Mais c'est que j'en re-

tire de bien grands avantages, du moins lorsque la mobilité des fragments n'est pas excessive et ne tend pas à se
reproduire sous la bande, car alors le plâtre est évidemment nécessaire. La bande supplée au massage dans les
cas où celui-ci est impossible, lorsque la fracture ne peut
être facilement « calée » et que chaque mouvement provoque des douleurs intolérables. Et puis, lorsque de
larges phlyctènes soulèvent l'épiderme ; là encore on ne
saurait, sans graves inconvénients, promener et appuyer
le pouce sur la peau altérée. La bande maintient en outre
les fragments, ajoute à l'immobilité de la gouttière, tout
en hâtant la résorption des caillots ; enfin, vers la troisième semaine, elle aide à la marche en soutenant le région et, grâce à elle, on évite ces œdèmes que j'ai vus
survenir après la marche ou la station verticale, même
chez les individus dont la fracture avait été régulièrement traitée par un bon massage.

Je sais bien qu'on lui objecte de s'opposer au libre
apport du sang dans la marche : la circulation, dit-on,
serait moins active et les échanges nutritifs plus res-
treints ; donc, au lieu d'aider à la production du cal, elle
en entraverait la formation régulière. Cet argument me
paraît simplement théorique ; il me semble, au contraire,
que le sang circule mieux dans les tissus débarrassés par
la compression des œdèmes, des extravasations et des
épanchements sanguins. En tout cas, dans les fractures
déjà nombreuses où j'ai eu recours à la bande élastique,
j'ai vu l'ossification se faire dans des conditions particulièrement heureuses. On sait même que, grâce à un certain
artifice auquel on peut recourir si le cal semble retarder,
on se servira de la bande pour hâter l'ossification, et

la méthode d'Helferich, qui tend de plus en plus à se répandre, est justement basée sur son emploi. Une bande est placée de l'extrémité du membre jusqu'au niveau du foyer de la fracture qu'on laisse à découvert; mais juste au-dessus, on commence l'application d'une deuxième bande que l'on déroule plus ou moins haut vers la racine du membre.

Nous nous sommes récemment aidé par deux fois de cette méthode, et le succès en a été remarquable. Vous vous rappelez cette concierge de 43 ans, ce palefrenier de 45 ans, entrés l'un pour une fracture compliquée, l'autre pour une fracture simple de la jambe. Lorsque l'appareil plâtré, que dans ces deux cas nous avons dû employer, fut retiré au bout de 20 jours et de 25 jours, la fracture semblait aussi mobile qu'au premier moment. Nous mettons alors la bande élastique selon le procédé d'Helferich et, dès le cinquième jour de son application, le cal commençait à soulever les tissus; en trois semaines, il était suffisamment solide pour permettre au malade de marcher et de quitter l'hôpital. Nous ne saurions trop insister sur la valeur de ce moyen, appelé, nous en sommes sûr, à rendre de très grands services dans tous les cas de retard de la consolidation des fractures.

Le massage des muscles et des gaines tendineuses, la mobilisation des jointures n'a pas seulement pour conséquence une guérison plus rapide, ils donnent, par surcroît, une guérison plus solide. Autrefois, au bout de cinq à six semaines, lorsqu'on enlevait l'appareil inamovible, on constatait bien l'existence d'un cal résistant, mais on se trouvait en présence d'un membre amaigri,

enraidi, sans souplesse, incapable de satisfaire à sa fonction qu'il ne récupérait qu'après d'interminables semaines
et les ennuis d'un long et nouveau traitement. Et que de
troubles circulatoires persistants, que d'œdèmes, de varices, d'eczémas, d'ulcères, de névralgies, que de lésions
de toutes sortes sur ces membres fracturés et consolidés
après ces fastidieux emprisonnements ! Championnière
a le droit d'insister sur les services qu'il a rendus, de ce
fait, à la thérapeutique : maintenant, grâce à sa méthode, ces accidents sont exceptionnels, et la fracture ne
laisse plus après elle ni les mêmes impuissances fonc-
tionnelles, ni les mêmes tares inguérissables.

IV

Traitement des entorses.

Messieurs,

Nous avons observé ensemble un certain nombre d'entorses graves guéries en peu de jours par un procédé dont j'ai déjà donné la formule, mais qui ne me paraît pas s'être vulgarisé autant qu'il le mérite. Vous avez vu nos blessés quitter l'hôpital en se servant sans douleur, sans raideur et même sans gêne appréciable, de leur jointure forcée. Ce résultat, ils le devaient à un traitement bien simple et dont l'originalité, s'il en a une, se borne à être une synthèse des trois méthodes qui, à cette heure, se disputent la thérapeutique de l'entorse : la balnéation prolongée, le massage, l'enveloppement avec la bande élastique. Je vous demande la permission de revenir sur ce sujet, tant je voudrais vous communiquer des convictions appuyées maintenant sur une pratique de plus de sept années.

La balnéation, dans le traitement des entorses, a déjà un long passé, et Ravaton, J.-L. Petit, Boyer en signalent les bons effets. Mais il faut arriver à Baudens pour en trouver l'application régulière ; jusque-là, on se bornait à entourer la jointure forcée de compresses imbibées d'eau blanche et d'alcool camphré ; on y appliquait aussi

des sangsues sous le prétexte — d'une physiologie bien
enfantine — d'absorber le sang épanché dans les tissus.
L'immersion dans l'eau froide, préconisée par le célèbre
chirurgien militaire, est un progrès dans la thérapeutique des entorses ; elle apaise la douleur, arrête la tuméfaction, s'oppose aux phénomènes inflammatoires
consécutifs ; dans des mains habiles, elle a rendu de
réels services et, par elle, de nombreuses entorses ont
été guéries. Mais une grande patience est nécessaire, car
l'immersion dans l'eau froide dure trois, quatre, huit et
même dix jours, « tant que le blessé s'y trouve bien »,
disait Baudens.

J'ai proposé de substituer à l'immersion dans l'eau
froide l'immersion dans l'eau très chaude, dont la valeur
me paraît infiniment supérieure, et voici quels avantages j'y trouve : d'abord, la haute température accélère
la circulation qui débarrasse plus rapidement les tissus
des exsudats extravasés par le traumatisme : elle augmente, dit-on, l'activité nutritive des protoplasmas qui
réparent plus vite les désordres articulaires ; enfin, on
n'a pas à redouter avec elle les réactions si vives qui
succèdent trop souvent à l'emploi de l'eau froide, le gonflement et la congestion consécutifs. Je ne sais si mes
adeptes sont très nombreux ; en tous cas, j'ai eu le plaisir
de voir mon opinion acceptée par le docteur Rosenblith,
car ce spécialiste écrivait récemment : « Je plonge l'articulation malade pendant dix minutes dans de l'eau très
chaude, qui dilate les vaisseaux de la partie à masser. »

La technique de l'immersion est des plus simples :
l'articulation entorsée est mise dans une poissonnière si
la lésion siège au membre supérieur, dans un bain de

pieds si elle a frappé le membre inférieur, et c'est dans
l'un ou l'autre de ces récipients que l'on verse de l'eau,
d'abord à 45 degrés centigrades ; peu à peu, on ajoute
de l'eau bouillante de façon à élever progressivement
la température. Certains blessés ne peuvent supporter
plus de 50 à 52 degrés ; d'autres vont assez facilement
jusqu'à 55. On s'arrête alors, et il nous paraît inutile de
dépasser cette température d'une tolérance déjà difficile.
L'immersion doit être assez prolongée ; mais on ne peut
guère aller au delà de dix minutes, car la température
du corps tout entière s'élève et la peau se couvre de sueur.
C'est à ce moment qu'on cesse la balnéation et que, dans
mon procédé thérapeutique, on a recours au massage.

L'immersion, comme procédé exclusif pour le traitement des entorses, perdit le plus grand nombre de ses
partisans le jour où le massage, abandonné jusqu'alors
aux mains des rebouteurs, fut réhabilité par Bonnet de
Lyon, puis vulgarisé par Lebatard et par Girard en 1856,
par Nélaton, par Malgaigne, Broca et Servier. Le massage fit alors son entrée triomphale dans la médecine
officielle et, depuis, il est resté parmi nous la méthode
de choix. Toutes les entorses ont été massées, le plus
souvent au grand bénéfice des blessés. Lorsque le mal
est léger, trois ou quatre jours suffisent pour amener
une guérison durable, et l'on a même vu des individus,
cloués au repos par la douleur que provoquait le moindre
mouvement, reprendre la libre fonction de la jointure
après une seule séance. Le « lève-toi et marche » de
l'Évangile a pu se répéter pour eux, et, lors du renouveau du massage, les journaux du temps racontèrent

des faits merveilleux de guérison rapide pour des « étoiles » de l'Opéra. Ne croyez pas, cependant, que cette restitution immédiate de la fonction soit la règle, et, même sous les doigts des virtuoses du massage, les entorses de gravité moyenne exigent plusieurs jours d'un traitement assidu.

On a voulu faire du massage une science fort ardue qui nécessite des dons particuliers ou, pour le moins, une lente initiation. Certainement, un bon masseur ne s'improvise pas, et tous les métiers doivent s'apprendre ; mais un médecin instruit, attentif, agile de ses doigts et qui, par surcroît, connaît l'anatomie, les sinuosités articulaires, les gaines des tendons, les groupes musculaires, le trajet des nerfs et des vaisseaux, peut, en quelques heures, devenir assez habile pour traiter utilement une entorse. Il ne faut pas se laisser éblouir par la multiplicité des termes dont on a hérissé les livres publiés sur ce sujet. En somme, le but à atteindre est très simple et les manœuvres pour y arriver sont assez peu compliquées. On veut provoquer la résorption plus rapide des extravasats épanchés autour de la jointure, et, pour cela, il suffit d'exercer des pressions graduelles, d'abord très douces, et, progressivement, plus appuyées, qui, sur un plus large espace, diffusent dans les mailles du tissu conjonctif, le sang et la lymphe dont l'absorption se fait alors par des voies beaucoup plus nombreuses.

Nous n'avons pas à vous apprendre ici comment on pratique le massage, et vous avez vu nos élèves du service oindre la jointure entorsée d'un corps gras quelconque, huile ou vaseline, entourer de leurs deux

mains la région douloureuse et gonflée, et la presser de
la face palmaire de leur pouce. C'est d'abord un frôle-
ment doux, un glissement, une pression légère, et toujours dirigée de l'extrémité du membre vers sa racine.
Ces frictions « centripètes » sont de rigueur, et tous les
spécialistes attachent une grande importance à ces
passes faites uniquement dans le sens du courant veineux. Cette pratique s'explique : d'abord, on refoule les
exsudats péri-articulaires vers des régions à lames cellulaires plus étendues et où les mailles conjonctives sont
plus aptes à l'absorption, et puis, si on massait dans les
deux sens, la pression centrifuge ramènerait au point
d'origine les infiltrations séro-sanguines qu'en avait
chassées la pression centripète.

Des discussions sans terme se sont élevées sur la durée de chaque séance ; les uns déclarent que une, deux,
trois heures même sont nécessaires, et d'autres se contentent de dix minutes ; pour ma part, je me rattache
plutôt à la pratique de ces derniers, et je ne dépasse
guère un quart d'heure, un peu plus du temps qu'a duré
l'immersion du membre dans l'eau chaude. Après cinq
minutes de pression légère, la région est comme en-
gourdie, et le patient supporte beaucoup mieux les frictions énergiques ; on sent sous le doigt fondre l'œdème
et s'écraser les caillots sanguins qui crépitent et se dis-
socient. D'ailleurs, si la séance est bien supportée, on
peut la renouveler deux ou trois fois dans le même
jour, et nous préférons ces massages brefs et multiples
au pétrissage prolongé : l'effet thérapeutique en est
meilleur. Quoi qu'il en soit, le massage est un moyen
excellent ; on ne compte plus les succès indiscutables

qu'on lui doit. Aussi, dans notre thérapeutique de l'entorse, le conservons-nous au même titre que la balnéation.

Cependant on a cherché mieux encore, et, d'après nous, on a trouvé. Bruns et Siebermann ont appliqué aux entorses la bande en caoutchouc dont Marc Sée s'est fait, en France, le défenseur convaincu. Grâce, dit-il, à la pression douce, mais soutenue, qu'elle exerce sur la région blessée, elle refoule les liquides extravasés qui l'infiltrent ; le sang et la lymphe cheminent jusqu'aux tissus sains où leur absorption est plus facile. « La bande élastique agit donc comme le massage, mais elle a sur lui cet avantage que son action est continue : elle évite les réactions qui s'opèrent dans l'intervalle des séances, le retour du gonflement et de la douleur. » Nous avons bien des fois contrôlé cette assertion, et, depuis près de dix ans, nous nous servons de la bande élastique, dont l'emploi, du reste, ne présente aucune difficulté ; voici cependant les règles dont il ne faudrait pas se départir :

Dès que l'entorse s'est produite, nous enveloppons la jointure entorsée avec la bande élastique ; s'il s'agit du pied, — car nous avons étendu son emploi aux autres articulations — nous mettons nos premiers tours au niveau des orteils et nous enroulons la bande autour du pied, puis du cou-de-pied, jusqu'à mi-jambe environ ; nous ne la serrons pas, ou mieux nous la serrons juste ce qu'il faut pour qu'elle puisse tenir. C'est suffisant, et, à l'exemple de Marc Sée, nous recommandons au patient ou aux personnes de son entourage d'enlever la bande, si la striction était assez forte pour provoquer de la douleur.

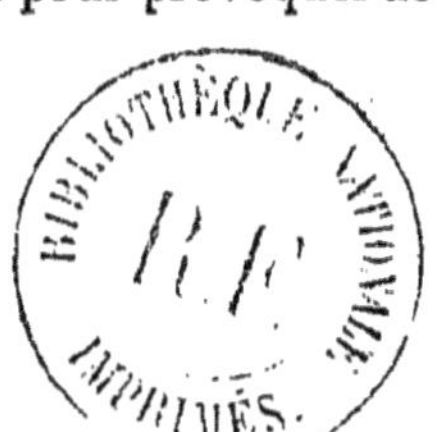

Lorsque l'entorse n'est pas très grave, que les déchirures sont peu étendues, que l'articulation est sans mobilité anormale, nous permettons les mouvements. Siebermann raconte que, grâce à cet enveloppement pratiqué sur son pied entorsé, très gonflé et très douloureux, il put marcher le lendemain et faire, au cinquième jour, son service militaire.

Je pourrai citer aussi ma propre observation : lors d'une chute de voiture, j'eus une entorse du genou telle, qu'après m'être relevé et avoir fait quelques pas dans la rue, je fus obligé de m'arrêter tant la douleur était vive ; au bout d'une demi-heure, la région était chaude, gonflée, déformée, et déjà la rotule était soulevée par une petite quantité de liquide. J'appliquai aussitôt la bande élastique. L'apaisement fut immédiat, et, au repos, du moins, la souffrance était nulle ; je pouvais, même, marcher sans trop de douleur en terrain plat; dès le cinquième jour, je commençai à monter facilement un escalier, et je le descendais au septième. Au bout de deux semaines, la plupart des mouvements étaient possibles et trois semaines n'étaient pas écoulées, que je pus quitter la bande en caoutchouc qui avait guéri mon entorse, tout en me permettant de ne pas interrompre mes occupations habituelles.

L'immersion du pied dans l'eau chaude, les massages, l'enveloppement dans la bande en caoutchouc, voilà donc les trois méthodes principales que la thérapeutique actuelle nous fournit pour le traitement des entorses. Pour ma part, je les retiens toutes les trois, car il me semble que, loin de s'exclure, elles peuvent se prêter un mutuel appui, et voici la technique que je vous propose : je commence par appliquer le plus tôt possible, immédiatement après l'accident si les circonstances le permettent, la bande élastique selon la méthode indiquée plus haut. Elle doit rester à demeure et fait le fond du traitement. Seulement, deux fois par jour, le matin et le soir, je l'enlève pour essuyer et laver la région. En effet, sous son tissu imperméable, s'accumule la sueur qui se décompose vite, prend une odeur insupportable, et, chose plus grave, irrite les téguments; sans la précaution que j'indique, elle pourrait provoquer des poussées eczémateuses et de véritables éruptions d'acné ou de petits furoncles.

C'est alors qu'intervient le deuxième précepte du traitement : on profite de cet enlèvement momentané de la bande élastique, le matin et le soir, pour plonger la jointure entorsée dans un bain dont on élève progressivement la température à 48, 50, et même à 55 degrés centigrades. Il me paraît inutile d'aller jusqu'à 60 et 62 comme je l'ai vu faire par quelques malades stoïques. Sous son influence, la douleur cesse si déjà la bande élastique ne l'a calmée ou dissipée : la circulation s'active, peut-être aussi les échanges nutritifs, et nous pensons que ces modifications diverses doivent être pour beaucoup dans la résorption plus rapide des exsudats périarticulaires. Quoi qu'il en soit, l'amélioration est manifeste, et après les dix ou quinze minutes tout au plus que les patients ont pu supporter l'immersion, la jointure entorsée se trouve plus souple et les mouvements sont plus faciles.

C'est encore pour activer la résorption des exsudats que nous ajoutons le massage à la pression exercée par la bande élastique, et ce massage constitue le troisième terme de notre traitement. Le caoutchouc a bien sur le massage l'avantage d'agir d'une façon continue, mais il ne peut, comme le massage, chasser les caillots solidifiés des mailles qui les contiennent ; l'énergique pression du doigt, le « pétrissage » n'est pas de trop pour cela ; il dissémine mieux les infiltrations péri-articulaires et prépare ainsi la besogne à la bande élastique. En effet, après l'immersion du pied dans l'eau chaude pendant dix à quinze minutes, après une séance de massage de même durée, on enveloppe le membre pendant douze heures sous la bande de caoutchouc. Et il faut que l'entorse soit très grave, que les délabrements soient étendus, les déchirures considérables, les épanchements sanguins abondants, pour que la guérison complète ne soit pas obtenue en moins de quinze jours.

Je pourrais vous citer nombre de faits où cette triple manœuvre, l'enroulement élastique, l'immersion dans l'eau à 50 degrés et le massage ont donné les meilleurs résultats. Je laisserai de côté les observations recueillies dans notre service ; d'abord, vous les connaissez, ensuite, elles sont sujettes à une double erreur : quelques malades, soucieux de leur famille et de leur travail, se disent guéris pour quitter plus tôt l'hôpital ; d'autres, en plus grand nombre, surtout aux époques de chômage et pendant la mauvaise saison, accusent des douleurs qu'ils n'ont plus pour continuer leur séjour. Aussi vous rappellerai-je seulement quelques cas que j'ai soignés dans la clientèle, et qui tirent une réelle importance de l'extrême gravité des lésions : il s'agit de trois entorses de l'articulation tibio-tarsienne et d'une entorse du poignet, variété peu fréquente, mais dont on a exagéré la rareté.

Je fus appelé chez une dame de trente-neuf ans qui fit un faux pas en descendant de voiture ; elle voulut marcher, mais la douleur devint si vive qu'on dut la transporter chez elle ; je la vis au bout de quelque temps, et la déformation du cou-de-pied était telle que je crus à une fracture sus-malléolaire ; l'examen minutieux me prouva que les os étaient intacts, sauf peut-être un léger arrachement du sommet de la malléole externe ; le gonflement étendu et rapide était dû à la rupture de quelques veines variqueuses. Je fis immédiatement plonger le pied dans un bain à la température de 45 degrés que je fis élever progressivement jusqu'à 50, et, après un quart d'heure, j'appliquai la bande élastique. Déjà la douleur, très vive au moindre mouvement, s'était apaisée aussitôt que la région malade avait été immergée, et le bien-être se continua sous la pression du caoutchouc.

Dès le lendemain, le gonflement était moindre ; je recommandai l'immersion bi-quotidienne du pied dans le bain chaud, puis la réapplication immédiate de la bande élastique. Au troisième jour, je commençai les séances de massage, une chaque matin, un quart d'heure environ après un quart d'heure d'immersion dans l'eau à 50 degrés ; j'écrasais, sous mes pouces, des caillots abondants que j'essayais de refouler vers le mollet ; mais la masse en était telle, qu'à la quatrième séance il en existait encore de véritables foyers en arrière, le long du tendon d'Achille. Néanmoins, dès le septième jour, la malade pouvait faire quelques pas dans sa chambre, et, au douzième, elle tenta, sans dommage, sa première sortie ; au quinzième, la guérison était complète.

Observation analogue pour un Américain de cinquante-cinq ans qui, dans la rue, en voulant se garer d'un omnibus, se tordit le pied et tomba ; la roue d'une voiture atteignit le front et y fit une déchirure étendue. Le blessé fut transporté à l'hôtel et soigné par un médecin qui sutura la plaie du visage et mit le pied dans un appareil. Je fus appelé au huitième jour ; les douleurs étaient vives, l'impotence absolue et de grandes plaques ecchymotiques noircissaient la région externe du pied et la gouttière rétro-malléolaire ; la pression était très douloureuse au niveau de l'interligne articulaire et au sommet de la malléole externe ; mais la malléole elle-même était absolument intacte : il s'agissait bien d'une entorse avec épanchement sanguin abondant.

Le traitement fut institué : immersion du pied pendant vingt minutes dans un bain qui fut très difficilement élevé à 49 degrés, le patient ne pouvant supporter une température supérieure ; puis nous pratiquons une séance de massage qui dure un quart d'heure ; nous écrasons des caillots, moins nombreux cependant que dans l'observation précédente, et nous refoulons l'œdème vers le mollet ; puis nous appliquons la bande élastique jusqu'au lendemain. Pour la première fois, depuis l'accident, le sommeil fut tranquille. Nous recommençons le lendemain ; le troisième jour, le malade fit quelques pas dans l'hôtel ; le cinquième, on le descendit, et, le septième, il recommençait ses visites quotidiennes à l'Exposition.

J'ai observé récemment une jeune dame qui, en tombant dans un escalier, se fit une entorse grave de l'articulation tibio-tarsienne ; le gonflement fut rapide et l'impotence fonctionnelle presque absolue ; le moindre mouvement était la cause de souffrances si grandes que le sommeil de la première nuit fut presque impossible. Je fus appelé le lendemain et je prescrivis un bain de pied qui fut pris devant moi à la température de 52 degrés ; je fis, aussitôt après, une séance de massage d'un quart d'heure et j'appliquai la bande élastique. La malade se sentit si bien sous cette compression méthodique et douce, qu'elle voulut et qu'elle put, séance tenante, mettre le pied par terre et faire quelques pas. Le repos néanmoins fut continué pendant quatre jours. Au bout de ce laps de temps, la patiente vaquait à quelques occupations dans sa maison, et, au septième jour, elle sortait, et marchait d'un pas assez délibéré ; au quinzième, elle quittait la bande élastique, qu'elle reprit pourtant pendant une semaine pour combattre un œdème rétro-malléolaire.

Enfin, j'ai constaté chez une jeune fille de vingt et un ans une tuméfaction douloureuse du poignet survenue à la suite d'une chute sur le dos de la main ; cette flexion forcée s'était accompagnée d'une très vive souffrance, et, lorsque je fus appelé, je constatai, outre une tuméfaction généralisée de la jointure, mais plus marquée, sur la région dorsale, l'absence des signes cardinaux de la fracture, douleur localisée à un centimètre au-dessus, de l'interligne, apophyses styloïdes du radius et du cubitus situées au même niveau, et déformation en dos de fourchette. Aussi, malgré la rareté de ce traumatisme, je conclus à une entorse radio-carpienne, et mon traite-

ment : immersion dans l'eau chaude, massage et enveloppement dans la bande élastique. Le résultat en fut
rapide et excellent; les mouvements, impossibles le premier jour avant notre intervention, commençaient à
s'exécuter le lendemain, et devenaient faciles le troisième
jour. La semaine n'était pas finie que le poignet avait
reconquis sa souplesse primitive.

Telle est, Messieurs, la méthode que je vous conseille;
elle est simple, facile, pratique, malgré son apparente
complication, et je doute que la balnéation toute seule,
le massage sans autre adjuvant, ou la bande élastique à
demeure puisse, aussi rapidement et aussi sûrement,
guérir des entorses aussi graves. Et voilà pourquoi j'ai
voulu revenir sur un sujet, exposé ailleurs presque dans
les mêmes termes : il me semble présenter un assez vif
intérêt pour que, une fois encore, j'appelle sur lui votre
attention.

V

Une observation d'abcès à streptocoques.

Messieurs,

Je vais vous entretenir aujourd'hui, dans une brève
conférence, d'un simple abcès à streptocoques et dont
l'unique intérêt découle de la précision avec laquelle le
diagnostic a pu être porté.

Une femme de quarante ans entre dans notre service
pour une enflure située à gauche et un peu au-dessus
de l'ombilic ; la tuméfaction était rouge, chaude, douloureuse, fluctuante à son centre, et il s'agissait évidemment
d'une collection purulente. Au premier abord je la croyais
dans le tissu cellulaire sous-cutané, mais le foyer devenait immobile et fixe dès que le droit antérieur se con-
tractait : l'abcès s'était donc développé dans le muscle.
Les abcès des muscles ne sont pas fréquents et nous
en cherchions l'étiologie formelle, lorsque la malade
nous apprit que, trois mois auparavant, au cours d'une
bronchite et pendant un accès de toux, elle avait éprouvé
un craquement subit, une douleur intense ; une tumeur,
d'abord molle, puis, au bout de quelques jours, dure et
presque ligneuse s'était formée au point où existe maintenant l'abcès ; nous en concluons que quelques fibres

musculaires du droit antérieur s'étant alors rompues, quelques vaisseaux s'étaient déchirés, dont le sang amassé avait constitué un hématome.

Comment cet hématome, longtemps stationnaire et bien toléré par les tissus s'était-il enflammé tout à coup? Un interrogatoire plus précis nous apprit que, quelques semaines auparavant, une rougeur avait apparu sur l'aile du nez, avec tension, cuisson, douleur, œdème des paupières, fièvre assez vive; cet érysipèle, d'ailleurs, avait été sans gravité et s'éteignait en moins de sept jours, mais, dès ce moment, la tumeur pré-ombilicale était devenue le siège de souffrances sourdes, de battements; elle avait grossi et prenait, en définitive, toutes les allures d'un abcès chaud. Désormais il nous était facile d'établir la pathologie de notre collection purulente : dans l'érysipèle, le sang roule des streptocoques comme des recherches nombreuses l'ont prouvé jusqu'à l'évidence : les germes avaient passé des vaisseaux dans l'hématome et trouvé là un bon terrain de culture; ils avaient pullulé à leur aise et formé l'abcès intra-musculaire dont la genèse nous paraissait obscure au premier abord.

Mais si notre hypothèse était exacte, si nous avions affaire à une collection purulente consécutive à l'ensemencement d'un hématome par les germes d'un érysipèle lointain, nous devions trouver dans l'abcès, non les microbes en grappe blancs ou dorés, cause ordinaire de nos phlegmons, mais les chaînettes de l'érysipèle, et le streptocoque devait remplacer le staphylocoque. Aussi nous ouvrons l'abcès avec les précautions de rigueur; le pus est recueilli dans des pipettes stérilisées pour être examiné dans le petit laboratoire de Broussais et à l'institut Pasteur. Ce double contrôle nous donne le même résultat, et on trouve des streptocoques en abondance et rien que des streptocoques : aucun des autres microbes pathogènes de la suppuration. Notre diagnostic était donc exact et la filiation de la collection purulente était la suivante : rupture de quelques fibres du droit antérieur, hématome consécutif ensemencé par les streptocoques d'un érysipèle intercurrent, et, en définitive, abcès chaud.

Tel est, Messieurs, le petit fait que j'avais à vous communiquer et qui, pour terminer par ma phrase du début, ne tire quelque intérêt que de la précision avec laquelle les simples commémoratifs ont permis d'établir le diagnostic.

CHAPITRE III

AFFECTIONS DE LA TÊTE ET DU COU

I

Le trépan dans les fractures du crâne.

Messieurs,

Vous venez d'observer un blessé dont la fracture du crâne avait provoqué une déchirure·de la méningée moyenne et une hémorrhagie considérable entre la boîte osseuse et la dure-mère ; vous avez vu comment les accidents alarmants de la compression cérébrale ont disparu à la suite de la trépanation, et la guérison magnifique que nous avons enregistrée. Aussi voudrais-je, à ce sujet, revenir sur la question du trépan, si vieille et toujours si controversée. Les travaux de Horsley, de Championnière, de Bergmann, sans jeter sur le sujet un jour bien nouveau, en ont précisé quelques points, et nous savons mieux que jadis quand et pourquoi il faut intervenir dans les traumatismes du crâne. Nous résumerons brièvement les notions courantes en nous appuyant sur nos observations personnelles et sur un mémoire de Forgue, de Montpellier, travail remarquable et dont on trouvera la substance dans notre Traité de thérapeutique chirurgicale.

De l'aveu de tous, l'abstention est de rigueur lorsque la fracture du crâne est simple, sans plaie extérieure, sans déplacement excessif des fragments osseux, sans hémorrhagies profondes et sans troubles fonctionnels du cerveau. La vieille doctrine du trépan préventif est ruinée, et l'on tient pour juste la boutade de Stromeyer : « Pour proposer alors la trépanation, il faut avoir soi-même le crâne fêlé. » Dans ces cas, et quoi qu'on en ait dit au commencement du siècle, la guérison survient sans encombre. Brun, le premier, publie sept faits de fracture de la base où la cicatrisation des os fut démon-trée par l'autopsie ultérieure, et Bergmann a pu en ajouter vingt analogues. Les observations purement cli-niques foisonnent : en 1872, Schwartz en réunissait qua-rante-neuf, et il n'est pas un de nous qui ne grossisse ce relevé ; Forgue, à une même séance du conseil de ré-forme, présentait deux blessés qui, de leurs fractures de la base, ne conservaient qu'une paralysie faciale, et en 1887, à l'Hôtel-Dieu, nos élèves ont vu trois individus qui, après une chute sur la tête et l'écoulement d'une grande abondance de liquide céphalo-rachidien, ont, au bout de quelques semaines, quitté l'hôpital en par-faite santé.

Le traitement est alors des plus simples : le blessé, couché la tête élevée, est maintenu dans les conditions du repos cérébral le plus complet : ni heurt, ni mouve-ments, ni bruit, ni visites ; Bergmann insiste sur ce point, et l'on sait que lors des interminables transports des évacués de Plewna et de Kara-Zom, on ne put reti-

rer des wagons un seul blessé de tête qui ne fût en proie
à la méningite survenue du quatrième au sixième jour
du fatigant voyage. Quelques boissons chaudes, quelques
gorgées de thé au rhum jusqu'à disparition des phénomènes syncopaux, des lotions vinaigrées sur les tempes,
au besoin quelques injections d'éther, puis, lorsque la
face se colore, que le pouls se relève et que la réaction menace de devenir trop intense, de la glace sur la
tête, des sangsues derrière les oreilles, des sinapismes
sur les jambes et des purgatifs constituent toute la thérapeutique. Il se fait par le conduit auditif un écoulement séreux ou sanguin; les lotions au sublimé, les
insufflations d'iodoforme et d'acide borique s'opposent
à la stagnation des liquides, et à la pullulation des germes
qui pourraient gagner la cavité crânienne et provoquer
la méningite.

Lorsque la fracture s'accompagne d'un *enfoncement
osseux*, même assez net pour être reconnu sous les téguments non déchirés, l'abstention est encore recommandée
par les chirurgiens les plus sages. Mettre à l'air un foyer
traumatique, faire d'une fracture fermée une fracture
ouverte n'est pas chose indifférente, même sous le régime de l'antisepsie, et Kœnig déclare « que les procédés du chirurgien le plus habile sont loin d'offrir la
même garantie que la peau intacte ; une faute commise
par l'opérateur suffit pour entraîner une infection de la
plaie qui peut être fatale au blessé. » D'ailleurs ces enfoncements sont très souvent inoffensifs : Textor, dans
son mémoire sur l'inutilité du trépan dans les dépressions
de la voûte, rapporte douze cas, dont sept furent suivis

d'autopsie ; les brisures de la table externe et de la table interne y déprimaient la dure-mère sans provoquer le moindre trouble des fonctions cérébrales. Bergmann apporte à cette opinion le poids de son autorité ; Volkmann, Oré, Corley, Abernethy, Langenbuch ont cité des cas où des enfoncements considérables ont été silencieusement supportés par l'encéphale.

Lorsque la fracture, avec ou sans enfoncement, est fermée, l'abstention nous paraît indiquée encore, même si des *accidents cérébraux* éclatent ; mais il faut alors qu'il s'agisse de symptômes diffus, coma, insensibilité générale, stupeur, ou bien délire, agitation, douleurs vagues ; ne nous prouvent-ils pas que « l'injure traumatique » a frappé l'encéphale tout entier? Que vaudrait un trou au crâne contre ce choc cérébral qui s'explique par une paralysie réflexe, des apoplexies capillaires, la compression due à une nappe sanguine sous-arachnoïdienne? Que pourrait le trépan contre une contusion étendue? D'autant que, dans ces cas, souvent l'autopsie montre la mort causée par des lésions autres que celles de l'encéphale, — des hémorrhagies du rachis, la rupture du cœur ou de la rate? Que pourrait-il encore contre une inflammation généralisée, une méningo-encéphalite diffuse? L'irrigation faite par le trou que laisserait l'extraction d'une ou de plusieurs rondelles osseuses, serait vraiment illusoire : il faut donc s'abstenir et attendre.

Enfin il est un dernier cas où l'on s'abstient encore, bien qu'ici la fracture soit ouverte et qu'on n'ait plus, pour ne pas intervenir, la crainte d'infecter le foyer traumatique : c'est lorsque le fracas osseux est dû à un projectile, balle de revolver ou de fusil de guerre, éclat d'obus dont les fragments ont labouré la substance cérébrale. Il serait au moins inutile d'agrandir l'orifice à l'aide du trépan, ou de pratiquer des contre-ouvertures pour chercher à l'aveugle, dans la masse pulpeuse de l'encéphale, les corps étrangers dont on ignore le trajet et la situation ! On peut, on doit régulariser la plaie, enlever les fragments osseux, les esquilles chevauchantes, les débris à fleur de crâne, et surtout désinfecter le foyer par des lavages antiseptiques. Mais tenter plus, ne serait-ce pas risquer de créer de fausses routes, d'ouvrir des vaisseaux et de provoquer quelque inflammation redoutable ? Les lésions sont trop profondes et leur siège est trop ignoré pour que le trépan permette de les atteindre.

Donc, jusqu'ici, l'abstention est commandée par la crainte de transformer une fracture fermée en une fracture ouverte ; malgré la sécurité que nous donne l'antisepsie et les barrières qu'elle oppose à l'infection, on est plus tranquille, la protection est plus efficace lorsque le foyer est recouvert par les téguments intacts. Et voilà pourquoi on néglige les irrégularités de la voûte, les esquilles, les enfoncements, s'ils ne se traduisent par aucun trouble fonctionnel. Le coma ou le délire, l'excitation ou la stupeur, l'inflammation n'ordonnent pas non plus l'intervention par le trépan, car ces symptômes diffus dérivent d'une lésion diffuse, ou du moins trop étendue pour que l'ablation de quelques rondelles d'os permette d'y remédier.

Lorsque la fracture est ouverte, le chirurgien est tenu

à moins de discrétion et son intervention est souvent
nécessaire : sous les téguments déchirés, sous les esquilles privées de leur périoste, au milieu des caillots
sanguins, peuvent pénétrer les germes extérieurs; le
cuir chevelu est une des régions où ils s'accumulent
de préférence, et les plaies qui l'atteignent ont la plus
grande chance d'être contaminées; aussi faut-il les
nettoyer, régulariser leur surface, déterger les anfractuosités, enlever les caillots, les esquilles dépériostées,
désinfecter les moindres recoins et mettre le foyer traumatique dans les meilleures conditions d'asepsie, pour
s'opposer aux inflammations propagées, à la méningo-
encéphalite, la plus grave des complications qui puissent
survenir. Une fois qu'elle s'est déclarée, on n'arrête plus
sa marche, et la mort en est la conséquence presque inévitable.

Aussi, dans ces cas de fractures ouvertes, ne fera-t-on
pas les choses à demi; ces enfoncements qu'on eût né-
gligés s'ils eussent été recouverts d'un tégument intact,
seront redressés avec la pince, la spatule, l'élévatoire,
ou repoussés et réduits suivant la circonstance; on ne
craindra même pas de recourir au trépan pour les fragments qui refoulent la dure-mère et la substance cérébrale. Ne peuvent-ils pas cacher des caillots sanguins,
des « espaces morts », où s'accumulent les sérosités et
qui deviennent des milieux de culture pour les germes
infectieux? Qu'on ne s'y méprenne pas : on veut
moins combattre la compression qu'assurer une désinfection minutieuse. Il n'est pas ici question du trépan
classique, mais bien d'une opération qui nettoie une
plaie anfractueuse; un foyer de fracture est sous l'œil

et sous la main, on en profite pour le régulariser, et rien de plus.

Il faudrait aller plus loin peut-être, et ne pas admettre, sans nouveau contrôle, l'assertion si catégorique de Bergmann sur l'innocuité des compressions du cerveau par les défoncements craniens. Certains faits semblent démontrer l'heureux résultat du relèvement d'esquilles chez des blessés privés de connaissance : le malade de Cooper, jusqu'alors comateux, regarde, se redresse et parle, dès qu'on a retiré un fragment osseux qui déprimait la dure-mère; il en est de même chez les blessés de Langenbeck, Schweickhardt, Zaggi et Bluhm. Un enfant de quatre ans, traité par Socin, est atteint de fracture du frontal avec dépression très marquée; on extrait les esquilles, on évacue le sang, et bientôt l'opéré inanimé, soporeux, à pouls intermittent, à respiration superficielle, à pupille dilatée, voit disparaître tous ces symptômes et guérit. Un de nos malades, à nous, reste huit jours sans connaissance; nous enlevons cinquante-quatre centimètres carrés de voûte cranienne brisée dans une chute, et l'intelligence renaît. Ces observations sont donc encourageantes, et, dans les fractures ouvertes, les symptômes diffus n'empêcheront pas d'intervenir; en assurant l'asepsie de la plaie, on pourra voir, par surcroît, certains symptômes inquiétants s'atténuer et disparaître.

Ces régularisations précoces qui assurent l'asepsie du foyer traumatique ont eu des résultats non douteux. On sait, d'après les statistiques de Bluhm, qu'avant l'ère nouvelle, la mortalité générale, dans les fractures compliquées du crâne, était de 46 à 52 p. 100 ; un sur deux des blessés était emporté par la méningo-encéphalite ou par l'infection purulente. Il n'en est plus de même à cette heure, et, si à la clinique de Heidelberg, on a eu, de 1877 à 1884, quatorze guérisons seulement et neuf morts sur vingt-trois fractures, nous voyons que, en réunissant les relevés de Loser, de Wagner, de Busch, de Czerny, d'Estlander, de Drew, de Gortz et de Schneider, on arrive à un total de cent-soixante-trois interventions primitives avec relèvement, extraction d'esquilles ou trépanation dans les fractures compliquées de la voûte ; or, nous ne constatons que huit décès, soit une proportion de moins de 5 p. 100. La cause semble entendue, et nul n'hésitera maintenant à régulariser le foyer de la fracture pour en assurer l'asepsie.

Parfois, sous les lambeaux du cuir chevelu déchiré, un jet artériel s'échappe du foyer de la fracture ; la méningée moyenne est rompue et l'hémorrhagie, si elle n'est tarie par le chirurgien, menace les jours du malade. Il faut écarter les tissus, enlever les caillots, chercher d'où vient le sang, au besoin agrandir la plaie avec la gouge et le trépan, et lier l'artère, ce qui est souvent fort difficile : le fil dérape, les parois se rompent ; aussi les pinces à demeure, les cautérisations au fer rouge, les tampons antiseptiques au fond de la plaie sont-ils parfois nécessaires ; ces moyens mêmes ne suffisent pas toujours, et l'on cite des cas où l'on a dû recourir, pour étancher le sang, à la ligature de la carotide externe ou de la carotide primitive.

Le même accident, la rupture de la méningée moyenne, peut se faire sous les téguments intacts ; le sang s'accumule sous le crâne et provoque des phénomènes redou-

tables de compression. Le diagnostic de cette complication des fractures de la voûte est possible et, lorsque
chez un blessé frappé à la région temporale, survient,
après une ou plusieurs heures ou même un jour entier,
une paralysie localisée à un bras ou à une jambe, une
hémiplégie, puis des signes de compression avec coma,
stertor, dilatation pupillaire du côté opposé à la paralysie, ces symptômes apparus un certain temps après le
traumatisme révèlent l'existence de la déchirure de la
méningée. Mais que de causes d'erreur pour dérouter
le diagnostic! Le caillot énorme et très étalé ne peut-il
occasionner de troubles fonctionnels diffus?

Il y aurait intérêt cependant à reconnaître cette rupture, car on peut intervenir avec succès. Certainement,
le caillot est souvent trop étalé sous la voûte cranienne
pour être enlevé par les trous du trépan; on ne sait pas
toujours où le sang se collecte, en avant, en arrière, à
la base; puis la ligature de l'artère, à supposer qu'on ait
ouvert le foyer au bon endroit, n'est pas une facile entreprise. Il faut la tenter cependant, et, à l'exemple de
Kronlein, on placera la première couronne sur une ligne
horizontale partant du rebord supérieur de l'orbite, à 3
ou 4 centimètres en arrière de l'apophyse orbitaire du
frontal; si l'on ne trouve rien, on met une seconde couronne au point de rencontre de la même ligne horizontale avec une ligne verticale élevée immédiatement en
arrière de l'apophyse mastoïde. On ne saurait hésiter, si
l'on en croit les chiffres relevés par Wiesmann : sur
257 ruptures de la méningée, 147 ont été traitées par
l'expectation avec 16 guérisons et 131 morts, soit une
léthalité de 90 p. 100, tandis que, sur les 110 trépanés

il y a 74 guérisons et 36 décès, ce qui abaisse la mortalité
à 33 p. 100.

C'est un cas de cet ordre que nous venons d'observer,
et vous avez pu voir la résurrection véritable qu'a provoquée la trépanation. Le 27 juillet, un imprimeur de
45 ans s'enivre et s'endort sur un banc ; le lendemain,
des agents de police le portent à l'hôpital, où l'on
constate une légère paralysie faciale à gauche ; il y a de
l'hébétude, mais la marche, presque titubante, est encore
possible, et le blessé, soutenu par deux infirmiers peut
se mettre au lit ; il est toutefois incapable de se désha-
biller. La région temporale droite était le siège d'une
large ecchymose qui, en avant, envahissait les paupières
et la conjonctive et, en arrière, montrait une traînée
jusque sous l'apophyse mastoïde ; mais la peau était intacte ; tout au plus un peu empâtée, soulevée par un
épanchement sanguin diffus, profond.

Le soir, le blessé était en plein coma : les muscles sont
dans la résolution complète ; la respiration est lente et
stertoreuse, le pouls lent, il y a de l'incontinence d'urine
et du ballonnement du ventre ; pas d'écoulement sanguin ni séreux par l'oreille, le nez ou le pharynx. Le 29,
cet état inquiétant persiste ; il en est de même le 30 ;
le 31, la résolution des muscles disparaît à gauche, tandis
que l'on constate, à droite, une hémiplégie totale avec
hémianesthésie et conservation des réflexes : puis un
délire violent survient ; il y a de l'exophtalmie avec
mydriase, accidents qui me paraissent dûs à une compression de l'hémisphère gauche par un épanchement
sanguin très abondant, et provenant sans doute d'une rupture de la méningée moyenne ou d'une de ses branches.

Aussi je décide l'opération qui, par suite de certaines circonstances, ne peut être pratiquée que le 5 août, au huitième jour après l'accident.

Sans anesthésier le malade, qui d'ailleurs n'accuse aucune souffrance, je fais une incision curviligne, parallèle à la légère courbe temporale ; le lambeau renversé me permet de voir un point œdématié, puis une fissure de la boîte osseuse d'où sourd le sang noir. Je mets d'abord trois, puis deux couronnes de trépan qui donnent accès sur une énorme nappe de caillots : le foyer qui refoulait la dure-mère logeait plus de 150 grammes de sang coagulé. Je les enlève, et je m'aperçois que l'hémostase spontanée s'est faite sous l'influence de la compression des caillots ; je lave la cavité avec une solution antiseptique chaude et je la remplis de chiffonnés, pas tassés du tout, de gaze iodoformée ; l'opération n'était pas terminée que le blessé paraissait mieux ; le soir, il avait repris connaissance et remuait un peu l'avant-bras gauche ; le lendemain, l'intelligence est déjà normale, les mouvements ont reparu dans tout le côté gauche ; le 7, l'eschare trochantérienne se limite ; la poche cranienne est presque totalement comblée ; le 8, l'exophtalmie et la mydriase disparaissent, la dure-mère a repris sa place normale sous l'expansion continue de l'hémisphère. Enfin, le 15, notre opéré peut se tenir en équilibre sur son membre inférieur gauche. Pendant toute la durée du séjour à l'hôpital, la température est restée normale.

L'intervention peut être commandée encore par certains troubles fonctionnels immédiats ou tardifs, et dont l'étude, qui date des vingt dernières années, avait soulevé des espérances dont la plupart ont été réalisées. On a reconnu, sur l'écorce cérébrale, l'existence de « centres moteurs » dont l'excitation provoque les mouvements de groupes musculaires particuliers, et déjà l'analyse expérimentale a pu déterminer, autour de la scissure rolandique, dans les circonvolutions frontales et pariétales ascendantes et au niveau du lobule paracentral, les régions qui commandent aux membres inférieurs et supérieurs, à la face, à la langue. On connaît les cartes dressées par Charcot, Ferrier, Hitzig ; par malheur, il est vrai, elles ne sont point absolument concordantes.

Ne pouvait-on tirer parti de ces données pour guider le trépan à la suite de certains traumatismes du crâne? S'il survient une hémiplégie, ne savait-on pas déjà que les fragments de la boîte osseuse ou le caillot sanguin compriment les zones motrices du côté opposé à l'hémiplégie? Mieux encore, si la paralysie est limitée au bras, à la jambe, à un groupe musculaire du membre supérieur ou du membre inférieur, s'il existe une contracture isolée, des convulsions localisées à une région, de l'aphasie, n'en pouvait-on conclure que le territoire psycho-moteur correspondant est atteint, et n'était-il pas possible d'imaginer une opération qui ouvrît le crâne en ce point pour libérer le cerveau du caillot sanguin ou du fragment osseux qui le presse? La topographie comparée du crâne et de l'encéphale fut vite établie, et Broca, Ferré et Championnière nous apprirent en quel lieu il faut trépaner pour atteindre les centres psycho-moteurs.

Malheureusement, le problème est plus complexe et il

faut compter avec de nombreuses causes d'erreur ; d'abord
les localisations des centres ne sont pas aussi rigoureusement déterminées qu'il serait nécessaire, et les auteurs
les plus compétents ne leur donnent pas, sur les circonvolutions, une place identique. Puis les recherches cliniques de Bourdon, de Mallebay et de Decaisne prouvent qu'un même symptôme, la monoplégie brachiale
par exemple, s'accompagne de lésions cérébrales qui,
loin d'avoir toujours un siège identique sur l'écorce,
sont disséminées sur une grande étendue. Ne faut-il pas
d'ailleurs tenir compte de la commotion cérébrale concomitante qui obscurcit le tableau clinique des premières
heures, avec ses conditions si variables d'inhibition, de
réflexe, d'épuisement, de suppléance ? N'y a-t-il pas l'altération surajoutée des noyaux ganglionnaires cérébraux, des foyers par contre-coups, des traumatismes à
distance ? Au lieu donc de « frapper presque à coup sûr
au centre de la zone corticale atteinte », on serait parfois
forcé de trépaner toute la portion du crâne correspondante à la région motrice, surface qui, d'après les plus
modestes, ne mesure pas moins de 24 centimètres
carrés.

On a bien souvent trépané d'après les indications
fournies par les doctrines des localisations cérébrales,
mais les observations sont clairsemées où le succès a
couronné l'entreprise. Aussi, dans les fractures du crâne,
ne tient-on qu'un compte secondaire des renseignements
douteux qu'elles nous donnent, et lorsqu'il existe des
troubles fonctionnels localisés, — paralysie ou contracture — on s'inquiète d'abord du foyer traumatique, de
ses déformations, et c'est là qu'on porte le trépan. Tant

mieux s'il y a concordance, et si la partie déprimée correspond au centre psycho-moteur que l'on présume atteint. On peut même tricher un peu et, si possible, incliner la couronne vers ce centre, s'il paraît voisin ; il n'en est pas moins vrai que l'on intervient sur l'enfoncement, la plaie, la cicatrice, et nous agissons à peu près comme au temps où nous ignorions les localisations cérébrales. Si donc, dans une fracture fermée, — nous avons dit la pratique courante dans les fractures ouvertes — il existe des symptômes immédiats localisés, persistant et s'aggravant d'une manière progressive, on est autorisé à prendre le trépan, et à l'appliquer sur le foyer même de la fracture.

Nous pouvons fournir à l'appui une observation bien curieuse : à travers des châssis vitrés, un cocher de trente et un ans tombe d'un toit sur une enclume ; on nous l'amène sans connaissance, et nous constatons, derrière l'oreille droite, une plaie insignifiante qui recouvre une vaste fracture esquilleuse. Le coma dure quatre jours ; au cinquième commence le délire ; au neuvième apparaissent des contractures généralisées avec prédominance du côté gauche ; la crise ne dure que quelques instants, mais elle se renouvelle deux fois le lendemain, quatre fois le surlendemain et, le jour suivant, les attaques épileptiformes se succèdent sans interruption. Nous intervenons le douzième jour de la fracture et, après avoir circonscrit un grand lambeau en volet qui sectionne les tissus jusqu'à l'os, nous enlevons quatre esquilles assez étendues pour mesurer, lorsqu'on les remet dans leurs rapports réciproques, un fragment long de 9 centimètres et large de 6 ; il recouvre un énorme caillot que nous détachons; à ce moment jaillit un flot de sang noir qui inonde le champ opératoire; le sinus latéral est ouvert; nous n'avons que le temps de l'oblitérer avant la syncope mortelle, d'abord avec le doigt, puis avec un tampon de tarlatane imprégné d'une pommade antisep-, tique; nous lavons la plaie, nous suturons la peau, en laissant un orifice par où passe l'extrémité de notre tampon hémostatique.

Dès ce moment la situation s'améliore: le malade a bien une crise la nuit suivante et veut se jeter hors du lit; mais, dès le lendemain, il reprend la connaissance qu'il avait perdue depuis la chute, car il ignore ses attaques épileptiformes et son opération; au quatrième, jour, il réclame sa pipe et se lève; au huitième, nous enlevons le tampon et l'hémostase est parfaite; au neuvième, les fils de suture sont supprimés et la cicatrice, absolument correcte, est soulevée par les battements encéphaliques. L'irrégularité du foyer, la compression évidente qu'exerçaient les fragments, la légère prédominance des contractures à gauche, du côté opposé à la fracture, surtout l'aggravation des symptômes, la multiplicité toujours croissante des crises, nous ont poussé à intervenir, et le succès a été remarquable.

Enfin il est des cas où les accidents sont tardifs; des esquilles osseuses provoquent des congestions passagères, des poussées de méningo-encéphalite; il se forme des abcès, rarement entre l'os et la dure-mère; plus souvent sous la dure-mère, et le pus peut même se collecter en plein tissu cérébral. Dans ces deux dernières conjonctures, si on a eu recours au trépan, on reconnaîtra, après l'ablation de la rondelle osseuse, l'existence de la collection profonde à la coloration terne de la dure-mère, à son immobilité, à l'absence de pulsation cérébrale. Le bistouri doit être plongé jusqu'au fond du foyer, mais ce sujet a été trop souvent traité depuis Dupuytren pour qu'on y revienne ici. L'épilepsie traumatique est un des accidents le plus souvent observés; Championnière a publié plusieurs cas de guérisons par l'application du trépan sur l'ancien foyer de fracture, et nous pouvons y ajouter une observation personnelle que Féré, d'ailleurs, a déjà publiée.

Il s'agit d'un sculpteur de trente-six ans, blessé à la tête par un éclat d'obus; il guérit en quelques semaines d'une fracture grave, mais au bout de six mois il eut un premier accès convulsif; puis les crises deviennent plus fréquentes et il en a bientôt deux par mois. On ne peut toucher la cicatrice cranienne, explorer la petite fistule qui conduit jusqu'aux esquilles, effleurer même les cheveux sans provoquer un accès immédiat. Sur la demande de Féré nous pratiquons la trépanation; une incision de 25 centimètres libère un grand lambeau et met à nu le foyer de la fracture. Une première couronne de trépan appliquée près de la bosse frontale gauche, en un point qui paraissait rugueux, n'enlève qu'une rondelle saine; mais une rondelle nouvelle, placée à 3 centimètres en arrière, est le siège d'une saillie évidente, d'une hyperostose que nous poursuivons par deux nouvelles couronnes de trépan. Dans cette opération nous ouvrons inopinément le sinus longitudinal supérieur dont nous tarissons l'hémorrhagie par une compression prolongée; les lambeaux sont rabattus, suturés, comprimés par un bandage que nous enlevons le huitième jour. La guérison était complète et, depuis, l'épilepsie n'a pas reparu.

Cet exposé fort long, quoique fort incomplet, peut se résumer en quelques courtes propositions : les fractures du crâne sont ouvertes ou fermées ; lorsqu'elles sont ouvertes, les soins d'une antisepsie rigoureuse, sauvegarde contre l'invasion d'une méningo-encéphalite, exigent une régularisation de la plaie, et l'on en profite pour relever les fragments défoncés, enlever les esquilles dépériostées, extraire les corps étrangers accessibles et lier les vaisseaux rompus. Lorsque la fracture est fermée, on agira, si une branche déchirée de la méningée menace de tuer le malade par hémorrhagie, ou bien lorsque apparaissent des troubles fonctionnels localisés, immédiats ou tardifs, paralysie croissante, convulsions répétées, signes de poussées hyperémiques, d'abcès du cerveau, épilepsie traumatique : le trépan, appliqué au niveau du foyer, a souvent donné de merveilleux résultats.

II.

Traitement des épithéliomas de la langue.

Messieurs,

Depuis le commencement de l'année, plusieurs épithéliomas de la langue sont entrés dans notre service : trois d'entre eux ont été opérés ; j'ai refusé d'intervenir pour les autres. Vous pensez bien que ce n'est point par pur caprice que j'ai agi ainsi, et je désire exposer les raisons qui dictent ma conduite.

Mais une question préjudicielle se pose : tout compte fait, l'abstention systématique ne serait-elle pas préférable, et les quelques cas incontestables de survie que les cliniciens transcrivent pieusement ne sont-ils pas compensés, et au delà, par les catastrophes chirurgicales, les morts rapides, dues à l'opération et si souvent observées dans les extirpations de la langue ? Il faut compter avec les hémorrhagies primitives et secondaires, le collapsus, l'asphyxie et les pneumonies septiques. Pas un de nous qui n'ait, à son passif, quelques désastres de ce genre. J'ai vu mourir récemment, trente-six heures après mon intervention, un artério-scléreux morphinomane à qui j'enlevais un épithélioma peu volumineux du plancher buccal et du bord de la langue : des écoulements sanguins incoercibles se faisaient par des vaisseaux invisibles : la trachéotomie, la cautérisation et le tamponnement finirent par tarir l'hémorrhagie ; mais notre opéré, affaibli déjà par ses excès d'opium, ne put se relever du choc.

La fréquence de ces résultats déplorables ne saurait être niée, et nous voyons des chirurgiens de l'habileté de Trélat accuser une mortalité immédiate ou rapide de plus de 30 p. 100 ; aussi, la survie de six à huit mois dont bénéficieraient les opérés d'après les statistiques de Winiwarter et de Clarke ne suffirait pas à nous faire aborder une intervention d'une telle gravité, s'il n'existait de cas authentiques de véritable guérison. Dans un relevé, Trélat en signale treize dont deux personnels, quatre de Verneuil, un de Delens, quatre de Kocher, un de Guyon et un de Le Dentu. J'ajouterai que j'en connais un inédit de Panas, un nouveau de Verneuil et que, certainement, nombre de collègues pourraient allonger cette liste d'un où deux cancers de leur pratique. Pour ma part, je demande à vous citer quatre faits qui viennent plaider singulièrement en faveur de l'extirpation.

J'ai opéré, en mai 1886, un propriétaire de 53 ans pour un cancer qui occupait la moitié antérieure gauche de la langue ; j'évidai le creux sous-maxillaire correspondant où se trouvait un ganglion dégénéré. La guérison fut rapide ; mais en septembre de la même année, survint une récidive et, en octobre, j'enlevai la moitié antérieure droite avec ouverture de la région sous-maxillaire que soulevait aussi une tumeur ganglionnaire. Un peu plus d'un an après, en décembre 1887, j'extirpe, à la cocaïne, un champignon exulcéré qui s'est développé sur une plaque leucoplasique ; en mai 1889, nouvelle tumeur du volume d'une noisette sur le moignon lingual, nouvelle ablation ; tout va bien jusqu'en novembre où je coupe une petite végétation qui se reproduit en 1890, deux fois, puis, en 1891, une fois ; enfin, en janvier 1892, je me trouve en présence d'une infiltration qui a gagné l'épiglotte ; je cède, malgré mes répugnances, aux désirs du malade et de ses parents, et je tente une neuvième intervention ; mais, cette fois, la mort en fut la conséquence et, au troisième jour, mon opéré fut emporté par une pneumonie.

Ce malade a donc vécu six ans après la première intervention, puis a fini par mourir. Mais voici trois observations où mes opérés vivent encore. En 1880, j'ai pratiqué avec les Drs Brissaud et de Beurmann l'ablation d'un large épithélioma lingual du bord droit de la langue avec dégénérescence ganglionnaire du même côté ; un an après survenait un engorgement du creux sous-maxillaire gauche dont je dus faire l'évidement ; mais, depuis, la guérison s'est maintenue ; le moignon est souple et la santé générale est parfaite ; or, voici 12 ans que la seconde opération a été pratiquée. — Extirpation à peu près semblable chez un négociant de Versailles qui était porteur d'un vaste cancroïde lingual, avec dégénérescence des ganglions de la région sous-maxillaire. En janvier 1886, l'opération a été pratiquée avec l'aide des Drs Brissaud et Védrine. Cette fois-ci, il n'y a pas eu besoin d'une intervention nouvelle, et au 1er janvier 1893, j'ai, comme chaque année, reçu la carte de visite de mon opéré.

Voici ma troisième observation, mais celle-ci appartient plutôt à mon maître Verneuil. En 1887, j'ai, sur sa demande, cocaïnisé la langue d'un de ses malades, octogénaire, qui portait, vers la pointe, un cancroïde exulcéré, du volume d'une grosse amande. La tumeur fut enlevée à l'anse galvanique; dans ce cas, on n'eut pas à fouiller le creux sous-maxillaire, absolument souple et sans trace de ganglion. Voici déjà sept ans que cette intervention a été pratiquée, et il n'y a pas eu de récidive. A ce propos, mon maître me racontait qu'un de ses clients, qui joue un rôle important dans les assemblées délibérantes de la capitale, a été opéré par lui d'un cancer de la langue, il y a plus de huit ans. Or, ici encore, pas de récidive, et rien ne paraît annoncer une agression nouvelle du mal. Il reste donc établi par des faits incontestables que l'extirpation du cancer de la langue peut, dans des cas exceptionnels, amener une guérison durable.

Aussi me rangerai-je parmi ceux qui opèrent les cancers de la langue, du moins quelquefois. Et je voudrais vous donner les règles qui fixent mon intervention. Je me hâte de reconnaître qu'elles sont loin d'être inflexibles et certaines circonstances, l'âge du malade, sa résistance probable au choc opératoire, les douleurs plus ou moins vives qu'il éprouve, sa plus ou moins grande insistance à réclamer l'intervention, viennent parfois modifier, dans un sens ou dans l'autre, mon sentiment premier et me faire prendre ou déposer le bistouri. Certainement, n'eût été le succès — relatif — de mes huit opérations précédentes et la demande expresse, formelle et réitérée du premier malade dont je vous donne plus haut l'analyse, j'aurais rejeté toute idée d'inter-

vention; les risques à courir étant trop grands et le résultat final trop aléatoire.

Trélat, dans ses cliniques, nous dit de n'intervenir
qu'avant l'envahissement ganglionnaire, car, après leur
dégénérescence, « il n'y a plus de chance de salut; toute
opération est inutile ». Je ne crois pas cette règle bien
pratique. Rappelez-vous trois des opérés dont je vous
parlais plus haut; tous trois avaient des ganglions sous-
maxillaires ; je suis intervenu et le premier a survécu
six ans, les deux autres, ne sont pas encore morts treize et
sept ans après l'extirpation de la langue et des tumeurs
ganglionnaires. J'ai, d'autre part, refusé récemment
d'opérer un malade qui est encore dans nos salles et
dont les ganglions paraissaient intacts, mais le plancher
buccal et la langue étaient envahis par l'épithélioma, et
les lésions dépassaient, en arrière, le V lingual et les
piliers antérieurs ; l'extirpation, pour être complète,
aurait nécessité l'ablation de toute la langue, et c'est dans
ces cas que l'opération devient dangereuse.

Aussi vous dirai-je : opérez lorsque le cancer occupe
les régions antérieures de la langue, qu'il y est bien
limité, sans prolongement en arrière du V lingual ;
opérez, alors même qu'il existerait dans la région sous-
maxillaire un ou deux ganglions, pourvu qu'ils soient
mobiles, sans adhérence entre eux ou avec les tissus voisins. Vous devez intervenir, car l'extirpation ne présente pas de difficultés, et peut être menée à bien sans
ces énormes délabrements qui provoquent une mortalité considérable. Donc, d'une part, vos risques sont beaucoup moindres et, d'autre part, les possibilités de guérison sont peut-être un peu moins dérisoires. En effet,

dans les cancers énormes, vous avez beau faire : quelles que soient votre habileté et l'étendue de votre exérèse, il y a des chances sérieuses pour que des prolongements épithéliaux vous échappent, et vous avez, non une récidive, mais une continuation sur place de votre cancer.

Voilà donc la règle que je vous propose, mais je reconnais qu'elle est assez vague et variera beaucoup selon le tempérament, et j'ajouterai, suivant l'âge du chirurgien ; il est certain qu'autrefois j'opérais des cancers devant lesquels je recule aujourd'hui. Je crois cependant que les limites entre lesquelles nous oscillons tous ne sont pas très larges ; vous vous rappelez la petite enquête à laquelle je me suis récemment livré : un de mes confrères de province, le Dr Chopy, m'envoie un de ses clients atteint d'un épithélioma volumineux qui envahissait toute une moitié de la langue et dépassait, en arrière, le pilier antérieur : l'ablation totale était possible, mais la tumeur me semblait plutôt dépasser les bornes que je m'assigne. J'ai envoyé mon malade consulter plusieurs de mes collègues, et tous m'ont répondu : L'opération nous paraît praticable, mais nous ne la conseillerions pas. Tel était notre avis et il eût fallu, pour nous forcer la main, certaines circonstances, jeune âge, vives douleurs, hémorrhagies inquiétantes ou même une particulière insistance à réclamer l'intervention.

Lors donc que vous vous trouverez en présence d'un épithélioma limité à la pointe ou au bord de la langue, l'intervention s'impose ; mais comment y procéderez-vous ? Si la tumeur est peu volumineuse et très antérieure, sous l'anesthésie chloroformique, ou mieux après insensibilisation locale avec la cocaïne, — j'ai plus de dix fois enlevé, grâce à elle et sans la moindre douleur, des épithéliomas du volume d'une noix, — on la saisit avec une pince érigne, bien au delà des limites du mal, en pleins tissus sains, et on abat, au bistouri ou aux ciseaux courbes, tout ce qui se trouve en avant de la pince. Aussitôt la surface saigne abondamment ; on voit jaillir un flot de la linguale que l'on saisit, et l'hémostase définitive se fait en unissant, par des fils de suture, les deux branches du V qu'a laissé la perte de substance.

Cette idée de réunir par des sutures les deux lèvres saignantes pour pratiquer l'hémostase, pour fermer la porte aux infections microbiennes et pour hâter la cicatrisation, a dû venir à l'esprit de tous les chirurgiens ; pour ma part je croyais l'avoir imaginée le premier vers 1886, mais je m'aperçus bientôt que Péan y avait recours depuis quelques années et que Richelot, aussi, avait eu et exécuté la même idée. Et je ne parle ici que de la France et des chirurgiens que je connais, car si nous entrions dans cette voie de priorité, d'ordre « mineur » pour me servir de l'expression de Verneuil, il est probable que la liste des précurseurs s'allongerait indéfiniment. Mais, quel qu'en soit l'initiateur, la méthode est excellente et je vous conseille, pour l'exérèse, de rejeter l'anse galvanique ou le thermocautère : l'avantage d'avoir moins de sang pendant l'acte chirurgical ne compense pas l'inconvénient de s'opposer à l'emploi des sutures.

Lorsque le cancer ne siège plus à la pointe, mais sur le bord, et qu'on le trouve un peu reculé, il est plus difficile d'extirper la tumeur par les voies naturelles ; on manœuvre assez mal à l'aise, les vaisseaux ouverts ne sont saisis qu'avec peine, et le sang qui s'engouffre dans l'arrière-bouche menace d'asphyxier l'opéré. Il suffit alors de sectionner la joue, de la commissure au bord antérieur du masséter ; on élargit d'autant l'orifice buccal, et vous avez vu, cette année, sur deux malades à qui j'ai enlevé un épithélioma du bord gauche de la langue, combien mon intervention en a été facilitée ; j'ai pu détacher un néoplasme plus volumineux qu'une noix, saisir l'artère, la lier, puis affronter la muqueuse dorsale de la langue à la muqueuse du plancher, et les maintenir en contact par des fils de catgut ; j'emploie ces derniers pour n'avoir plus à m'en occuper, comptant sur les tissus vivants pour en pratiquer la résorption. Vous vous rappelez, en particulier, cet employé de la Compagnie d'Orléans : au quinzième jour il nous quittait ; la langue était cicatrisée, et quant à la section de la joue, la suture en avait été parfaite, et il en restait à peine les traces.

A cette incision directe, je vous conseille de substituer celle que préconise Verneuil et que vous m'avez vu adopter dans mes deux dernières opérations. Au lieu d'aller directement de la commissure au masséter, vous vous dirigez en bas, vers le bord inférieur du maxillaire en suivant le sillon mento-jugal ; là, vous continuez l'incision vers l'angle de la mâchoire et en ouvrant le creux sous-maxillaire. Les avantages de cette incision sont indiscutables : la cicatrice en sera beaucoup moins visible, cachée chez l'homme par la barbe, et chez la femme par le pli du sillon. Puis cette ouverture du creux sous-maxillaire permettra d'y rechercher les ganglions dont l'extirpation se fera sans délabrement nouveau.

Ces opérations par la voie naturelle, tout au plus agrandie par la section de la joue, je vous les conseille parce qu'elles n'ont qu'une gravité très médiocre; elles ne m'ont donné, dans vingt-sept interventions, que deux échecs opératoires, l'un assez récent, chez un artério-scléreux morphinomane mort d'hémorrhagie et de choc opératoire le lendemain de l'intervention, et l'autre, assez ancien, chez un grand diabétique emporté par le coma au septième jour après l'ablation. Mais je n'oserais vous dire que les résultats thérapeutiques ont été bons. J'ai fait vivre pendant six ans, mais au prix de neuf opéra-tions, le propriétaire dont je vous ai déjà raconté l'his-toire; l'octogénaire opéré par Verneuil l'avait été par les voies naturelles et vit encore; mais j'ai vu, pour tous les autres, la récidive survenir au bout de deux, de trois, de cinq, de huit, de neuf et de dix-sept mois. L'extirpation a beau être large, on voit bientôt le moignon repulluler; dans cinq cas seulement, la tumeur a reparu, non sur la cicatrice, mais au loin, dans les ganglions.

Lorsque le cancer est plus volumineux, tout en n'ayant pas encore débordé le V lingual en arrière, lorsque les ganglions sous-maxillaires sont atteints, mais qu'ils res-tent mobiles, sans adhérences, il faut, si vous vous déci-dez à opérer, recourir à d'autres méthodes, et c'est ici que la mortalité immédiate ou rapide commence à être con-sidérable. Or, comme la récidive est à peu près fatale, réfléchissez mûrement avant de vous lancer dans une pareille entreprise. Pour ma part, j'y ai renoncé d'une façon générale et, je vous l'ai déjà dit deux fois, je ne me résigne à opérer que lorsque quelque circonstance par-

ticulière vient me forcer la main. Il m'a fallu de durs
échecs et souvent répétés pour me décourager ainsi, car
deux de mes opérés vivent encore. Mon orfèvre de 1880 et
mon négociant versaillais de 1886 appartenaient justement à cette catégorie, et, non seulement, la moitié antérieure de la langue était prise, mais les ganglions sous-
maxillaires étaient dégénérés.

Si vous vous décidez à opérer, deux méthodes principales permettent l'extirpation large, celle de Regnoli-
Billroth et celle de Roux-Sédillot. La première, qui comprend d'ailleurs une foule de sous-procédés, consiste à
pratiquer, dans la région sous-hyoïdienne, une incision
parallèle au maxillaire inférieur, et inscrite dans l'axe que
forme cet os; elle va d'un angle de la mâchoire à l'autre,
met à nu la région sous-maxillaire, sa glande et ses ganglions; on peut les explorer de l'œil et du doigt, extirper
tout ce qui est malade ou suspect; on peut même pratiquer la ligature des linguales pour éviter l'hémorrhagie
lors de la section de la langue. On saisit les vaisseaux
avec des pinces; la faciale, le tronc facio-lingual, la ju-
gulaire externe; on n'a pas besoin de se presser; le malade est endormi, et comme la muqueuse du plancher
buccal est encore respectée, le sang ne saurait pénétrer
dans le pharynx et y provoquer l'asphyxie. Puis, lorsqu'on
a bien nettoyé la région sous-maxillaire, on s'attaque à
la langue qu'on incisait autrefois avec l'écraseur linéaire,
l'anse galvanique ou le thermocautère; depuis les progrès
de l'hémostase, c'est au bistouri qu'on s'adresse.

Dans cette excision, on désinsère en avant les muscles
génio-glosses et les génio-hyoïdiens. Il m'a paru très important, au point de vue du pronostic, de ne couper les

attaches des muscles que d'un seul côté, en respectant les insertions des muscles de l'autre côté. En effet, si la section porte sur les faisceaux de droite et de gauche, la base de la langue n'est plus retenue en avant et s'affaisse sur le larynx. Ainsi s'explique cette asphyxie subite qui tue le malade dans les premières heures de l'opération et à laquelle on n'échappe que par la trachéotomie, ou, mesure moins efficace, par la fixation de la langue attachée à l'arcade maxillaire par une anse de fil. Donc, n'oubliez pas que si la limitation des lésions vous permet de conserver le génio-glosse et surtout le génio-hyoïdien d'un côté, leur intégrité est loin d'être négligeable. Si l'infiltration cancéreuse nécessite leur désinsertion, il n'y a point à hésiter : la trachéotomie préliminaire nous semble alors de rigueur.

J'ai pratiqué bien souvent cette opération ; je l'ai pratiquée au thermocautère, à l'anse galvanique, à l'écraseur, au bistouri, avec désinsertion unilatérale et bilatérale des muscles insérés aux apophyses géni, avec ou sans trachéotomie préliminaire et j'ai eu de tels désastres, des catastrophes opératoires si nombreuses, des récidives à si brève échéance, que je ne conseille pas ces graves mutilations. Je leur dois cependant, vous ai-je déjà dit, deux magnifiques succès, et mon orfèvre de 1880 et mon industriel de 1886, qui vivent encore et qui ont recueilli un si merveilleux résultat de mon intervention, ont été opérés par la voie sus-hyoïdienne, l'un à l'écraseur, l'autre au bistouri. Je ne saurais donc proscrire ce mode d'intervention, ou même une intervention quelconque. Mais, pour me pousser à l'entreprendre, il me faut des raisons bien sérieuses !

Si j'hésite alors, qu'en sera-t-il, lorsque les infiltrations cancéreuses ont une telle étendue que la voie sus-hyoïdienne n'est plus suffisante, et qu'il faut recourir de toute nécessité à la méthode Roux-Sédillot ? On sait en quoi elle consiste : le premier temps, l'évidement de la région sous-maxillaire, se fait comme dans l'opération précédente. Puis on coupe, sur la ligne médiane, la lèvre inférieure, et la section vient aboutir au sommet de l'incision en fer à cheval de la région sus-hyoïdienne ; le maxillaire est donc mis à nu au niveau de la symphyse que l'on divise avec la scie ; mais avant cette section, il est bon, sur l'os non mobile comme il le sera après la section des deux moitiés du maxillaire, de faire, avec une vrille ou un perforateur, un trou de chaque côté de la symphyse, par où, l'opération une fois terminée, on introduira le fil d'argent pour suturer l'os. Les deux moitiés de ce dernier sont écartées et le plancher de la bouche et la langue absolument à découvert ; le chirurgien a tous les tissus sous la main et peut manœuvrer à son aise. Il enlève ce qu'il faut, et voit ce qu'il veut respecter : il noue sans crainte les vaisseaux, et l'hémostase est des plus faciles.

Malheureusement cette facilité extrême s'achète par des inconvénients très graves : la section de l'os n'est pas indifférente : on crée ainsi une sorte de fracture compliquée et dans les conditions les plus mauvaises ; le foyer plonge dans une cavité à désinfection malaisée ; les aliments, mêlés à la salive, se décomposent dans un cloaque humide et chaud ; la résorption des matières putrides se fait par les canaux vasculaires de la substance osseuse et par les voies respiratoires et digestives. Et ce n'est pas une vue de l'esprit; un tiers des opérés sont emportés par des accidents infectieux. Déjà, plus encore que dans l'opération précédente, les asphyxies soudaines sont à redouter; elles enlèvent presque un autre tiers des malades. Les hémorrhagies secondaires s'observent aussi, des inflammations de voisinage, l'œdème de la glotte; les branches du maxillaire chevauchent malgré les sutures, la cicatrisation est fort lente et si l'opéré, grâce aux désinfections méthodiques et répétées, à la trachéotomie préventive et à la sonde œsophagienne à demeure introduite par la narine, a échappé à toutes les chances de mort qui le guettent de tous côtés, presque toujours la récidive survient avant la réparation de la plaie.

Rappelez-vous ce malade de Provins que nous avons opéré deux fois par les voies naturelles : une troisième fois la récidive survint; l'individu était encore jeune, vigoureux, intelligent; il tenait à la vie et nous, nous ne pouvions nous résoudre à l'abandonner sans rien tenter pour l'arracher à la mort. Nous nous décidons, sur ses instances, à l'opération de Roux-Sédillot; vous vous rappelez la simplicité, j'oserais presque dire l'élégance avec laquelle les incisions sont faites, les régions sous-maxillaires évidées de leurs ganglions dégénérés, l'os sectionné, les branches écartées et le foyer néoplasique excisé sans hémorrhagie, sans suffocation, sans une goutte de sang tombant dans le pharynx. Malgré nos sutures osseuses et muqueuses, la cicatrisation fut lente. Au bout de six semaines, l'opéré nous quittait pourtant, mais il existait déjà des indurations suspectes sous les sternomastoïdiens; quinze jours plus tard la récidive était brutale, et si notre opéré, si affectueux, si confiant, si re-

connaissant de nos soins, n'est plus revenu nous voir,
c'est sans doute qu'il est mort.

Aussi en revenons-nous à nos conclusions premières,
et, plus encore que jadis, je vous dirai : quand les lésions
sont telles que l'opération de Sédillot est indiquée, il me
semble plus sage d'abandonner le malade à son sort ; il
faut, lorsque les lésions s'avancent jusqu'au pilier antérieur, il faut, pour ne pas s'abstenir, qu'une complication
grave ou quelque circonstance particulière vienne forcer
la main. Mais lorsque le cancer est récent, bien limité,
une large opération peut, comme dans les cas rapportés
plus haut, donner des succès thérapeutiques durables.
Intervenez donc, mais ne vous livrez pas à de trop vives
espérances ; la récidive est presque de règle, et rappelez-
vous ici ce que j'ai déjà dû vous dire bien des fois pour
d'autres organes et pour d'autres régions : « La chirurgie
du cancer n'est jamais une chirurgie triomphale. »

III

Phlegmons ligneux du cou.

Messieurs,

L'heure n'est guère à la pathologie générale, et la clinique pure n'a plus pour nous que peu d'attraits, lorsqu'elle n'a pas, pour conclusion, un progrès thérapeutique immédiat. Je voudrais cependant vous parler d'une variété particulière de phlegmon chronique du cou que j'ai observée au moins quatre fois, et qui ne me semble pas avoir été encore le sujet d'une description didactique. Mais d'autres aussi l'ont vue, sans doute, et j'espère qu'ils joindront leurs faits aux miens pour tracer un tableau précis de cette affection peu connue.

Malheureusement, trois de nos cas ont été bien légèrement observés : dans le premier, il s'agissait d'un homme d'une quarantaine d'années, entré à Broussais pour un gonflement du cou ; toute la région antérieure, de l'os hyoïde au sternum, et du muscle mastoïdien droit au muscle mastoïdien gauche, était comme blindée par une peau épaissie, d'un rouge vineux qui formait une sorte de tumeur aplatie, mais limitée par des bords surélevés ; elle était d'une dureté ligneuse et telle, que je me demandai, pendant plusieurs jours, s'il ne s'agissait pas d'un large squirrhe des téguments. La gêne était considérable, les mouvements de flexion, d'extension et de latéralité presque impossibles ; il n'y avait que peu de douleur spontanée et provoquée ; à peine une souffrance sourde sous une pression un peu vive ; ni frisson, ni fièvre, et, pour expliquer l'apparition du mal, rien qu'une misère physiologique assez prononcée. La rougeur datait déjà de trois semaines ; au bout de quinze jours seulement, les téguments devinrent œdémateux ; plusieurs foyers de suppuration apparurent qui furent ouverts, et notre homme finit par guérir lentement.

La même année, je reçus, encore à Broussais, un homme de cinquante ans, maigre, chétif, miné par l'alcoolisme et la misère, et qui entrait à l'hôpital pour une tuméfaction dans la région cervicale ; il nous racontait que la plaque d'un rouge vineux qu'il portait alors, avait débuté dans la région sous-maxillaire trois semaines auparavant, et s'était accrue peu à peu en causant plus de gêne que de douleur. Au moment de notre examen, elle avait envahi la moitié gauche du cou et formait une saillie à bords surélevés ; la dureté en était excessive, et, pour ce cas, l'idée d'une tumeur maligne nous vint encore, d'autant plus que les tissus profonds semblaient envahis et que la respiration commençait à être difficile. La palpation la plus minutieuse ne me permit de reconnaître aucun point œdémateux, aucune partie fluctuante ; la dureté ligneuse, semblable à celle du squirrhe, était partout la même. Le soir, vers cinq heures, le jour même de son entrée, des phénomènes asphyxiques survinrent, et, à huit heures, le malade était emporté subitement par un œdème de la glotte.

Dans aucun des deux cas précédents, l'examen bacté-riologique ne fut fait. Il ne le fut pas non plus dans notre troisième observation : elle a trait à un octogénaire chez lequel je fus appelé pour un gonflement indolore de la région sus-claviculaire, envahie par une tuméfaction dure, par un épaississement considérable de la peau d'un rouge vineux, d'une résistance de bois, et limité en ar-rière par le trapèze, en avant par la ligne médiane, en haut par la région sous-maxillaire ; le gonflement se ter-minait par des bords saillants, sorte de bourrelets pres-que du volume du doigt, au delà desquels les téguments reprenaient leur souplesse et leur coloration. Le mal s'était développé lentement, sans souffrance, et occa-sionnait plus de gêne que de douleur ; la fièvre semblait avoir fait défaut. Vers la cinquième semaine, un point œdémateux, puis fluctuant, se développa sur la partie inférieure ; j'y pratiquai, au thermocautère, une tranchée profonde de quatre à cinq centimètres ; l'effet en fut ex-cellent ; les tissus se dégagèrent et la guérison survint après une longue période d'élimination et de répara-tion.

Mais j'ai hâte d'en arriver au fait que vous avez main-tenant sous les yeux : il s'agit d'un homme de cinquante-neuf ans, qui paraît plus vieux que son âge ; peut-être a-t-il eu la syphilis ; deux de ses sœurs sont mortes poi-trinaires. Il n'a pas de tare viscérale appréciable et ne nous signale qu'un premier ganglion survenu, il y a qua-torze ans, dans la région sus-claviculaire gauche, et un second, développé il y a quatre ans dans la région sous-maxillaire du même côté ; c'est au niveau de ce dernier ganglion que, vers le 10 mai de l'année courante, une tu-

méfaction est apparue, qui s'accompagnait d'une sensation générale de malaise, de maux de tête et d'un peu de
chaleur locale. Ce gonflement occupa bientôt la région
parotidienne et rétro-auriculaire et toute la dépression
sous-maxillaire; en moins d'une semaine, ce large espace
avait été envahi, mais ce n'est qu'au bout d'un mois environ, le 10 juin, que le malade entra à l'hôpital, où
nous constatons l'état suivant:

Au niveau de la région dont nous avons déjà tracé les
limites, on trouve une grande plaque rouge, surélevée
au-dessus des tissus environnants; elle est d'une coloration vineuse ou violacée; sa dureté est ligneuse et
donne à la pression une sensation analogue à celle d'un
cancer en cuirasse. La résistance et la coloration s'arrêtent presque brusquement par un bourrelet assez marqué, mais plus sensible au doigt qu'à la vue. Il limite
une étendue plus large que les deux paumes de la main;
en aucun point de ce foyer, on ne constate ni mollesse
œdémateuse, ni fluctuation, et, malgré nos observations
antérieures et les cas semblables étudiés par nous, nous
nous demandions s'il ne s'agissait pas d'une tumeur
maligne, d'une adénite ou d'une périadénite cancéreuse.
La persistance de cet état pendant trois semaines environ, l'absence de réaction fébrile, la chronicité de cette
phlogose venaient augmenter notre doute.

Cependant peu à peu, aux confins postérieur et inférieur de la tuméfaction, à la lisière des cheveux et sur
la nuque, la coloration se modifie; elle devient plus
sombre, plus violente, la consistance en est œdémateuse,
et, sous la pression, le doigt y laisse son empreinte.
Quatre ou cinq jours après, la fluctuation est manifeste,

et nous pouvons marquer les limites d'une collection purulente que nous ouvrons vers le crâne et où nous prélevons, pour l'étude bactériologique, une certaine quantité de liquide. Un second foyer semble se dessiner trois jours après en amont du premier, et une incision nouvelle y est pratiquée ; mais le centre de la tuméfaction était encore aussi dur ; il y a trois jours à peine, sa consistance a diminué ; une nouvelle ponction a été faite au bistouri et drainée, et c'est à partir de ce moment que nous avons vu les bords du phlegmon chronique s'affaisser, les téguments s'assouplir, la rougeur s'atténuer ; il nous faut cette disparition graduelle du mal pour dissiper nos craintes, car cette coloration, cette résistance, l'aspect de la tuméfaction nous faisaient, à chaque examen, redouter l'existence d'une dégénérescence cancéreuse.

Mais voyez combien lente est l'évolution de notre phlegmon ligneux : les premières atteintes se sont montrées vers le 10 mai ; nous voici tout à la fin de juillet et nous avons encore une plaque dure et rouge ; certainement elle a diminué de volume et d'épaisseur, elle n'a plus guère comme étendue que 4 à 5 centimètres de côté, et nous ne trouvons plus de bourrelets saillants à ses limites, mais une tuméfaction notable n'en persiste pas moins, et le mal a près de trois mois de date. Je m'imagine qu'une thérapeutique plus active aurait pu hâter la guérison et, le cas échéant, je me propose de traiter le phlegmon ligneux par des ponctions multiples au thermocautère.

L'examen bactériologique a été fait dans le laboratoire de M. Cornil, par mon élève, M. Tixeron, et voici un court résumé de la note qu'il m'a remise : avec le pus recueilli dans nos deux pipettes, on a préparé six lamelles ; deux sont réservées pour les recherches par coloration simple, les quatre autres sont destinées à subir l'épreuve de la double coloration. L'examen par la coloration simple avec la solution aqueuse du bleu de méthylène à froid, montre quelques diplocoques disséminés dans le champ microscopique et deux ou trois chaînettes du même diplocoque ; en somme, on constate que ce pus est peu chargé en micro-organismes. La double coloration ne décèle aucun bacille tuberculeux, mais la préparation est remplie de diplocoques disséminés, ou en chaînettes, ou agglomérés, et quelques-uns sont inclus dans les leucocytes. Le pus renferme donc un micro-organisme, difficilement colorable, propriété qu'il doit sans doute à une membrane d'enveloppe qui se dissout par la chaleur, et le bacille devient alors colorable. En effet, lorsqu'on prend deux lamelles chargées de pus, et qu'on les frotte l'une contre l'autre, si on traite l'une par du bleu de méthylène concentré à froid, et l'autre par du bleu de méthylène très étendu à chaud, on ne trouve que de rares diplocoques dans la première, tandis que la seconde en montre un très grand nombre.

On a fait des ensemencements dans du bouillon, sur de la gélatine et sur de l'agar-agar. Les cultures ont été lentes à se développer. Cependant, au troisième jour, le bouillon était légèrement trouble, et il s'était développé quelques rares colonies sur la gélatine et dans l'agar-agar. Elles n'avaient nullement l'aspect des streptocoques, des staphylocoques et des diplocoques des suppurations ordinaires ; tel du moins a été l'avis des plus compétents des hôtes du laboratoire, et voilà pourquoi nous avons copié cette note. De nouvelles recherches sont nécessaires ; de nouvelles cultures vont être faites, puis des inoculations sur des animaux pour voir si ces microbes sont pathogènes et reproduisent quelque chose d'analogue au phlegmon chronique que nous avons observé. Évidemment, sur un seul examen bactériologique, nous ne saurions prétendre que notre phlegmon ligneux de la région cervicale soit dû à un micro-organisme spécifique. Nous nous bornons à donner l'examen bactériologique tel quel, en faisant appel à de nouvelles études et à de nouvelles observations.

Nous n'oserions, sur des observations si brèves, si peu précises pour la plupart et si notoirement incomplètes, essayer de tracer un tableau d'ensemble des phlegmons ligneux du cou. Dans le fait où la mort, consécutive à un œdème de la glotte, nous eût permis des recherches anatomo-pathologiques minutieuses, l'autopsie ne put être pratiquée par suite du refus formel de la famille ; dans un seul de nos quatre cas, l'examen du pus a été fait. C'est vraiment trop peu ; aussi nous bornerons-nous à dire qu'il s'agit probablement d'une infection microbienne portant à la fois sur le derme et le tissu cellulaire sous-cutané. Dans notre dernier fait, un ganglion induré depuis quatre ans paraît avoir été le point de départ de cet envahissement progressif de la peau et du tissu sous-cutané. Mais les foyers de suppuration ont eu pour siège, non un ganglion central,

mais des points situés à la périphérie de la plaque phleg-
moneuse.

Que dire de l'étiologie et qu'en savons-nous? Dans
aucun de nos premiers cas, l'enquête n'a été suffisante,
et nous ignorons quelle a été la cause occasionnelle ou
efficiente du développement du mal. Il ressort toutefois
de mon souvenir qu'il s'agissait toujours de vieillards
ou d'individus usés et sous le coup de tares viscérales.
Aucun cependant n'avait, dans l'urine, ni albumine, ni
sucre, car l'examen en a toujours été fait. Ce phlegmon
me paraît analogue — et c'est ce que l'observation
ultérieure devra éclaircir — à ces anthrax plats, à réaction lente, eux aussi d'une consistance de bois, qui ont
été vus et signalés depuis longtemps et qui me paraissent
avoir plus d'un point de contact avec mon phlegmon
ligneux du cou. Pour ceux-là comme pour ceux-ci, il
faudrait déterminer si leur forme et leur évolution sont
dues au terrain sur lequel ils se développent ou à leur
micro-organisme pathogène. Nous ne sommes pas encore en mesure de résoudre ce problème.

Quant au tableau clinique, il a été le même dans tous
les cas : c'est toujours au cou, tantôt sur les parties latérales, tantôt en avant que le phlegmon ligneux s'est développé, et toujours il a occupé une large surface ; toujours son développement a été lent et la masse, d'un
rouge vineux ou violacé, s'est accrue sans fièvre et sans
phénomènes généraux appréciables ; mais les signes cardinaux du phlegmon ont fait défaut ou ont été très atténués, et si la rougeur et le gonflement existent toujours, la chaleur n'est pas très intense et la douleur

manque presque totalement. En tous cas, elle n'est nullement en rapport avec l'étendue du phlegmon. Puis
l'évolution est remarquablement lente : la plaque, d'une
résistance qui rappelle celle du cancer à cuirasse, reste
de longues semaines avant de montrer la moindre trace
de suppuration. Ce n'est qu'au bout de quatre, de cinq
ou de six semaines que l'œdème apparaît, puis des foyers
de suppuration se forment. Il peut s'y en trouver plusieurs, qui évoluent séparément ou se réunissent en une
collection unique.

Et si j'insiste sur cette marche anormale et sur cet
aspect particulier, c'est que, à première vue, et même
après un examen plus minutieux, on pourrait se tromper
sur la nature du mal. Dans nos quatre cas, j'ai toujours
redouté l'existence d'une tumeur maligne ; cette crainte
a même persisté après l'apparition de la fluctuation et
l'ouverture des abcès. On sait, en effet, que dans les dégénérescences épithéliales de la région cervicale, des
collections purulentes ne sont pas rares, dues sans
doute à des inoculations par les lymphatiques de la
bouche et à quelque association bactérienne. Nous en
avons vu de très nombreux exemples dans les ganglions
sous-maxillaires ou carotidiens envahis consécutivement
au cancer de la langue. Et voilà pourquoi, dans nos
quatre observations, notre sécurité n'a été complète
qu'après la guérison de notre phlegmon ligneux. Et
c'est long, car deux mois, ou même trois, sont souvent
nécessaires.

J'en ai fini avec cette variété, à ma connaissance, non
décrite, du phlegmon ligneux de la région cervicale. Et
je puis résumer cette conférence en quelques lignes fort

courtes : il se développe parfois, dans la région cervicale, sous l'influence de causes que nous ne connaissons guère, mais parmi lesquelles la cachexie paraît jouer un rôle, un phlegmon d'une allure particulière et caractérisé par son évolution lente et la dureté ligneuse que prennent les téguments. Aussi pourrait-on le confondre avec une tumeur maligne de la peau. Dans le seul cas où l'examen bactériologique a été fait, on a trouvé un diplocoque paraissant différer par de nombreux caractères des microbes habituels de la suppuration.

IV

Tétanos céphalique.

MESSIEURS,

Le tétanos *céphalique* se caractérise par les trois symptômes suivants : il a pour origine une blessure du territoire des nerfs craniens ; les contractures restent cantonnées dans les muscles innervés par ces nerfs ; il s'accompagne d'une paralysie faciale, signe presque paradoxal, puisque le tétanos classique a toujours pour conséquence la contracture et jamais la paralysie. Cette forme est décrite sous des noms très différents : tétanos *paralytique* et *trismus hémiplégique*, pour indiquer la paralysie faciale ; tétanos *hydrophobique*, pour rappeler la dysphagie et les spasmes laryngiens, qui se montrent souvent ; nous pensons même que certaines observations de *trismus unilatéral* ou de tétanos *partiel* se rapportent au tétanos céphalique.

L'obscurité qui règne encore sur ce sujet nous engage à publier les cas inédits que nous possédons, et, en particulier, un fait récent que nous avons observé avec MM. Verneuil, Œttinger et Brissaud. Le voici : une femme de cinquante-six ans, métayère à Orion, petit hameau du Béarn, avait, depuis deux jours, sur la lèvre inférieure, une ulcération de la muqueuse provoquée par une incisive cariée; dans la nuit du 9 septembre courant, elle prit froid en entretenant, dans les champs de maïs, les feux allumés pour éloigner les sangliers et les blaireaux; elle rentra chez elle frissonnant et mal à l'aise, et, dès le matin, la lèvre inférieure enflait; la malade ouvrait moins facilement la bouche et ne pouvait plus avaler que des liquides; aussi prend-elle le lit le lendemain 11; le 12 elle veut se lever, mais elle ressent une douleur intense dans la mâchoire qui s'immobilise et le cou devient raide. Au bout de quelques heures les souffrances s'apaisent, mais la contracture persiste. La famille, effrayée, vient me prier d'aller voir la malade, et le 14 au matin, voici ce que je constate :

Elle est assise dans son lit, le dos soutenu par plusieurs oreillers; la tête est fixe, immobile, maintenue dans la rectitude par les muscles antérieurs et postérieurs également contracturés; sous la peau ridée de la région, on voit les cordes saillantes du trapèze en arrière, et, en avant, des sterno-mastoïdiens. Leur rigidité est continue et, à aucun moment, une détente de l'un des groupes antagonistes ne permet la flexion ni l'extension. La face est vraiment hideuse; la lèvre inférieure est doublée ou triplée de volume; la moitié droite de la figure est lisse, inerte, sans ride et largement étalée, tandis que la gauche est tirée en haut et en dehors, creusée de sillons profonds ou soulevée par la saillie des muscles. Ce côté, dont la grimace est décrite sous le nom de « rire sardonique », contraste singulièrement avec la flaccidité du côté droit, immobilisé par la paralysie faciale. La respiration est facile, mais la déglutition est fort pénible; elle n'est possible que pour les liquides, et encore réveille-t-elle un spasme douloureux.

L'existence de cette plaie de la muqueuse labiale, et l'apparition, à l'occasion d'un coup de froid, de cette rigidité des muscles de la mâchoire et de la nuque, cette paralysie faciale du côté droit, ce trismus et ce rire sardonique à gauche, me firent porter le diagnostic de tétanos céphalique que devaient confirmer les jours suivants MM. Verneuil, Brissaud et Œttinger ; le repos absolu, la plus grande tranquillité, le chloral à haute dose furent prescrits, et le 15, le 16, le 17 et le 18 la situation reste à peu près stationnaire ; le 19, la malade croit pouvoir se lever, mais à peine est-elle assise auprès du feu, qu'une douleur violente éclate au niveau des deux bras dont les contractions permanentes s'accompagnent de redoublements convulsifs. La respiration devient très difficile ; le creux épigastrique est le siège d'une souffrance vive et le diaphragme paraît atteint. Heureusement cette crise ne dure que quelques heures, et s'apaise dès le lendemain sous l'influence de doses massives de chloral.

A partir de ce moment, l'état s'améliore peu à peu ; la paralysie faciale s'atténue la première, puis le rire sardonique ; la dysphagie est presque nulle, la douleur au niveau du creux épigastrique est moindre, et les muscles de la nuque font, sous la peau, des saillies moins accentuées. Le 4 octobre, M. Œttinger revoit la malade ; il existe encore une légère contracture du trapèze et des sterno-mastoïdiens, mais les mouvements de rotation de la tête sont faciles ; le trismus permet un écartement des mâchoires suffisant pour livrer passage à la langue. Le 9 octobre, il faut un examen minutieux pour retrouver ces symptômes presque effacés. Enfin, le 16 octobre, les contractures ont disparu ; la malade, quoique encore affaiblie, se lève ; on a cessé l'emploi du chloral et tout permet de croire à une guérison complète de cette attaque de tétanos céphalique. Au 1ᵉʳ novembre elle est absolue.

Ce fait n'est point le seul que j'aie observé ; en voici un second encore inédit : le 26 mars 1886, un journalier de quarante-trois ans entre à Broussais pour des brûlures de la face, de la main et du pied. Celles de la face sont les plus graves ; elles ont détruit, à gauche, la paupière supérieure et la peau qui recouvre l'os malaire.

L'état général semblait cependant assez bon, lorsque, le 15 avril, le malade accuse un peu de dysphagie ; il ouvre assez facilement la bouche pour nous permettre d'examiner le pharynx qui nous paraît normal ; le 14, la dysphagie augmente et s'accompagne de quintes de toux fort douloureuses ; puis le trismus apparaît et ne nous laisse plus de doute sur la nature de la maladie. Il s'agit d'un tétanos céphalique que souligne l'existence d'une légère paralysie faciale. Nous entourons le malade de ouate, nous l'isolons dans une chambre noire, et nous lui administrons des doses massives de morphine et de chloral.

Ce traitement reste sans effet : le trismus et la paralysie faciale persistent ; la dysphagie s'exagère au point que toute ingestion, même de liquide, est devenue impossible ; les quintes de toux sont de plus en plus pénibles. L'appréhension de ces crises terrifie le malade au point que lorsqu'il voit un verre, ou même lorsqu'on lui parle de boire, il est pris d'une véritable attaque d'hydrophobie ; le ventre est immobile, creusé en bateau ;

le diaphragme est en contracture. Mais, d'autre part, on ne constate ni du côté de la nuque ni du côté des membres, aucune atteinte des groupes musculaires ; la face, le pharynx, le larynx et le diaphragme sont les seuls envahis. Le 17 avril, le malade n'entend plus et ne répond plus aux questions qu'on lui pose ; la respiration est de plus en plus faible ; le pouls est très fréquent, la température s'élève à 40 degrés ; la bouche est largement ouverte, et il est facile de communiquer des mouvements à la mâchoire inférieure ; la mort survient dans la soirée.

Enfin, j'ai une troisième observation inédite qui m'a été envoyée par notre collègue de Rio-de-Janeiro, le Dr José Pereira-Guimaraës, chirurgien de l'hôpital de la Miséricorde. Le 5 janvier 1889, un charretier de 19 ans est renversé par une voiture et tombe sous un mulet ; on le transporte à l'hôpital où l'on constate une fracture verticale du maxillaire inférieur, à la jonction du corps de l'os avec la branche montante droite, puis une plaie contuse de la région malaire et de la paupière supérieure gauches. Ces accidents se réparaient sans encombre lorsque le 15 janvier, dix jours après le traumatisme, le blessé accuse un engourdissement douloureux du masséter droit ; on y trouve de la contracture qui imprime à la mâchoire une grande raideur. Le 16, le trismus est très accusé et les douleurs sont vives ; elles existent non seulement au niveau du masséter, mais aussi à la nuque et aux lombes, bien que la contracture reste localisée au seul muscle masséter droit ; le muscle gauche, en particulier, ne présente ni relief, ni rigidité.

Du côté où siège la contracture du masséter se montre

une paralysie faciale des plus accentuées; la joue droite est flasque, pendante, affaissée; le sillon nasolabial a disparu, et la commissure gauche est tirée en haut et en arrière, de telle sorte que l'orifice buccal a une direction oblique en haut et à gauche. Le buccinateur, les muscles du menton, l'orbiculaire des paupières, le frontal sont atteints : le malade ne peut cacher le globe oculaire, et les rides du front, très marquées à gauche, ont disparu à droite où la peau reste lisse. Le diagnostic de tétanos avec paralysie faciale s'imposait, et l'on prescrit l'antipyrine, le bromure de potassium et la morphine à haute dose. Cette médication apaise immédiatement les douleurs et, dès le lendemain, la contracture du masséter cède et permet un léger écartement des mâchoires.

Le 21, la contracture a cessé complètement, mais la paralysie faciale persiste; on essaie de la combattre par la noix vomique et les courants induits, mais les muscles ne réagissent pas. Le 2 février on constate une amélioration; les muscles se contractent sous l'influence de l'électricité et l'orbiculaire se ferme. Néanmoins, le malade ne peut encore ni siffler ni souffler. L'amélioration est pourtant telle que notre charretier quitte l'hôpital; nous le revoyons six mois après, le 2 août, et nous constatons que la paralysie faciale ne s'est pas encore complètement dissipée; aussi prescrit-on un traitement électrique et une médication iodurée dont nous ignorons le degré d'efficacité, car, à partir du 16 août, le malade a échappé à notre observation.

Telle est cette forme singulière que les pathologistes ont isolée depuis une vingtaine d'années. Rose d'abord, en 1872, et Von Vahl en firent une mention précise. En France, Terrillon et Schwartz publièrent un mémoire important; Charvot, Buisson, Tillaux ajoutèrent des observations nouvelles; Villar, de Bordeaux, écrivit une revue critique fort remarquable; nous venons de lire une bonne thèse d'Ernest Albert inspirée par Lannois de Lyon; depuis, et sous les noms différents que nous rapportons au début de notre conférence, cette affection est acceptée de tous les cliniciens. Mais on n'est guère plus avancé sur sa pathogénie qu'au premier jour, et les récents travaux de Paul Klemm, les recherches de Samelsohn, de Siebermann, de Brunner, de Vélich prouvent que le sujet est encore obscur; les hypothèses que l'on émet restent fort précaires.

Le premier caractère du tétanos céphalique est d'avoir pour origine une plaie de la tête. En général, la blessure siège au niveau de la pommette, des paupières, du front, à la racine du nez, en un point quelconque du territoire que Villar appelle la région *orbito-naso-temporo-malaire*. Pour longue que soit cette dénomination, il faudrait l'étendre encore sous peine de voir certains faits lui échapper : dans le cas de Pereira-Guimaraës, il y avait bien une plaie du sourcil et de la paupière, mais le maxillaire intérieur était fracturé aussi; dans ma première observation, il n'y avait qu'une ulcération de la muqueuse de la lèvre inférieure, ulcération de quelques millimètres de diamètre tout au plus, et provoquée par le chicot d'une incisive. Dans un fait de Zsigmondy, le tétanos céphalique, encore, était consécutif à une carie dentaire; chez le malade de Buisson, la plaie « semble avoir résidé dans les profondeurs du pharynx », et les cas ne sont pas exceptionnels où la blessure entame le cuir chevelu. Donc, tout en se rappelant que la solution de continuité des téguments se montre d'habitude autour de l'orbite, n'oublions pas qu'elle peut avoir pour siège un point quelconque de l'extrémité céphalique.

Le deuxième caractère est la limitation des contractures aux muscles innervés par des nerfs craniens; mais ici les exceptions sont nombreuses et si, dans le cas de Guimaraës, le seul masséter, d'un seul côté, est atteint, combien nombreux sont les faits où les groupes musculaires animés par les paires rachidiennes sont primitivement ou consécutivement envahis. Dans notre premier cas, les trapèzes et les sterno-mastoïdiens participent à la contracture. Je sais bien qu'ils sont innervés par le spinal, mais ils reçoivent aussi des nerfs des premières paires rachidiennes; le diaphragme était pris dans mon premier et dans mon second cas, et l'on sait qu'il reçoit le phrénique émanant de la troisième, de la quatrième et de la cinquième paires; d'ailleurs, un jour, les spasmes douloureux atteignirent les deux membres supérieurs qu'innerve le plexus brachial. Enfin, nous voyons dans nombre d'observations que le tétanos, d'abord céphalique et bien limité aux muscles de la face, du pharynx et du larynx, s'est propagé aux groupes du tronc et des membres et a bientôt revêtu la forme du tétanos classique : il en fut ainsi dans les deux premiers cas de Rose.

Aussi pourrait-on se demander si le tétanos céphalique n'est pas un cas particulier du tétanos partiel ou une forme des *spasmes traumatiques* dont Colles et Follin ont fait une entité spéciale, à tort selon Verneuil et la plupart des pathologistes. Les spasmes sont caractérisés par l'apparition précoce d'une douleur intense dans la plaie, d'où part un éclair, un élancement aigu qui parcourt le membre et se dirige vers le tronc et la tête ; en même temps les muscles de la région se contractent et sont agités de mouvements convulsifs ; parfois ces phénomènes restent cantonnés dans le membre blessé ; mais, comme le tétanos céphalique, cette forme peut aussi franchir ses limites premières ; elle gagne la nuque et la face, comme le tétanos céphalique envahit le tronc et les membres. L'une naît des membres et du tronc pour aboutir à la face ; l'autre naît de la face pour aboutir aux membres. L'analogie est frappante et nous nous y arrêterions volontiers si le tétanos céphalique n'avait un caractère qui lui est propre : l'existence constatée d'une paralysie faciale.

La paralysie faciale est la marque spéciale de ce tétanos ; elle est expressément signalée dans les observations de Rose, de Polloch, de von Vahl, de Lehrnbecher, de Middeldorpff, de Mayer, de Bernhardt, de Nankivell, de Bond, de Guterboch, de Kirschner, de Kirchoff, de Hadlich, de Terrillon, de Charvot, de Buisson, de Chaput, dans les nôtres et dans celles de Guimaraës. On a dit que le nerf facial est paralysé du côté correspondant à la blessure ; c'est souvent exact, mais rien n'est moins fixe que cette prétendue règle. Nous ne parlons pas de notre premier cas : la paralysie existe à droite et la plaie siège sur la ligne médiane ; nous laisserons aussi de côté celui de Pereira-Guimaraës, où la paralysie est à droite, tandis que les lésions traumatiques sont bilatérales. Mais dans le fait de Terrillon

et dans celui de Dumolard, la plaie est d'un côté et la
paralysie de l'autre. Dans la plupart des autres cas, il
est vrai, dans celui de Rose, de Polloch, de von Vahl,
de Lerhnbecher, de Bernhardt, de Bond, de Zsigmondy,
28 fois sur 32 d'après les relevés d'Ernest Albert, la paralysie et la blessure atteignent le même côté.

Que dire de cette paralysie faciale d'origine périphérique puisque, à part 3 ou 4 cas, elle a toujours été complète, elle atteint tous les muscles de la moitié de la
figure, y compris, comme dans le fait de Guimaraës, les
muscles du menton, l'orbiculaire et le frontal? Tandis
que le tétanos, sans doute par les toxines que sécrète le
bacille de Nicolaïer, contracture les muscles, pourquoi
paralyse-t-il d'un seul côté les groupes animés par le
facial? car, il faut le remarquer, dans notre cas, nous
avions, à gauche, une contracture que traduisait le rire
sardonique, tandis qu'à droite la paralysie était complète. Hadlich cite même un cas plus remarquable : il
a, comme d'ailleurs Middeldorpff, von Vahl, Bernhardt
et Guterboch, constaté que les muscles du côté paralysé
peuvent être en même temps contracturés. On discute
beaucoup sur cette action paradoxale des toxines ; les
explications que l'on a données nous paraissent contestables, et nous avouons même ne pas les avoir comprises.

Les troubles pharyngés et laryngés prennent, dans certains cas, une importance si grande, qu'on a voulu donner la première place à ce caractère, et plusieurs auteurs
nomment le tétanos céphalique tétanos hydrophobique.
On voit, en effet, et notre deuxième observation en est
un exemple, la déglutition éveiller, dans les muscles laryngés et pharyngés, des réflexes tels, des contractures

si exagérées que la dysphagie devient absolue, que la glotte se ferme, et que par instants l'asphyxie paraît imminente. Mais il est rare que ce phénomène prenne cette intensité; il peut ne se traduire que par une dysphagie passagère, comme dans notre premier cas où la déglutition, gênée les premiers jours, devenait normale à la fin de la première semaine; dans l'observation de Guimaraës on ne note rien d'insolite et comme, en définitive, il existe déjà un certain nombre d'observations où cette hydrophobie fait défaut, nous trouverions plus que discutable la dénomination de tétanos hydrophobique proposée naguère par Rose.

L'absence ou la prédominance de certains symptômes a permis de créer certaines variétés, et Villar admet quatre formes de tétanos céphalique : le tétanos céphalique avec contracture unilatérale ou bilatérale du masséter; le tétanos céphalique avec dysphagie; le tétanos céphalique avec hydrophobie, et le tétanos céphalique avec paralysie faciale. Ce sont là des subdivisions bien nombreuses, et la lecture des faits prouve que la paralysie faciale existe dans l'immense majorité des cas : aussi n'admettrions-nous volontiers qu'une seule forme, plus ou moins grave selon que la dysphagie et surtout l'hydrophobie la compliquent. Ici comme ailleurs, le mal frappe plus ou moins fort, et nous ne voudrions pas créer des variétés là où il n'y a qu'une intensité plus ou moins grande de phénomènes.

Ceci nous amène à vous parler du pronostic. Quoi qu'on en ait dit, il est certainement moins grave que celui du tétanos vulgaire. Villar donne le relevé de 28 cas et Ernest Albert de 34, que je porte à 38 en ajoutant mes

deux faits personnels, celui de Guimaraës et une observation inédite de Chaput ; cette statistique fournit
22 morts et 16 guérisons. La survie est donc de plus de
80 p. 100 ; or, comme elle atteint à peine 12 p. 100 dans
le tétanos généralisé, on voit combien le pronostic est
ici plus favorable. Il ne faudrait cependant pas croire
que l'affection soit d'autant plus redoutable qu'elle a plus
de tendance à se généraliser ; il semblerait ressortir, au
contraire, que le tétanos céphalique localisé aux muscles
de la tête, au larynx et au pharynx, entraîne une léthalité plus considérable, et, d'après les relevés de Villar,
« sur 17 cas de généralisation, il y a eu 9 morts et
8 guérisons, tandis que, sur 11 cas de tétanos localisé,
nous comptons 7 morts et 4 guérisons ».

Telles sont, Messieurs, les quelques réflexions que
m'inspire cette singulière variété, dont vous n'oublierez
plus, je l'espère, les caractères cliniques ; je les résume
en quelques lignes : plaie originelle dans le territoire
sensitif des nerfs craniens, peau ou muqueuse de la face
et de la tête ; localisation habituelle dans les muscles innervés par les nerfs craniens, mais toutefois, avec généralisation possible vers les groupes musculaires du tronc
et des membres ; paralysie faciale unilatérale presque
constante, et troubles fonctionnels laryngés et pharyngés
assez fréquents. Voilà des traits suffisants pour vous
permettre de dépister tous les cas de tétanos céphalique.

CHAPITRE IV

AFFECTIONS DES MAMELLES

I

Maladie kystique de la mamelle.

Messieurs,

J'ai décrit, en 1883, sous le nom de « maladie kystique de la mamelle », une affection dont le type clinique est, à cette heure, généralement accepté, mais dont l'anatomie pathologique est loin d'être fixée. Les analyses microscopiques pratiquées sur nos premières pièces par M. Brissaud et par M. Malassez ont été contestées, et MM. Quénu, Toupet, Pierre Delbet ont émis, là-dessus, des opinions contradictoires. Je n'ai pas qualité pour juger le débat, mais je puis exposer les documents du litige et profiter de cette occasion pour vous donner un aperçu général de cette maladie dont, en moins d'un mois, quatre cas viennent de passer sous nos yeux.

Toutefois, avant d'entrer dans le vif de la question, permettez-moi d'examiner avec vous qui a vraiment, le premier, isolé la maladie kystique de la mamelle. Mon collègue et ami, M. Pierre Delbet, si compétent en pa-

reille matière, ne m'attribue pas cet honneur et, d'après
lui, le tableau qu'avait tracé Astley Cooper « est absolument superposable » à ma description. Astley Cooper
n'a-t-il pas étudié sous le nom d' « hydatide celluleuse »
une affection dans laquelle la mamelle « est farcie de
kystes? Le volume des vésicules varie de celui d'une
tête d'épingle jusqu'à celui d'une balle de fusil. Dans la
majorité des cas, la maladie envahit toute la mamelle...
La maladie hydatique du sein présente, dans sa première période, des points de ressemblance avec l'inflammation chronique simple. Dans la seconde période,
lorsque la fluctuation existe, on la reconnaît encore à
l'indolence de la tumeur et de plus à l'existence de plusieurs points de fluctuation distincts les uns des autres.
Mais le meilleur moyen d'arriver à ce diagnostic précis, consiste à faire une ponction dans le kyste. »

M. Pierre Delbet, à l'article duquel j'emprunte cet
extrait, ajoute : « Cette description si claire, si explicite
dans sa brièveté, était tombée dans l'oubli lorsque Reclus rappela l'attention sur cette forme clinique. » Eh
mon Dieu! oui! cette description me paraît « claire et
complète dans sa brièveté », ou du moins à peu près,
mais si chaque membre de phrase est rigoureusement
d'Astley Cooper, l'agencement en est de Pierre Delbet, et
les éloges qu'il adresse à l'auteur anglais, c'est lui qui
les mérite, car, en définitive, cette description est de lui.
Si je voulais, à mon tour, grouper, à la manière de
M. Pierre Delbet, des lambeaux de phrase pris dans le
long, dans le très long chapitre d'Astley Cooper sur l'hydatide celluleuse, j'aurais aussi un tableau exact au
même titre, mais qui donnerait une étrange idée de la

maladie kystique. Pourquoi, du reste, ne le ferais-je pas? Comme M. Pierre Delbet, je m'en réfère à la traduction de Chassaignac et Richelot:

« Tantôt la totalité de la glande est envahie, tantôt une portion seulement est le siège de la maladie... Il suffit alors d'exciser une partie du sein, ce qui n'expose à aucune récidive... Je n'ai jamais vu les deux mamelles affectées en même temps... Les veines superficielles deviennent variqueuses... A la fin, une des parties dans lesquelles la fluctuation est la plus évidente s'enflamme, s'ulcère et laisse s'écouler une quantité considérable de sérosité. Des trajets fistuleux s'organisent dont la guérison est très difficile. Les interstices du tissu propre de la glande sont remplis d'une quantité considérable de matière fibrineuse qui y est sécrétée sous l'influence d'une inflammation chronique de nature spécifique... Le kyste dans lequel le liquide est renfermé a des parois très vasculaires ; il s'y fait une circulation sanguine tellement riche que les veines y atteignent une dilatation considérable et que souvent il s'écoule beaucoup de sang pendant qu'on pratique l'ablation du sein... Dans l'intérieur de ce kyste on trouve des hydatides suspendues par de petits filaments... On y trouve aussi quelques globules arrondis qui renferment du tissu cellulaire. »

Il me semble que ce tableau, rigoureusement extrait de la description d'Astley Cooper, n'est pas « superposable » à celui que j'ai donné de la maladie kystique, et ces mamelles dont la peau sillonnée d'arborisations variqueuses s'enflamme et s'ulcère, cette matière fibrineuse qui envahit le tissu propre, cette abondante vascularisation du parenchyme glandulaire, ces hydatides qui se développent sur la paroi du kyste se rapportent d'une manière bien autrement exacte aux adénomes végétants, aux kystes prolifères dont Paget devait publier plus tard une si remarquable étude. Certainement Astley Cooper a vu de nombreux cas de notre maladie, mais il n'a pas su l'isoler des autres affections kystiques de la mamelle. Aussi son « hydatide celluleuse » n'at-elle pas pris place dans la nosographie de ses contemporains ou de ses successeurs, qui tous, cependant, ont eu sous les yeux des exemples incontestables de maladies kystiques. Dans notre premier mémoire, nous rappelions à ce sujet les observations de Velpeau, de Holmes, de Birket. Eux aussi donnent les traits essentiels de la maladie kystique, mais, comme chez Astley Cooper, entremêlés à d'autres signes qui suffisent à la défigurer.

Et c'est pourquoi nous croyons avoir, non pas « rappelé l'attention sur cette forme clinique, » mais véritablement isolé pour la première fois cette maladie confondue avec d'autres affections de la glande et presque toujours opérée, avant notre premier mémoire, comme s'il s'agissait de cancers authentiques. D'ordinaire, pourtant, le diagnostic nous paraît facile, et voici les caractères qui permettent d'établir l'identité de la maladie kystique : d'abord, il n'y a pas de tumeur au sens propre du mot, la dégénérescence est générale ; vous avez bien une nodosité plus grosse que les autres, un renflement plus considérable, une cavité distendue par une quantité plus grande de liquide, mais des kystes en grand nombre sont épars dans *toute* la glande et *toujours*, ce que ne dit pas Astley Cooper ; on en trouve dans tous les lobes et dans tous les lobules, et peu de culs-de-sac y échappent.

Le mal est diffus et la cavité ne s'est pas développée au milieu d'un néoplasme, sarcome, carcinome ou épithélioma, comme on l'observe pour la plupart des autres kystes. En un mot, nous n'avons pas une tumeur kystique, mais des kystes semés dans toute la mamelle.

Aussi ne suffit-il pas, comme le croit M. Cooper, « d'exciser une partie du sein, ce qui n'expose à aucune récidive ». Ceux qui ont suivi cette pratique ont vu les tumeurs se développer dans ce qu'on avait laissé de la mamelle. Ainsi en fut-il dans le premier cas de maladie kystique observé avec mon maître Paul Broca; la région correspondante à un premier kyste fut extirpée; la région voisine se mit à grossir: au bout de six mois, une nouvelle intervention devenait nécessaire; ainsi fut-il encore dans une observation de Pozzi que j'ai rapportée dans un de mes mémoires antérieurs sur la maladie kystique de la mamelle. Ce trait du tableau du chirurgien anglais se trouve donc inexact.

C'est là le premier caractère, qui est d'une haute importance. En voici un second non moins significatif : la lésion atteint le plus souvent les deux glandes et les kystes sont bilatéraux, ce que n'a jamais vu Astley Cooper. Je sais bien que, parfois, ils passent inaperçus dans l'une des deux mamelles, que les malades ignorent leur existence, que le chirurgien même les méconnaît, mais une palpation attentive me les a presque toujours fait découvrir dans mes observations personnelles, qui s'élèvent à plus de trente. Disons, d'ailleurs, que chirurgien et malade s'occupent seulement de la tumeur principale, du kyste prépondérant, et laissent de côté ce qui est l'essence même de l'affection, ces nodosités miliaires semblables à des grains de plomb incrustés dans le parenchyme, ces duretés, ces saillies qui provoquent, à la palpation de la glande, une sensation analogue à celle de ces pièges à oiseaux où du chènevis est collé sur une planchette. On dirait aussi que les culs-de-sac ont été injectés à la cire. Ces comparaisons vous en disent plus qu'une description minutieuse et vous apprendront à retrouver, autour du kyste principal, une foule de petits satellites sous forme de fines bosselures dans la glande « grumelotée » et comme « sclérosée ».

Ces deux signes suffisent, mais leur constatation n'est pas toujours facile, la limite est souvent indécise entre les grains glandulaires normaux que l'on perçoit dans les mamelles maigres au-dessous d'une peau flétrie, et les plus petites dilatations kystiques, car il n'y a pas nécessairement de grands kystes ; des poches volumineuses ne se développent pas fatalement ; elles peuvent d'ailleurs évoluer au centre de la mamelle, sur sa face profonde, où le doigt ne les sent qu'à peine. Et puis la résistance ligneuse que présentent ces kystes, même lorsqu'ils atteignent la grosseur d'une noix, est vraiment déconcertante. Votre doigt proteste contre votre raison, qui veut faire de cette tumeur, semblable à un squirrhe, une poche à contenu liquide. La fluctuation existe bien quelquefois ; nous l'avons constatée dans cinq observations sur trente, mais elle manque si souvent qu'il faut toujours recourir à la ponction exploratrice qui donne le diagnostic sur l'heure et à peu de frais. Ce procédé élémentaire, je ne l'ai vu dans aucun cas pratiquer par mes collègues ; je vous répéterai cependant un aphorisme : ne faites jamais un diagnostic ferme de tumeur mammaire sans le contrôler par la ponction.

Nous ajouterons un certain nombre de signes « négatifs » pour les opposer au tableau d'Astley Cooper : la peau est normale, mobile, sans dilatation variqueuse ; elle glisse sur les saillies de la glande ; jamais nous n'avons constaté l'adhérence des kystes aux téguments, leur ulcération et la formation de fistules signalées par l'illustre chirurgien anglais. Les glandes nous ont paru petites, rétractées, du moins lorsque les plus gros kystes ont été ouverts et, dans aucune de nos pièces, nous n'avons noté cette infiltration de matière « fibrineuse » et cette vascularisation abondante des tissus ; artères et veines paraissaient plutôt étouffées dans les lames conjonctives sclérosées. Les kystes, dont le volume varie, contiennent un liquide tantôt clair, transparent, citrin ou légèrement verdâtre, tantôt visqueux, épais, chargé d'une bouillie athéromateuse, de couleur noire, jaune, café au lait ou chocolat. Mais à ces divers aspects ne correspondent pas des différences très grandes de composition : il s'agit toujours d'une substance mucoïde que tiennent en suspension des matières colorantes du sang, des globules déformés, des cellules tuméfiées et granuleuses et quelques cristaux. Enfin, jamais, dans les cas authentiques de maladie kystique, nous n'avons trouvé de végétation à leur surface interne, « des hydatides suspendues par de petits filaments », comme l'aurait vu Astley Cooper.

Quelle est l'origine de ces kystes? Ici commence le grand débat, et nous nous trouvons en présence de quatre hypothèses : celle que j'ai exposée dans mon premier mémoire, d'après MM. Brissaud et Malassez; notre maladie serait, en définitive, un épithélioma kystique intra-acineux, celle de MM. Quénu et Pierre Delbet, qui la regardent comme une variété de mastite chronique, une sorte de cirrhose épithéliale; celle de M. Bard : pour lui, « il existe une maladie kystique essentielle qu'on retrouve dans tous les organes glandulaires aussi bien que dans la mamelle : elle est caractérisée par la dilatation simple des acini ou des canaux excréteurs se produisant sous la seule influence de la pression normale des liquides qu'ils contiennent. Elle constitue ainsi une véritable angine glandulaire. Cette dilatation, pour se produire, demande une prédisposition morbide spéciale de la paroi des tubes glandulaires. Cette prédisposition, d'origine congénitale, consiste sans doute dans un défaut de résistance de paroi qui est elle-même sous la dépendance d'un défaut de qualité de la substance fondamentale qui la constitue. » Enfin la quatrième opinion est celle de MM. Toupet et Rochard, pour qui la maladie kystique traduirait tantôt une dégénérescence épithéliale véritable, tantôt un processus inflammatoire chronique.

M. Toupet, dans un intéressant mémoire publié en 1890 par la *Semaine médicale*, analyse trois pièces qui lui avaient été envoyées avec le diagnostic « maladie kystique ». Or, dans l'un des cas, il s'agissait d'une mammite chronique simple ; dans le second, d'une mammite chronique avec lésion conjonctive intra et péricanaliculaire ; enfin, dans le troisième, d'un véritable épithélioma cylindrique. « Il nous semble donc avéré, ajoute M. Toupet, que le type clinique de la maladie kystique des mamelles comprend des types histologiques différents. »

D'après lui, ses deux premiers faits peuvent être rapprochés l'un de l'autre et correspondent à la description et aux dessins publiés par M. Brissaud. Seulement, au lieu de les qualifier d'épithélioma kystique intra-acineux, comme ce dernier, il les appelle mammite chronique « parce qu'il s'agit là d'un processus inflammatoire simple plutôt que d'un processus néoplasique » — opinion que nous retrouverons défendue par MM. Quénu et Pierre Delbet. Le troisième fait diffère, et cet épithélioma cylindrique, s'il correspond à un cas de maladie kystique de la mamelle, compromettrait l'entité morbide que nous pensons avoir isolée. Mais les erreurs de diagnostic entre les diverses affections kystiques du sein sont possibles et même faciles, et ici nous laissons la parole à M. Pierre Delbet : « Dans les cas où l'on a constaté, soit cliniquement par les récidives ou l'infection ganglionnaire, soit anatomiquement par l'examen histologique, qu'il s'agissait d'épithélioma, la maladie de Reclus n'était pas au complet, le processus n'était pas bilatéral, ou la glande n'était pas envahie dans sa totalité, ou il existait un écoulement de sang par le mamelon. »

Sans l'avoir contrôlée d'une façon suffisante, nous accepterions volontiers cette opinion et notre syndrome au complet, notre maladie kystique se rapporterait à une lésion unique ; mais cette lésion serait susceptible de recevoir deux interprétations différentes, puisque, en se basant sur des préparations presque semblables, MM. Pierre Delbet et Quénu considèrent la tumeur comme une variété de mastite chronique, tandis que MM. Brissaud et Malassez la dénommeraient volontiers épithélioma kystique intra-acineux. Or, il n'y a pas de doute, les descriptions des uns et des autres se rapportent à des lésions identiques. Lorsqu'on suit, au microscope, le développement du travail pathologique des régions à peu près saines aux lobules les plus malades, on voit que dans les culs-de-sac glandulaires presque intacts, l'épithélium a tout au plus perdu sa forme cubique et a subi une dégénérescence granulo-graisseuse; dans les acini voisins et déjà plus malades, les cellules cubiques tapissent encore la paroi du petit kyste, mais la cavité, distendue, est remplie par des cellules épithéliales anguleuses, irrégulières, polyédriques et dites, par M. Malassez, cellules métatypiques. Ces cellules polymorphes s'accumulent; leur masse est délayée par un liquide que la paroi sécrète sans doute, et c'est ainsi que, par accroissement progressif, se forment ces cavités volumineuses qui atteignent le volume d'une noix ou même d'un œuf.

Outre les altérations épithéliales des acini que nous avons décrites d'après MM. Brissaud et Malassez, mais que les défenseurs du processus inflammatoire ont reconnues aussi dans les mamelles kystiques, on trouve — et M. Pierre Delbet y insiste spécialement — une prolifération du tissu conjonctif qui forme une série d'anneaux régulièrement concentriques et encercle chaque acinus; le tissu est d'ailleurs adulte, mais très chargé de cellules embryonnaires, surtout dans la partie la plus rapprochée des éléments glandulaires. Tantôt, c'est la prolifération épithéliale intra-acineuse qui l'emporte et tantôt la prolifération conjonctive: les éléments épithéliaux sont donc étouffés; au milieu des zones fibreuses concentriques, on ne trouve plus que quelques cellules épithéliales dégénérées, et même, en certains points, on n'en trouve plus du tout; l'épithélium a disparu et l'acinus est remplacé par un noyau fibreux. Point capital, « sur la même pièce et quelquefois sur le même lobule, la lésion peut évoluer de deux façons différentes : tantôt l'activité épithéliale l'emporte et l'acinus se dilate de manière à former un kyste: tantôt, au contraire, la prolifération conjonctive, plus active, étouffe l'élément glandulaire, et l'acinus se transforme en un petit noyau fibreux. »

Si nous avons emprunté notre description anatomo-pathologique pour une moitié aux partisans de l'origine épithéliale, et pour l'autre aux défenseurs de la nature inflammatoire, c'est seulement pour montrer que les lésions sont reconnues identiques dans les deux camps, et que les uns et les autres ne diffèrent que sur l'interprétation. Lesquels ont raison et qui faut-il croire? Or, la question est d'un intérêt pressant, car elle dictera notre conduite au point de vue thérapeutique : s'il s'agit d'une inflammation chronique simple, le chirurgien n'a qu'à s'abstenir, mais si la maladie kystique est un épithélioma, une intervention rapide est de rigueur. N'y aurait-il pas à craindre de voir la tumeur s'accroître, envahir la peau, les ganglions et finir par se généraliser? Ce n'est donc point un débat théorique et d'un intérêt purement scientifique ou lointain. Malheureusement il est difficile de se prononcer d'une façon catégorique et, comme le dit M. Pierre Delbet, « on éprouve quelque embarras lorsqu'il s'agit de donner les raisons précises de son opinion ».

Pour les incompétents comme nous, le dernier qui parle a chance de paraître avoir raison, et les recherches de M. Quénu, les mémoires de M. Toupet et de M. Rochard, la communication de M. Pierre Delbet à la Société de chirurgie, son article du *Traité de chirurgie*, ont beaucoup ébranlé notre croyance en la nature épithéliale et, par conséquent, maligne de la maladie kystique. L'analogie qu'on a établie entre cette affection et les dégénérescences kystiques de l'épididyme, l'ovaire scléro-kystique, les œufs de Naboth du col de l'utérus, les dilatations des glandules salivaires et des canalicules du rein, nous paraissent d'autant plus acceptables que la clinique a, sous nos yeux du moins, toujours témoigné en faveur de la bénignité de la maladie kystique. Il existe bien, dans la science, trois ou quatre observations où la dégénérescence carcinomateuse aurait été notée et où l'on aurait vu survenir une récidive ; mais, dans ces cas, le syndrome clinique que nous avons établi n'était pas au complet et il est probable qu'il s'agissait, en définitive, de quelque erreur de diagnostic.

J'ai vu, pour ma part, plus de 30 maladies kystiques : j'en ai opéré 26, dont 11 à l'hôpital, et de celles-là je ne parlerai pas, car la plupart ont échappé à mon observation ultérieure. Mais 15 de mes malades appartiennent à la clientèle civile. J'ai déjà cité 7 d'entre elles dans mes cliniques de 1887, et je n'y reviendrai pas ; je me contente de rappeler que, chez aucune d'elles, la récidive n'a été constatée. Or, ma première malade a été opérée au mois de juin 1878, et nous l'avons revue, il y a moins d'un mois, en bonne santé, malgré l'existence, chez elle, de gros fibromes utérins. Des 8 femmes que

j'ai soignées de 1887 à 1892, 6 ont subi l'amputation des
deux seins, deux à trois ans d'intervalle et quatre le
même jour : 2 de mes malades, malgré la bilatéralité de
la lésion, n'ont été opérées que de la mamelle distendue
par des kystes plus volumineux ou plus douloureux. Eh
bien ! chez aucune des 6 premières malades, la récidive
n'est survenue dans les cicatrices des seins enlevés, et
chez les 2 opérées qui ont conservé une de leurs mamelles, cette glande n'a subi aucune dégénérescence
épithéliale d'allure maligne.

De plus, dans trois cas que j'ai pu suivre et où j'ai
déconseillé toute intervention chirurgicale, les mamelles atteintes ont bien changé d'aspect, certaines nodosités, à peine appréciables d'abord, ont grossi et se
sont distendues, tandis que d'autres se sont affaissées,
mais jamais je n'ai vu survenir les adhérences de la peau,
les infiltrations voisines, les dégénérescences ganglionnaires, la cachexie qui caractérisent les tumeurs malignes. Ces trois femmes sont jeunes, il est vrai, et l'une
d'elles vient seulement de dépasser trente ans. Mais il
n'en reste pas moins établi que sur 18 cas types de maladie kystique de la mamelle, je n'ai vu ni récidive chez
les opérées, ni généralisation chez les non-opérées ;
c'est un argument très puissant que les partisans de l'origine inflammatoire, les fauteurs de la mammite chronique ont à leur actif, et je m'empresse, en toute justice,
de leur fournir l'appoint de cette statistique.

Quelle influence cette conviction naissante va-t-elle
avoir sur ma thérapeutique ? Depuis longtemps déjà
j'avais bien modifié la rigueur de mes premiers principes.

Dans mon mémoire de 1883, je considère l'extirpation
de la mamelle, et même des 2 mamelles, comme absolument indiquée. Pour moi, alors, le doute n'est pas possible. L'ablation doit être totale, et j'admets tout au plus
que, si l'état de la malade s'oppose à une double amputation simultanée, il ne faudra pas trop tarder à enlever la
glande restante. En 1887, dans mes cliniques de l'Hôtel-
Dieu, je constate l'absence de récidive chez mes 7 opérées ; je signale un fait où Maunoury a vu la maladie
kystique envahir une mamelle trente ans après que Roux
avait constaté la dégénérescence de la première glande ;
or, dans ce long espace de temps, la tumeur primitive
n'avait point pris les allures d'un néoplasme malin.

Aussi je déclarais ma doctrine thérapeutique comme
encore flottante. Fallait-il enlever les mamelles kystiques
ainsi que les anatomo-pathologistes nous y engagent,
ou devait-on se fier entièrement à ces premiers enseignements de la clinique et s'abstenir d'opérer ? Mais la chance
à courir n'est-elle pas trop grave ? Le cancer est une
affection trop redoutable pour qu'on s'expose à cette
chance sans nécessité absolue et j'opinais, en principe,
pour l'ablation des glandes. Pourtant, ajoutais-je, je
n'ose insister avec la vigueur que nous déployons lorsqu'il s'agit de tumeurs malignes à brève échéance, et
pour les femmes jeunes encore et dans le plein de la
vie génitale, je les tiens en observation et je n'opère pas.
Ainsi, depuis six ans, je surveille trois jeunes femmes
dont j'ai parlé plus haut et pour lesquelles j'avais ren-
voyé toute idée d'opération jusqu'après l'époque de la
ménopause. Et c'est cette doctrine bâtarde que j'exposai
devant la Société de chirurgie lors de la discussion que

j'y soulevai sur la maladie kystique de la mamelle.

Je suis sur le point de faire un pas nouveau dans la voie de l'abstention : je vous disais que, dans le courant de ce mois, j'avais observé 4 maladies kystiques de la mamelle. Pour trois d'entre elles le diagnostic est absolument certain, le syndrome clinique se trouve au complet : la mamelle, dans toute son étendue, est farcie de kystes dont quelques-uns atteignent le volume d'une grosse noix ; la bilatéralité est évidente ; eh bien, quoique ces 3 femmes aient quarante, quarante-six et cinquante-deux ans, j'ai conseillé l'abstention provisoire ; bien que l'intervention n'ait aucune gravité, cette mutilation n'est vraiment à proposer que si elle est indispensable, et à ce sujet, mon ancienne conviction est plus qu'ébranlée. Je garde donc mes malades sous les yeux, prêt à intervenir si l'affection — ce que je n'ai jamais vu encore — prenait une allure suspecte.

Chez une quatrième malade je suis intervenu : il s'agissait d'une femme de quarante-deux ans qui a été amenée dans notre service par un des élèves de la clinique. Ici, en effet, le diagnostic était loin d'être franc : la mamelle gauche était prise dans toute son étendue, mais les granulations périphériques étaient fort peu nombreuses, et ce que l'on sentait surtout, c'était un kyste central assez volumineux ; en outre, la bilatéralité n'était pas évidente ; il n'est pas toujours facile de plonger l'aiguille de Pravaz dans ces nodosités dont le volume atteint à peine celui d'un grain de chènevis. Plusieurs candidats au Bureau central, fort distingués, croyaient à un épithélioma de la mamelle. Dans le doute, je n'ai pas hésité, et, suivant en cela les désirs de la malade, j'ai amputé le sein. L'examen macroscopique ne m'a pas éclairé : les kystes étaient peu nombreux ; peut-être existait-il autour de quelques-uns une infiltration néoplasique de nature douteuse, un tissu moins sec, moins fibreux que celui qui d'ordinaire entoure la cavité : seul l'examen microscopique dissipera mes incertitudes.

Je voudrais résumer cette longue clinique : je crois avoir isolé le premier, sous le nom de maladie kystique de la mamelle, une affection caractérisée par l'existence d'une foule de cavités grandes ou petites. D'ordinaire, leur dureté est telle qu'on croirait à des tumeurs solides ; aussi est-ce seulement par la ponction exploratrice qu'on décèle la présence du liquide. Ces kystes sont semés dans toute la mamelle, et l'affection est presque toujours bilatérale. Dans les cas authentiques de cette maladie, — qui est fréquente, puisque à moi seul j'ai observé plus de 30 faits de ce genre, — on trouve des lésions, toujours les mêmes, mais dont l'interprétation diffère selon les observations : pour les uns il s'agit d'épithéliomes kystiques intra-acineux, les autres croient plutôt à une variété de mastite chronique. La clinique nous semble leur donner raison : aussi l'intervention chirurgicale, que nous préconisions dans notre premier mémoire, nous paraît-elle de plus en plus contestable.

II

Mastites chroniques et cancers du sein.

Messieurs,

Les mastites chroniques et les abcès froids qui les traduisent sont encore mal connus : nous ignorons leur étiologie, et c'est au cours de cette conférence que nous fournirons le premier cas, peut-être, où l'examen bactériologique du pus ait été pratiqué ; leur anatomie pathologique est obscure et leurs signes sont si peu nets que dans *toutes* les observations que j'ai recueillies, la tumeur a été confondue avec un cancer, et l'amputation de la mamelle proposée par des chirurgiens de haute valeur. Aussi voudrais-je revenir sur cette question que j'ai traitée autrefois, et chercher avec vous si les faits nouveaux versent quelque lumière sur le sujet.

J'en écarte d'abord tous ceux de mastites tuberculeuses ; les amas caséeux provoqués par la colonisation du bacille de Koch, les collections puriformes qui succèdent à la liquéfaction des foyers ramollis ont une étiologie trop précise pour ne pas être rangés dans une classe à part, et c'est ainsi qu'en agissent tous les auteurs. Depuis la remarquable thèse publiée par M. Dubar en 1881, l'histoire de la tuberculose mammaire s'étaye sur des documents précis, et, dans son excellent article du

Traité de chirurgie, M. Pierre Delbet a pu nous en présenter un tableau tracé sur un relevé de 37 observations. Nous ne nous occuperons donc pas de cette forme d'abcès froids et je ne vous parlerai que des mastites chroniques où le pus, du pus véritable, s'est amassé dans l'épaisseur de la glande sans douleur appréciable, sans chaleur et sans rougeur des téguments. J'en ai recueilli, pour ma part, 5 observations des plus nettes, et si semblables les unes aux autres que, à elles seules, elles me paraissent suffire pour créer un type assez facilement reconnaissable; les voici :

Je fus consulté, en 1886, par une dame qui venait de dépasser la trentaine et dont le sein droit, six semaines après un sevrage, était devenu le siège d'une tumeur du volume d'une mandarine. Elle s'était accrue lentement, sans douleur, sans changement de couleur de la peau et la malade en avait, par hasard, constaté l'existence. A partir de ce moment, il est vrai, quelques souffrances sourdes et quelques élancements irradiés s'y faisaient sentir. Un de mes collègues des hôpitaux fut appelé et, sur les rapports de continuité du néoplasme avec la mamelle, sur sa dureté squirrheuse, sur ses adhérences à la peau — celle-ci pointillée et qu'on ne parvenait pas à plisser par le pincement, il avait conclu à un cancer et proposé l'amputation immédiate. La jeune femme, très pusillanime, ne put se résoudre à l'opération; elle laissa s'écouler des semaines, n'osa plus revoir son premier conseil et, sans rien me dire de la consultation et du diagnostic précédents, elle vint s'adresser à moi.

Je trouvai, dans le segment supérieur de la mamelle, une tumeur résistante, arrondie, régulière, mais recouverte cependant de petites granulations comme celles qui hérissent les lobules à l'état normal. Lors de mon premier examen j'hésitai à porter un diagnostic ferme, mais je craignais un cancer lorsque, au bout de quelques jours, apparut, au point [culminant de la masse indurée, une petite plaque rouge, amincie, dépressible, comme tendue sur un orifice à l'emporte-pièce : le tissu mammaire, qui enkystait le pus, s'était pour ainsi dire laissé trépaner de la profondeur vers la superficie ; à ce niveau, un coup de bistouri suffit pour donner issue à la collection purulente. Pendant longtemps persista, au-dessus et en dehors du mamelon, une petite fistule d'où s'écoulait de la sérosité grumeleuse ; puis elle se tarit et, au bout d'un mois, la cicatrisation était complète ; à peine restait-il, dans le tissu mammaire, un petit noyau scléreux qui a même fini par disparaître.

Deuxième fait : en janvier 1887, un de mes confrères m'amène une jeune femme de vingt-neuf ans, forte, vigoureuse, superbe, d'une santé exubérante. Elle porte, dans la région externe du sein droit, une tumeur qui fait corps avec la mamelle. Cette tumeur est régulièrement ovoïde, mais la surface en est recouverte d'aspérités qui rappellent les grains glandulaires distendus. Son volume est celui d'un œuf de poule ; sa consistance est ligneuse. Les plus minutieuses recherches ne permettent de constater ni élasticité, ni rénitence, ni fluctuation, ni rien qui puisse faire supposer une collection liquide. Deux ou trois petits ganglions sont engorgés dans l'aisselle. La peau, de coloration normale, unie, sans pointillé, est mobile sur le néoplasme ; le mamelon, bien conformé,

est saillant ; il n'existe pas de douleur spontanée ou provoquée ; à peine notre malade éprouve-t-elle une sensation de gêne depuis l'accroissement rapide que la tumeur
a pris. Un de mes collègues des hôpitaux avait conclu à
un cancer, et jour était pris pour l'opération.

Lorsque je fus consulté, j'ignorais ce diagnostic et
j'étais fort perplexe : le jeune âge de la malade, l'absence
d'adhérences à la peau malgré le volume de la tumeur,
l'extrême régularité de son ovoïde qui ne poussait en
aucun point de prolongements rameux, l'intégrité du mamelon m'inspiraient quelques doutes sur la malignité du
néoplasme. Malgré sa dureté ligneuse, la consistance particulière qui devait permettre de conclure à une tumeur
solide, je plongeai l'aiguille aspiratrice au milieu de la
glande et, à ma grande joie, le corps de la seringue se
remplit d'une matière que l'examen microscopique mon-
tra formée de leucocytes et de globules de lait. La nature de ce liquide confirmait l'histoire que nous racontait
la patiente : accouchée il y a six ans, elle avait nourri un
enfant dix-huit mois durant, et la mamelle droite était
encore engorgée lorsque apparut et se développa le foyer
froid et indolore pris par notre collègue pour un cancer.
La ponction, l'évacuation du liquide et une injection
d'éther iodoformé ont été, dans ce cas, notre traitement
unique et efficace.

Cette observation a été déjà publiée dans notre premier
mémoire, mais voici où commence l'inédit : trois ans plus
tard, en 1890, c'est-à-dire neuf ans après le dernier accouchement, je suis consulté par la même jeune femme ;
la mamelle gauche, que j'avais soigneusement explorée
lors de ma première intervention et que j'avais trouvée

normale, était maintenant le siège d'une tumeur arrondie, régulière, à surface granuleuse, dure, indolore, de tous points semblable à celle que j'avais ouverte trois ans auparavant. L'aspect était tellement identique que la malade avait elle-même porté le diagnostic de collection purulente ; une ponction exploratrice le vérifia ; aussi, le 23 juin, je fis, sous l'anesthésie cocaïnique, une large incision de la poche d'où s'écoula plus d'un verre à bordeaux de pus. J'introduisis mon doigt dans la cavité dont les parois étaient lisses comme celles d'une bourse séreuse. En quelques jours, la guérison était assurée. J'ai revu mon opérée la semaine dernière, et ses mamelles ne présentaient rien d'anormal.

Autre fait : le 20 juin 1892, un de nos confrères m'amena sa femme, âgée de vingt-neuf ans, blonde, de parfaite santé, sans antécédents pathologiques personnels ou héréditaires. En août 1890, elle a eu un enfant qu'elle n'a pu nourrir plus de quinze jours : elle a dû s'arrêter faute de lait. Environ deux ans après, en avril 1892, elle éprouve, dans le sein gauche, quelques élancements douloureux qui reviennent deux ou trois fois dans la journée et le soir, en se déshabillant, elle remarque que la mamelle est pesante et sensible, dès qu'elle cesse d'être soutenue par le corset. Mais ce n'est que quinze jours après le début de ces petits accidents, que la malade constate l'existence d'une grosseur dont son mari confirme la réalité : elle est arrondie, régulière, sans bosselures, du volume d'une petite mandarine, immobile dans la mamelle, mais sans adhérences à la peau, qui est de coloration normale ; la pression y provoque une souffrance assez vive. Le mamelon, rétracté, suit le mouvement que l'on imprime à la tumeur. Il n'existe pas de ganglions engorgés dans l'aisselle.

Le mari, fort effrayé, décide sa femme à consulter un de nos savants collègues, professeur de clinique chirurgicale dans une Faculté voisine. Celui-ci conclut à un cancer ; il conseille cependant l'usage de l'iodure, la compression pendant trois semaines ; mais si, au bout de ce laps de temps, la tumeur n'a pas sensiblement diminué, l'amputation de la mamelle s'impose. Le traitement est suivi, et la grosseur est la même ; notre confrère recule encore : « Je ne pouvais me décider, dit-il dans l'observation que je transcris, à admettre l'existence d'une tumeur maligne, surtout à cet âge, surtout chez ma femme. » Ils viennent à Paris ; l'extrême régularité de la tumeur m'inspire quelque espoir ; je plonge, comme je le fais toujours en pareil cas, l'aiguille aspiratrice au centre du foyer et, cette fois encore, je retire du pus. Un mois après, le 27 juillet, j'incise la collection sous la cocaïne ; il s'écoule par l'orifice un liquide filant, d'un vert clair et qui rappelle la couleur d'une « absinthe » légère. Comme dans l'observation précédente, je constate que la paroi de la cavité est lisse. La guérison fut assez rapide, et maintenant, sept mois après mon intervention, le mari m'écrit que tout est pour le mieux.

Enfin, une cinquième observation personnelle : elle a trait à une malade de soixante et un ans qui est encore dans nos salles et qui m'a inspiré l'idée de vous parler aujourd'hui des mastites chroniques. Nous ne trouvons à signaler, dans son histoire, aucun antécédent pathologique douteux. Elle s'est mariée à trente-deux ans ; elle a eu son premier enfant à trente-trois et son dernier à trente-huit. Elle les a nourris tous les deux pendant huit mois et la lactation s'est faite sans encombre. La ménopause s'est effectuée à cinquante-cinq ans ; à cinquante-six elle a eu une fluxion de poitrine, puis une phlébite variqueuse des membres inférieurs. Enfin, l'année passée, à soixante ans, elle contracta une influenza grave qui la tint couchée trois mois et qui l'a laissée fort affaiblie ; depuis cette époque elle n'a jamais recouvré complètement la santé, et c'est au milieu des accidents de cette convalescence attardée, qu'elle a senti se développer peu à peu une tumeur dans le segment interne et supérieur de la mamelle droite. L'accroissement en fut des plus lents, sans à-coups ; elle avait le volume d'un petit œuf lorsque la malade consulte un de nos confrères, qui crut à un cancer et conseilla l'amputation du sein.

A son entrée dans le service, nous constatons que la mamelle droite est plus volumineuse que la gauche ; sa partie interne et supérieure est surélevée par une bosselure hémisphérique, d'une dureté ligneuse, régulière, mais hérissée de petites nodosités qui rappellent les grains glandulaires d'un sein normal ; son volume est celui d'un gros œuf, et en aucun point on ne sent de tissu ramolli. Les téguments qui recouvrent la tumeur sont souples, mobiles et parcourus par quelques veinosités bleuâtres ; cependant, lorsqu'on les plisse, ils se creusent de petites dépressions semblables à celles de la peau d'orange. Il n'y a pas de prolongements rameux et l'ovoïde du néoplasme est à peu près parfait, sauf en bas et en dehors où la masse présente une sorte de bosselure secondaire ; le mamelon est à peine rétracté et il n'y a pas de ganglions dans l'aisselle. Les douleurs spontanées, qui ont peut-être

existé dans les premiers temps, mais qu'il est fort difficile de distinguer des souffrances erratiques laissées à
peu près dans tout le corps par l'influenza, ont absolument disparu ; cependant la pression, vers le centre,
éveille une certaine douleur.

Les vingt et un ans qui nous séparent de la lactation,
l'âge de la malade nous font pencher vers le diagnostic
de cancer ; la régularité de la tumeur, son volume, l'absence de prolongements rameux et de rétraction du mamelon éveillent l'idée de mastite chronique. Seule la
ponction exploratrice pouvait me tirer d'embarras. Je
plonge l'aiguille aspiratrice au point central de la tumeur,
j'aspire, et du pus, ce pus gommeux et verdâtre que j'ai
déjà comparé à une « absinthe » légère, remplit le corps
de la seringue. Il s'agissait bien d'un abcès. J'incise alors
largement sous l'analgésie cocaïnique et je vide la collection. J'insinue mon doigt au travers des lèvres de la plaie
et je pénètre dans une cavité à parois lisses, régulières,
sans anfractuosités à la partie interne, mais aréolaires,
tomenteuses en dehors et présentant deux ou trois cavités secondaires. La poche a été lavée et drainée sous
un pansement compressif et, à cette heure, la guérison
est obtenue.

Notre ancien interne, M. Martin, a bien voulu faire
l'examen bactériologique du pus prélevé par lui, et avec
toutes les précautions d'usage, au moment de l'ouverture de la collection. Le pus ensemencé en petite quantité sur bouillon et sur gélose ne produit pas de culture,
mais, avec de grandes quantités, le bouillon se trouble et
l'on voit apparaître un bacille qui présente les caractères
suivants : il germe sur bouillon ordinaire qu'il trouble en

donnant un léger voile à la surface ; de la culture se dégage une odeur qui rappelle celle du coli-bacille. Sur bouillon alcalin avec lactose, au bout de trois jours, on ne constate pas bien la fermentation ; cependant le lait est coagulé après le même laps de temps ; la culture sur gélose ressemble à celle du coli-bacille. Ce microbe ne se colore pas par la méthode de Gram ; il est aussi mobile que le bacterium coli et, s'il faisait fermenter la lactose, on pourrait l'identifier à ce dernier. Des études ultérieures nous fixeront peut-être mieux sur sa nature. Elles ont montré qu'il s'agissait bien du coli-bacille, dont la virulence atténuée a repris par les cultures son activité première.

Telles sont nos cinq observations personnelles ; ces faits ne sont point nouveaux : A. Cooper, Velpeau en ont signalé de semblables ; ces abcès chroniques préoccupaient Dolbeau qui nous en parlait, en 1875, dans ses cours à la Faculté. Son élève, Victor Bardy, publiait une thèse appuyée sur douze cas, peut-être trop disparates, mais dont quelques-uns présentent un grand intérêt ; malheureusement la distinction entre la tuberculose et la mastite chronique n'y est pas encore faite, et les deux variétés sont mêlées. En 1887, j'imprimai un mémoire recueilli dans les *Cliniques de l'Hôtel-Dieu*, et en 1892 M. Pierre Delbet nous donne, dans le *Traité de chirurgie*, un excellent article dont je vous ai déjà parlé et auquel je vous renvoie. Mais, malgré tout, nos connaissances restent fort précaires, et si nous transcrivons ici nos cinq cas, dont deux ne sont pas inédits, c'est beaucoup pour servir d'amorce à des recherches originales et sérieuses.

Un des premiers problèmes à éclaircir est l'origine de ces collections purulentes : les germes pathogènes peuvent gagner le foyer où se développera l'abcès par trois voies seulement : la voie lymphatique, les canaux galactophores et les vaisseaux sanguins. Dans nos observations, la première doit être exclue : le mamelon était intact ; aucune érosion n'est notée ; aucune porte d'entrée n'est ouverte ; il faudrait des irritations incessantes, des assauts répétés comme ceux de la lactation pour expliquer une inflammation à marche rétrograde et suivant un sens inverse à celui de la lymphe. Ces abcès angioleucitiques sont déjà peu admis pendant l'allaitement : ils le seraient moins encore dans quatre de nos cas où le mamelon était au repos, et si la dernière lactation ne remontait, dans le premier fait, qu'à six semaines, dans le deuxième elle datait de six ans, de neuf ans dans le troisième, de deux ans dans le quatrième et de vingt ans dans le cinquième. Il me semble que, dans tous ces cas, la voie lymphatique doit être innocentée.

Je puis en dire autant de la voie des canaux galactophores et pour des raisons identiques : les microbes de la suppuration qui se trouvent sur le mamelon ne peuvent pénétrer dans les vaisseaux lactifères que lorsque ceux-ci sont ouverts par le liquide sécrété ; les germes inoculent alors les parois de proche en proche, arrivent ainsi jusqu'aux derniers culs-de-sac glandulaires où ils prolifèrent abondamment et forment une collection purulente. Cette pathogénie semble déjà difficile pour notre premier cas, à peine possible dans notre second, bien qu'il soit noté dans l'observation que, à l'époque de l'abcès, un an après l'accouchement, on pouvait faire sourdre, par une pression énergique, une goutte de lait au bout du mamelon ; mais elle devient·impossible pour notre troisième, pour notre quatrième et pour notre cinquième fait ; le temps écoulé était vraiment trop long depuis l'époque où les canaux étaient parcourus par le lait, et nous en concluons que la voie des vaisseaux galactophores doit être innocentée comme la voie lymphatique.

Nous n'avons donc plus le choix, et la voie sanguine nous paraît seule acceptable. Nous nous imaginons que, dans nos cas, l'inoculation a dû se faire de la façon suivante : d'abord, si la lactation doit être placée au second rang, elle ne doit pas être absolument innocentée ; les parois des abcès, examinées après l'ouverture, étaient lisses et comme séreuses ; cet aspect semble démontrer que la collection purulente s'est enkystée, non dans le tissu cellulaire, qui se creuse d'ordinaire des poches à parois tomenteuses et irrégulières, mais dans les conduits galactophores, et cette hypothèse est d'autant plus probable que, dans deux cas, on a trouvé des globules de colostrum mélangés aux leucocytes. Une certaine quantité de lait serait restée dans les culs-de-sac, oubliée depuis six semaines, deux ans, six ans, neuf ans et vingt-deux ans. Ce liquide pourrait aussi être renouvelé par quelque aberration de sécrétion assez fréquente dans la physiologie de la mamelle ; il servirait d'« espace mort », de milieu de· culture aux germes qui, à un moment donné, auraient pu être semés dans la région.

Et dans notre dernière observation si bizarre, où la culture n'a révélé aucun des germes pyogéniques ordinaires, staphylocoques blancs et dorés, ou streptocoques, mais un microbe à peu près semblable au coli-bacille, j'aurais une très grande tendance à incriminer l'influenza antérieure. La bactériologie de cette maladie, éminemment contagieuse, est peu connue, et les micrographes sont loin d'être d'accord. Mais on sait combien les suppurations sont fréquentes après cette variété de grippe, et je ne puis croire que l'abcès volumineux, survenu chez une femme de soixante-deux ans, plus de vingt ans après la lactation, n'ait pas été préparé ou provoqué par cette atteinte grave, qui, pendant plus de cinq mois, a affaibli notre malade. Si l'influenza n'a pas semé elle-même les germes pathogènes, du moins, elle leur a fourni le prétexte de se développer à leur aise et de provoquer la collection purulente.

L'accumulation du lait en un point de la glande peut être fort peu considérable, et le « galactocèle » primitif ne doit, dans certains cas, distendre qu'un très petit nombre d'acini ; mais ce liquide est un bon milieu de culture où les germes pathogènes pourront coloniser et provoquer sournoisement l'évolution de la mastite chronique. N'est-ce pas ainsi que les choses ont dû se passer dans notre troisième observation ? Nous avions examiné à plusieurs reprises la glande gauche de notre malade et l'avions trouvée normale ; il n'y avait ni dureté, ni bosselures douteuses et, cependant, il s'y développe une tumeur que nous incisons, et dont le contenu est absolument semblable à celui que nous avions retiré du sein droit trois ans auparavant, lors de notre première intervention. L'existence d'une paroi régulière et lisse nous fit admettre la possibilité d'un galactocèle antérieur, mais il devait être très petit pour avoir échappé à toutes nos investigations.

En résumé, les abcès chroniques que nous avons observés ne seraient, pour nous, que des galactocèles enflammés : l'existence d'une paroi lisse et la présence de globules de lait confirment cette hypothèse. Mais nous admettons aussi que des collections à marche froide peuvent, en dehors de la tuberculose, se développer dans le tissu cellulaire de la glande et non plus dans les canaux et les acini. Les phénomènes inflammatoires se dérouleraient alors sans fracas, d'une manière insidieuse avec un minimum de rougeur, de chaleur, de douleur et de congestion : il se passerait là quelque chose de semblable à ce que l'on observe pour certains abcès, au déclin d'une éruption furonculeuse. Une tumeur globuleuse apparaît en un point où la douleur est presque nulle ; la réaction est des plus faibles, et les signes en sont si peu accusés que c'est souvent par hasard que la malade ou le médecin en reconnaissent l'existence.

Nous avons publié une observation qui témoigne de cette forme : il s'agit d'une journalière de trente-huit ans, qui nous consulte pour trois abcès successifs développés à la suite d'un sevrage ; ils siégeaient à la région externe du sein gauche. Ils sont ouverts largement, lavés au biiodure de mercure, drainés et guéris. Notre opérée allait nous quitter lorsque nous trouvons par hasard, dans le segment interne de la mamelle, une tumeur du volume d'une noix, immobile, enclavée dans la glande et d'une extrême dureté. Elle est adhérente aux téguments pointillés, implissables et qui présentent tous les caractères de la peau d'orange. Le mamelon est un peu rétracté et les ganglions de l'aisselle sont pris au nombre de deux ou trois. Le néoplasme, d'ailleurs, s'est développé insidieusement; il est indolore, et c'est nous qui le révélons à notre malade; nous prescrivons un pansement ouaté compressif; il modifie rapidement la masse qui se résolvait en quinze jours, mais nos craintes avaient été grandes.

Dans toutes nos observations personnelles, dans l'immense majorité des cas trouvés au hasard de nos lectures, des abcès chroniques de la mamelle ont été pris pour des cancers du sein. Benjamin Brodie, Astley Cooper, Dupuytren, Roux, Marjolin, Laugier, Velpeau, pour ne citer que les morts, ont amputé ou failli amputer des mamelles qu'ils croyaient squirrheuses, et dans l'épaisseur desquelles ils trouvèrent une collection purulente. La cause de cette erreur est facile à trouver. Les abcès chroniques sont aussi durs que les cancers ; comment penser alors à une tumeur liquide? Si l'on ajoute que cette masse, d'une résistance souvent ligneuse, est indolente, d'allure froide, de développement insidieux, que la peau qui la recouvre est de coloration normale, parfois adhérente, déprimée et pointillée comme celle du squirrhe, comment ne pas s'y tromper, surtout lorsque l'on songe que le cancer est fréquent, tandis que l'abcès chronique est rare?

Les signes qui peuvent conduire au diagnostic, dit M. Pierre Delbet, doivent être tirés de l'étiologie, de la marche de l'affection, du symptôme douleur et de l'état des ganglions. C'est juste; c'est juste surtout pour les mastites subaiguës dont nous nous occuperons dans la prochaine conférence, mais que M. Delbet a le tort, d'après nous, de confondre, dans une même description, avec la mastite chronique. Dans cette dernière, en effet, tous ces signes deviennent illusoires, aussi sommes-nous fort surpris de ne pas voir l'auteur insister sur le seul caractère et le seul indice qui nous aient servi pour reconnaître l'existence de l'abcès dans nos cinq cas, où de faux diagnostics avaient été déjà portés par des maîtres éminents, et où l'amputation avait été proposée et décidée. J'ai pu rectifier cette erreur dangereuse grâce à la forme globuleuse, arrondie, ovoïde, sans prolongements rameux du foyer morbide, grâce surtout à l'emploi de la seringue exploratrice, moyen aussi innocent que précieux, le seul qui donne un signe vraiment pathognomonique. Mais voyons d'abord, en les contrôlant sur nos cinq observations, la valeur des caractères qu'on nous propose.

L'étiologie est très précaire : les mastites chroniques reconnaîtraient deux causes principales : le traumatisme et la lactation. Pour le traumatisme, nous ne le rencontrons dans aucun de nos cinq cas, et si la lactation nous semble devoir être mise en cause, nous pourrions ne pas penser à elle dans quatre de nos cinq faits, puisque le dernier allaitement y remontait à deux ans, six ans, neuf ans et vingt-deux ans ! La marche de la tumeur aurait une valeur plus grande. Mais combien délicate en est l'analyse ! L'évolution en est froide, insidieuse ; on ne saurait dire à quel moment le foyer s'est constitué. Dire que le cancer se développe moins rapidement, c'est bien ; dans notre premier cas, ce signe aurait eu de la valeur, mais dans notre deuxième, notre troisième, notre quatrième et notre cinquième observations, l'époque d'apparition du néoplasme était trop obscure pour donner une indication précise. D'autant que certains cancers, les mastites cancéreuses dont nous avons maintenant sous les yeux un remarquable exemple, évoluent avec une extrême rapidité.

La douleur est un signe qui nous paraît plus trompeur encore : elle manque absolument dans trois de nos faits ; elle est à peine marquée dans un quatrième, bien légère dans un cinquième ; nous parlons, bien entendu, de la douleur provoquée par la pression, car les souffrances spontanées ont un caractère si subjectif, elles varient tellement suivant les malades, leur impressionnabilité et le siège de la tumeur, qu'il ne serait pas prudent de se fier à ce caractère. L'engorgement ganglionnaire peut manquer ou exister dans la mastite chronique et dans le cancer ; dans l'un et dans l'autre, il peut être petit ou volumineux, et « la disproportion entre la tumeur et l'adénite » ne m'a frappé dans aucun de mes cas. Une seule fois, j'ai trouvé des ganglions appréciables ; l'aisselle correspondante en contenait deux ou trois, mobiles et non douloureux et qui, par leur caractère, se rapprochaient autant des adénites inflammatoires que des adénites cancéreuses. Ici encore, je ne trouve que causes d'erreur ou d'incertitude.

La forme de la tumeur me paraît fort importante : cinq fois elle a mis mon esprit en éveil et m'a poussé à vérifier le diagnostic de maîtres et de collègues éminents. J'ai toujours trouvé le néoplasme arrondi ou ovoïde, à courbes parfaitement régulières malgré les saillies granuleuses des lobules de la glande. M. Pierre Delbet croit cette forme « exceptionnelle », et le foyer de mastite aurait l'aspect « d'un gâteau irrégulier, d'une plaque dure sans limites précises. Ce n'est pas qu'il envoie des prolongements rameux dans le reste de la glande, comme le fait le cancer, mais il est difficile de sentir où il commence et où il finit ». Certes, je ne voudrais pas nier la réalité de ces dernières formes ; je me contente de dire que, dans mes cinq cas, la régularité de la tumeur arrondie a frappé mon attention, et je crois que ce caractère est assez fréquent pour ne pas être négligé. Mais j'avoue qu'il ne m'eût pas suffi pour affirmer le diagnostic.

Seule la ponction exploratrice donne cette certitude ; elle seule prouve que cette tumeur, d'une dureté souvent pierreuse, contient du liquide ; elle seule indique la nature de ce liquide : on voit le corps de la seringue se remplir d'une substance un peu gommeuse et verdâtre et qui rappelle, comme consistance et comme coloration, les divers degrés de dilution de l' « absinthe ». Pourquoi délaisser ce moyen si sûr d'information? Je ne l'ai jamais vu échouer et jamais son emploi n'a provoqué le moindre accident; les malades les plus pusillanimes s'y soumettent. C'est pour ne pas y avoir eu recours que, dans les cas qui me sont personnels, des chirurgiens distingués ont effrayé des familles et proposé l'amputation du sein. Aussi ne saurais-je trop insister sur la valeur de la ponction exploratrice et, dans tous les cas où le diagnostic cancer ne s'impose pas, il faut plonger dans la tumeur une aiguille de Pravaz.

C'est sur cette recommandation que je termine une conférence dont je pourrais résumer en deux phrases les principaux enseignements : il se dépose dans la mamelle, — souvent à la suite de la lactation, mais à des époques si éloignées d'elle que cette lactation peut être oubliée, — des foyers de mastites chroniques, collections purulentes d'allure froide et que leur dureté ligneuse a fait trop souvent confondre avec des cancers. Pour éviter cette grave erreur, il suffit simplement d'y songer, et la ponction exploratrice mettra le diagnostic sous les yeux mêmes du chirurgien.

III

Mastites subaiguës et cancers du sein.

MESSIEURS,

Je vous ai montré, dans notre dernière conférence, que les mastites chroniques sont, la plupart du temps, méconnues et prises pour des cancers du sein. Je voudrais vous prouver aujourd'hui, en m'appuyant sur quelques observations personnelles ou communiquées par mes collègues, que les mastites subaiguës se prêtent aussi à l'erreur ; la faute alors peut être double : non seulement la mastite a fait croire au cancer, mais aussi le cancer a été confondu avec la mastite, et vous m'avez vu m'y tromper récemment. Je me hâte d'ajouter, toutefois, que la moisson de faits sera moins abondante que pour la thèse soutenue dans ma précédente clinique, car les signes et les caractères capables de redresser le diagnostic sont ici beaucoup plus nombreux.

Les mastites subaiguës, ai-je dit, peuvent être prises pour des cancers. En 1887 j'ai observé, à l'Hôtel-Dieu, une cantinière de 55 ans qui, trois mois avant son entrée à l'hôpital et quelque temps après un heurt violent sur la poitrine, avait constaté une tumeur de la partie externe du sein droit. Elle était de la grosseur d'une

noisette, puis elle s'accrut progressivement en provo-
quant plutôt de la gêne qu'une véritable souffrance. La
malade nous consulte, et nous trouvons la peau de la mamelle, normale dans sa moitié supérieure, un peu rosée
dans le segment inférieur. Prise à pleine main, la tumeur semble occuper toute la glande inégale, mame-
lonnée et pesante. La consistance en est dure ; en aucun
point, on ne sent de fluctuation, et l'aisselle est remplie
par une masse volumineuse de ganglions. Plusieurs de
nos futurs collègues, alors candidats au Bureau central,
crurent à l'envahissement de la mamelle par un cancer
encéphaloïde à marche rapide.

Ce diagnostic dura huit jours pendant lesquels, heureusement, aucune intervention ne fut proposée, car
l'évolution de la tumeur devait bientôt ruiner notre hypothèse : la peau du segment inférieur devint tout à coup
œdémateuse, rouge et chaude, des élancements violents,
une douleur intense, se manifestèrent avec une brutalité
telle que la malade réclama une intervention immédiate.
Cette marche suraiguë avait sans doute pour cause les
examens réitérés, les manipulations, le véritable pétrissage auquel, chaque matin, se livraient sur cette mamelle les élèves de la clinique. Toujours est-il que du
pus s'était collecté et, lorsqu'on refoulait la glande vers
la paroi thoracique, la peau se tendait en bas comme si
elle était soulevée par un liquide comprimé entre le gril
costal et la mamelle. Une incision donna issue à une
quantité énorme de pus crémeux et, dès le lendemain,
notre opérée, dont l'état général était inquiétant jusque-
là, n'avait plus de fièvre et reprenait son appétit.

Notre ami Charles Nélaton nous a fourni deux observations analogues et que nous avons déjà publiées ailleurs. Voici la première : une malade entre à l'Hôtel-Dieu pour une tumeur du sein, que lui et plusieurs de ses collègues, en particulier Richelot, Quénu et Jalaguier prirent pour un cysto-sarcome. Un vieux praticien, chirurgien militaire fort instruit, le docteur Ferraton, résistait cependant à ce diagnostic ; il remarquait que la femme avait cessé d'allaiter six semaines auparavant, et qu'une pression continue faisait jaillir, par les pertuis du mamelon, quelques gouttes de lait. Pourquoi ne s'agirait-il pas d'un abcès à marche subaiguë ? On suspend l'opération : au bout de quelques jours, la fluctuation d'abord douteuse, puis obscure, devenait évidente et une large incision livrait passage à une quantité de pus considérable : le premier diagnostic du cysto-sarcome était infirmé.

Seconde observation à peu près semblable : une femme d'une quarantaine d'années entre à l'hôpital Beaujon. Sept mois après un allaitement, s'était développée, dans la mamelle, une tumeur qui, par son volume, sa consistance, sa forme, l'état de la peau susjacente, l'adénopathie axillaire, était en tous points semblable à un encéphaloïde. De fait, ce fut le diagnostic du chef de service et de trois jeunes chirurgiens des hôpitaux qui, le lendemain, examinaient la malade. Mais bientôt le tableau clinique change : les téguments deviennent chauds et rosés ; le néoplasme se ramollit vers son centre où la fluctuation s'accuse ; on incise, un flot de pus jaillit et en deux semaines la guérison était complète. Ici encore, c'est grâce à l'évolution de la mastite que le diagnostic de cancer put être écarté.

Phocas fournit, dans sa thèse, deux observations non moins remarquables ; la première est due à Le Fort : une malade entre dans son service pour une affection du sein. La dernière de ses couches remonte à dix mois ; mais l'allaitement ne dura qu'un mois. Huit mois après le sevrage, des démangeaisons surviennent dans le sein gauche, où l'on constate l'existence d'une tumeur du volume d'un œuf. Lors des premiers examens, la mamelle est plus grosse que celle du côté droit ; la peau est sillonnée de quelques veinosités bleuâtres ; le mamelon est légèrement rétracté. Quant au néoplasme, il est mobile sous la peau, indolent, bosselé et dur ; les ganglions de l'aisselle sont engorgés. Le Fort conclut à un cancer qu'il traite par la compression ; mais les bandes ne purent être tolérées. Au bout de sept jours, la fluctuation apparaît ; on incise, et une quantité énorme de pus phlegmoneux s'écoule. La guérison en était bientôt obtenue.

La dernière de ces observations a été recueillie dans le service de Le Dentu : une journalière de vingt-quatre ans prend froid un mois et demi après ses couches ; dès le lendemain, lourdeur dans le sein gauche et douleur irradiée vers l'aisselle ; la glande augmente et l'on constate, dans le segment inférieur, une tumeur ferme, nullement fluctuante. La peau qui la recouvre est souple et mobile ; le mamelon n'est pas rétracté, l'aisselle est libre de ganglions. Cette mamelle, lourde, gonflée, volumineuse, était dure. Cependant, on y remarquait, au bout de quelques jours, un soulèvement et une fluctuation obscure qui ne tardèrent pas à disparaître. Le gonflement diminue sous l'influence du traitement, et lorsque la malade quitte l'hôpital, il ne reste plus qu'un noyau indolore, lobulé et moins résistant que n'était la tumeur au début. Comme dans les observations précédentes, la marche de l'inflammation vint infirmer le premier diagnostic de cancer.

Les cancers du sein, ai-je dit, peuvent à leur tour être pris pour des mastites subaiguës. Voyons maintenant cette réciproque qui, je dois le déclarer tout d'abord, ne me paraît pas fréquente. J'en ai pourtant trois observations personnelles. En 1887, j'opérais une dame de cinquante ans pour une tumeur du sein droit sur la nature de laquelle j'avais longtemps hésité. La mamelle, distendue par une masse irrégulière, bosselée et dure, était couverte d'une peau œdémateuse, adhérente aux tissus sous-jacents, rosée et chaude ; sous les parties d'apparence le plus enflammées, la pression réveillait de la douleur et on y percevait une fluctuation des plus nettes. Cette mastite s'était développée avec une rapidité extrême, puisque, en deux mois, elle avait acquis le volume énorme que nous constations alors ; il y avait des ganglions indurés dans l'aisselle. Aussi, je pensai à quelque inflammation totale de la glande, de cause inconnue, car les traumatismes invoqués me paraissaient sans valeur, et il n'y avait pas eu de grossesse depuis plus de vingt ans. Mais l'évolution de la tumeur nous donna, ici encore, le diagnostic : les bosselures grossirent, et la peau ne s'ouvrit pas comme elle eût fait dans un phlegmon. J'extirpai largement la tumeur ; il s'agissait de ces adéno-sarcomes où les cavités sont distendues par des végétations arborescentes, molles et polypiformes. La guérison s'est maintenue jusqu'à ce jour, près de sept ans depuis l'amputation.

Deuxième fait : en 1889, je fus appelé, par mon ami le docteur Raymond, auprès d'une Américaine d'une trentaine d'années, fort inquiète au sujet d'une tumeur développée dans la mamelle gauche. Les accidents n'avaient que quelques jours de date. Ils se traduisaient par de la gêne, une sensation de pesanteur dans la glande plus chaude et plus résistante. Au premier examen, voici ce que je constatai : le sein tout entier semblait envahi par un œdème inflammatoire au milieu duquel on sentait, toutefois, trois foyers distincts, noyaux plus durs et plus douloureux. De la plus externe de ces masses partait une traînée, sorte de corde qui soulevait la peau à laquelle elle adhérait, et qui gagnait l'aisselle en abordant un volumineux ganglion. Il paraissait impossible de repousser l'idée d'un phlegmon d'allure au moins subaiguë, bien que rien dans l'étiologie ne semblât l'appuyer : il n'y avait pas eu de traumatisme, et si la malade avait eu deux enfants, le dernier avait sept ans déjà ; la sécrétion lactée, à peine appréciable après l'accouchement, remontait à une époque trop lointaine pour être incriminée.

J'appelai en consultation M. Verneuil ; mais déjà l'aspect de la mamelle avait changé : les trois foyers s'étaient réunis et ne formaient plus qu'une masse unique englobant la glande entière. Les plaques rouges et adhérentes qui existaient en certains points, avaient fait place à une coloration uniforme et moins accentuée de la peau dont la consistance était devenue plus grande ; le mamelon s'était rétracté, et, en définitive, le doute ne paraissait

plus permis; il s'agissait d'un encéphaloïde de la mamelle, et ce fut le diagnostic de mon maître. La glande
fut enlevée avec la peau qui la recouvrait; aussi ne put-
on faire de réunion et la cicatrisation complète n'était
obtenue qu'au septième mois; l'année suivante, la mamelle droite fut prise à son tour et amputée; une nouvelle opération complémentaire fut même jugée nécessaire au bout de quelques mois et, à la fin de la troisième
année, une généralisation cancéreuse emporta la malade.

Voici, Messieurs, un troisième fait plus récent : à
la fin de janvier entrait, dans nos salles, une femme
de trente-cinq ans dont, jusque-là, la santé avait été
excellente; elle avait eu trois enfants, dont le dernier il
y avait six mois, et c'est à cette époque que la malade vit
apparaître, autour du mamelon, peut-être un peu rétracté, quelques indurations : les unes dans la glande elle-
même, les autres, plus petites, dans l'épaisseur de la peau;
l'aisselle se prit à son tour et les accidents furent assez
graves pour que l'idée de l'hôpital ne fût pas repoussée;
voici ce que je constate : la peau qui recouvre la mamelle est épaisse, adhérente à la glande chagrinée, elle
présente çà et là de petites tumeurs semblables à des
grains de plomb enchâssés dans les téguments; en dedans, vers le sternum, on trouve une plaque rouge,
œdémateuse, qui conserve l'empreinte du doigt, douloureuse et d'aspect inflammatoire; la fluctuation y est
des plus nettes, et l'on dirait un abcès chaud.

Cet œdème, cette rougeur, cette fluctuation se retrouvent dans l'aisselle dont le creux s'est comblé; la région forme, au contraire, une saillie globuleuse due
sans doute à une collection purulente sur le point de

s'ouvrir. Au centre de la tuméfaction, en effet, la peau s'est amincie et le pus semble prêt à s'échapper. Comme les douleurs sont assez vives, nous **nous** décidons à intervenir, et, sous la cocaïne, nous incisons à la fois le foyer mammaire et le foyer axillaire; l'un et l'autre sont recouverts par une peau plus épaisse et plus résistante que nous ne le pensions, et l'un et l'autre forment une cavité bien moins considérable que dans les collections purulentes ordinaires; les parois sont déchiquetées, irrégulières, et le liquide est une substance demi-fluide où le pus semble mélangé à du sang et à des débris de tumeur; l'examen bactériologique fait au laboratoire de Pasteur n'y a révélé l'existence d'aucun micro-organisme.

Il ressort de ces huit observations — et nous pourrions en multiplier le nombre — que les mastites subaiguës prennent parfois l'allure du cancer, et que parfois le cancer ressemble à une mastite subaiguë. Mais l'erreur est ici moins redoutable que pour les abcès chroniques du sein; elle ne dure pas, et nous ne connaissons pas de fait où une amputation du sein ait été pratiquée pour une mastite qu'un coup de lancette eût guérie. Or, nous avons vu, dans notre dernière conférence, que souvent la mamelle avait été extirpée pour une mastite chronique malheureusement confondue avec un cancer. Nous avons en effet des éléments de diagnostic plus nombreux qui, groupés en faisceau, finissent par imposer la certitude. Et les caractères que donne Pierre Delbet dans son article du *Traité de chirurgie*, et qui nous semblaient peu valables pour les mastites chroniques, nous paraissent au contraire suffire, dans la plupart des cas, pour permettre de distinguer la mastite subaiguë de l'encé-phaloïde et l'encéphaloïde de la mastite subaiguë.

Voyons d'abord l'étiologie : les mastites subaiguës, nous dit-on, reconnaissent pour cause principale la lactation et les traumatismes. Or, justement, dans nos cinq observations, nous notons, dans le premier cas, un choc violent qui précède de peu le gonflement inflammatoire de la mamelle; dans le deuxième, la glande est encore gonflée par le lait et le sevrage ne date que de six semaines; dans le troisième, il remonte à cinq mois et à huit dans le quatrième: mais on sait que ce temps est loin de suffire toujours pour tarir la sécrétion. Enfin, dans le cinquième, la mastite se développe un mois et demi après la couche. Il y a donc là un caractère de premier ordre et, dans tous les cas où la puerpéralité peut être en jeu, il faut songer d'abord à la possibilité d'une inflammation, quelles que soient les allures prises par la tuméfaction : l'indolence possible, l'épaississement et l'induration de la peau, la rétraction du mamelon, l'absence d'une fluctuation nette. Ces signes qui appartiennent au cancer ont beau exister, c'est souvent d'une mastite subaiguë qu'il s'agit.

Malheureusement, la valeur de ce caractère est diminuée de ce fait que, si la sécrétion lactée est une cause indiscutable de mastite, elle ne s'oppose cependant pas à l'évolution du cancer, et dans notre dernière observation, celle où nous avons pris un cancer pour une mastite suppurée accompagnée d'une vaste adénite fluctuante de l'aisselle, nous avons peut-être été induit en erreur par l'apparition des premiers accidents dans la glande peu de jours après une couche. Il ne s'agissait pas moins d'un néoplasme cancéreux légitime. J'ai publié ailleurs l'histoire d'une journalière de quarante ans entrée dans mon service pour un cancer encéphaloïde développé dans une mamelle en pleine lactation et enflammée par places. La tumeur ulcérée et débordante était adhérente au tissu profond, et des abcès s'ouvraient qui donnaient issue à du pus et à des débris cancéreux. Un érysipèle même y prit naissance, et parut faire disparaître l'encéphaloïde ; ses champignons exubérants furent, pour ainsi dire, fauchés par l'exanthème. Mais, au bout d'un mois, le mal reprenait sa marche.

Néanmoins, maintenons ce signe à l'actif de la mastite aiguë et disons que la proximité d'une couche est surtout en faveur de l'inflammation. Le symptôme douleur ne doit pas être négligé ; cependant, il y a plutôt pesanteur et gêne que souffrance véritable dans notre premier cas de mastite ; la douleur n'est pas mentionnée dans le deuxième et le troisième ; dans le quatrième, la tumeur est indolente, et dans le cinquième seulement on parle de douleurs irradiées vers l'aisselle. Ce caractère est donc loin d'être constant, et tout en le retenant comme pouvant peser de quelque poids dans la balance, sachons qu'il est loin d'être décisif. De même de l'état des ganglions : d'habitude ils sont plus rapidement tuméfiés et plus volumineux dans les mastites. C'est, en effet, le cas de trois de nos observations où l'aisselle est distendue par une énorme adénite ; mais la tuméfaction ganglionnaire n'est pas notée dans un fait, et elle manque dans un autre. Et ne voyons-nous pas dans notre deuxième et surtout dans notre troisième observation d'encéphaloïde de la mamelle une adénite volumineuse de l'aisselle? Dans notre dernier cas, le creux axillaire rempli par les ganglions en était devenu globuleux.

Sans donc méconnaître la valeur de ces signes, reconnaissons que, pris individuellement, ils ne donnent aucune sécurité, et, dans tous nos faits, c'est l'observation patiente de la maladie, l'étude de sa marche et de son évolution qui ont fini par nous donner le diagnostic; au bout de quelques jours, de quelques semaines au plus, les signes de la mastite s'affirment, la fluctuation devient nette, le pus se fait jour à l'extérieur; ou bien, dans le cas contraire, les caractères du cancer s'accentuent : la peau devient plus épaisse, plus dure, des nodosités se montrent, une sorte d'éruption de pustules, caractéristiques d'un carcinome du tégument. En fait, dans les huit observations que nous avons transcrites, dans les cinq cas de mastite et dans nos trois cas de cancer, l'erreur de diagnostic, ou mieux le doute des premiers jours n'a jamais conduit à une thérapeutique condamnable; on n'a pas, comme dans les faits de mastite chronique, amputé une glande qu'on eût pu se contenter d'inciser. Une seule fois, dans la dernière observation, il m'est arrivé d'ouvrir, comme une collection purulente, la bosselure rouge, ramollie et fluctuante d'un cancer. Mais, si nous nous sommes permis une pareille intervention, c'est d'abord à cause de son innocuité, et puis pour asseoir définitivement un diagnostic douteux.

C'est vous dire, Messieurs, qu'un peu d'attention, un

peu de science et beaucoup de patience vous suffiront, même dans les cas difficiles, pour distinguer les inflammations des cancers. Mais n'oubliez pas — et c'est l'enseignement que je désire vous voir retirer de cette conférence — n'oubliez pas que, en clinique, les caractères décisifs, irrécusables, les signes pathognomoniques, comme on dit, n'existent guère ou n'existent pas. Et, pour ce qui a trait à l'objet de notre entretien d'aujourd'hui, les ressemblances des mastites subaiguës avec certains encéphaloïdes de la mamelle peuvent être telles qu'il ne faut pas se contenter de l'examen « actuel »; les débuts du mal et son évolution fournissent parfois des indications précieuses dont la plus importante, malgré ses défaillances, sera d'établir si la glande est ou n'est pas en état de lactation.

CHAPITRE V

AFFECTIONS DE L'ESTOMAC ET DU FOIE

I

Sur une gastro-entérostomie.

Messieurs,

L'anastomose entre l'estomac et le jéjunum, imaginée
pour obvier aux rétrécissements cancéreux du pylore,
a été froidement accueillie en France : la Société de chirurgie, dans un rapport de M. Monod, en restreignait fort
les indications ; nos livres d'étude, parmi lesquels le
Traité de chirurgie et notre *Traité de thérapeutique chirurgicale*, ne sont guère encourageants et, dans notre
pays du moins, au commencement de l'année courante,
le nombre de ces opérations ne dépassait peut-être pas
deux. Mais voici que la gastro-entérostomie semble
en appeler de cette défaveur ; quelques-uns d'entre
nous y ont eu recours et les bénéfices qu'ils en ont retirés
sont vraiment appréciables. C'est ce que je voudrais
établir à propos d'une observation personnelle dont je
vais, tout d'abord, donner un résumé rapide.

Il s'agit d'une femme de 51 ans entrée, le 25 juillet
1892, dans le service de Broussais où l'envoyait notre
collègue des hôpitaux, le D^r Œttinger. Les premiers

accidents dataient de neuf mois environ ; leur marche avait été prompte et, au moment de notre examen, nous trouvons, à droite, une tumeur volumineuse ; les matières ingérées sont vomies au bout de deux ou trois heures ; les selles sont à peu près supprimées et la malade ne rend tous les dix ou douze jours que quelques amas glaireux par l'anus ; la dilatation stomacale est phénoménale et semble envahir tout le ventre à l'exception de l'hypochondre droit. L'amaigrissement et la faiblesse sont extrêmes et la mort est imminente. — Malgré cette déchéance organique, la gastro-entérostomie nous paraît indiquée et nous y avons recours avec l'aide particulièrement compétente de notre collègue M. Chaput.

Une incision de 12 centimètres est faite, 6 centimètres au-dessus, 6 centimètres au-dessous de l'ombilic ; l'estomac est mis à nu, il descend très bas dans l'abdomen et nous avons à le soulever pour atteindre l'anse jéjunale sur laquelle sera pratiquée l'anastomose ; nous la trouvons sous l'épiploon et le côlon transverse, et, en suivant avec le doigt la face inférieure du mésocôlon transverse, nous atteignons ainsi la colonne vertébrale à gauche de laquelle émerge la première anse du jéjunum ; nous amenons celle-ci au contact de la face antérieure de l'estomac, solidement fixé par deux pinces-érignes qui tendent la paroi au niveau du point où nous la sectionnons, au bistouri, l'étendue de 1 à 2 centimètres.

Après hémostase des lèvres de l'incision gastrique par des pinces à pression douce, nous voulons vider l'estomac, d'abord avec un siphon, puis avec le trocart de Kœberlé ; rien ne s'écoule malgré la réplétion évidente de la poche; force nous est d'attirer l'estomac au dehors après avoir protégé le champ opératoire, et de l'ouvrir l'espace de 5 centimètres environ; cette large incision donne issue à une masse énorme de liquide et de corps étrangers, haricots, fragments de pommes de terre, zestes d'oranges, pépins et peaux de raisins, lentilles, grains de riz accumulés depuis des mois, et que n'avaient pu entraîner au dehors nos lavages réitérés.

L'estomac est vide : nous plaçons alors un premier plan de sutures, points séro-séreux, distants les uns des autres de 3 à 4 millimètres. Les fils sont orientés perpendiculairement à l'incision stomacale et passent, sur l'estomac, à 2 centimètres au-dessous de celle-ci; sur l'intestin, aussi près que possible de l'insertion mésentérique afin de ménager l'étoffe intestinale; un deuxième étage de points séro-séreux, absolument identique au premier, est placé à 1 centimètre au-dessus, et cette suture achevée, nous incisons l'intestin parallèlement à son axe, dans une étendue de 5 centimètres, de façon que l'orifice intestinal corresponde exactement à l'orifice stomacal.

Les deux lèvres postérieures de la bouche stomacale et de la bouche intestinale sont suturées; les points de ces fils muco-muqueux sont noués intérieurement et, par conséquent, font saillie dans la lumière de l'estomac et de l'intestin. Puis nous passons aux lèvres antérieures, unies aussi par des points muco-muqueux, noués cette fois au dehors. Il ne reste plus, pour terminer l'opération, qu'à pratiquer, au-dessus de notre anastomose, deux étages de sutures séro-séreuses, placés à 1 centimètre l'un de l'autre, et absolument semblables à ceux que nous avions faits au-dessous de l'anastomose; il existe donc six plans de sutures, trois au-dessus, trois au-dessous de l'anastomose, appuis assez solides et assez nombreux pour maintenir l'affrontement, et pour s'opposer à l'effusion des liquides gastro-intestinaux dans la cavité péritonéale.

Les suites de l'opération furent inquiétantes pendant deux jours; il n'y eut point de fièvre, mais, au contraire, une certaine hypothermie; la faiblesse était extrême et, aux vomissements par obstruction, avaient succédé les vomissements chloroformiques. Le troisième jour eut lieu, sous l'influence de lavements nutritifs, une véritable débâcle intestinale et, à partir de ce moment, les vomissements cessent, l'alimentation devient possible, les forces et les couleurs reviennent; deux mois après notre intervention, la dilatation presque paradoxale de l'estomac a disparu; l'opérée a gagné six livres; elle se lève, marche, mange sans dégoût même de la viande, va à la selle d'une façon régulière et se reprend à la vie; on ne reconnaîtrait plus la moribonde du mois de juillet. Ici le bénéfice est indiscutable, puisque notre malade vit encore et que ses souffrances ont disparu.

L'opération, telle que nous venons de la décrire, a été pratiquée sous le chloroforme; le choc en a été aggravé d'autant et, pendant deux jours, des vomissements dus à l'anesthésique ont failli emporter la malade. Aussi nous proposons-nous dorénavant de recourir à la cocaïne; grâce à elle, l'incision de la paroi abdominale, le seul temps douloureux, sera aisément franchie, car nous avons pu pratiquer des sections plus étendues sans provoquer la moindre souffrance. Dans nos trois dernières gastrostomies la cocaïne nous a été précieuse; aucun de nos opérés n'a eu le collapsus si souvent noté dans ce genre d'intervention chez les cancéreux; le choc opératoire a été nul et la guérison rapide.

Un autre point sur lequel il faut revenir est le nettoyage de l'estomac: plusieurs auteurs y insistent et M. Jaboulay, dans un mémoire récent, dit que le lavage à l'eau boriquée et à l'eau bouillie est « indispensable »; il doit être pratiqué, avant l'anesthésie ou sous l'anesthésie, jusqu'à ce que les sécrétions normales ou pathologiques accumulées en arrière du barrage créé par les néoplasmes soient entraînées, et que le liquide ressorte clair et limpide. Cette asepsie intérieure rendra moins dangereux un des temps de l'opération, l'incision de l'estomac. Nous y souscrivons volontiers, mais il est des cas, et notre observation en est un exemple, où ce lavage est illusoire; nous l'avons pratiqué jusqu'à fatiguer notre malade, et sans résultat aucun, entravé qu'il était par les corps étrangers qui obstruaient le tube.

En pareil cas, dans ces dilatations énormes et où des corps étrangers de toute sorte s'accumulent pendant des mois, le mieux est de ne pas fatiguer le malade par ces lavages impossibles; alors, dès que le ventre est ouvert, on ne doit pas perdre de temps, comme nous l'avons fait, en un siphonage inutile avec le gros tube en caoutchouc ou le trocart de Kœberlé; il faut attirer au dehors une portion notable de l'estomac et, — après avoir bien oblitéré derrière cette portion herniée la cavité péritonéale par des éponges et des compresses aseptiques, — on ouvre l'estomac et on évacue le liquide, on assèche

les parois du viscère avec des éponges et l'on peut alors,
sans crainte d'inoculer la séreuse, commencer les sutures
et pratiquer l'entéro-anastomose.

Une dernière remarque, importante, il est vrai, et
nous en aurons fini avec le manuel opératoire : sur la
foi de quelques observations, les auteurs semblent
craindre que le bol alimentaire, en sortant de l'estomac,
ne s'engage en partie et ne s'accumule dans le bout supérieur de l'intestin transformé en cul-de-sac par le cancer
pylorique ; ils redoutent encore que la bile, descendant du duodénum, reflue par l'anastomose jusque
dans l'estomac et y trouble la digestion. Aussi a-t-on
songé à créer des voies de dégagement pour le bol
alimentaire, des orifices de dérivation pour la bile, et
M. Jaboulay propose de

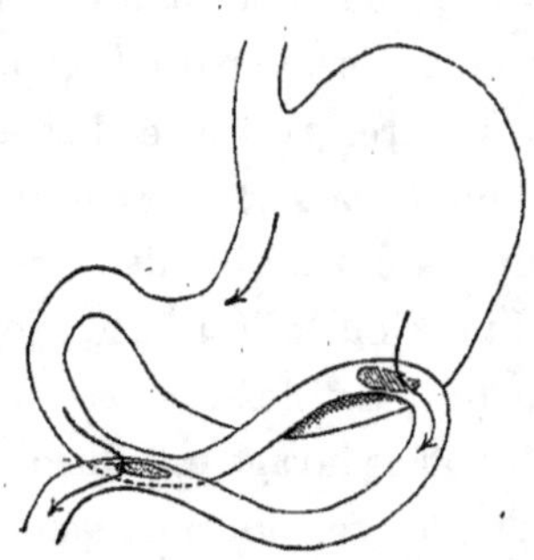

Fig. 1. — Gastro-jéjuno-duodéno-
stomie de Jaboulay.

doubler la gastro-entérostomie d'une jéjuno-duodénostomie.

La lecture des observations ne nous semble pas aussi
probante que le veut M. Jaboulay. Si je m'en tiens à
ses deux cas personnels, je constate que ses 2 malades
n'ont jamais eu de vomissements de bile, et si le premier
vomit tous les huit ou dix jours, il serait bien téméraire
d'affirmer que cette régurgitation est due « à l'accumulation progressive des aliments dans le duodénum ». Le
reflux de la bile n'a pas été noté dans la belle observation
de Michau où la gastro-entérostomie a été, comme la

nôtre, pratiquée sans toutes ces complications opératoires d'anastomoses nouvelles. Il en est de même
dans notre fait et, depuis deux mois que nous suivons
notre malade, nous n'avons constaté rien d'anormal
dans la digestion : les vomissements — aussi bien les
vomissements alimentaires que les vomissements bilieux
— font complètement défaut.

Et nous insistons, car s'il est démontré par de nouvelles observations que cette deuxième anastomose entre
le jéjunum et le duodénum est inutile, nous la pro-
clamerons dangereuse. C'est déjà une entreprise que de
pratiquer sur un cancéreux les six rangs de sutures que
réclame la bouche gastro-jéjunale ; il y faut un assez longtemps qui s'est chiffré dans notre cas par plus d'une
demi-heure. Doubler ce temps de l'intervention par
six nouveaux étages, n'est pas une minime affaire, lorsqu'on se rappelle le rôle que joue le choc opératoire
dans la léthalité des interventions, surtout pour les intestins, surtout pour les cancéreux. Aussi je ne crains
pas de répéter ma formule, et s'il est démontré que la
jéjuno-duodénostomie est inutile, je la repousse comme
dangereuse. Je me hâte d'ajouter que la question est
encore à l'étude et, dans une communication récente
à la Société anatomique, MM. Jayle et Desfosses ont
produit deux et peut-être trois observations où le reflux
des matières stomacales dans le duodénum paraissait
évident.

Le médiocre accueil fait en France à la gastro-entérostomie est évidemment dû à la gravité qu'on lui supposait. Cette opération n'était-elle pas grevée d'une

énorme léthalité ? En 1885, quatre ans après que Woel-
fler eut imaginé et pratiqué la gastro-entérostomie,
Winslow relevait 13 anastomoses avec 4 succès et 9 morts,
soit une mortalité de 70 p. 100 ; en 1887, Rockwitz ras-
semblait 21 observations avec 9 guérisons et 12 morts,
ce qui l'abaissait à 57 p. 100. Depuis, les résultats se
sont encore améliorés, puisque, d'après la statistique
de Guinard, qui porte sur près de 100 cas, la mortalité
ne serait plus tout à fait de 50 p. 100. Néanmoins, un
mort sur deux opérés, cette proportion n'était vraiment
pas encourageante.

Elle l'était d'autant moins que la gastro-entérostomie
est une opération palliative ; elle n'enlève pas le cancer, et,
en définitive, les bénéfices n'en sont pas durables. Nous
n'avons pas une table générale des survies, mais sur
8 opérés de la clinique de Billroth ayant survécu à l'opération, 5 sont morts de 1 à 7 mois après celle-ci et
3 vivaient encore, mais l'intervention la plus ancienne ne
remontait qu'à quatre mois. Aussi comprenons-nous les
réserves que Monod faisait en 1889, lorsqu'il entourait la
gastro-entérostomie de restrictions assez étroites, et lorsqu'il réclamait, pour la trouver légitime, que le malade
fût jeune, sa maladie récente, et la sténose pylorique absolue.

Cependant, à cette heure, nous supprimerions volontiers ces contre-indications, et nous dirions que dès que
le cancer du pylore s'affirme par ses signes habituels et
compromet la nutrition par des vomissements opiniâtres,
l'opération est justifiée quel que soit l'âge du malade et
de la maladie et bien que, peut-être, quelques parcelles
alimentaires franchissent encore le pylore. Nous prati-

querions l'anastomose dans tous les cas où la pylorectomie n'est pas indiquée, et celle-ci ne nous paraît acceptable que dans des cas absolument exceptionnels, lorsque
le cancer est à la fois circonscrit, petit et sans adhérences ;
car seulement alors l'opération n'est pas effroyablement
dangereuse.

Donc nous opérerions à peu près toujours, car ici l'indication nous paraît la même que dans les autres obstructions mécaniques du tube digestif, obstructions qui nous
commandent la gastrostomie et l'anus artificiel ; surtout
nous interviendrions le plus rapidement possible, avant
cette déchéance organique qui rend redoutables les moindres opérations. En effet la gastro-entérostomie, qui a
bénéficié déjà de la précision actuelle de la technique des
sutures intestinales, bénéficiera encore de la précocité de
l'intervention. Qu'on se rappelle la terrible mortalité de
la gastrostomie dans les cancers ! Les relevés de Petit
étaient désastreux : on s'est mis à opérer plus hâtivement,
et la gastrostomie est devenue une opération des plus
simples et frappée d'une léthalité médiocre. Mes trois
dernières gastrostomies, pratiquées à la cocaïne et sur
des malades encore résistants, m'ont donné trois succès
et vous vous rappelez les beaux cas présentés ici par
Nicaise, Routier, Terrier et Monod.

Il me semble, du reste, que l'expérience commence
à nous rassurer sur l'avenir de la gastro-entérostomie :
je n'ai fait aucune recherche à ce sujet ; mais, simplement à feuilleter les recueils, j'ai relevé 9 gastro-entérostomies pratiquées en France dans les premiers mois
de l'année courante et je constate huit guérisons contre
une mort opératoire, celle que rapportait notre collègue

Schwartz. Ces chiffres m'encouragent et je conclus, pour ma part, à une thérapeutique chirurgicale plus active, et si la pylorectomie paraît absolument dangereuse, si elle semble devoir être rejetée quand le cancer n'est pas petit, mobile, sans adhérences, je pense que la gastro-entérostomie, d'une gravité beaucoup moindre, peut à la fois allonger et adoucir les jours du malade.

————

MESSIEURS,

Je vous ai communiqué, dans une conférence antérieure, une observation de gastro-entérostomie. L'anastomose avait été pratiquée le 3 août 1892 et le résultat, vous disais-je alors, en avait été bon. La malade a vécu jusqu'au 3 janvier dernier ; elle s'est donc éteinte cinq mois, jour pour jour, après notre intervention dont le bénéfice ne s'est pas démenti jusqu'à la mort : il n'y a plus eu ni vomissements, ni douleurs, et c'est peu à peu que la cachexie a eu raison de notre opérée. J'ai pu examiner la pièce, et l'intérêt qu'elle présente est assez grand pour que je vous en communique une rapide analyse.

Je ne parlerai que de l'estomac ; je laisserai de côté la tuberculose pulmonaire concomitante et les cavernes dont étaient creusés les deux sommets. Le cancer primitif s'était généralisé et peu d'organes y avaient échappé. L'intestin, en particulier, est criblé de petites tumeurs dont le volume varie d'un pois à une noisette. Les foyers secondaires sont surtout confluents sur les anses grêles, mais le côlon n'y échappe pas. Un de ces néoplasmes se trouvait à 25 centimètres environ de l'anastomose, et sur l'anse jéjunale qu'elle oblitère en partie. Si

la cachexie n'avait pas tué notre malade, une obstruction
nouvelle était imminente au niveau de cette tumeur, qui

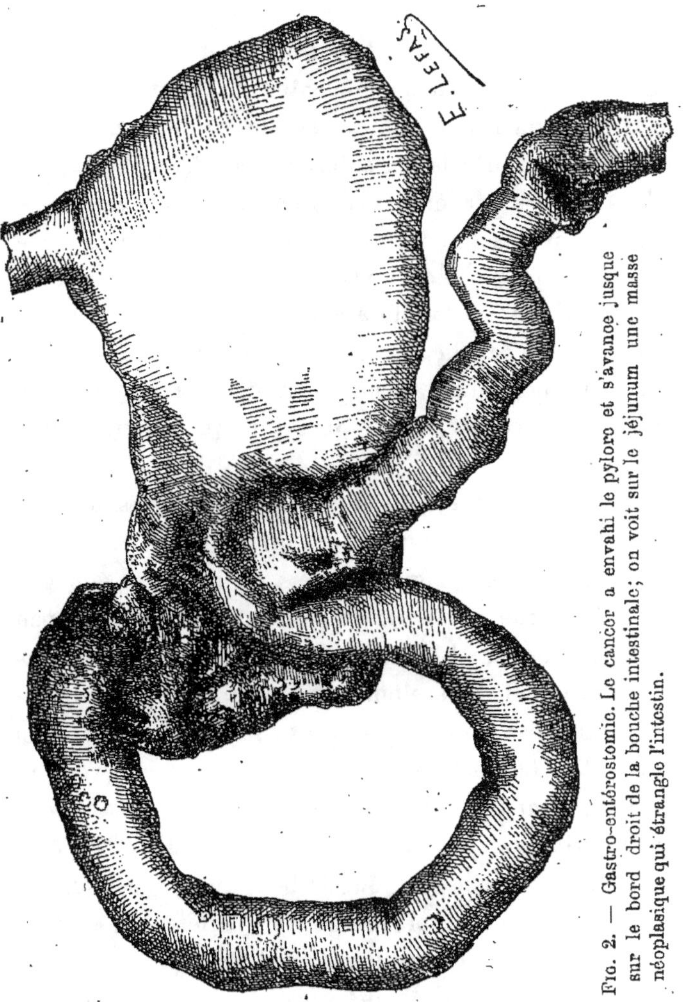

Fig. 2. — Gastro-entérostomie. Le cancer a envahi le pylore et s'avance jusque
sur le bord droit de la bouche intestinale; on voit sur le jéjunum une masse
néoplasique qui étrangle l'intestin.

déjà laissait à peine une légère fente pour le passage du
bol alimentaire.

Ce qui nous frappe, lors de l'ouverture de l'abdomen, c'est le volume normal de l'estomac; au cours de notre laparotomie, nous l'avions trouvé descendant jusqu'à la vessie et l'on se rappelle l'énorme quantité de liquide et de débris alimentaires qu'il contenait. Maintenant il mesure ses dimensions habituelles : le cardia, la grande et la petite courbure, la face antérieure et la face postérieure, dans toute la portion qui est à gauche de l'anastomose, paraissent absolument sains ; on n'y rencontre aucune infiltration cancéreuse, et la séreuse, la musculeuse et la muqueuse sont sans altération appréciable. Or cette portion saine, à gauche de l'anastomose, comprend environ les trois quarts de l'estomac : l'anastomose, en effet, a été établie beaucoup plus près du pylore que du grand cul-de-sac.

La portion située à droite de l'anastomose est au contraire envahie; on trouve, en arrière et en avant, des masses cancéreuses qui infiltrent les parois et se continuent en une virole rigide jusqu'au duodénum, à peu près oblitéré par le tissu morbide jusqu'à 3 ou 4 centimètres au delà de l'estomac. Néanmoins il existe un petit orifice par où un stylet peut s'insinuer jusque dans l'intestin. Le néoplasme, qui lors de notre intervention était distant de plusieurs centimètres de notre bouche artificielle, s'est peu à peu étendu jusqu'à elle et a même un peu gagné la lèvre droite du bout duodénal. Pourtant l'anastomose est encore presque tout entière en tissu souple, et ne se trouve nullement oblitérée par le cancer.

Au niveau de son abouchement à l'estomac, l'anse intestinale se coude à angle aigu et l'on a deux branches, l'une, le bout duodénal, qui va du pylore à l'anastomose et qui mesure de 35 à 40 centimètres; ce bout, qu'on pourrait appeler « cæcal » parce qu'il se termine en cul-de-sac au niveau du pylore oblitéré par le cancer, reçoit la bile, le suc pancréatique et quelques parcelles alimentaires qui s'y engagent, non par le pylore obstrué, mais par l'orifice artificiel de l'estomac. Mais ces matières n'y stagnent certainement pas, car elles ne paraissent ni macérées ni plus anciennes que celles des autres parties du tube intestinal. D'ailleurs cette anse n'est pas dilatée et semblerait absolument normale, n'étaient les petits noyaux cancéreux qui l'infiltrent. Quant au bout jéjunal, il est bien calibré, et n'a d'irrégulier que cette bride cancéreuse qui, vers le 25e centimètre, en ferme aux trois quarts la lumière.

Le traumatisme opératoire n'a laissé de trace en aucun point : la séreuse passe de l'estomac sur l'intestin sans discontinuité apparente, et à peine trouve-t-on, au niveau du sillon qui les sépare, un léger épaississement fibreux. Les fils transparaissent au-dessous; le péritoine glisse sur eux, et lorsqu'on incise la séreuse d'un coup de pointe, le fil, sans adhérence, surgit pour ainsi dire et se déroule avec la couleur et la souplesse qu'il avait au moment de l'intervention. Du côté de la muqueuse, l'anastomose est aussi régulière : la demi-circonférence droite et inférieure est un peu soulevée, en un point, par un prolongement cancéreux, mais elle est encore souple et porte sur son bord libre, absolument intacts et espacés de trois en trois millimètres, les fils muco-muqueux qui pendent, un peu noircis par les réactions chimiques. Mais pas un n'a ulcéré la portion de muqueuse qu'il étreint. La demi-circonférence inférieure n'a pas évidemment de fils :

ceux-ci ont été noués en dedans; elle forme comme un éperon saillant, semblable à celui qu'on rencontre à la bifurcation des artères, et la muqueuse stomacale se continue avec la muqueuse intestinale sans modification apparente.

Une première remarque que cette pièce nous inspire est le siège de l'anastomose : nous avions voulu la rapprocher du pylore pour que le bol alimentaire sortît de l'estomac dans un point pas trop éloigné de son passage habituel. Nous n'avons pas eu à nous en repentir, puisque le résultat fonctionnel a été excellent, et puisque le cancer n'a pas assez progressé pour oblitérer la bouche stomacale. Mais si notre opérée eût vécu plus longtemps, le néoplasme aurait pu envahir et obstruer l'orifice artificiel. Il faut donc tenir compte de cette infiltration progressive, et ne pas trop rapprocher l'anastomose du néoplasme.

Une deuxième remarque est la disparition totale de la dilatation : les dimensions de la poche étaient presque invraisemblables et l'organe descendait jusqu'à la vessie. Vous pouvez voir que l'organe a repris son volume habituel. Et ceci nous conduit à notre troisième remarque : l'anastomose faite sur la face antérieure, et non sur la face postérieure comme le réclament certains opérateurs, a donné un bon résultat fonctionnel. Je n'ai pas bien compris les raisons théoriques que ces chirurgiens invoquent; en tout cas notre fait ne plaide pas en leur faveur, et nous ne voyons pas quels résultats meilleurs eût pu donner une gastro-entérostomie postérieure.

Notre dernière remarque a trait à l'anastomose jéjuno-duodénale que Jaboulay recommande de juxtaposer à la gastro-entérostomie. Il craint l'accumulation de la bile, son reflux dans l'estomac, et la pénétration du bol alimentaire dans le cul-de-sac duodénal aveuglé par le cancer du pylore. Ici encore le fait contredit l'hypothèse : nous n'avons rien observé pendant la vie qui puisse témoigner de cette rétro-dilatation et, à l'autopsie, l'anse duodénale s'est trouvée de calibre normal. Aussi condamnons-nous cette anastomose jéjuno-duodénale qui complique l'opération, allonge sa durée d'une manière très appréciable, et par conséquent augmente les chances de choc et de collapsus qui guettent, trop souvent, un malade déjà cachectique.

II

Sur une observation nouvelle de gastro-entérostomie.

MESSIEURS,

Nous avons pratiqué, la semaine dernière, une gastro-entérostomie pour obvier à une obstruction totale consécutive à un cancer du pylore. Le moment est donc opportun pour vous entretenir, une fois encore, de cette opération, à l'ordre du jour depuis quelques années, et sur laquelle des travaux intéressants vienent d'être publiés par Guinard, Roux de Lausanne, Matignon, Chaput, Doyen, Dubourg, Morestin, Villar, pour ne citer qu'un petit nombre d'auteurs. Je voudrais voir avec vous si ces observations nouvelles et les recherches qu'elles ont provoquées, doivent modifier les conclusions que nous vous avions données dans une autre conférence.

Un terrassier de 54 ans entrait dans notre service, il y a quinze jours environ; il nous était envoyé par un de nos collègues des hôpitaux qui, au cours d'un remplacement, l'avait trouvé dans les salles où on le laissait paisiblement mourir. Son histoire était simple : au commencement de mars, les troubles gastriques dont il souffrait depuis longtemps, et sur l'origine desquels il

ne peut nous donner aucun renseignement précis, avaient
pris une telle intensité qu'il dut interrompre tout travail ;
les douleurs étaient incessantes, les vomissements incoercibles ; à peine pouvait-il garder, sans les rejeter
immédiatement, un peu d'eau rougie et de lait. L'amaigrissement était rapide ; aussi notre malheureux, à bout
de forces et de ressources, entre à Saint-Louis le 2 avril
de l'année courante. Les accidents sont loin de s'y amender ; les vomissements continuent, et aux matières alimentaires se trouve mêlée une certaine quantité de sang ;
l'estomac, dilaté, descend à quatre ou cinq travers de
doigt au-dessous de l'ombilic.

La palpation dénote l'existence d'une tumeur du volume d'une mandarine, à quelques centimètres à droite
de la ligne blanche ; la maigreur extrême du malade permet de la délimiter avec la plus grande facilité. Aussi le
doute n'est plus possible, et le diagnostic de cancer du
pylore est porté dès le premier jour ; les vomissements
ininterrompus et la cachexie permettent d'affirmer que
l'occlusion est complète, et que le passage des aliments
de l'estomac dans le duodénum est totalement supprimé.
Malgré cet état de plus en plus alarmant, le médecin ne
songe pas à la possibilité d'une intervention. Le malade
est évacué sur l'hôpital Laënnec d'où le docteur OEttinger
nous l'envoie. Il était bien tard ; la maigreur était sque-
lettique ; les bras, les cuisses, les jambes, étaient comme
flétris ; à peine la peau flasque y recouvrait-elle les os ;
la figure était terreuse, la voix cassée, les yeux étaient
excavés, et aux vomissements incessants s'ajoutait un
hoquet continuel ; toute alimentation était impossible ;
seul le lait était toléré, mais pour être régulièrement re-

jeté quelques heures après son ingurgitation. Aussi, plus de garde-robes, et, depuis quinze jours, sur le ventre creusé en bateau se dessine une saillie vers l'ombilic, — l'estomac distendu par les gaz et les liquides. L'aspect du malade est tel que nous hésitons à proposer une opération. Nous nous décidons cependant.

Elle est pratiquée le 26 juin avec l'aide de notre collègue et ami le Dr Chaput, dont nous nous sommes toujours assuré le concours pour de semblables interventions. Notre interne avait cru devoir laver l'estomac, dans lequel il avait, avant l'opération, fait passer six litres d'eau de Vichy. Cette fois encore j'employai le chloroforme et non la cocaïne. Je n'insisterai pas sur le manuel opératoire, car il fut de tous points le même que celui auquel j'ai eu recours lors de ma première gastro-entérostomie : incision sur la ligne blanche, partant de l'appendice xyphoïde et descendant à deux travers de doigt au-dessous de l'ombilic. L'estomac distendu est sous nos yeux ; nous attirons, au dehors, une partie de sa face antérieure et nous y pratiquons une incision de 3 centimètres, transversale et parallèle à la grande courbure ; par cette ouverture nous faisons pénétrer un petit tube de caoutchouc pour « siphoner » et vider la cavité, remplie encore, malgré le lavage antérieur, de liquide aigre et de grumeaux de lait.

Cette vidange de l'estomac a été un des temps les plus longs de notre intervention et nous a pris plus de dix minutes. Du moins, elle a pu être faite sans que la moindre parcelle solide ou liquide, venue de l'estomac, ait souillé le péritoine, protégé par des compresses aseptiques. La cavité vidée et lavée avec de l'eau bouillie, nous avons cherché la première anse jéjunale; nous l'avons trouvée avec la plus grande facilité sous l'épiploon et le colon transverse, près de la colonne vertébrale contre laquelle le mésentère maintenait son extrémité duodénale; nous avons amené cette anse au contact de la paroi antérieure de l'estomac, au niveau de l'incision que nous y avions déjà pratiquée, incision de 3 centimètres environ, mais que nous avons allongée et portée à 5 centimètres. Tout est alors prêt pour commencer la suture.

Un premier rang séro-séreux, long de 6 centimètres environ, à points séparés et au fil de soie, unit le bord mésentérique du jéjunum à la paroi stomacale, suturée à 2 centimètres au-dessous de son incision; un deuxième rang, semblable au premier, est établi à 1 centimètre au-dessus de celui-ci et unit la séreuse jéjunale à la séreuse gastrique; c'est à un centimètre au-dessus de cette dernière rangée que l'intestin est ouvert au bistouri, dans une étendue de 5 centimètres; l'incision horizontale est orientée de manière à correspondre directement à l'incision pratiquée sur l'estomac. Nous pouvons alors affleurer par un rang de sutures muco-muqueuses, toujours au fil de soie, les deux lèvres inférieures de l'incision stomacale et de l'incision intestinale; puis une nouvelle rangée muco-muqueuse unit les deux lèvres supérieures; l'anastomose gastro-intestinale est ainsi terminée, et la boutonnière bien bordée. Pour finir l'opération, il ne nous reste plus qu'à faire les deux étages séro-séreux au-dessus de cet orifice et à refermer le ventre. L'opération avait duré quarante-cinq minutes.

Les suites en furent des plus simples ; la température, le soir, avait bien baissé à 36 degrés, mais le lendemain matin elle était de nouveau à 37°,5, et devait y rester jusqu'au septième jour où les sutures abdominales furent enlevées ; les vomissements avaient cessé et les cuillerées de café, de lait, de bouillon et de rhum, absorbées de quart d'heure en quart d'heure, passaient sans encombre dans l'intestin. Avec les vomissements disparut aussi la douleur, et le hoquet, quoique persistant, était moindre. Et néanmoins on sentait que la partie n'était pas gagnée. La voix restait faible, le teint terreux, les forces diminuaient plutôt, malgré des injections quotidiennes de sérum artificiel dans les tissus de la fesse. Nos craintes devaient se réaliser, et notre opéré s'éteignait au commencement du neuvième jour. La gastro-entérostomie, certainement, n'avait pas hâté la mort, mais notre intervention avait été trop tardive pour la conjurer.

Nous avons pratiqué l'autopsie et voici ce qu'elle nous a révélé : les divers viscères, cerveau, poumons, foie, reins, ne présentaient aucune tare ; il en était de même des intestins. L'estomac, beaucoup moins dilaté que le jour de notre opération, est sain dans toute son étendue, sauf au niveau du pylore où existe une tumeur petite, tout au plus du volume d'une mandarine, presque régulière, sans bosselures du côté de sa superficie et sans ulcération du côté de la muqueuse ; néanmoins l'orifice duodénal est absolument oblitéré par le contact de la paroi opposée, et l'obstruction était complète pour le bol alimentaire. Du reste, pas d'adhérences de la tumeur aux viscères voisins, pas de ganglions engorgés, et sans la faiblesse extrême du malade, la pylorectomie aurait été ici, parfaitement indiquée.

L'anastomose était parfaite : c'était bien la première anse intestinale qui avait été accolée à la paroi antérieure de l'estomac. Elle s'est absolument bien maintenue, sans coudure brusque et sans la moindre trace d'inflammation ; les fils sont en partie recouverts par l'adhérence des parois ; aucun n'a cédé et la coalescence est complète. L'union est déjà entière, et c'est avec quelques difficultés que nous décollons en deux points les séreuses. Du côté de l'estomac, l'orifice se montre comme une fente large de 3 centimètres environ, à bords bien nets, bien cicatrisés ; cette bouche artificielle fonctionnait de toute évidence, puisque nous avons trouvé l'estomac vide, et que les bouillons, le lait et les jaunes d'œufs que le malade avait absorbés pendant les dernières heures de sa vie étaient dans le jéjunum.

Telle est cette observation nouvelle : malgré la mort survenue au neuvième jour, ce fait nous paraît plutôt plaider en faveur de l'intervention. Tout au plus pourrait-on nous reprocher d'avoir tenté une opération que rendait trop aléatoire l'extrême cachexie du malade ; mais n'est-il pas remarquable de voir quel médiocre retentissement la gastro-entérostomie, que l'on qualifie de si dangereuse, a eu sur un organisme aussi misérable ! Aux premières heures, la température a fléchi de quelques dixièmes de degré, mais elle a remonté aussitôt pour redevenir normale, puis notre malade a décliné doucement, comme avant notre intervention, d'une façon un peu moins rapide peut-être, et avec la vive satisfaction de n'avoir plus de souffrances, et de boire et de manger sans vomir. Évidemment le bénéfice a été très médiocre ; du moins n'avons-nous pas nui à notre opéré.

. Et, si nous insistons sur la gravité opératoire, c'est que tous les chirurgiens ne sont pas d'accord sur ce point. Nous la croyons, nous, peu considérable ; d'abord l'acte chirurgical n'est pas long, nous y avons mis quarante-cinq minutes, et peut-être aurions-nous pu en diminuer la durée en précipitant un peu le lavage et le siphonage de l'estomac. L'opération est véritablement extra-péritonéale, sans manipulations de l'intestin ; on n'agit que sur l'anse jéjunale. Je sais bien qu'on objecte l'énorme léthalité ; n'est-elle pas de 50 p. 100, et Roux de Lausanne n'a-t-il pas l'air de dire que, quoi qu'on fasse, elle sera toujours aussi lourde ? Oui, tant qu'on opérera *in extremis*, et c'est ce qui m'est arrivé chez mes deux malades ; l'un et l'autre n'avaient plus que le souffle, et la cachexie était à son comble ; l'un a survécu, l'autre est mort, et j'ai eu, moi aussi, les 50 p. 100 de mortalité prophétisés par Roux. Mais notre devoir n'est-il pas de protester contre le temps précieux que font perdre les médecins ?

Lorsque le cancer du pylore s'affirme nettement, — je ne dis même pas par l'existence d'une tumeur, mais par la dilatation de l'estomac et par les vomissements incoercibles, la nutrition est alors compromise par un obstacle mécanique au passage du bol alimentaire ; pourquoi ne pas intervenir ? Cette pratique est acquise pourtant lorsqu'il s'agit du cancer de l'œsophage et du rectum ! Dès que la tumeur devient gênante pour la fonction, on pratique la gastrostomie ou l'anus artificiel ; pourquoi faire fléchir, lorsqu'il s'agit du pylore, cette loi de pathologie générale? Si les médecins nous appelaient avant que le malade fût arrivé à cette cachexie invétérée qui précède de quelques jours à peine la catastrophe finale, la léthalité ne serait plus de 50 p. 100; elle se réduirait dans des proportions considérables et suivrait la courbe qu'on a observée pour une opération qui lui ressemble : la gastrostomie.

Pour elle aussi, il a fallu lutter; les relevés de L.-H. Petit nous montrent combien la mortalité était effrayante lorsqu'on pratiquait la taille stomacale pour un cancer de l'œsophage. Et, du coup, cette opération fort rationnelle faillit sombrer; du moins quand il s'agissait d'obvier aux rétrécissements par néoplasmes. Mais certains chirurgiens eurent recours aux interventions plus précoces, ils n'attendirent plus la cachexie, et la mortalité a baissé dans des proportions considérables, ainsi qu'il résulte des cas qu'un grand nombre d'entre nous ont apportés à la Société de chirurgie. Je compte qu'il en sera de même pour la gastro-entérostomie, et si déjà les statistiques de Doyen paraissent bonnes, n'est-ce pas à une intervention plus précoce, et non à quelque manœuvre opératoire particulière, que l'auteur doit ses résultats?

Je voudrais revenir avec vous sur quelques détails de technique. Et, d'abord, le lavage pré-opératoire sur lequel on discute encore; pour moi, je le proscris lorsque l'estomac est distendu, ce qui d'ailleurs est presque la règle. Ne devient-il pas alors tout à fait illusoire? Le siphonage enlève à peine une minime quantité du liquide et des détritus emmagasinés dans les culs-de-sac; rappelez-vous mes observations personnelles ; dans la première, l'immense besace que formait l'estomac descendu jusqu'à la vessie était, après le lavage, que nous avions longuement pratiqué, encore pleine des substances accumulées depuis plusieurs semaines ; dans la seconde, mon interne, de sa propre initiative, avait introduit le tube de Faucher ; mais sans résultat, puisque le premier temps de notre opération a été de vider la poche par une incision directe des parois.

Une autre question plus pressante et qui demeure toujours à l'étude, est le siège de l'ouverture. Faut-il la placer en avant, faut-il l'établir sur la face postérieure ? L'un et l'autre de ces lieux d'élection a pour les défendre des parrains éminents. J'avoue ne pas trouver péremptoires les arguments que l'on fournit en faveur de la gastro-entérostomie postérieure. Un des derniers en date a été mis en avant par Roux ; il place en arrière la bouche stomacale pour que les substances introduites dans l'estomac puissent, dans le décubitus forcément dorsal de l'opéré, entrer directement dans l'orifice artificiel. L'opérateur ne doit pas compter sur la contraction propre de l'estomac pour faire progresser le bol alimentaire. En vérité, nous ne saurions souscrire à l'opinion de ce distingué chirurgien, et si la cachexie était telle qu'on pût mettre en doute la possibilité de la contractilité stomacale, il faudrait renoncer à l'opération ; le malade serait déjà mort. Il est impossible d'intervenir sur un individu plus cachectisé que le nôtre ; or, à l'autopsie, l'estomac était vide, et les aliments absorbés pendant les neuf jours de survie, café, bouillon, champagne, rhum, lait, jaunes d'œufs, avaient passé dans le jéjunum par l'anastomose antérieure. C'est donc elle que nous préférons, parce qu'elle nous paraît plus simple, plus facile et plus rapide.

Or, plus de brièveté dans l'intervention est d'une grande importance pour le succès de la gastro-entérostomie, pratiquée presque toujours chez des cachectiques que guette le collapsus. Il nous semble, du reste, que la plupart des chirurgiens ont recours à la bouche antérieure, sans doute à cause de sa plus grande simplicité. Je sais bien que Roux, de Lausanne, fournit une brève statistique d'après laquelle, sur 6 gastro-entérostomies antérieures, il aurait eu 5 morts et une guérison, tandis que, dans 8 interventions avec anastomose postérieure, il aurait eu 2 morts et 6 guérisons. Mais ce serait le cas de nous dire quel était l'état des 14 opérés avant l'intervention, quels étaient les plus cachectiques d'eux tous. Il y a des éléments de léthalité si nombreux et si divers, que l'abouchement sur la face antérieure ou sur la face postérieure de l'estomac ne suffit pas pour expliquer à lui seul le succès, et, avant de nous prononcer, nous désirerions posséder les autres facteurs du problème.

Il en est un sur lequel depuis peu on insiste beaucoup : c'est le choix de l'anse qu'on veut anastomoser et l'orientation qu'on doit donner à cette anse. Le mieux est évidemment de saisir la première anse jéjunale, et non la première anse intestinale venue. En effet, pourquoi s'exposer, de gaieté de cœur, à supprimer l'imprégnation du bol alimentaire par les sucs intestinaux, son brassage et son passage dans des anses plus nombreuses, l'absorption par la muqueuse, qui sera d'autant plus complète que l'anastomose portera sur un point plus élevé de l'intestin ? La première anse du jéjunum s'impose donc ; on la reconnaît facilement après avoir soulevé le tablier épiploïque et le côlon transverse ; elle est fixée par son extrémité stomacale à l'origine du mésentère, où elle se continue sur la colonne vertébrale avec la troisième partie du duodénum ; dans nos deux cas, nous l'avons saisie avec la plus grande facilité : mais il n'en est pas toujours ainsi d'après Villar : dans les conclusions de son intéressant mémoire, il nous dit que « la recherche de la bonne anse jéjunale constitue souvent un des temps difficiles de l'opération ».

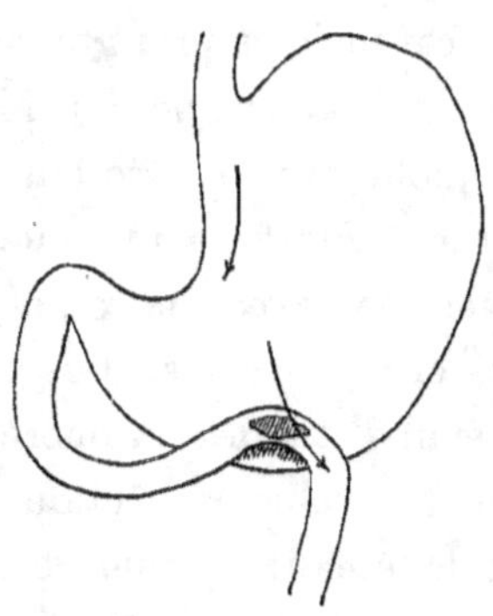

Fig. 3. — Gastro-entérostomie par application directe, et sans renversement de l'anse jéjunale sur la face antérieure de l'estomac.

L'orientation de l'anse aurait aussi une importance capitale. Guinard y insiste dans sa communication à la Société de chirurgie : « L'anse jéjunale ne doit pas être amenée directement sur la face antérieure de l'estomac ; il faut la retourner de façon à ce que son extrémité iléocæcale soit fixée à l'angle pylorique de l'incision stomacale. » Cette manœuvre est difficile à expliquer sans un dessin schématique. Cependant on la comprendra si l'on se fait une idée du sens dans lequel ont lieu les mouvements péristaltiques des tuniques musculaires de l'estomac et de l'intestin ; les mouvements se font du cardia au pylore, et du duodénum au jéjunum et à l'iléon.

Il faut donc, en abouchant l'estomac à l'intestin, aviser à ce que le mouvement péristaltique se continue dans le même sens en passant par le nouvel orifice de communication. Or, si on appliquait, sans examen, une anse intestinale à l'estomac, de manière, par exemple, que son bout iléo-cæcal correspondît à l'angle cardiaque de l'incision et non à l'angle pylorique, les mouvements péristaltiques de cette anse se feraient de droite à gauche, tandis que les mouvements de l'estomac ont lieu de gauche à droite.

Cette orientation vicieuse a-t-elle les inconvénients qu'on lui prête? « Les aliments venant du cardia, et qui avancent de gauche à droite vers l'orifice jéjunal artificiel, devront alors chan-

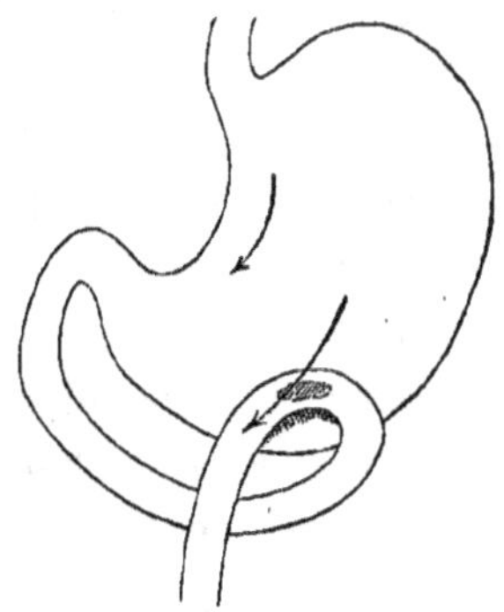

Fig. 4. — Gastro-entérostomie avec renversement de l'anse selon le procédé de Rockwitz.

ger de direction et aller de droite à gauche, en sens inverse de leur progression habituelle. Il en résulterait qu'ils ont à franchir un véritable éperon formé par le bord gauche de l'anastomose gastro-jéjunale. » Et l'on cite çà et là quelques observations où le mauvais fonctionnement de l'orifice artificiel aurait pour origine cet abouchement peu physiologique. Je ne suis pas certain que ces vues ne soient un peu théoriques, et peut-être cet abouchement n'a-t-il qu'une importance médiocre. Mais je ne m'en associe pas moins à ceux qui insistent sur la nécessité d'une juxtaposition aussi physiologique que possible et, pour l'atteindre, la manœuvre me paraît simple, car rien n'est plus facile, une fois l'anse jéjunale choisie, que de lui faire subir [un mouvement tel « que son bord périphérique ou iléo-cæcal se place à droite, c'est-à-dire du côté du pylore ; on obtient ainsi un canal gastro-jéjunal dans lequel les mouvements péristaltiques se font uniformément de gauche à droite, aussi bien dans l'estomac que dans l'anse anastomosée ».

Je ne voudrais pas allonger démesurément cette conférence ; aussi laisserai-je de côté certains faits sur lesquels des discussions se sont élevées : l'importance des incisions elliptiques avec perte de substance de la paroi stomacale et intestinale ; elles assureraient mieux, dit-on, la béance de la bouche artificielle ; nous pensons cette pratique inutile, à condition toutefois de bien juxtaposer, et muqueuse à muqueuse, les deux lèvres de l'incision rectiligne. Dans mes deux observations, l'autopsie nous a permis de constater que la boutonnière, quoique faite par incision simple, était absolument suffisante. Nous n'avons pas essayé d'utiliser les plaques d'os décalcifié ou de corne, sur lesquelles Matignon a de nouveau insisté ; avec elles, on n'aurait pas à craindre les rétrécissements, mais ils me paraissent peu probables avec la méthode ordinaire ; il est vrai, ajoute-t-on, que l'opération en serait rendue plus rapide : sur un chien, Matignon et Villar auraient terminé leur anastomose en trente-cinq minutes ; mais je n'en ai mis que quarante-cinq sur l'homme où le siphonage de l'estomac me fit perdre un long temps ; aussi, tout en faisant grand état de l'argument, je m'en tiendrai encore à mes six étages de sutures.

J'en ai fini, Messieurs, et je résumerai ma conférence par quelques brèves conclusions : la gastro-entérostomie me semble, comme opération palliative, aussi logique et aussi nettement motivée que la gastrostomie et que la création d'un anus artificiel. Elle a contre elle une mortalité qui s'élève encore à 50 p. 100, mais qui tient, non à l'intervention elle-même, mais aux conditions déplorables dans lesquelles on y a recours ; qu'on agisse avant d'attendre le dernier degré de la cachexie, et les survies seront beaucoup plus nombreuses. Enfin, nous opinons encore pour la gastro-entérostomie antérieure, qui nous paraît plus simple et aussi efficace que les autres procédés d'abouchement.

III

Entérostomie biliaire.

Messieurs,

Les anastomoses entre la vésicule biliaire et l'intestin, établies pour obvier aux obstructions du canal cholédoque, sont encore peu pratiquées. Aussi me paraît-il opportun de vous communiquer une observation de cholécysto-entérostomie, nom bien compliqué et que je remplacerai volontiers par celui d'entérostomie biliaire. Le cas, déjà fort instructif par lui-même, puise un nouvel intérêt dans ce fait que mon opéré a été examiné par douze au moins de nos collègues les plus éminents en médecine et en chirurgie; sans doute, ils seront heureux de savoir ce qu'est devenu leur malade.

Il s'agit d'un Portugais de trente-six ans qui vint, de Lisbonne, me consulter le 23 mai de l'année courante et que j'examinai le jour même, avec l'assistance du D^r Œttinger. La maladie avait débuté au mois de septembre 1891 par des troubles digestifs accusés, des douleurs après le repas, vives surtout à l'épigastre et dans l'hypocondre gauche. Mais leur caractère n'a rien de précis et ne semble jamais avoir revêtu la forme d'une colique hépatique. Les souffrances persistèrent avec quelques rares intermittences pendant plusieurs mois. En février 1892, elles se compliquent d'un ictère. Celui-ci se fonce de plus en plus. Il n'y a pas de fièvre, mais un amaigrissement progressif, une grande faiblesse et des démangeaisons insupportables. Ces phénomènes s'accentuent en mars, en avril et en mai. A ce moment, son très distingué médecin, le Dr Ferras de Macedo, qui craignait un cancer de la tête du pancréas, envoie le malade à Paris, où nous constatons l'état suivant :

L'ictère est intense, et tel, qu'il est difficile d'en voir de plus accusé; les sclérotiques sont d'un jaune brun, les téguments d'une teinte acajou; les démangeaisons sont intolérables; le malade se gratte sans cesse et la peau est recouverte d'une éruption généralisée de prurigo. Les matières fécales sont décolorées, boueuses et d'une odeur infecte; les urines, remplies de pigment biliaire, contiennent un peu moins d'urée et 32 centigrammes d'albumine. Le foie est énorme; il mesure 23 centimètres sur la ligne médiane, 28 sur la ligne mamelonnaire; sa surface régulière, de résistance normale, sans fluctuation, forme une voussure accentuée à l'épigastre; le rebord en est mousse, et nulle part la palpation ne révèle la présence de la vésicule biliaire; la rate est normale, les principaux viscères sont sains. L'appétit est conservé, mais la digestion est pénible; elle s'accompagne de pesanteur et d'irradiations douloureuses dans l'hypocondre gauche.

Il s'agissait évidemment d'un ictère par rétention, et nous pensons à une occlusion du cholédoque soit par un cancer du pancréas ou des voies biliaires, soit par un calcul, soit même par une tumeur de voisinage. Notre malade eût voulu un diagnostic plus précis, et goûta fort notre avis de voir quelques-uns de nos collègues ou de nos maîtres. Il en usa largement : le 25 mai il consulte le professeur Bouchard qui confirme nos réserves, tout en penchant vers l'hypothèse d'un cancer du pancréas ; le 1er juin, il appelle M. Hanot qui incline plutôt vers un calcul ; le 14 juin, il voit M. Dieulafoy qui partage cette dernière opinion ; le 18 juin, une même consultation réunit MM. Hanot, Périer, Œttinger et moi. Nous concluons à la nécessité d'une laparotomie exploratrice qui, selon nous, ne sera que le premier temps d'une opération plus complexe : cholédochotomie ou entérostomie biliaire. Notre Portugais réclame alors un supplément d'information : il réunit son dossier qui renferme les avis de MM. Bouchard, Dieulafoy, Hanot, Œttinger, Périer et nous, et part pour l'Allemagne.

A Strasbourg, le professeur Naunyn conclut à une cirrhose et déconseille toute opération ; à Heidelberg, Kussmaul prononce aussi le mot de cirrhose ; il trouve que la rate est grosse, accident passager sans doute, car personne de nous ne l'avait constaté avant le départ et ne le constata au retour ; il s'oppose à l'intervention chirurgicale. Czerny n'est pas du même avis ; il admet une cirrhose secondaire et consécutive à une obstruction du cholédoque et, comme nous, propose une laparotomie exploratrice que suivra certainement une incision du cholédoque ou une entérostomie biliaire. Mais il devait revenir sur cette opinion et, au bout de quinze jours, lorsque le malade se dispose à regagner Paris, Czerny signe une consultation nouvelle où il conclut à l'abstention : pour lui, la déchéance organique est telle, qu'il y aurait danger à intervenir.

Le 15 juillet, retour à Paris; le 18, nous voyons le malade avec MM. Bouchard, Périer et Œttinger. M. Bouchard incline de plus en plus vers le diagnostic de cancer du pancréas; le 22, consultation de MM. Périer, Terrier et Œttinger; M. Terrier se rallierait volontiers à l'hypothèse de M. Bouchard, mais conseille néanmoins la laparotomie, suivie, selon le cas, de cholédochotomie ou de cholécysto-entérostomie. Le malade ne peut s'y décider et suit, sous la direction de M. Bouchard, un régime à la glycérine, aux peptones et au benzonaphthol. Il y eut d'abord un léger amendement; mais le foie reste aussi volumineux, la diarrhée aussi tenace, les douleurs épigastriques ne s'apaisent pas, et enfin, le 8 août, apparaît un signe qui éveille les inquiétudes : la température monte à 39 degrés sans frisson, il est vrai, et sans autre symptôme que la hausse thermométrique. Le soir, du reste, la colonne mercurielle redescendait à moins de 37 degrés.

Le 10 août, lorsque M. Bouchard revient, il constate l'inefficacité des moyens médicaux; les symptômes d'obstruction ne font que s'accentuer, mais comme d'autre part l'appétit est conservé, comme le coefficient de l'urée est normal d'après les dernières analyses, comme, depuis quelque temps, le poids du malade n'a pas varié, comme on a reconnu, par plusieurs expériences, l'absence de glycosurie alimentaire, M. Bouchard croit un peu moins au cancer et un peu plus au calcul; il se prononce alors pour l'opération, que le malade accepte, grâce à cette haute influence, et nous la pratiquons le 13 août. M. Périer nous avait promis son concours, mais il avait dû s'absenter de Paris, et c'est notre collègue, M. Chaput, qui voulut bien nous servir à la fois d'aide et de conseil.

Une incision de 14 centimètres environ est pratiquée sur la ligne médiane, 7 centimètres au-dessus, 7 centimètres au-dessous de l'ombilic ; nous arrivons sous le foie, énorme et d'une couleur brune très foncée ; sous son rebord mousse apparaît la vésicule biliaire ; son volume dépasse les deux poings, et comme elle est rejetée en dehors, nous devons, pour l'atteindre, nous donner du jour et, à notre incision verticale, ajouter un débridement transversal. La vésicule et le canal cystique, explorés du doigt, sont libres ; mais le cholédoque, vers la tête du pancréas, est nettement oblitéré par une tumeur, sans doute un calcul, du volume d'une noix. Il est si enclavé et si profondément situé, que son extraction nous paraît impossible. Nous cherchons alors le duodénum, peu accessible aussi, et nous voyons qu'on ne saurait le rapprocher de la vésicule. Il en est de même de la première anse jéjunale ; aussi prenons-nous une anse grêle quelconque, qui puisse, sans traction dangereuse, être mise en contact avec la vésicule.

Nous ponctionnons avec une aiguille de Dieulafoy la vésicule isolée des organes voisins par des compresses stérilisées : la bile, sirupeuse, noire comme du goudron, s'écoule avec peine d'abord, puis elle devient plus fluide et nous en retirons ainsi 480 grammes. C'est alors que nous nous mettons en mesure de pratiquer l'entérostomie : une première rangée de sutures séro-séreuses est

placée, d'une part sur la vésicule, perpendiculairement à
son axe, et le plus près possible de son fond, d'autre part
sur l'intestin, parallèlement à son axe et le plus près possible de son insertion mésentérique ; 6 points séparés à
la Lembert sont ainsi passés avec l'aiguille à pédale de
Chaput ; puis une deuxième rangée séro-séreuse, absolument identique, à un centimètre au-dessus de la première. Vient alors le deuxième temps, l'incision de l'intestin et de la vésicule ; cette double boutonnière, de
1 centimètre et demi, est faite à 1 centimètre au-dessus
de la dernière ligne de suture, et les lèvres de la plaie
saignante sont saisies avec les pinces à crémaillère.

Un étage de sutures muco-muqueuses unit les lèvres
postérieures de la boutonnière intestinale et de la boutonnière de la vésicule ; les fils en sont noués dans la
lumière des deux conduits. Nouvelle rangée muco-
muqueuse sur les deux lèvres antérieures, mais nouée
cette fois hors de la lumière de l'intestin. Nous pratiquons alors une cinquième ligne de sutures, mais, celle-
ci, séro-séreuse et identique aux deux premières ; elle
est située à 1 centimètre au-dessus de la double boutonnière ; nous en aurions voulu une sixième, mais
l'étoffe manque du côté de la vésicule, et nous nous
contentons de placer çà et là quelques points de ren-
fort. La toilette du péritoine est pratiquée avec des
éponges sèches ; nous suturons la paroi abdominale et
le malade, rapporté dans son lit, ne doit prendre dans
la journée que de la glace et quelques cuillerées de
grog.

Le samedi soir, le dimanche furent excellents, et jusqu'au lundi matin la température ne dépassa pas 37 de-

grés. Dans l'après-midi, l'opéré fut pris tout à coup d'un violent frisson avec claquement de dents et la colonne mercurielle dépassa 40 degrés. Je trouvai l'opéré faisant ses adieux à sa famille et j'eus peur. Cependant le ventre restait souple; il n'y avait pas de douleur, pas de vomissements; le soir, la température redescendait à 38 degrés, à 37 degrés le mardi matin; vers deux heures, il survint un nouveau frisson, mais moins intense que la veille et ce fut notre dernière alerte; le mercredi, selle abondante; l'apyrexie était complète: au septième jour j'enlevai les fils, la réunion était obtenue; le quinzième jour le malade se levait. Le succès opératoire était donc superbe.

En était-il de même du succès thérapeutique? Un premier bénéfice, c'est que, dès l'intervention terminée, la démangeaison se calma; le malade qui, sur le lit d'opération, se grattait sans mesure, même au début de la chloroformisation, remarqua, presque au réveil, que le prurit avait cessé. Dès les premiers jours aussi, l'albuminurie disparut; puis l'urine se décolora; au quatrième jour le pigment biliaire était beaucoup moins abondant et il n'y en eut bientôt plus de trace. L'appétit revint et, le septième jour, le foie, qui, avant l'intervention, mesurait 28 centimètres sur la ligne mamelonnaire, n'en avait plus que 17. Mais il restait un point noir: les premières selles avaient bien pris une certaine coloration et on y apercevait çà et là les stries vertes de la bile, mais la sécrétion biliaire était fort diminuée, et le 31 août, 18 jours après l'intervention, lorsque M. Bouchard revint voir le malade, il constata que le bol fécal était trop abondant, la digestion incomplète, les matières encore décolorées et boueuses ; il se demanda si les cellules hépatiques n'avaient pas été en partie détruites par cette obstruction totale qui avait persisté près de 11 mois : le pronostic demeurait en suspens.

Mais aujourd'hui, plus de trois mois et demi après notre intervention, nos craintes se sont dissipées et la situation est excellente. Notre collègue Sabourin, dont on connaît la compétence spéciale pour tout ce qui a trait au foie, nous écrit que les selles sont normales, moulées, colorées ; l'appétit est bon, le foie ne dépasse pas les fausses côtes, la teinte des téguments est comme avant la maladie, et l'opéré a regagné 11 kilogrammes, atteignant à peu près son poids primitif. Il ne se plaint, en définitive, que d'une douleur épigastrique qui revient parfois après les repas et que fait disparaître la position horizontale. En fait, ajoute M. Sabourin, M. de M... « vit de la vie commune à tous les gens bien portants ».

Je voudrais insister sur quelques points de cette observation : d'abord s'agit-il bien d'un calcul ? M. Terrier, a contesté notre diagnostic et sa solide argumentation avait, je l'avoue, quelque peu ébranlé ma confiance ; je me demandais si l'exploration digitale ne m'avait pas leurré, et si je n'avais pas pris un cancer de la tête du pancréas pour un calcul du canal cholédoque. Mais, depuis, j'ai fait quelques recherches sur ce sujet intéressant, j'ai relu mes classiques, en particulier le remarquable mémoire de Bard et Pic, j'ai eu la bonne fortune de recevoir communication d'une autopsie fort démonstrative, et cette nouvelle enquête m'a beaucoup rassuré sur le sort de mon malade.

L'argument principal de notre collègue, je dirai le seul, est l'existence, dans mon cas, d'une dilatation considérable de la vésicule biliaire. Or cette dilatation est la règle dans le cancer du pancréas, tandis que, tout au contraire, c'est l'atrophie que l'on observe dans la lithiase du canal cholédoque. Le récent mémoire de M. Terrier sur la *cholédochotomie proprement dite* établit ce point sur un nombre trop considérable de faits pour que nous ne le considérions pas comme acquis au débat. Et nous admettons volontiers que la présence des calculs, dans les voies biliaires irrite la muqueuse, l'ulcère, en permet l'inoculation par les germes pathogènes venus de l'intestin; de là ces angiocholites plastiques qui se traduisent, en définitive, par le rétrécissement de la vésicule, l'épaississement de ses parois, la formation de néomembranes et d'adhérences.

Aussi la multiplicité des cholélithes et surtout leur long séjour dans les voies biliaires jouent-ils un rôle important dans le degré de leurs altérations. Et, de fait, les observations de M. Terrier nous montrent des calculs, d'ordinaire volumineux et nombreux, dans la vésicule atrophiée, dans le canal cystique et dans le cholédoque enveloppé de néo-membranes. Les malades ont souffert depuis 2 ans, 3 ans, 6 ans, 15 ans, 23 ans. Les occasions d'angiocholite se multiplient avec l'ancienneté de la lithiase. Mais, par contre, les accidents inflammatoires peuvent ne pas éclater, surtout dans les cas plus récents, et, dans le mémoire de M. Terrier, nous trouvons une observation de Braun, de Kœnigsberg, où les coliques hépatiques ne dataient que de huit mois. Ici, et cette constatation ne manque pas d'intérêt, la vésicule biliaire,

autour de laquelle on ne signale ni adhérences ni néo-
membranes, était plutôt dilatée.

Cette remarque nous serait déjà un argument, car
dans notre cas il n'existait qu'un calcul à l'extrémité du
cholédoque, et les accidents remontaient tout au plus à
onze mois. Mais laissons la théorie, et voyons si l'atrophie, invoquée par M. Terrier, est assez générale pour
être érigée en loi et pour suffire à infirmer notre diagnostic. En vérité, les dilatations sont-elles donc si rares
dans la lithiase des voies biliaires? Nous ouvrons un
seul livre, les mémoires et discussions du Congrès de
chirurgie, et nous trouvons un cas de M. Terrier où une
vésicule dont le canal cystique était oblitéré par un calcul, contenait 24 litres de liquide, et deux autres observations trop résumées pour qu'elles puissent nous être fort
utiles, où il note cependant la « tuméfaction de la vésicule ». Un fait bien remarquable de Terrillon où le foie
est volumineux comme dans ma propre observation : la
vésicule, lisse et libre d'adhérences, renferme 37 calculs
et 300 grammes de bile ; deuxième fait de Terrillon où
la vésicule contient 3 calculs et 700 grammes de liquide ;
un cas de Leonte, de Bucharest, où le foie est hypertrophié, et la vésicule biliaire, sans adhérences, très dilatée ; elle renferme un calcul.

Dans ces observations, nous ignorons s'il existait des
calculs concomitants du cholédoque ; mais nous pouvons
citer des cas où l'obstruction du cholédoque coexiste
avec une dilatation de la vésicule. M. Chauffard, qui,
dans son excellent article, signale cette rétro-dilatation
des voies biliaires dans la lithiase, rappelle les cas de
Raynaud et de Sabourin ; M. Terrier, dans son mémoire

sur la cholédochotomie proprement dite, donne une observation de Billroth « où il s'agissait, dans l'espèce, d'une vésicule biliaire augmentée de volume et remplie de calculs qui se prolongeaient jusque dans le canal cholédoque ». Nous pouvons signaler un cas inédit de Lancereaux : la vésicule, non adhérente, était très dilatée ; elle ne contenait pas de calculs, mais on trouvait dans l'ampoule de Vater, faisant saillie dans le duodénum et obstruant le cholédoque, un gros cholélithe allongé, de la forme d'une olive, ou mieux, d'une balle cylindro-conique. Enfin Jalaguier a publié, dans le *Bulletin* de la Société de chirurgie, un cas absolument analogue : dilatation énorme de la vésicule biliaire par suite d'une oblitération de la partie terminale du canal cholédoque par un volumineux calcul.

Il reste donc établi sans conteste que la lithiase biliaire et, en particulier, les calculs du cholédoque peuvent avoir pour conséquence une dilatation de la vésicule, libre d'adhérences et de néomembranes. Je n'ai donc pas à rejeter, *a priori* et de ce seul fait d'ectasie, le diagnostic de calcul, en faveur duquel tout milite dès lors dans mon observation : l'âge du malade ; il a 36 ans, et le cancer du pancréas est d'ordinaire un cancer des vieux, l'hypertrophie du foie presque aussi fréquente dans la lithiase qu'elle est rare dans les néoplasmes de la tête du pancréas, l'absence de glycosurie alimentaire, le coefficient normal de l'urée, et surtout deux signes d'une grande importance : l'absence de cachexie cancéreuse, l'excellent état de notre opéré depuis l'intervention d'une part, et, d'autre part, la forme et le volume de la tumeur que l'exploration digitale nous a permis de constater.

Et d'abord l'absence de cachexie : tous les auteurs sont d'accord pour déclarer que le cancer du pancréas est le plus redoutable des cancers viscéraux : Mondière, Vernay, Raymond, Tripier, Bard et Pic, Mathieu, constatent qu'il ne dure guère que deux, trois ou six mois en moyenne : or, dans notre cas, les premiers accidents remontent à septembre 1891, et l'ictère à février 1892 ; avant l'opération, certes, notre opéré n'était pas brillant ; cependant, c'est en se basant en partie sur la conservation de l'appétit et l'état des forces, que MM. Hanot et Dieulafoy portent le diagnostic de calcul et que M. Bouchard abandonne sa première idée de cancer. A cette heure, 15 mois depuis le début des premiers accidents, non seulement notre opéré n'est pas mort, mais une première lettre m'apprend qu'il a augmenté régulièrement d'un kilo par semaine. Or l'intervention ne suffit pas à elle seule pour expliquer ce retour complet à la santé : Bard et Pic nous citent des cas où l'entérostomie biliaire et la cholécystostomie ont été à peu près inutiles. L'observation de M. Terrier nous paraît une de celles où la cholécystentérostomie a produit les meilleurs effets : or, après l'opération « l'état général ne fut pas trop mauvais » et la survie aurait été à peine de six mois.

Enfin, dernier argument, le cancer de la tête du pancréas, d'après la relation des autopsies que j'ai pu lire, affecte deux formes : dans l'une, fort rare, la tête du pancréas conserve son volume primitif, mais elle est sclérosée, squirrheuse, et se prolonge en travées dures, en prolongements résistants qu'on peut suivre du doigt ; dans l'autre, la plus fréquente, le cancer a le volume d'un gros œuf, d'une orange, du poing, d'une tête de fœtus, pour prendre les termes de comparaison donnés dans le mémoire de Bard et Pic. Eh bien, dans notre cas, la grosseur que nous avions sous la main ne rappelait aucune de ces deux formes, ce n'était ni le squirrhe à prolongements scléreux, ni la masse du néoplasme, c'était une tumeur du volume d'une noix, dure, arrondie, régulière, ovoïde, en tout semblable aux cholélithes observés dans cette région. Aussi, après la dernière séance où il avait entendu les objections de M. Terrier, M. Chaput qui, lui, avait touché le corps du délit, me disait : C'est égal, c'est un calcul !

Lorsque ce diagnostic fut précisé par l'exploration digitale qui révéla l'existence d'un calcul volumineux dans le cholédoque, il nous fallut opter, soit pour une opération que j'appellerai directe : la cholédochotomie, ou pour une opération indirecte : l'entérostomie biliaire. La première, si elle eût été possible, était l'intervention de choix ; d'abord elle eût rétabli le parcours normal des voies d'excrétion ; et puis il y a tout lieu de croire que, chez notre malade, le calcul oblitérait non seulement le cholédoque, mais aussi le canal pancréatique. M. Œttinger avait, en effet, reconnu l'absence totale d'émulsion de l'huile d'olive ingérée en plusieurs circonstances. Cet obstacle eût été levé. Mais l'hypertrophie du foie était telle que le champ opératoire se fût trouvé au fond d'une sorte de puits où les sutures eussent été impossibles ; aussi la délibération fut courte et la cholédochotomie écartée.

Il fallait pratiquer l'entérostomie biliaire : le lieu d'élection de l'anastomose eût été le duodénum, et l'on

sait que ce mode d'abouchement a pu être mené à bien.
Mais, dans notre cas, il ne fallait pas y songer : le duodénum était trop profondément situé par rapport à la
vésicule, rejetée en dehors et en avant par l'hypertrophie
du foie. M. Richelot nous dit bien que, avec beaucoup
de douceur et de patience, « la situation la plus inextri-
cable se débrouille ». — Je doute que, dans l'espèce,
ces deux vertus eussent suffi : pour la douceur, c'est bien,
elle ne coûte qu'au chirurgien, mais la patience, c'est
autre chose ; elle s'exerce aux dépens du malade, et peut
se traduire par un choc opératoire plus intense. Or, ici,
ce choc n'était pas indifférent : on se le rappelle, notre
malade était assez affaibli pour que, dans sa dernière consultation, Czerny eût, de ce fait, déconseillé toute intervention chirurgicale.

Je cherchai alors la première anse jéjunale, mais, toujours pour les mêmes causes et grâce à la même hypertrophie du foie, elle ne put être mise au contact de la
vésicule ; je n'avais donc plus le choix et, saisissant
l'anse grêle la plus voisine, c'est sur elle que je pratiquai
la bouche biliaire. L'opéré en a-t-il souffert quelque
dommage ? Nous ne le croyons pas. Le premier mois,
les matières étaient mal digérées ; mais il s'agissait là de
sécrétion trop faible, d'un certain degré d'acholie et non
d'un brassage imparfait et trop court du bol alimentaire
avec les substances digestives de la bile. En effet, dès
que la sécrétion est devenue plus abondante, les matières fécales ont pris un aspect normal. Aussi disons-
nous que si le lieu d'élection de l'abouchement est évidemment le duodénum, on peut se résoudre, sans
trop de regret, à prendre l'anse grêle la plus voisine

— et c'est le cas dans la plupart des observations publiées.

Un autre point qui mérite de nous arrêter est le long temps perdu par le malade avant d'accepter l'intervention; il y a là un grave danger qui peut devenir irréparable : dans ces obstructions du cholédoque, la rétention est absolue et équivaut à ces ligatures des canaux excréteurs des glandes, si connues des expérimentateurs : on sait leur retentissement sur les épithéliums ; puis des cirrhoses graves en sont parfois la conséquence et, dans notre cas, nous avons vu combien la sécrétion biliaire avait diminué les premiers temps. Déjà elle a augmenté ; le foie a repris son volume normal et paraît fournir une quantité suffisante de bile. Mais le mouvement de retrait de l'organe pourrait ne pas s'arrêter et l'atrophie est encore à redouter. Ces craintes seraient moins justifiées si le malade n'avait pas attendu onze mois avant de réclamer l'intervention.

Les symptômes étaient tels qu'il s'agissait, sans conteste, d'une obstruction du canal cholédoque et, en France du moins, les neuf médecins consultés étaient tombés d'accord pour proclamer ce point. Mais avait-on affaire à un cancer ou à un calcul ? Une laparotomie eût donné la solution du problème. Il aurait donc fallu y recourir. D'ailleurs, même dans les deux hypothèses — calcul ou cancer — un traitement identique était indiqué. Ne devait-on pas, de toute nécessité, donner un libre écoulement à la bile dont la rétention devait, à brève échéance, détruire le foie et empoisonner l'organisme ? L'entérostomie biliaire devait assurer cette évacuation, et on sait les services qu'elle a déjà rendus dans des cas de cancer. Aussi pensons-nous — et ce sera notre conclusion dernière — que, dans les obstructions du cholédoque, l'intervention chirurgicale doit être proposée dès qu'on a constaté l'échec d'une thérapeutique médicale rationnelle.

IV

Entérostomie biliaire et cancer du pancréas.

Messieurs,

Vous vous rappelez sans doute un malade dont je vous ai longuement entretenus il y a quelques mois, et chez lequel j'avais pratiqué une anastomose entre l'intestin grêle et la vésicule biliaire pour obvier aux accidents de rétention provoqués par l'oblitération du canal cholédoque. Nous en étions restés à ce point de l'histoire où notre opéré, guéri, avait regagné le Portugal. Il y a malheureusement un épilogue : des accidents ont reparu ; une intervention nouvelle a eu lieu, puis au bout de quelques semaines la mort est survenue, et, grâce à l'autopsie, les pièces ont pu être mises sous nos yeux. Je vous dois d'autant plus la fin de cette observation que, si elle légitime ma thérapeutique, elle donne tort à mon diagnostic.

L'amélioration progressive s'affirma jusque vers le milieu du mois de février ; à ce moment notre opéré ne se rappelait avoir eu, à aucune époque de sa vie, une telle apparence de santé. Mais, dès lors, l'appétit commence à diminuer, les pesées, faites régulièrement chaque semaine, accusent au 15 mars une diminution de 3 kilogrammes. Les douleurs, toujours un peu menaçantes du

côté de l'estomac et sous l'hypocondre gauche, augmentent et prennent une acuité considérable; elles surviennent tous les jours, avant ou après les repas, sans
qu'on puisse préciser le moment où elles sont le plus
intenses; et la pression le long de la colonne vertébrale,
surtout au niveau de la dernière côte, les renouvelle.
Elles sont parfois nocturnes; cependant, au début, elles
paraissaient s'apaiser un peu sous l'influence de la position horizontale.

Notre distingué collègue, le professeur Souza Martins,
de Lisbonne, conseille à son client de revenir à Paris;
nous le revoyons avec le D^r Œttinger et, le 23 mars,
pour satisfaire son désir aussi bien que le nôtre, il
recommence la série des visites à ses médecins de l'année
précédente. Il voit d'abord M. Bouchard : le savant professeur espère que les douleurs vives éprouvées par le
malade peuvent s'expliquer soit par des phénomènes
congestifs du côté du foie sous l'influence de la digestion,
soit par des lésions inflammatoires autour des plexus
nerveux du pancréas. En tout cas, il rejette le diagnostic
de cancer, étant donnée l'évolution de la maladie depuis
l'intervention; celle-ci date déjà de sept mois et, bien
que notre client maigrisse et souffre, il n'a point l'air
d'un cachectique; son état présent est bien supérieur à
celui que M. Bouchard avait constaté une première fois
quinze jours avant, et une seconde fois trois semaines
après notre anastomose biliaire.

Le 28 mars, M. Hanot repousse également l'hypothèse
d'un cancer; il ne peut l'admettre aujourd'hui : l'amaigrissement est dû peut-être à ce que la chymification est
incomplète, et à ce que la bile se mélange au bol intes-

tinal à un niveau trop inférieur. Nous ne savons, en effet, sur quelle anse la fistule a été ouverte, et sans doute elle siège très bas. Quant aux douleurs, elles s'expliquent suffisamment par le voisinage, au niveau du pancréas « travaillé » par un calcul, de plexus nerveux abondants. M. Hanot remarque, en outre, que notre malade est un nerveux chez qui les « algies » se réveillent plus facilement que chez tout autre. Il conseille les pilules de fiel de bœuf et on continue les pulvérisations de chlorure de méthyle sur les points douloureux. Mais cette médication reste inefficace, comme l'avaient été tous les remèdes préconisés jusqu'alors.

Le 5 avril a lieu une consultation des médecins ordinaires avec le professeur Dieulafoy qui, comme MM. Bouchard et Hanot, avait vu le malade avant notre intervention : il ne croit pas à un cancer; toutefois, il se demande si un néoplasme ne s'est pas développé secondairement, car l'association des calculs et du cancer n'est pas un fait exceptionnel. Quoi qu'il en soit, il admet avec M. Bouchard et avec M. Hanot qu'une laparotomie exploratrice est indiquée pour se rendre un compte plus exact des lésions et pour intervenir le cas échéant. Le professeur Le Dentu est alors mandé, le 12 avril, par le patient qui désirait se renseigner auprès de lui sur la gravité de cette opération éventuelle. M. Le Dentu la conseille; notre malade se remet entre nos mains, et le 16 avril a lieu notre seconde intervention.

Aidé de mon collègue, M. Chaput, j'ouvre le ventre sur les anciennes cicatrices où l'on notait un léger degré d'éventration; j'ouvre la séreuse abdominale et je trouve des adhérences péritonéales étroites au niveau du foie,

beaucoup plus lâches, mais toutefois résistantes encore
au niveau du côlon transverse; je les sectionne entre
deux ligatures et j'insinue ma main sur le foie, qui est
d'aspect absolument normal; il avait perdu les énormes
dimensions constatées lors de notre première laparotomie
et, maintenant, avait plutôt tendance à se cacher sous
les fausses côtes. Nous palpons notre anastomose qui ne
présente rien de suspect, mais en arrière, plus profondément, au point où, la première fois, nous avions cru
sentir un calcul arrondi du volume d'une noisette, nous
constatons l'existence d'une masse aplatie, de consistance
ligneuse, plus large que la paume de la main, immobile,
fixée aux parties profondes par de solides adhérences. Il
s'agissait évidemment d'une tumeur maligne, d'un néoplasme inopérable, et nous refermons le ventre.

La guérison opératoire fut rapide, et même pendant
quatre ou cinq jours on put espérer que la section des
adhérences atténuerait un peu les douleurs; mais bientôt les accidents primitifs reprennent avec la même intensité; l'état général s'aggrave, chaque semaine la perte
de poids se chiffre par un déchet de 4 à 500 grammes;
l'appétit diminue tous les jours, et l'estomac traduit un
commencement d'intolérance par des pesanteurs et des
renvois; il n'y a pas de diarrhée, quoique les selles ne
soient jamais moulées; elles ont été examinées à plusieurs
reprises, et toujours elles ont été trouvées colorées par
la bile. Les urines ne contiennent pas de pigment. Le
foie semble normal et les mensurations pratiquées par
M. Bouchard lui assignent une longueur de 15 centimètres. En somme, les trois symptômes qui prédo-
minent sont, avant comme après notre seconde inter-

vention, l'amaigrissement progressif et continu, la perte
absolue de l'appétit et surtout des douleurs parfois continues, parfois intermittentes, mais telles que le sommeil
en est souvent empêché.

Notre opéré regagne Lisbonne. « Il est déjà dans le
marasme, nous écrit son médecin, M. Souza Martins ; il
est affaissé, triste, ses douleurs sont intolérables ; puis
surviennent des complications, des hématémèses abondantes qui augmentent la cachexie. » Il meurt le 9 juin,
dix mois moins quatre jours après notre première intervention, près de deux mois après notre seconde. Son
autopsie fut pratiquée par Souza Martins, assisté des
Drs Burnay et Mello de Breyner, vingt-deux heures après
le décès. Les pièces m'ont été envoyées, mais comme
l'aspect des parties conservées dans l'alcool avait beaucoup changé, je vais en faire l'analyse d'après les notes
que m'a communiquées M. Souza Martins. Je ne saurais
trop le remercier de la complaisance inépuisable dont il
a fait preuve à cette occasion.

« Le pancréas est atteint de dégénérescence carcinomateuse dans toute son étendue ; la tête, par où le mal
a débuté, a pris un très grand développement ; aussi la
masse néoplasique obture le cholédoque et comprime le
duodénum, ce qui explique les douleurs survenant
quelques heures après chaque repas, les vomissements
qui vers la fin de la vie devinrent à peu près incoercibles,
enfin l'extrême dilatation de l'estomac ; quant aux hématémèses, elles avaient pour cause l'ectasie des réseaux
veineux de la muqueuse de l'estomac ; la gêne de la
circulation avait provoqué leur dilatation, leurs parois
se rompaient sous l'effort des vomissements ; de là

l'écoulement sanguin ; il n'y avait donc pas d'infiltration secondaire de l'estomac, comme l'idée en était venue pendant la vie ; j'ajouterai que la queue du pancréas envahie par le cancer était plus volumineuse que la partie moyenne de la glande.

« Le foie est déjà atteint de carcinome secondaire et, çà et là, est infiltré de noyaux, nombreux surtout dans le lobe gauche ; la vésicule biliaire est vide au moment de l'autopsie et nous la trouvons unie à l'iléon par une belle suture bien solide : l'anastomose siège à 1 mètre environ de la valvule iléo-cæcale. Son orifice, d'un diamètre de 5 millimètres environ, est tubulaire, régulièrement arrondi. Ses petites dimensions expliquent ce fait observé à plusieurs reprises : la décoloration subite des matières qui bientôt reprenaient leur couleur normale. En effet, il suffisait d'une petite congestion de la muqueuse intestinale pour arrêter, pendant un certain temps, le cours de la bile qui de la vésicule devait se rendre dans l'iléon. Quant à la vésicule elle-même, l'existence de l'orifice anormal en son point le plus déclive avait permis sa rétraction ; elle n'était point cependant semblable à un canal, ainsi qu'on l'a observé dans d'autres cas ; elle avait à peu près les dimensions d'une vésicule normale. »

Telle est notre observation d'entérostomie biliaire : vous en constatez l'intérêt, et nous ne croyons pas qu'il existe dans les annales de la science beaucoup de cas de ce genre où un malade ait été suivi aussi longtemps par des médecins, dont quelques-uns illustres, et cela depuis le moment où le mal est apparu, jusqu'à la mort et jusqu'à l'autopsie. Malgré les lacunes toujours inévitables, c'est une observation complète et instructive. Aussi je demande à revenir avec vous sur certains faits, et en particulier sur l'erreur de diagnostic que nous avons commise en trop nombreuse et trop brillante compagnie, du reste, pour nous en sentir humilié et mal à l'aise. Lorsque je vis pour la première fois le malade, mon diagnostic n'allait pas au delà d' « obstruction du cholédoque par un cancer ou par un calcul ». Mais, après mon opération, je crus fermement au calcul à cause du petit volume de la tumeur lisse et régulière trouvée à la terminaison du cholédoque, au niveau de la tête du pancréas.

Vous vous rappelez la discussion que j'eus alors avec mon collègue M. Terrier : « La tumeur globuleuse que vous avez sentie au niveau de la tête du pancréas, nous dit-il en substance, est un cancer et non un calcul : c'est un cancer, parce qu'il y avait une dilatation considérable de la vésicule biliaire ; or, cette dilatation est de règle dans le cancer du pancréas tandis que, tout au contraire, c'est l'atrophie que l'on observe dans la lithiase du canal cholédoque. — Cet argument ne me suffit pas, répondis-je à M. Terrier, d'abord parce que la dilatation de la vésicule peut se rencontrer dans les cas de calculs du cholédoque, et puis parce que nous ne nous expliquerions pas, avec un cancer, l'espèce de résurrection à laquelle nous avons assisté : notre opéré n'a-t-il pas, en quelques semaines, augmenté de plus de 11 kilogrammes ? »

Voyons le premier argument : Je dois reconnaître en premier lieu, que, dans les cas d'obstruction calculeuse

des voies biliaires, l'atrophie de la vésicule est la règle, et
nous devons remercier M. Terrier de nous avoir appris
ce fait que Courvoisier, paraît-il, avait déjà signalé :
« La dilatation de la vésicule biliaire, dit ce dernier
auteur, est rare dans les cas d'obstruction du cholédoque
par calculs; beaucoup plus souvent, alors, la vésicule
est atrophiée, ratatinée. Dans l'obstruction due à toute
autre cause, l'ectasie est, au contraire, la règle. Si cette
observation est confirmée à nouveau, il y a là un point
très important pour le diagnostic. » Nous ignorions
l'existence et la valeur de ce fait, lorsque notre collègue
Terrier nous l'indiqua dans son travail sur la « cholédochotomie proprement dite ». Mais, tout en retenant
ce signe qui, dans notre cas particulier, nous eût conduit au diagnostic, je ne crois pas encore que la dilatation de la vésicule biliaire soit suffisante, à elle seule,
pour permettre de conclure nécessairement à l'existence
d'un cancer, et, dans une précédente conférence, je
vous signalais des cas réfractaires à cette loi : celui de
Sabourin et Raynaud, un fait de Billroth et deux autopsies, l'une de Lancereaux et l'autre de Jalaguier, où
la vésicule biliaire avait subi une dilatation énorme par
suite d'une oblitération calculeuse de la partie terminale
du cholédoque.

A ces trois observations je puis en ajouter une quatrième, et M. Hanot, dont on connaît la compétence particulière, nous disait avoir pratiqué une autopsie dans
laquelle la dilatation de la vésicule biliaire, qui avait
acquis un volume énorme, était due à un calcul arrêté
au niveau de la terminaison du cholédoque. A propos
de notre observation commune, M. Souza Martins a

multiplié les recherches dans ce sens, et ses trois articles publiés dans *A Medicina Contemporanea* du 16, du 23 et du 30 juillet 1893, ont une réelle importance pour ceux que cette question intéresserait. L'auteur montre d'abord, par de nombreuses citations, que la plupart des cliniciens de tous les pays, Cruveilhier, Charcot, Mathieu, Quénu, Segond, Bard et Pic, Frerichs, Murchison, Bennett, Barth et Besnier, Harley croyaient à la dilatation de la vésicule biliaire provoquée par un calcul du cholédoque et, ce qui nous importe beaucoup plus, Souza Martins a glané çà et là des faits nouveaux qu'il a ajoutés aux nôtres.

D'abord, nous y trouvons un cas de Cruveilhier dans lequel des calculs développés à l'intérieur du canal cholédoque avaient provoqué une dilatation de la vésicule biliaire, plus que quadruplée de volume. Bright, d'après Murchison, a rapporté une observation semblable dans laquelle la vésicule biliaire avait tellement grossi, qu'elle formait une tumeur ovale descendant jusqu'à la crête iliaque. Le même auteur cite un fait personnel où la dilatation de la vésicule biliaire, qui descendait d'un pouce et demi au-dessous du rebord du foie, était due à l'obstruction du cholédoque par un calcul. Barth en rappelle un autre de Cruveilhier dans lequel une énorme tumeur fluctuante de l'hypocondre droit est ponctionnée ; on en retire une grande quantité de bile épaissie ; le malade meurt et l'on trouve, pour expliquer ce développement anormal de la vésicule, « un calcul engagé dans l'ampoule du canal cholédoque, qu'il bouchait hermétiquement ». Enfin, Harley parle d'un homme de 54 ans chez qui l'occlusion du cholédoque par un calcul pro-

voqua une distension telle de la vésicule, qu'elle contenait
« 13 pintes, c'est-à-dire 260 onces, équivalant à 1 gallon
trois quarts de bile ».

Vous le voyez, de l'existence d'une dilatation de la
vésicule, on ne peut conclure à un cancer de la tête du
pancréas oblitérant le canal cholédoque, et un calcul
peut provoquer une ectasie aussi considérable du réservoir biliaire. Voilà pourquoi l'argument de M. Terrier
ne me parut pas péremptoire ; il n'en faut pas moins
reconnaître que la dilatation constitue une présomption
en faveur du cancer, car il me paraît établi que, dans la
lithiase, l'atrophie de la vésicule est beaucoup plus fréquente que son augmentation de volume. Aussi, lorsque
dans le cas qui nous occupe je tenais pour l'oblitération
du cholédoque, non par un cancer, mais par un calcul,
j'invoquais surtout l'évolution de la maladie, qui ne
rappelait en rien la marche ordinaire du cancer du pancréas.

En effet, partout et toujours, les auteurs ont insisté sur
la rapidité particulière de l'évolution du cancer de la
tête du pancréas ; il tue, dit-on, en moins de six mois,
et, bien avant ce moment, la cachexie s'accuse par des
signes irrécusables ; or, si nous faisons notre compte
chez notre Portugais, les premiers symptômes de la néoplasie se manifestent en septembre 1891 ; nous intervenons en août 1892 et notre opération amène une telle
amélioration, le retour de la santé et de l'embonpoint
est si rapide qu'en avril, lorsque notre malade nous
revient, on ne peut, malgré les douleurs, malgré les
troubles digestifs, malgré l'amaigrissement qui com-

mence, croire à l'existence d'un cancer : des cliniciens tels que Bouchard, Dieulafoy et Hanot, sans parler de notre distingué collègue de Lisbonne, le professeur Souza Martins, en repoussent formellement la possibilité.

Aussi un premier enseignement découle de cette observation : c'est qu'il faut reviser, du moins dans quelques cas, le pronostic du cancer du pancréas et proclamer que là, comme dans les autres viscères, la tumeur peut avoir une marche moins rapide, une allure moins maligne et mettre un temps beaucoup plus long à tuer ceux qui le portent. Ici, en effet, vingt et un mois et non pas deux, trois, quatre, six mois, comme disent les auteurs, se sont écoulés depuis l'apparition des premiers symptômes jusqu'au moment de la mort. Il est vrai qu'une intervention est survenue qui a permis au cours de la bile de se rétablir ; un facteur important de cachexie a disparu, et c'est en partie à notre anastomose que nous devons cette amélioration paradoxale et telle, qu'elle a suffi pour écarter le vrai diagnostic, celui de cancer de la tête du pancréas.

Peut-être aurions-nous dû, tous, tenir un plus grand compte des douleurs accusées par le malade et qui, après la guérison de l'ictère par la dérivation de la bile, ont toujours dominé la scène pathologique. Lucron, dans sa thèse sur les formes cliniques du cancer primitif du pancréas, puis Mirallié, dans un article publié récemment, donnent un tableau qui rappelle trait pour trait ce qu'éprouvait notre malade : « Le siège des douleurs, dit M. Lucron, est à l'épigastre, au niveau de la

colonne vertébrale ; elles s'irradient aux hypocondres, à
tout l'abdomen ; leur maximum d'intensité est à deux
ou trois travers de doigt au-dessus de l'ombilic, au niveau
de la dernière dorsale ou des deux premières lombaires.
D'une violence extrême, inouïe, elles sont profondes ;
il semblait à un malade de Morgagni que des chiens lui
déchiraient la partie supérieure de l'abdomen ; Audry
les appelle des douleurs rongeantes. Provoquées quelquefois par l'ingestion des aliments, elles apparaissent
souvent la nuit sans cause aucune, rendant tout sommeil
impossible. Exagérées par la station verticale, les malades éprouvent un soulagement lorsqu'ils se courbent
en avant... »

La description de M. Miraillé n'est pas moins nette :
« D'abord passagère et sous forme de crise, la névralgie
cœliaque devient bientôt continue, mais avec paroxysmes. Son acuité est extrême et souvent elle résiste
à tous les calmants. Elle occupe toute la région épigastrique, profonde, térébrante, déchirante, avec maximum
au niveau de la dernière vertèbre dorsale et des premières
lombaires ; de là, elle s'irradie aux hypocondres, à tout
l'abdomen, aux membres inférieurs, rarement aux
épaules. Dès le début, elle se montre intense et tenace.
Parfois provoquée par l'ingestion des aliments et accompagnée de vomissements, elle apparaît d'ordinaire spontanément, de préférence la nuit, enlevant tout sommeil
au malade. Exagérée par le mouvement, la station verticale, elle est calmée par la flexion du corps en avant ;
c'est là un caractère auquel les anciens accordaient une
grande valeur. Hors du lit, le malade se tient courbé en
deux, les poings enfoncés dans la région épigastrique ;

couché, il replie les jambes sur le bassin et le thorax sur l'abdomen, se ramassant en quelque sorte sur lui-même. Cette position est très analogue à celle du saturnin qui souffre d'une colique. La douleur est continue, mais entrecoupée de paroxysmes qui durent de cinq à dix minutes ; ces accès se répètent fréquemment, parfois à heure fixe, le plus souvent d'une façon irrégulière. »

L'existence de ces douleurs et le caractère identique qu'elles affectaient chez notre malade auraient dû peser d'un poids plus lourd dans la détermination de notre diagnostic. Mais, vous dirai-je que, dans mon idée, l'importance de ce diagnostic est ici relativement secondaire, car, d'après nous, ce n'est pas l'existence d'un calcul ou la possibilité d'un cancer qui guidera notre jugement sur l'intervention ; d'après moi, — et je crois que la plupart des cliniciens adoptent aujourd'hui cette manière de voir, — il suffit de reconnaître qu'il existe un obstacle mécanique au cours naturel de la bile pour conclure à la nécessité, afin d'éviter un empoisonnement certain, de rétablir ce cours par un orifice artificiel, une entéro-stomie biliaire ; je dirai même que l'intervention serait plus indiquée dans les cas de cancer, car, à la rigueur, un traitement rationnel ou certaines circonstances particulières pourraient faire migrer le calcul et débarrasser le canal cholédoque de l'obstacle au passage du liquide, tandis qu'avec une tumeur maligne, l'impossibilité d'une telle terminaison est absolue.

J'en ai fini avec cette observation, et je puis résumer en quelques mots les enseignements qu'elle renferme :

d'abord, comme nous l'ont appris Courvoisier et Terrier, elle prouve que, lorsque la rétention biliaire s'accompagne de dilatation de la vésicule, on doit redouter le cancer de la tête du pancréas ; en effet, si les calculs du cholédoque peuvent, ainsi que le démontrent nombre d'observations authentiques, provoquer une rétro-dilatation des voies biliaires, c'est leur atrophie que l'on constate le plus souvent. Ce fait prouve encore que le cancer du pancréas n'a pas toujours une évolution tellement rapide que moins d'un an suffise pour emporter le malade, car le nôtre a vécu vingt et un mois depuis les premiers accidents. Il prouve enfin que l'entérostomie biliaire est indiquée toutes les fois qu'il existe, sur le cholédoque, un obstacle au cours de la bile ; dans les cas de calcul, l'intervention procurera une guérison durable, et dans la néoplasie de la tête du pancréas, elle pourra retarder la mort en conjurant l'empoisonnement que provoque la rétention de la bile.

V

Traitement des kystes hydatiques du foie.

Messieurs,

Trois cas de kystes hydatiques du foie viennent de passer sous nos yeux. J'en profite pour vous entretenir à nouveau du traitement de cette affection. Il y a quatre ans à peine, la thérapeutique en paraissait définitivement fixée et les moyens chirurgicaux, l'ouverture large de la poche avaient conquis toutes les adhésions. Mais voici que nous assistons à un retour offensif de la médecine : la ponction suivie d'injections parasiticides dans la poche reparaît, appuyée sur de tels succès, qu'on ne saurait plus la regarder comme une quantité négligeable. Aussi je désire vous exposer les pièces du litige et dire quelle en est, à mon avis, la situation raisonnable.

Vous connaissez la technique de l'incision du kyste pour me l'avoir vu employer sur cette fillette de neuf ans dont le ventre était distendu par un énorme kyste hydatique pris, par plusieurs d'entre nous, pour une péritonite tuberculeuse, et par d'autres pour une tumeur maligne du mésentère. La méthode consiste dans l'ouverture franche et large, au niveau de la partie la plus saillante du kyste — ou sur la ligne blanche — de la paroi abdominale jusques et y compris le péritoine pariétal. Le foie est découvert; mais ici le mode d'intervention varie et deux procédés sont en présence, celui de Volkmann ou, plus exactement, celui de Récamier qui s'arrête lorsqu'il est arrivé sur le viscère et attend, avant d'ouvrir le foyer des hydatides, que des adhérences se forment entre les lèvres de la plaie et la surface de la glande; on ne plonge le bistouri dans la poche qu'au bout de huit à dix jours, lorsque les deux feuillets de la séreuse, intimement unis, peuvent s'opposer à l'effusion du liquide dans le péritoine. Ce procédé n'est guère pratiqué en France.

J'en résumerai cependant la technique, car il doit être préféré à l'incision en un temps, lorsque le kyste est intra-hépatique et que, par conséquent, on n'a pas l'espoir d'exciser une partie de la poche, émergée de l'épaisseur du foie : après désinfection du champ opératoire, après anesthésie à la cocaïne, on fait, au point le plus saillant de la tumeur, en général à trois ou quatre travers de doigt au-dessous des fausses côtes et parallèlement à elles, une incision de 8 à 12 centimètres; le bistouri traverse la peau, le tissu cellulaire, les muscles dont les vaisseaux ouverts sont étreints; quand l'hémostase est obtenue, on divise le péritoine pariétal de façon à mettre à nu le foie; il ne reste plus qu'à bourrer la plaie de chiffonné de gaze à l'iodoforme ou au salol; ce pansement tarit les écoulements sanguins et maintient écartées les lèvres de l'incision. Le tout est recouvert de quelques lames d'ouate et d'un bandage de corps qui exercera sur la région une compression élastique assez étroite. Ce premier pansement suffit; on le laisse en place huit à dix jours ; à ce moment les adhérences sont assez résistantes pour qu'on puisse plonger dans le kyste le bistouri si la paroi est mince, le thermocautère s'il existe une certaine épaisseur du tissu hépatique. On évacue le contenu de la poche que l'on draine, et l'opération est terminée.

L'opération en un temps, appelée Lindemann-Landau, du nom de ses deux vulgarisateurs, est pratiquée à peu près sans partage en France, et, malgré le bien que je pense du procédé de Volkmann, je n'ai jamais eu recours qu'à elle dans les onze kystes hydatiques du foie que j'ai traités depuis 1888. On fait, sous l'anesthésie cocaïnique, une incision dont le siège est variable ; tantôt elle est oblique, parallèle aux fausses côtes, et telle que son milieu correspond au point culminant du kyste : c'est celle que nous avons utilisée dans neuf de nos onze laparotomies. Tantôt on la pratique sur la ligne blanche, et c'est cette incision que nous avons adoptée dans nos deux derniers cas, où la poche était énorme et plongeait dans la cavité abdominale à la manière d'un kyste de l'ovaire ; nous la préconiserions encore lorsque la tumeur est sur la ligne médiane ou même se porte à gauche. En somme, l'opérateur doit se rapprocher le plus possible de la poche, et l'incision doit le mener sur la portion du foie distendue par la tumeur.

On arrive ainsi sur le péritoine et on ne l'incise que lorsque la plaie est bien étanchée ; la séreuse est alors ouverte, et le foie est à nu, ainsi que la tumeur, parfois fixée à la paroi par les néo-membranes qui ferment la cavité péritonéale ; ce point est important, et il faudra

vérifier avec soin s'il n'existe pas de lacunes et si ces
adhérences sont partout continues; en un mot, s'il n'est
pas une fissure par où le liquide du kyste puisse pénétrer dans le péritoine. En effet, si ces membranes protectrices ne laissent aucun passage libre, l'opération en
est beaucoup facilitée; il ne reste plus qu'à inciser le
foie sur le kyste; le liquide, les vésicules s'échappent
au dehors, et l'on draine la plaie. Mais, d'habitude, le
foie est libre d'adhérence, et l'on doit prendre les plus
grandes précautions pour éviter l'effusion du liquide
dans le péritoine. Le mieux est de bien appliquer la surface convexe du foie contre la paroi abdominale; le
kyste bombe; on y plonge une grosse aiguille aspiratrice et lorsque la poche est vidée, on la saisit avec une
pince qui oblitère l'orifice de la ponction; on l'attire
au dehors, et on la fixe à la paroi par des points de
suture.

Cette suture se fait avec l'aiguille de Reverdin : on
traverse à l'un des angles de l'incision, d'abord une lèvre,
puis le kyste, puis l'autre lèvre; l'aiguille est alors libre,
on la retire armée d'un fil que l'on noue solidement.
Même manœuvre à l'angle opposé. Le kyste est, d'ordinaire, assez fixé à ce moment pour qu'aux ciseaux ou
au bistouri, on puisse ouvrir la poche dont chacune des
lèvres, saisie par des pinces et éversée, sera unie à la
paroi abdominale par des fils assez rapprochés les uns des
autres pour que rien ne puisse filtrer vers le péritoine
entre cette poche et la séreuse pariétale. Je n'insiste pas,
car vous vous rappelez cette manœuvre pour me l'avoir
vu pratiquer. Dans notre dernier cas, la poche émergeait
du foie et formait une paroi molle et flexible que traverse

aisément le trocart aspirateur et que saisissent les pinces
oblitérantes ; cette paroi s'attire hors du ventre et le contenu du kyste s'évacue sans crainte d'inoculer le péritoine ; nous avons même pu réséquer une partie de la
poche, et diminuer d'autant la cavité que doit combler la
rétraction du tissu inodulaire.

Mais il est des cas où le kyste est intra-hépatique ; une
couche souvent épaisse de parenchyme recouvre la poche ; les pinces dérapent sur cette surface lisse et friable
qui rompt et saigne abondamment ; aussi, pour peu que
la ponction n'ait pas vidé le kyste et que des vésicules
oblitèrent l'aiguille, il sera presque impossible de suturer
la poche avant son incision large et, pour éviter la pénétration du liquide dans le péritoine, il faudra redoubler
de précaution et faire exercer par des aides une pression
régulière sur les flancs. Nous avons eu quatre fois à lutter
contre des difficultés de ce genre ; nous les avons sur-
montées avec succès et nos opérés ont guéri, mais nos
craintes ont été grandes et, à l'avenir, nous n'hésiterions
pas à recourir à la méthode en deux temps. Aussi di-
rions-nous volontiers : si un diagnostic préalable nous
permet de distinguer les kystes à poche superficielle des
kystes intra-hépatiques, nous réserverons la méthode de
Lindemann-Landau pour les premiers, et pour les seconds, la méthode de Volkmann qui donne une plus
grande sécurité.

Les injections parasiticides que tous les médecins et
que quelques chirurgiens de valeur préfèrent, sont plus
récentes, et ne peuvent s'appuyer sur d'aussi nombreuses

statistiques que les méthodes par incisions larges. Elles
ne sont effectuées chez nous que depuis quatre à cinq ans.
Debove, en 1888, apporta à la Société médicale des hôpitaux deux observations de kystes hydatiques du foie
guéris, l'un par une solution de sulfate de zinc à 5 p. 100,
et l'autre par de la liqueur de van Swieten. Debove, d'ailleurs, se réclamait, pour appuyer cette pratique, de Mesnard, de Bordeaux qui, en 1885, avait traité ainsi un
kyste suppuré du foie, d'Arthur Sennet qui, deux ans
plus tard, avait eu recours au même procédé, du professeur Bacelli et de Dujardin-Beaumetz. La méthode
était trop simple pour ne pas encourager les imitateurs,
et Juhel-Renoy, l'année suivante, publiait un mémoire
où il repoussait avec quelque sévérité le traitement
chirurgical pour vanter l'injection de liqueur de van
Swieten à laquelle il devait un succès récent et remarquable. Hanot, Chauffard, Merklen et Chantemesse ont
ajouté de nouvelles observations.

Les procédés issus de cette méthode sont nombreux :
chacun a proposé sa substance spéciale ou modifié le manuel de l'injection. Debove évacue d'abord le liquide du
kyste par une ponction aspiratrice et fait pénétrer dans
la poche 100 grammes de liqueur de van Swieten ; la
quantité sera moindre s'il s'agit d'un enfant. Il retire le
liquide au bout de dix minutes. Il préfère la liqueur de
van Swieten au sulfate de cuivre à 5 p. 100 qu'il a aussi
essayé, mais qui lui semble moins actif. Netter dédouble
la liqueur de van Swieten ; puis il la retire immédiatement et la remplace par de l'eau boriquée ou de l'eau
bouillie injectée en quantité aussi grande qu'on aura enlevé de liquide parasiticide ; on évitera ainsi de laisser du

sublimé corrosif dans la poche. Chantemesse ajoute que, « un bon moyen d'éviter toute intoxication, c'est de faire le lavage de la poche avec de l'eau salée qui entraîne le bichlorure de mercure ».

Ces précautions suffisent lorsque la canule ne s'oblitère pas, que le kyste se vide bien et que le liquide parasiticide ressort facilement. Mais souvent le jet s'interrompt, et le chirurgien reste désarmé en présence d'une poche remplie d'un liquide toxique qu'il ne peut évacuer. Aussi a-t-on songé à n'injecter que des substances peu solubles, difficilement absorbables, et qui pourraient rester impuissantes au contact du tissu hépatique. Chauffard a proposé l'eau naphtolée dont Juhel-Renoy et Mercklen ont obtenu de bons résultats. Juhel-Renoy, dans son cas, avait lavé la poche avec trois litres d'eau contenant jusqu'à 25 grammes de naphtol en suspension ; celui-ci se dépose en couche mince à la face interne du kyste ; mais il n'y a pas d'intoxication à craindre, car le naphtol n'est pas soluble. Il est vrai que ces substances, si elles sont moins dangereuses que le sublimé corrosif, ont une action moins énergique.

Donc, le liquide par excellence est le bichlorure de mercure, et malgré ses inconvénients, c'est à lui qu'on s'adressera ; d'autant que la plupart de ses dangers s'évanouissent si l'on a recours au procédé de Bacelli modifié. Bacelli retirait une petite quantité de liquide hydatique qu'il remplaçait par une dose équivalente de sublimé, incapable de produire une intoxication. Hanot en a conservé l'injection par petites doses, mais il vide complètement le kyste à la manière de Debove et voici la technique de sa manœuvre : on pratique d'abord la

ponction aspiratrice, on évacue le liquide contenu dans
la vésicule ouverte, puis on injecte dans cette poche la
liqueur de van Swieten pure, ou dédoublée avec une
quantité égale d'eau bouillie ; seulement on en fait pénétrer, non une dose équivalente à celle du liquide hydatique expulsé, comme le conseillent nombre d'auteurs, ou
100 grammes comme le pratique Debove, mais 20 grammes
tout au plus. Cette quantité, suffisante pour tuer les
hydatides, est incapable de provoquer des accidents sérieux d'intoxication ; aussi la laisse-t-on dans le kyste
sans s'inquiéter de son absorption. La solution s'infiltre
de poche en poche et va tuer les vésicules filles ; mais pour
empêcher la combinaison insoluble du sublimé et des
matières albumineuses, il faut acidifier la liqueur de van
Swieten selon la formule de Laplace.

Voilà donc les deux méthodes en présence, l'incision
large, les injections parasiticides : pour laquelle allons-
nous opter ? On reproche à la méthode chirurgicale sa
gravité plus grande. Mais à cela on peut répondre que,
grâce aux précautions actuelles, la mortalité est à peu près
réduite à zéro. Au début même de ce mode d intervention,
en 1885, sept opérations Lindemann-Landau furent
faites en France avec sept succès, et si on a signalé depuis
quelques terminaisons funestes, la faute en est plus au
malade qu'à l'opération tentée trop tard, chez un individu
trop cachectique. Et puis, ajoute-t-on, l'injection parasiticide est-elle vraiment aussi innocente que son appareil
modeste le fait supposer ? On a cité des cas de mort subite, sans doute par inhibition nerveuse, mais cet argument est sans grande valeur, car l'incision, elle aussi,

pourrait entraîner semblable catastrophe. Ce qui est plus réel, c'est que la ponction s'accompagne d'éruptions ortiées fort désagréables, ou même d'accidents plus graves bien décrits par Achard : des nausées, des vomissements, de la dyspnée, du collapsus, de la fièvre, une température qui parfois monte jusqu'à 40°. Il faut reconnaître que ce syndrome alarmant tourne court, et qu'il s'agit, non de péritonite, mais de péritonisme.

Mais les intoxications par le sublimé ne sont pas rares ; elles furent légères dans le premier cas de Juhel-Renoy et l'on ne nota que de la stomatite ; dans le second il y eut de la fièvre, de la diarrhée, de l'inflammation des gencives et la suppuration du kyste. Même complication chez une opérée de Mercklen : on retira par ponction 500 grammes de liquide hydatique, et l'on injecta ensuite 200 grammes de van Swieten, puis 300 grammes d'eau boriquée pour enlever le sublimé. « Une heure après, la malade était prise d'accidents syncopaux, de frissons, d'une fièvre qui dura quinze jours avec diarrhée profuse, stomatite et congestion pulmonaire double ; je fis une nouvelle ponction et je trouvai du pus dans la poche. » Nous connaissons plusieurs autres cas où l'intoxication fut favorisée par un accident d'une extrême gravité : on ponctionne le kyste, on le vide et l'on injecte la liqueur de van Swieten, mais lorsqu'on veut l'évacuer, tout à coup une vésicule, des débris de membranes oblitèrent la canule, et le sublimé reste emprisonné dans le foie dont le tissu très vasculaire se prête à l'absorption rapide. Félizet rappelait, devant la Société de chirurgie, un fait où la mort avait été la conséquence de ce contretemps.

Et cette mort n'est pas la seule inscrite au passif des injections au sublimé; il y a encore l'observation de Wilbouchewitch. Mais ne peut-on répondre que le procédé employé dans ces cas est mauvais, et que celui de Hanot met à l'abri de pareilles catastrophes? N'a-t-on pas dit que « l'hydatide meurt de peur au moindre contact du sublimé »? Pourquoi donner des solutions fortes et d'énormes quantités? Dix centimètres cubes de liqueur dédoublée suffiraient à tuer les vésicules, pourquoi recourir à deux cents? Donc si on n'injecte dans la poche qu'une quantité incapable, malgré son absorption rapide, de causer des dommages à l'organisme, on pourra guérir le kyste hydatique sans courir aucun risque, et la méthode des injections parasiticides échappe aux reproches de ses adversaires. Aussi, tout en proclamant avec les chirurgiens que la laparotomie pour kyste hydatique du foie est une opération peu grave et dont la mortalité est presque nulle, j'accorde aux médecins que l'injection parasiticide prudente peut être moins grave encore.

Un autre argument que je ne vois relevé nulle part et dont nos adversaires devraient s'emparer, c'est que, au contraire de ce que l'on observe généralement, la guérison par les procédés médicaux est ici plus rapide que par les procédés chirurgicaux. Dix jours, douze jours, quinze jours après l'injection parasiticide, le malade est rendu à ses occupations; on sait les longues semaines qu'exige la rétraction de la poche après ouverture large. J'ai dans ma salle un journalier de 30 ans, opéré le 15 octobre 1892 et qui aujourd'hui, quatorze mois environ après la laparotomie pour kyste hydatique du foie, conserve encore une fistulette et n'a pas quitté l'hôpital. Je veux bien qu'il s'agisse là d'un cas exceptionnel; mais les guérisons qui comptent deux, trois et quatre mois ne sont pas rares; en réalité, ce sont les plus nombreuses pour les kystes intra-hépatiques volumineux, lorsque le chirurgien n'a pas réséqué une partie des parois de la poche.

Je ne vois à invoquer en faveur de l'incision large comme méthode de choix qu'un moyen sur la valeur et l'importance duquel nous sommes d'ailleurs loin d'être fixé : je veux parler de la solidité de la guérison; je croirais volontiers les récidives plus fréquentes après les injections parasiticides; je crois que nombre de kystes déclarés guéris, voient la cavité se remplir encore après des semaines et des mois, et chaque chirurgien de quelque pratique a déjà opéré de ces tumeurs reproduites. Mais dans quelle proportion cette rechute survient-elle? Est-elle fréquente, rare ou exceptionnelle? Aucune statistique ne peut nous renseigner, et ceci n'est pas sans portée, puisqu'on signale aussi la récidive après la laparotomie. Nous n'en voudrions pour preuve que l'observation d'un de nos collègues, le premier Français, pensons-nous, qui ait été laparotomisé pour un kyste hydatique, — à vrai dire, par un chirurgien anglais. Au bout de quatre ans, la tumeur reparaît; Terrillon la ponctionne, l'évacue et guérit le malade, définitivement, nous l'espérons, par un lavage de la poche avec le sublimé. Peut-être s'agit-il d'un de ces kystes dont Maunoury nous a fourni un si remarquable exemple : sa malade n'a pas subi moins de six opérations.

Une innocuité sans doute plus grande, une guérison

plus rapide, tels sont les arguments à retenir en faveur
du traitement médical; une guérison plus certaine,
moins sujette à un retour offensif, voilà qui plaide en
faveur de l'intervention chirurgicale. En vérité, nous ne
trouvons là rien de péremptoire et qui puisse nous décider. Heureusement quelques indications cliniques se
dégagent dès aujourd'hui, et le diagnostic de telle ou
telle variété conduirait au procédé à choisir. Et nous
pouvons établir, en principe, que le traitement par incision large convient mieux aux catégories suivantes :
kystes suppurés, kystes récidivés, vieux kystes à paroi
calcifiée, kystes presque émergés du tissu hépatique
auquel ils ne sont fixés que par un mince pédicule,
kystes encombrés de vésicules filles, enfin kystes volumineux, tendus, prêts à se rompre chez des individus
déjà cachectisés; il n'y a pas de temps à perdre en un
traitement médical qui peut échouer. Ainsi avons-nous
agi chez notre fillette de neuf ans, dont les deux cavités
hydatiques étaient si grosses et remplissaient à tel point
le ventre, que l'enfant en avait pris la forme d'une
gourde.

Nous en dirons autant pour les kystes suppurés : je
sais bien que Mesnard s'écrie que des injections de
liqueur de van Swieten triomphent dans le traitement
des kystes suppurés. Qu'on ait observé quelques succès,
le fait est certain, mais nous ne croyons pas d'une bonne
chirurgie la ponction sous-cutanée, et par conséquent
aveugle, de ces cavités dont le pus peut inoculer le péritoine; puis, le plus souvent, la suppuration continue et
infecte parfois l'organisme. Aussi doit-on traiter ces
kystes comme des abcès dont, en définitive, ils sont

l'équivalent. Pour nous, l'indication semble formelle. Elle l'est encore dans ces poches où la tumeur émerge du foie et s'étale dans le ventre à la manière d'un kyste de l'ovaire. Laisser ces parois flottantes dans le péritoine après évacuation du liquide ne serait pas sans danger. N'est-il pas plus simple de les extirper jusqu'au niveau du pédicule que l'on traitera de façon différente selon l'étendue de son implantation sur le foie? On cite quelques cas où il a pu être étreint dans une ligature.

L'indication nous semble aussi précise dans les vieux kystes à parois dégénérées, et blindées d'incrustations calcaires ou osseuses. Le malade que nous avons encore dans nos salles en est un curieux exemple : il est âgé de 31 ans et c'est à 15 ans qu'apparut la tumeur hépatique. Nous l'avons ouverte, et la cavité qui mesurait plus de 30 centimètres de profondeur était, dans la plus grande partie de son étendue, revêtue de plaques dures, résistantes et qui empêchaient la paroi de revenir sur elle-même. On aurait vidé et injecté un liquide parasiticide, que la poche n'eût pu se rétracter ; une exsudation aurait toujours rempli cette cavité dont l'infection par quelque germe pathogène venu du dedans n'aurait certainement pas tardé à se faire. Au contraire, après l'incision large et le drainage, une exfoliation lente a commencé ; peu à peu les plaques se sont détachées et nous en retirions tous les trois ou quatre jours quelques fragments de 2 ou 3 centimètres de côté. La cicatrisation totale n'en est pas encore obtenue au bout de quatorze mois !

Même nécessité de l'intervention chirurgicale dans les cas où la cavité kystique est encombrée de vésicules

filles ; l'aiguille aspiratrice ouvre une poche, deux, trois,
quatre, dix à la rigueur, mais elle ne saurait les atteindre
toutes ; la liqueur de van Swieten ne se diffuse pas parmi
ces innombrables hydatides. Et puis la poche reste remplie et, par le trou de pénétration du trocart dans le foie,
peuvent se faire des écoulements de liquide qui ne sont
pas sans danger pour le péritoine ; d'autant que les manœuvres multipliées auxquelles on a eu recours pour
ouvrir le plus grand nombre de vésicules et évacuer la
plus grande quantité possible de liquide, ont souvent
inoculé la poche, et la suppuration est fréquente. Je n'en
veux pour preuve que l'observation précédente. Notre
malade entre le 4 mars 1892 dans le service de Chauffard
qui, le 12, pratique trois ponctions avec l'aspirateur de
Potain et ne peut retirer qu'une très petite quantité de
liquide : nouvelles ponctions le 21 qui donnent un résultat identique : on injecte 1 centimètre cube de sublimé ;
le 31 mars nouvelle aspiration, injection bactéricide
nouvelle de 1 centimètre cube ; le 20 juillet on peut retirer 122 grammes de liquide et l'on injecte 2 centimètres
cubes de sublimé. Mais la tumeur reste stationnaire ou
même s'accroît, et Chauffard se décide à nous confier
son malade.

Le 15 octobre 1892, traînée anesthésique à la cocaïne,
d'une longueur de 12 centimètres. L'incision nous amène
sur le foie, séparé du péritoine par des adhérences nombreuses mais incomplètes. Aussi le prenons-nous avec
des pinces érignes pour l'appliquer étroitement contre
la paroi abdominale et empêcher l'effusion de liquide
dans la séreuse. Avec le thermocautère, nous traver-
sons une épaisseur de tissu de 1 centimètre et demi et,

à ce moment, une certaine quantité de liquide purulent et de débris d'échinocoques arrivent à l'extérieur. L'incision est alors pratiquée, et lorsque la poche est vidée des vésicules innombrables qu'elle contient, nous plaçons une rangée circulaire de sutures entre la paroi abdominale et les lèvres de l'incision hépatique, et nous drainons largement la cavité après avoir constaté l'existence de ces plaques calcaires qui la doublent dans la plus grande partie de son étendue. La guérison est survenue, mais vous savez combien lentement !

L'incision nous semble indiquée dans tous ces cas qui ne forment, d'ailleurs, qu'une petite minorité parmi les kystes hydatiques du foie. Mais, dans les autres, dans les kystes à paroi souple, à vésicules peu nombreuses et d'où la ponction retire parfois non du pus, mais une quantité appréciable de liquide clair, je trouve que l'on doit recourir au procédé de Hanot et voici ce que je propose : ponctionner avec l'aiguille de Dieulafoy, retirer tout le liquide qui pourra s'écouler ; si la poche est bien tarie, injecter 20 centigrammes environ de liqueur de van Swieten dédoublée avec de l'eau bouillie qu'on laissera dans la cavité. Mais si la poche se vide mal, preuve de l'existence de nombreuses vésicules, séance tenante anesthésier à la cocaïne, ouvrir largement jusqu'à la glande. On voit alors si le kyste est intra-hépatique ou si sa paroi propre émerge de l'organe. Dans le premier cas, on bourre l'incision de gaze iodoformée pour laisser largement écartées les lèvres de la plaie et on attend la formation d'adhérences ; c'est alors au bout de huit à dix jours seulement que le kyste sera définitivement ouvert. Mais si sa paroi souple permet de bien affronter le tissu, on pratique la suture.

Vous le voyez, Messieurs, je fais un grand pas vers le camp médical, et, en dehors des variétés spéciales énumérées tout à l'heure et qu'il est malheureusement plus facile d'indiquer que de diagnostiquer, je propose de commencer le traitement du kyste hydatique par la ponction, l'évacuation du liquide et l'injection parasiticide ; mais en cas d'échec immédiat ou de récidive, je ne m'entêterai point et m'adresserai à l'incision en un ou deux temps, opération à peu près innocente et qui n'en est plus à faire ses preuves.

CHAPITRE V

AFFECTIONS DE L'INTESTIN

I

Traitement des plaies pénétrantes de l'abdomen.

Messieurs,

La discussion toujours pendante sur le traitement des plaies pénétrantes de l'abdomen semble un peu assoupie, et le débat périodique qui, depuis 1884, se déroule devant la Société de chirurgie n'a pas été repris cette année. Les arguments sont épuisés de part et d'autre, et les faits, malheureusement, ne parlent pas encore assez haut pour convaincre les adversaires. Je me bornerai donc à vous exposer la position actuelle des deux camps en présence.

Vous savez les étapes parcourues : avant l'antisepsie, la question d'intervention ne pouvait se poser, pratiquement, veux-je dire, car il y a toujours des précurseurs et des apôtres pour tout prévoir et pour tout oser ; mais ouvrir le ventre était, en ces temps de complications des plaies, une entreprise trop téméraire pour des chirurgiens de bon sens. Après la découverte des pansements actuels, surtout après les merveilleux succès de la plupart des laparotomies, l'idée d'inciser les parois abdominales pour aller à la découverte des intestins perforés ou déchirés ne devait pas tarder à se produire, et nous apprîmes tout à coup que l'ouverture avait été plusieurs fois tentée, en Amérique spécialement : les succès retentissants que l'on publia n'étaient certes point pour décourager. Et, de fait, bientôt la majorité de nos collègues, je parle des plus habiles et des plus savants, acceptèrent l'intervention dans les plaies pénétrantes de l'abdomen comme une des conquêtes de la chirurgie contemporaine.

Voici quel était et quel est encore leur raisonnement : tout projectile ou tout instrument aigu qui pénètre dans le ventre y blesse une anse intestinale ; de nombreuses expériences faites à ce sujet nous montrent que, à peine 6 ou 7 fois sur 100, l'estomac, l'intestin grêle ou le gros intestin ont échappé à la perforation. Aussi peut-on dire, en pratique, que le diagnostic de pénétration de la paroi abdominale entraîne aussi celui de pénétration de l'intestin. Interventionnistes et abstentionnistes sont ici d'accord, et il est heureux que nous ayons ce moyen grossier de nous y reconnaître, car, au début de l'accident, les signes sont bien précaires et délicats qui nous révéleraient les lésions intestinales ; dans la grande majorité des cas, autant dire qu'ils font totalement défaut. Ce premier point est donc établi, et, de la pénétration de la paroi abdominale, on peut conclure à la perforation de l'intestin.

Mais une perforation de l'intestin doit avoir pour conséquence fatale l'issue des matières dans la séreuse, l'envahissement d'une péritonite suraiguë rapidement mortelle. La clinique semblait corroborer cette affirmation ; Trélat n'affirmait-il pas, sur la foi des statistiques, que 99 p. 100 des plaies de l'intestin traitées par l'expectation étaient dévolues à la mort? La léthalité, un peu moindre pour les lésions du gros intestin, atteignait cependant 92 à 96 p. 100. La conclusion était facile à tirer : puisque, depuis l'antisepsie, la laparotomie est un jeu d'enfant, ouvrons donc le ventre, allons à la recherche de l'anse ou des anses perforées, oblitérons leurs plaies par une suture, et peut-être sauverons-nous nos opérés. En tous cas, opine Godwin, « l'état du malade ne sera pas sensiblement aggravé par l'opération », car, dit un autre clinicien, « toute la gravité des plaies de l'abdomen vient de la lésion des viscères ; la laparotomie n'y ajoute rien par elle-même ».

Presque seul, je dois le dire, j'ai essayé de remonter ce courant. J'en ai appelé tout d'abord du sombre pronostic porté par Trélat, et montré par l'anatomie pathologique, la clinique et l'expérimentation, que les plaies de l'estomac, de l'intestin grêle et du gros intestin peuvent guérir spontanément ou sous le couvert d'un traitement médical ; j'ai prouvé que certains individus dont les viscères sont une ou plusieurs fois perforés ont guéri de ces perforations ; grâce à une mort survenue par des causes indépendantes du traumatisme abdominal, des examens nécropsiques ont, plusieurs fois, permis de constater cette cure spontanée sans contestation possible, et dans un mémoire publié en collaboration avec mon ancien interne, M. Paul Noguès, j'ai pu relever un certain nombre de faits de ce genre.

Puis, avec les anciens expérimentateurs et les anciens observateurs, je rappelais le mécanisme de ces guérisons spontanées. Dans certains cas, lorsque les plaies sont très petites, le parallélisme de leurs lèvres au niveau des diverses tuniques intestinales ou stomacales peut se détruire, et le trajet est oblitéré malgré la solution de continuité des tissus; dans d'autres, la muqueuse s'exprime pour ainsi dire au travers des autres couches et, en se herniant sur la séreuse, ferme complètement la plaie intestinale; dans d'autres encore, l'épiploon vient entourer l'anse blessée et aveugler le trou anormal; dans d'autres enfin, une anse voisine ou un repli de mésentère, ou le péritoine pariétal — en un mot, un feuillet séreux voisin, — s'accole à la solution de continuité, des adhérences se font, et la guérison définitive peut en être la conséquence. C'est ce dernier mécanisme que nous tenons pour le plus efficace et pour le plus fréquent.

Et ceci n'était point une vue de l'esprit : tous ces faits et tous ces modes de guérison s'appuient soit sur des expériences vieilles comme la physiologie, soit sur l'examen de pièces que les laparotomies, si fréquentes dans ces dernières années, ont permis de multiplier; le bouchon muqueux avait été nié : Berger et moi nous l'avons montré existant et suffisant, — c'est-à-dire s'opposant au passage des matières de l'intestin dans le péritoine, — sur deux anses perforées l'une par un projectile et l'autre par un couteau; l'arrêt des matières par la destruction du parallélisme des lèvres de la plaie a été aussi observé au cours des laparotomies, et pour ma part j'ai vu, dans une ouverture du ventre pratiquée trente-six heures après une blessure de revolver, deux orifices, au moins, aveuglés déjà par l'adhérence d'une anse voisine qui avait empêché l'effusion des matières. Tous ces faits sont désormais indiscutables.

Nous montrions ensuite que quelques chiens pouvaient survivre à des plaies pénétrantes : trois sur six des animaux ainsi frappés ne moururent pas, et l'autopsie démontrait que des adhérences précoces avec des anses voisines avaient amené la guérison. M. Estor qui poursuivait des expériences analogues pour démontrer, il est vrai, la nécessité de l'intervention dans les plaies pénétrantes, voyait aussi 3 chiens sur 6 survivre malgré la perforation d'une anse grêle. Enfin, et ceci était mon principal argument, une statistique — certainement incomplète, assurément critiquable, mais faite avec toute la rigueur que comportent des cas forcément disparates, — a été dressée par M. Noguès et par nous avec une bonne foi sur laquelle nous n'avons pas besoin d'insister. Nous avons recueilli 88 observations de plaies pénétrantes de l'abdomen par petits projectiles et traitées par l'abstention systématique ; or, celle-ci nous donne 66 guéris pour 22 morts seulement, — soit une léthalité de 25 p. 100.

Cette statistique est évidemment trop favorable ; mais en voici une qu'on ne saurait récuser, car elle émane d'un chirurgien américain, Stimson, que l'on ne soupçonnera pas de zèle abstentionniste. Stimson note les cas traités dans les hôpitaux à New-York douze ans avant 1885, époque où la laparotomie systématique a supplanté l'abstention. Ces cas sont au nombre de 37, sur lesquels nous trouvons 20 morts et 17 guérisons. Si la guérison s'observe ici moins fréquemment que dans notre tableau, nous pourrions expliquer cette différence par ce fait que l'auteur a écarté de son relevé les observations où des signes très nets, douleurs, vomissements, météorisme, choc, ne venaient pas affirmer le diagnostic de perforation. Nous n'en avons pas agi ainsi, sachant très bien que l'intestin peut être troué sans présenter de troubles fonctionnels, de symptômes locaux ou généraux appréciables, et, malgré des critiques dont nous ne méconnaissons pas la valeur, nous préférons notre statistique à la sienne.

Mais nous ne l'acceptons pas moins telle quelle, cette statistique de Stimson, et nous voyons ce qu'est devenue l'ancienne affirmation si longtemps soutenue à la Société de chirurgie, que les plaies de l'intestin ne guérissent pas, ou ne guérissent que dans la proportion de 1, 2, 3, 4 et 5 pour 100. Au contraire, elles guérissent très souvent sans intervention, et je crois les succès beaucoup plus nombreux avec l'abstention qu'avec la laparotomie. Ici est le nœud du débat et je l'étudierai, je vous l'assure, sans passion, fort ennuyé de me trouver à peu près seul de mon avis ; je cherche même à me laisser convaincre par mes collègues, et je me dis, qu'après tout, il faut tenir compte de cette sorte d'unanimité qui s'est faite contre mon opinion. Et cependant les observations nouvelles ne me donnent pas tort, car, à côté de quelques succès bruyants et magnifiques, combien nombreux sont les échecs à la suite de l'intervention ! Moi-même j'ai eu quatre fois recours à la laparotomie ; je l'ai pratiquée aussi rapide que possible, dès que j'ai été en présence du blessé, et quatre fois la mort est survenue.

En effet, la laparotomie pour plaie pénétrante de l'abdomen est grave par elle-même : ce n'est plus cette simple ouverture du ventre, intervention sans péril et dont la mortalité se réduit presque à zéro. C'est une opération longue, difficile et dangereuse, celle qui consiste à explorer l'intestin pour y découvrir les blessures et pour les oblitérer si elles existent. Elle est longue, puisque les tableaux que nous avons dressés prouvent qu'elle peut durer deux à trois heures et que la moyenne est de sept quarts d'heure ; or, il n'est pas indifférent de manier l'intestin pendant un tel laps de temps ; il faut, pour ainsi dire, éplucher les anses centimètre par centimètre sur toutes leurs faces et sur tous leurs bords : souvent les perforations ne sont pas béantes et se cachent derrière l'estomac, les régions profondes du duodénum, sous le mésentère, au fond d'un repli, et, pendant ces recherches, l'intestin inspecté, dévidé, manipulé hors de la séreuse, est soumis à de nombreuses chances d'infection. L'inoculation septique risque fort de se faire, et les laparotomistes les plus impeccables nous parlent de péritonites survenues à la suite de ces longues inter ventions.

Elle est aussi fort difficile, et nous ne savons vraiment ce que veut dire Kolloch, lorsqu'il raconte que, pour oblitérer deux perforations du gros intestin et une de l'intestin grêle, il a procédé avec succès à la laparotomie « sans assistance médicale et sans aucun des accessoires regardés comme si importants dans la pratique hospitalière ». Le chirurgien qui, sur une telle assurance, ouvrirait un ventre, s'exposerait à de cruels mécomptes, et si les « accessoires regardés comme si importants » signifient les mille détails de l'antisepsie, la péritonite prouverait par son apparition leur absolue nécessité à qui les négligerait sur la foi de Kolloch. On aveugle une première, une deuxième, une cinquième perforation, mais il y en a souvent une huitième, une quinzième, une vingtième, une vingt-huitième comme dans un cas célèbre. Et j'affirme qu'une opération est difficile lorsque des chirurgiens habiles et soigneux comme Peyrot, Périer, Nélaton et Berger, referment le ventre en laissant une perforation inoblitérée ; lorsque Jordan Lloyd méconnaît une plaie du mésentère et une contusion de la vessie ; lorsque Annandale pratique une suture qui laisse filtrer les matières intestinales, lorsque Jersey voit la gangrène se produire sous la striction de ses fils, lorsque Pozzi rétrécit des deux tiers la cavité de l'intestin, remplaçant ainsi la déchirure par un obstacle qui, si l'opéré eût survécu, aurait substitué la mort par obstruction à la mort par péritonite ; lorsque Briddon oblitère bien une plaie de l'estomac, mais laisse quatre ouvertures sur le seul jéjunum.

Elle est enfin fort dangereuse, ainsi qu'en témoignent les statistiques : le Dr Coley fournit les tables, aussi complètes que possible, des laparotomies qui ont été pratiquées. La première comprend les observations où l'ouverture du ventre fut faite dans les douze premières heures de l'accident ; il y a 40 cas avec 22 décès et 18 guérisons, soit une mortalité de 55 p. 100 ; la deuxième renferme les faits où l'intervention n'a eu lieu qu'après la douzième heure ; ils sont au nombre de 22, avec 17 décès et 5 guérisons, soit une mortalité de plus de 77 p. 100 ; enfin la troisième rassemble ceux où l'on ne signale pas le temps écoulé entre l'opération et le traumatisme ;

ils se chiffrent par 12, avec 7 morts et 5 guérisons, soit
une léthalité de plus de 58 p. 100. En réunissant les
trois relevés, la moyenne de la mortalité est de 60 p. 100.
Dans un tableau que j'ai dressé avec Noguès et qui porte
sur 102 cas, nous comptons 37 guérisons et 65 décès,
soit une mortalité de près de 63 p. 100. Norton note
110 cas, avec une mortalité de plus de 67 p. 100. Enfin,
une dernière statistique de Coley, qui porte sur 165 cas,
donne une même mortalité moyenne, c'est-à-dire 67,2
p. 100, de telle sorte que loin de s'améliorer, comme on
l'affirme sans cesse, la laparotomie ne deviendrait pas
plus favorable.

Je sais bien ce que l'on peut dire de ces statistiques
en bloc et des cas disparates qu'elles rassemblent; il
ne s'en dégage pas moins l'effroyable mortalité qui suit
la laparotomie. Certes, mes adversaires ne méconnais-
sent pas ces statistiques, et Jalaguier qui les relève avec
le plus grand soin dans son excellent article, nous oppose que « aucun des blessés laparotomisés jusqu'ici en
France n'aurait guéri spontanément. Si donc ils avaient
été abandonnés à eux-mêmes, et si leurs observations
avaient été publiées, on serait forcé de les inscrire au
tableau nécrologique des cas traités par l'abstention. »
Cette objection ne me paraît pas valable : d'abord parce
que nous ne savons absolument pas quels sont les cas
qui guérissent spontanément et ceux que la mort doit
terminer; l'extrême gravité des lésions constatées par la
laparotomie n'est pas un critère suffisant, et n'a-t-on
pas vu un individu survivre à une double perforation
par balle de chassepot? Ensuite, ma statistique est surtout faite avec des cas français, et à une époque où la

laparotomie n'avait pas atteint le chiffre de 10. J'aurais donc pu les mettre dans mes relevés sans beaucoup en altérer la proportion favorable. Enfin, notre ami oublie ceux de Stimson, portant sur les faits qui précèdent la date fatidique de 1885, époque où l'on s'abstenait toujours. Le reproche de M. Jalaguier ne saurait donc atteindre cette statistique.

M. Chaput objecte à la doctrine générale de l'abstention, d'abord que je devrais mettre, en regard des observations de guérisons spontanées que j'ai recueillies, le chiffre complet des morts survenues après l'abstention. Mais c'est ce que j'ai essayé de faire ; j'ai inscrit, sur mon tableau, tous, absolument tous les cas que j'ai trouvés dans les services, dans les mémoires spéciaux, dans les recueils ; j'ai mis les morts d'un côté, les guéris de l'autre. Que pouvais-je faire de plus ? M. Chaput dit que les chiffres de Stimson ne prouvent pas en faveur de l'expectation, puisque avec l'abstention et l'intervention, la mortalité est à peu près la même des deux côtés ; je ferai d'abord remarquer que 10 à 15 p. 100 en faveur de l'abstention ne me paraît pas à dédaigner, et qu'aucune statistique sérieuse où il est parlé de laparotomie, n'a donné 44 p. 100 de succès. Et je me permettrai de rappeler, en outre, que Stimson a supprimé de sa statistique nombre de cas où l'intestin était peut-être — je dirai sans doute — troué, mais qu'il a écartés parce qu'aucun signe très net ne venait prouver la perforation. Or, je vous répète que la clinique démontre que l'intestin peut être ouvert sans provoquer de symptômes locaux ou généraux appréciables.

M. Chaput nous objecte enfin que « toutes les fois que

la laparotomie échoue, c'est qu'elle a été faite trop tard ou qu'on a commis des fautes opératoires : oubli d'une perforation, mauvaise suture, ou suture occasionnant un rétrécissement marqué. Inversement, quand la laparotomie sera faite de bonne heure, — dans les quatre heures — et avec une bonne technique, elle donnera des guérisons constantes, s'il n'y a pas de lésions trop considérables. » Que répondre à M. Chaput ? Dans l'immense majorité des cas, il le sait aussi bien que nous, la laparotomie ne pourra être pratiquée dans les quatre premières heures après l'accident. Nos mœurs ne sont pas faites à cet appel immédiat du chirurgien ; le blessé est apporté dans une pharmacie ou chez lui ; on cherche un médecin qui doit faire appeler lui-même un opérateur et la dixième, la quinzième heure est passée avant qu'une intervention puisse être tentée. Qu'on relise les observations, et l'on verra que telle est l'histoire des neuf dixièmes de nos blessés. Opérer dans les quatre premières heures, c'est, du premier coup, demander l'impossible, et ruiner la laparotomie dans près des trois quarts des cas.

Et puis interviendrez-vous dans tous les milieux, et l'ouverture du ventre, cette laparotomie particulièrement délicate, dirai-je, avec les minuties et les précautions infinies que nécessite l'exploration de l'intestin, avez-vous la prétention de la pratiquer ailleurs qu'à l'hôpital ou dans certaines maisons de santé ? Non, si vous ne voulez pas courir au-devant d'une catastrophe certaine, et voilà déjà que la chirurgie d'armée ne peut bénéficier de votre laparotomie précoce. Rappelez-vous ce qu'en disait Delorme au Congrès des chirurgiens français, et ce qu'il répète dans son remarquable et sage traité. Dans les petites villes et dans les campagnes, l'intervention sera totalement impossible, et en définitive, sur tout le territoire, vous en arriverez à limiter cette intervention aux grands hôpitaux de nos grandes villes. Et, pour nous assurer le succès, sans parler des « lésions trop considérables », qui prémunira contre les fautes opératoires, si fréquentes dans les mains les plus habiles et les plus soigneuses ? N'avons-nous pas montré les meilleurs chirurgiens de France et de l'étranger méconnaissant plusieurs perforations, rétrécissant outre mesure le calibre de l'intestin, ou faisant des sutures mauvaises ?

Il est donc possible que, dans les conditions que réclame M. Chaput « les guérisons soient constantes »; mais, ces conditions, et j'ai surtout ici en vue les quatre premières heures de l'accident, sont le plus souvent irréalisables. Et la question se trouve posée dans les termes suivants : Lorsque le malade nous est amené, on a passé l'heure psychologique, l'opération se présente dans les conditions déplorables qui font nos statistiques actuelles, et l'argumentation de M. Chaput tombe d'elle-même. Le problème n'a pas avancé d'un pas, et nous en revenons à notre point de départ et à notre discussion dont le dernier terme est que, à cette heure et dans les conditions spéciales de date ancienne de l'accident et d'installation opératoire insuffisante, l'abstention systématique me paraît encore donner plus de succès que nos interventions fatalement précaires.

Mais supposons que nous arrivons à la première heure, dans un milieu où l'intervention est propice :

quelle sera notre règle? Faut-il ou ne faut-il pas intervenir? Ainsi posée, la question est infiniment délicate:
il est certain que les intestins, en pleine digestion, sont
remplis de matières; si les orifices sont nombreux et béants
et si l'inoculation de la séreuse doit se faire, la laparotomie primitive avant le développement de la péritonite
et le météorisme du ventre, sera beaucoup plus facile et
pourra donner des succès qu'il ne faudrait point espérer
plus tard, lorsque les phénomènes généraux auront
éclaté et lorsque les anses distendues seront devenues
un obstacle presque insurmontable aux manœuvres du
chirurgien. Mais, en général, rien ne décèle au premier
moment la gravité des lésions; on sait tout au plus que
le blessé est ou n'est pas à jeun; rien n'indique si les
perforations sont multiples, si elles sont ou non oblitérées par le bouton muqueux, par l'adhérence précoce
de l'épiploon ou d'une anse intestinale voisine.

Que faire? Faut-il attendre la réaction péritonéale qui
indiquera l'inoculation de la séreuse? Mais alors ne
sera-t-il pas trop tard? Les interventionnistes répon-
dent: « Laparotomisez, laparotomisez toujours; s'il n'y
a pas de perforation intestinale, l'opération est innocente, et, dans l'immense majorité des cas, on referme
le ventre sans encombre et sans grand danger dans des
milieux et avec un chirurgien aseptiques. Si, au contraire, les perforations existent, vous les oblitérez et
vous avez quelques chances de sauver un blessé, qui,
sans votre intervention, serait mort. » Voilà le raisonnement; moi, je ne l'accepte pas dans son intégralité; je
crois qu'il y a des cas où les perforations sont mieux, et
à moins de frais, fermées par la nature que par le chi-

rurgien; je crois, comme la chose m'est arrivée une fois, qu'on peut détruire des adhérences qui eussent été suffisantes, tandis que pour aveugler des orifices anormaux il vous faut, à vous chirurgiens, toute une opération longue et qui peut tuer votre malade. Ne nous racontait-on pas qu'un de nos collègues les plus habiles ouvrait récemment un ventre pour des perforations par balle de revolver; il trouve et ferme un orifice, puis deux, puis trois, puis quatre; mais l'état général devenait si inquiétant que, pour ne pas voir le blessé lui rester dans les mains, il ferme le ventre malgré les trous qui restaient encore à oblitérer.

Allez-vous conclure de cette longue plaidoirie que je suis un abstentionniste quand même? Non, et j'ai essayé de formuler les conditions cliniques qui me paraissent commander l'intervention, cette intervention à résultat si aléatoire, mais qui, enfin, me paraît alors moins précaire que l'abstention : je conseille la laparotomie quand des signes que je n'ai pas à exposer ici me font croire à l'existence d'une *hémorragie;* un vaisseau est ouvert, il faut le fermer; c'est une règle de chirurgie générale. Je la conseille encore lorsque l'*issue immédiate de gaz* et de *matières intestinales* par la plaie révèle une plaie large qui va inoculer le péritoine; j'interviendrai aussi lorsqu'un *tympanisme localisé*, qu'on reconnaît le plus souvent à la sonorité particulière de la région hépatique, prouve l'existence d'une perforation qui, capable de laisser fuser les gaz, pourrait aussi livrer passage aux matières solides ou liquides. J'ai laparotomisé récemment un blessé sur ce seul signe, et j'ai trouvé une rupture totale de l'intestin grêle; j'interviendrai encore lorsque la *réaction péritonéale* commence, qui prouve l'infection de la séreuse. Mais c'est alors bien tard et j'avoue ne pas trop insister, car si les interventionnistes fournissent des observations mémorables où la laparotomie a paru sauver le blessé, les abstentionnistes montrent aussi la péritonite tournant court, et le malade survivant sans opération.

Mais, d'après ces règles, l'intervention est si souvent légitimée qu'il serait sans doute plus simple de dire quand — moi qu'on range parmi les abstentionnistes les plus fervents, — je déconseille l'ouverture du ventre. Eh! mon Dieu! j'en arrive à déclarer que, malgré mon long plaidoyer, mes conclusions sont, en pratique, à peu près identiques à celles des interventionnistes, et je souscris à ce que déclare Jalaguier, l'un d'eux : lui aussi s'abstient comme moi, « lorsqu'il voit un blessé à jeun et qui vient d'être frappé soit par un projectile de petit calibre, soit par un instrument piquant, fin et acéré, et si, après un examen attentif, il ne constate aucun symptôme local ou général ». Peut-être ma formule serait-elle à la fois plus courte et plus large et je dirais volontiers : « Je m'abstiens lorsque, dans une plaie pénétrante de l'abdomen, aucun symptôme général, aucun signe local ne vient me forcer la main. »

Vous voyez les concessions immenses que j'ai toujours faites et que je fais de plus en plus à l'intervention, et j'espère ne pas m'arrêter là : déjà nos installations hospitalières sont telles que, le plus souvent, nous pouvons opérer sans craindre d'être nuisible au blessé par quelque inoculation septique venue de nous ou de nos instruments ; mais ce n'est pas assez, et nous espérons que la technique des sutures intestinales qui a fait déjà tant de progrès, et un outillage plus parfait encore nous permettront d'oblitérer plus vite et mieux les orifices anormaux. Alors, pour atteindre l'idéal que nous promet M. Chaput, la guérison presque constante, il ne restera plus qu'à être appelé dans les quatre premières heures auprès de nos blessés transportés dans des milieux propices. En attendant que ce jour arrive, l'abstention me paraît quelquefois préférable à l'intervention à outrance préconisée par la plupart de nos collègues.

II

Sur deux observations d'obstruction intestinale.

Messieurs,

J'ai opéré, en moins d'un mois, deux femmes atteintes d'étranglement interne. A l'une j'ai pratiqué un anus artificiel; pour l'autre, j'ai eu recours à la laparotomie. Je voudrais, à propos de ces deux cas, vous entretenir d'une question, la plus ardue peut-être de la thérapeutique chirurgicale, et vous montrer pourquoi nous errons, presque toujours sans boussole : faut-il s'abstenir ou faut-il intervenir, et si l'on se décide à intervenir, faut-il ouvrir largement le ventre ou simplement l'intestin après une simple boutonnière à la paroi abdominale? Le problème, nettement posé depuis le triomphe de l'antisepsie, ne paraît pas avoir reçu encore de solution définitive; nous verrons que les indications, d'apparence précise, fournies par le raisonnement et la logique pure, ont été si souvent et si brutalement démenties par la clinique que, en présence de chaque cas nouveau, les hésitations nous reprennent, et ce n'est jamais délibérément et sans arrière-pensée que nous adoptons un parti.

Voici d'abord mes observations : le 22 février, on apporte dans nos salles, au moment de la visite, une concierge de 30 ans, dont nous pouvons résumer rapidement l'histoire : peu d'antécédents morbides ; nous ne notons qu'une anémie profonde à dix-huit ans, une constipation rebelle qui dura un an et demi, et des ménorrhagies abondantes. Quatre jours avant son entrée à l'hôpital, un samedi, elle est prise, vers dix heures du soir, d'une douleur vive dans le ventre ; elle se couche, mais les souffrances augmentent et durent toute la nuit avec une intensité croissante ; le dimanche matin, le médecin prescrit un purgatif vomi presque aussitôt ; la glace et le champagne ne calment pas les nausées, et la crise persiste aussi grave pendant la nuit du dimanche au lundi ; le lundi matin on ordonne 30 grammes d'huile de ricin, que l'estomac rejette au bout d'une heure. La journée, puis la nuit du lundi au mardi ne sont pas meilleures ; les douleurs, continues, s'exaspèrent au moindre mouvement, et les vomissements, alimentaires le samedi, bilieux le dimanche et le lundi, sont devenus fécaloïdes le mardi. Un lavement avec un siphon d'eau de Seltz reste sans effet, de telle sorte que depuis le samedi soir, début des accidents, il n'est sorti par l'anus ni matières fécales, ni gaz ; aussi, le mercredi matin le médecin, effrayé de cette obstruction persistante, fait porter la malade dans notre service et nous constatons l'état suivant :

La face est déjà grippée, les yeux sont caves, le nez est effilé, la voix grêle et cassée, le pouls petit et rapide ; la peau est froide et moite ; la soif est ardente, et chaque effort pour boire s'accompagne de nausée et de vomissement. Le ventre est modérément ballonné, peut-être un peu plus à droite qu'à gauche ; le son tympanique révélé par la percussion est général, et à aucun point on ne trouve de matité; une douleur sourde existe dans toute la région abdominale; la pression l'exaspère, sur-.tout dans le flanc gauche où une palpation, même légère, provoque une souffrance aiguë. Le toucher rectal ne nous révèle aucun obstacle dans ce segment de l'intestin; le toucher vaginal est négatif aussi; tous les orifices herniaires accessibles paraissent libres; nous concluons à l'existence d'un étranglement interne dont il nous est impossible, d'ailleurs, de préciser la nature : torsion, invagination, brides, compression par une tumeur, cancer, toutes les hypothèses sont valables. Or, comme, d'une part, il n'y a pas de temps à perdre en nouveaux essais médicaux, puisque nous sommes en plein quatrième jour des accidents; comme, d'autre part, bien qu'affaiblie, la malade présente encore une certaine résistance vitale; comme, enfin, nous sommes à l'hôpital, dans notre salle d'opérations, milieu aseptique et bien outillé, nous nous décidons à ouvrir le ventre pour essayer de lever l'obstacle au libre cours des matières.

La laparotomie est pratiquée avec l'aide de notre collègue Chaput, présent à ma visite : une incision de 12 centimètres est faite sur la ligne médiane entre l'ombilic et le pubis; le péritoine est ouvert, et j'arrive sur l'épiploon tendu comme un tablier en avant des intestins, et très adhérent en bas, vers la vessie, au péritoine pariétal, de telle sorte que cet obstacle empêche d'explorer la cavité du ventre; cependant, la main introduite entre lui et la séreuse, contourne l'épiploon à gauche, se met au contact des intestins et plonge d'abord vers les organes génitaux; le pelvis est trouvé rempli par une tumeur arrondie, globuleuse, fluctuante et si régulière, qu'on se demande s'il ne s'agirait pas de la vessie distendue ; mais une sonde introduite par l'urèthre ne donne issue qu'à quelques gouttes d'urine ; il s'agit d'une tumeur dépendant des annexes : salpingite volumineuse ou petit kyste de l'ovaire. Mais nous ne poussons pas plus loin l'analyse, car, malgré quelques adhérences filamenteuses qui partent des intestins et du mésentère pour s'insérer sur cette tumeur, il nous paraît évident que là n'est pas le siège de l'obstruction.

Nous avions porté d'abord la main dans le flanc gauche, car c'est là que la malade accusait le maximum de douleur ; mais les intestins distendus, examinés rapidement, ne nous y avaient révélé rien d'anormal ; nous nous dirigeons alors vers la fosse iliaque droite, où les anses nous paraissent très dilatées, et tout à coup nous sommes arrêté par une bride des plus nettes, que nous soulevons avec le doigt et que nous ne lâchons plus. Mais notre incision abdominale est trop étroite pour vérifier la nature de cet obstacle et pour le lever avec sécurité ; aussi pratiquons-nous une section nouvelle, perpendiculaire à la première, et qui se dirige vers le flanc droit. A ce moment, nous éprouvons les plus grandes difficultés pour empêcher les anses intestinales rouges, congestionnées, distendues, de s'échapper de l'abdomen ; des compresses aseptiques cependant, et des éponges maintenues par des aides y suffisent, et nous pouvons enfin découvrir notre doigt recourbé en crochet, et soulevant la bride qu'il est difficile de faire émerger au milieu des anses intestinales, dont les unes sont vineuses et comme insufflées par les gaz, et les autres sont vides, aplaties et décolorées.

Cette bride a la forme d'une pyramide dont la base part du mésentère, tandis que le sommet, effilé, mais terminé par un petit noyau du volume d'un grain de mil, blanchâtre, résistant, fibreux, s'insère sur la face convexe d'une anse intestinale grêle. Il ne s'agit donc pas d'un lien annulaire, et la lumière de l'intestin se trouve oblitérée par la coudure brusque que lui imprime l'adhérence de cette bride fibreuse, dont la longueur ne dépasse pas 3 centimètres. Sa résistance est telle, que malgré des efforts sérieux, trop brutaux peut-être, malgré un grattage avec l'ongle, nous n'avons pu ni la détacher ni la déchirer ; elle reste fixée aussi bien à l'intestin qu'au mésentère, et c'est avec des ciseaux que nous la coupons à son point le plus rétréci, au niveau de son petit noyau fibreux. Pas une goutte de sang ne s'écoule. Immédiatement l'intestin retenu s'échappe, la coudure s'efface, les gaz gagnent le bout inférieur, flasque, et qui se gonfle incontinent. L'opération était terminée ; sa durée totale avait été de cinquante minutes.

Nous n'avions pas touché, il est vrai, à la tumeur pelvienne ; nous ne voulions pas compliquer, par un choc nouveau, une opération de cette importance, et nous laissons, sans même en préciser le diagnostic, la masse contenue dans le petit bassin. Nous étanchons, avec des éponges montées, le liquide séreux qui s'était accumulé déjà dans le péritoine, et le ventre est refermé. Les suites opératoires furent des plus rassurantes : dès le soir, des gaz sortaient spontanément par l'anus ; dès le lendemain, la malade buvait quelques gorgées de lait sans les vomir et, dans la nuit, une véritable débâcle remplissait, presque coup sur coup, trois vases de matières fécales. La

température qui, après notre intervention, était montée
à 38 degrés, redevient normale; l'alimentation se fait
régulièrement; au septième jour, les fils de suture sont
enlevés; la réunion est parfaite; au quinzième jour,
notre opérée commence à marcher, et au vingt-cinquième
elle quitte l'hôpital, absolument guérie. Elle doit revenir
pour sa tumeur pelvienne.

Ce cas est un des plus beaux que l'on puisse mettre à
l'actif de l'intervention chirurgicale; par malheur, notre
seconde observation ne lui ressemble guère. Je suis appelé auprès d'une couturière de 30 ans qui, le 13 janvier,
dans la nuit, avait été prise de douleurs violentes du ventre
et de vomissements alimentaires d'abord, ensuite bilieux,
que rien ne pouvait arrêter; la veille elle était allée à la
garde-robe, mais, depuis le début des accidents, ni matière, ni gaz ne sortaient plus par l'anus; on avait prescrit des injections de morphine qui furent sans effet; l'état
reste sans modification le 14 janvier; le 15, une seconde
purgation est vomie de nouveau; le 16, le médecin persiste, mais avec un insuccès toujours croissant, à ordon-
ner l'huile de ricin et même l'eau-de-vie allemande; le 17,
les vomissements deviennent fécaloïdes; le 18, l'état
semble plus grave encore et je suis appelé; les douleurs,
les vomissements fécaloïdes, l'absence absolue d'émis-
sion de gaz par l'anus, le météorisme ne laissent aucun
doute sur l'existence d'une obstruction intestinale, dont
je ne puis cependant préciser la nature.

J'aurais voulu pratiquer la laparotomie; mais il eût été
plus que téméraire d'y recourir dans un semblable milieu
où l'asepsie et l'antisepsie étaient également impossibles.
J'insiste pour qu'on transporte la malade à l'hôpital; elle

s'y refuse, et je pars après avoir ordonné des lavements
avec la sonde œsophagienne portée le plus haut possible
dans l'intestin, et avec le siphon d'eau de Seltz. Cette médication est renouvelée le lendemain sans résultat, et
comme la situation est loin de s'améliorer, je suis appelé
de nouveau le 20 janvier, sept jours après le début des
accidents. Il fallait opérer sans tarder et je n'avais plus le
choix pour le mode d'intervention; le transport à l'hôpital fut aussi systématiquement refusé que la première
fois et l'état général se montrait des moins brillants; le
pouls était petit et rapide, la face grippée, la voie cassée, la peau froide. Je pratiquai séance tenante, et sous
l'anesthésie cocaïnique, l'entérotomie de Nélaton qui fut
terminée en quelques minutes. Grâce à l'issue abondante
de matières fécales liquides, la malade fut très soulagée;
les vomissements cessèrent; on put tenter avec quelque
succès l'alimentation; mais les forces ne revinrent pas; le
nouvel anus était sans doute trop haut placé pour permettre l'absorption; la faiblesse persista, et notre opérée
succomba sans secousse et sans souffrance au seizième
jour de sa maladie, au neuvième de notre intervention.

Que voyons-nous d'abord dans ces deux cas? C'est que,
si le diagnostic d'étranglement interne ou d'obstruction
intestinale s'établit d'ordinaire avec la plus grande facilité,
on ne peut, la plupart du temps, déterminer la nature de
l'obstacle : s'agit-il d'une invagination, d'un volvulus,
d'une coudure, ou bien d'une bride, d'un diverticule,
d'un anneau accidentel, d'une hernie interne, d'une
compression par tumeur ou par adhérences sur une surface étendue, ou bien encore d'un corps étranger, d'un

calcul, d'un polype, d'une masse fécale durcie, d'un rétrécissement fibreux ou cancéreux, ou bien enfin d'une paralysie intestinale et du pseudo-étranglement qu'elle provoque ? Certes on a multiplié les recherches sur ce point,
et on a trouvé des signes de toute sorte pour établir ce
diagnostic étiologique, mais ces signes sont si précaires,
leur caractère est si douteux, leur analyse si délicate, que
vous atteignez très rarement la probabilité, exceptionnellement la certitude. Aussi un de nos cliniciens, le plus
sagace peut-être et le plus avisé, nous disait-il souvent :
« Diagnostiquez donc toujours obstruction par cancer !
vous aurez au moins, vu la fréquence de cette cause,
70 chances sur 100 de tomber juste ! »

Or, la précision du diagnostic aurait la plus grande
importance pour le traitement : en effet, les pseudo-
étranglements, les paralysies intestinales, certaines tor-
sions, les invaginations récentes, les engouements ster-
coraux peuvent guérir sans intervention chirurgicale,
par les irrigations anales et les lavements électriques ;
les brides et les diverticules, les corps étrangers, les hernies internes, les anneaux accidentels, les vieilles invaginations nécessitent la laparotomie, tandis que la plupart des cancers seront plutôt justiciables de l'anus de
Nélaton. Que faire si l'on ignore la nature de l'obstacle ?
Un point, du moins, est établi : notre ignorance de la
cause étant admise, on tentera toujours le traitement
médical qui peut guérir le malade sans lui faire courir
les risques d'une intervention chirurgicale. D'après les
statistiques, 25 à 50 p. 100 et même plus se rétablissent,
des individus traités par l'opium, les injections rectales
d'eau simple ou d'eau gazeuse amenées très haut dans

l'intestin par une sonde flexible. Mais n'oubliez pas que cette médication a un côté négatif des plus importants : la proscription absolue des purgations si populaires encore auprès de tant de nos confrères. Dans les deux cas que nous avons rapportés, n'avons-nous pas vu les malades purgées coup sur coup, et pendant quatre jours consécutifs?

Nous devons au traitement médical, absence de purgations, opium, lavements gazeux portés haut, un assez grand nombre de succès. Dans la clientèle de notre maître Féréol, nous avons vu des étranglements internes céder une fois au quatrième jour, et deux fois au sixième. Nous soignons, avec le docteur Œttinger, un libraire qui, en quatre ans, a eu trois crises d'obstruction intestinale ; or, malgré de vives appréhensions, elles ont toujours été conjurées par ces larges irrigations rectales, auxquelles, une fois, nous avons dû ajouter le lavement électrique, méthode excellente et dont Boudet de Paris a bien réglé la technique. Sauf les cas exceptionnels d'indication immédiate d'intervention, tout étranglement interne, au début, sera traité par le lavement électrique : en 1884, Boudet de Paris n'a-t-il pas eu 59 succès sur 76 cas, et, plus récemment, son élève Larat 10 sur 19? Aucun autre traitement ne peut se targuer d'aussi beaux résultats.

Le traitement opiacé, le lavement électrique ont échoué, que faire? La laparotomie, répond-on ; et les arguments abondent pour défendre cette méthode. D'abord, puisqu'on ignore la cause de l'obstruction, qu'on ouvre donc le ventre! On trouvera l'obstacle, et l'on saura

d'une façon précise quelle conduite tenir : on sectionne
la bride, comme dans notre cas, on désenclave l'intestin
dans les invaginations, on le détord dans le volvulus, on
coupe le diverticule, on débride les anneaux accidentels,
on réduit les hernies internes, on extrait les corps étrangers ou les polypes, on fait progresser les matières fécales durcies, on résèque les rétrécissements cicatriciels
ou les cancers s'ils sont petits ; s'ils sont trop volumineux
pour être extirpés, on en est quitte pour refermer le
ventre après avoir saisi l'anse intestinale où l'on ouvrira
un anus artificiel en bon lieu. Il n'est guère de raisonnement plus logique et plus séduisant : aussi fit-il fortune
dès qu'il fut formulé, et, pour ma part, en 1881, dans
une clinique sur l'étranglement interne, je disais : « Dès
que le diagnostic d'obstruction est établi, ouvrez la cavité abdominale, cherchez l'obstacle et levez-le. »

C'est bien simple, mais que de mécomptes a donnés la
pratique ! Et, en premier lieu, les faits prouvent qu'il
faut renoncer à l'espoir de toujours reconnaître l'obstacle : Curtis a relevé 328 cas de laparotomies pour
étranglement interne, où, 28 fois, l'origine ne fut pas
découverte ; Lawson Tait, dont on proclame partout
l'audace et l'habileté, n'aurait pu, cinq fois sur six laparotomies, trouver la cause de l'obstruction. Et puis la
trouver n'est pas tout, il faut pouvoir la lever ; or, des
statistiques de Curtis, il ressort que, 75 fois, on dut y
renoncer. Ajoutons que proclamer la nécessité de la
laparotomie c'est bien, mais on ne peut la pratiquer partout ; si le malade est transporté à l'hôpital ou dans certaines maisons de santé, on aura la sécurité suffisante et
l'outillage nécessaire pour cette opération, une des plus

délicates de la chirurgie; ailleurs, c'est souvent impossible, car il n'y a pas seulement à protéger contre toute inoculation un intestin distendu et prêt à faire irruption hors du péritoine, il faut être en mesure de pratiquer les interventions les plus difficiles, l'entérectomie, par exemple, et la suture intestinale. C'est la défectuosité du milieu qui nous fit repousser la laparotomie chez la malade de notre seconde observation.

Enfin, une intervention aussi délicate et aussi longue sur les intestins ne peut être tentée que chez un individu encore résistant, car le collapsus guette nos opérés; trop souvent les médecins ne nous appellent que lorsque, après quatre ou cinq, six ou sept jours de purgations infructueuses, de massage abdominal, le malade, empoisonné et affaibli, est incapable de supporter le moindre choc. Les relevés démontrent que les tentatives hâtives donnent de moins mauvais résultats. Il faudrait donc intervenir au plus tôt, — mais qui oserait ne pas essayer du traitement médical, eu égard aux 30, 40 ou 50 p. 100 de succès qu'il donne, et qui négligerait de gaîté de cœur cette chance de salut, même au risque d'aggraver la future laparotomie si elle devient nécessaire? Qui sera assez téméraire pour ouvrir de prime abord le ventre, lorsqu'on songe aux résultats plus que médiocres obtenus par les opérateurs les plus habiles?

De nombreuses statistiques ont été publiées par Bulteau, Trèves, Peyrot, dont on se rappelle la remarquable thèse d'agrégation, par Ashurst. Les relevés de ce dernier portent sur 356 laparotomies, avec une mortalité de 69 p. 100; ceux de Curtis, que nous avons signalés à plusieurs reprises, donnent des résultats identiques. C'est un peu moins de 69 p. 100 au lieu d'être un peu plus, et la différence n'est que de quelques fractions. Et si nous échappons à ces statistiques faites de pièces et de morceaux, si nous nous en tenons à la pratique d'un seul chirurgien, celle d'Obalinski, que cite Jalaguier dans son excellent article de notre *Traité*, nous voyons que sur 38 laparotomies, cet opérateur a eu 15 guérisons et 23 morts, soit une léthalité de plus de 60 p. 100. Heureusement, depuis l'antisepsie, peu d'interventions chirurgicales accusent d'aussi déplorables résultats. Et nous en arrivons à conclure que la laparotomie, qui devait avoir comme double avantage de préciser la nature de l'obstacle et de lever cet obstacle, ou bien laisse le diagnostic en suspens, ou ne peut supprimer l'obstruction, ou ne le fait qu'au prix d'une mortalité véritablement effrayante.

La laparotomie n'a donc pas tenu ses magnifiques promesses. Faut-il, alors, nous rejeter sur l'entérotomie de Nélaton et ouvrir, au-dessus de l'obstacle, une voie dérivée pour les matières fécales? En certains cas, c'est bien l'opération de choix, et dans les pseudo-étranglements que les irrigations intestinales et les lavements électriques ne guérissent pas, l'anus artificiel est le seul traitement. J'ai déjà publié l'observation d'un vieillard opéré le 1er mai 1884, pour une obstruction que je croyais due à un cancer situé à l'union de l'S iliaque et du rectum; je pratiquai la côlotomie inguinale; la longue survie de mon malade prouve le mal fondé de mon diagnostic ; il s'agissait d'une simple paralysie car, aujourd'hui, c'est-à-dire huit ans après mon intervention, mon individu vit encore, et, bien qu'octogénaire, son existence ne semble pas menacée. Dans les cancers et les invagination inopérables, dans tous les cas où la chirurgie est impuissante à lever l'obstacle, la création d'un anus artificiel est aussi l'opération de choix. Elle l'est lorsque l'obstrué est empoisonné, affaibli par une trop longue attente ou une thérapeutique malencontreuse, lorsqu'il est désormais incapable de supporter le choc qu'entraînerait l'ouverture du ventre ; elle l'est encore, lorsqu'on se trouve dans un milieu tel et avec un tel outillage, qu'une intervention aussi délicate que la laparotomie est impraticable.

Elle l'est enfin lorsque le météorisme abdominal est excessif. Au dernier congrès de chirurgie, notre ami Gabriel Maunoury, de Chartres, a beaucoup insisté sur cette indication de l'anus artificiel. Dans ces cas, en effet, la mortalité par la laparotomie est excessive ; l'opération est des plus laborieuses ; les anses paralysées se distendent ; elles échappent par l'incision de la paroi, et on ne peut les rentrer dans le ventre qu'au prix d'une véritable lutte où les intestins refoulés en un point s'échappent en un autre ; il en résulte un véritable pétrissage qui paralyse les tuniques musculaires, exagère le choc, et l'opéré ne tarde pas à mourir dans le collapsus ; il est des cas où l'intervention n'a pu être terminée ; le malade s'éteint avant la dernière suture.

Si quelques-unes de ces indications de l'entérotomie, et en particulier celles qui ont trait à la faiblesse du malade, à un météorisme exagéré, ou bien à l'insuffisance de l'outillage et du milieu, sont faciles à établir, les autres, celles que l'on tire de la nature de l'obstacle, sont, nous l'avons vu, le plus souvent ignorées et la question se trouve posée en ces termes : nous avons une opération, la laparotomie, qui donne fréquemment le diagnostic de l'obstruction et qui parfois lève l'obstacle : elle peut amener alors des guérisons aussi brillantes et aussi radicales que celle dont je vous ai raconté l'histoire au début de cette conférence, mais elle achète ces incontestables avantages au prix d'une effroyable mortalité ; nous avons une autre intervention, l'entérotomie, qui laisse souvent dans l'incertitude sur la cause du mal, qui n'y remédie que rarement, et qui, lorsqu'elle y parvient, ne le fait qu'au prix d'une pénible infirmité, mais qui, du moins, a pour elle de ne point être dangereuse et de pouvoir se pratiquer en tous lieux ; avec l'anesthésie à la cocaïne quelques minutes y suffisent, et l'opération est si simple qu'elle ne saurait aggraver en rien l'état précaire du malade.

Eh bien ! cette simple considération, l'innocuité de l'entérotomie, a rallié à cette méthode un grand nombre de chirurgiens qui font de l'anus de Nélaton l'opération de choix. Et nous ne parlons pas ici de ceux de nos compatriotes qu'on gratifie si volontiers du qualificatif de « timides », de « craintifs » ou de « réactionnaires ». Au seizième congrès de chirurgie d'outre-Rhin, Schede, Mikulicz, Madelung, Schonborn proclament qu'ils ont recours à l'entérotomie dans les cas douteux. Czerny réserve la laparotomie pour « des faits rares d'étranglement interne, dans lesquels les forces du patient sont conservées, le ventre souple, et où la palpation dans la narcose permet de sentir, avec quelque certitude, l'emplacement de l'obstacle ». Kronlein considère l'ouverture du ventre comme le traitement d'exception. Von Wahl, qui ne craint pas cependant d'inciser la ligne blanche, du pubis à l'appendice xyphoïde, rejette la laparotomie lorsque le siège et la nature de l'obstacle sont indéterminés, et c'est pour lui « une aveugle vivisection ». Nous tenions à bien marquer ce mouvement de réaction des Allemands en faveur de l'opération française, imaginée par le vieux Maunoury, de Chartres, pratiquée pour la première fois, nous dit Jalaguier, par Gustave Monod, et magistralement réglée par Nélaton.

Que dirai-je, après cela ! Ce que je disais en commençant : que la question est obscure et terriblement inquiétante ; qu'on hésite toujours devant le problème à résoudre, et qu'une fois la décision prise, on est néanmoins tourmenté par la terrible responsabilité qu'on encourt. Les cas sont fort rares où le diagnostic est établi ; certes, il faut, par une analyse minutieuse des symptômes, tâcher de multiplier ces faits ; alors, le choix sera facile, et de la nature de l'obstacle découlera l'indication du traitement ; mais que faire dans les cas douteux, dans ces cas qui, en définitive, forment la grande majorité de ceux que les médecins nous soumettent ?... Pour ma part, j'essaierai tout d'abord des moyens médicaux, des lavements électriques ; s'ils échouent et si le malade est encore résistant, si le tympanisme est modéré, si, d'ailleurs, je suis bien outillé, dans un hôpital où l'asepsie est possible, j'aurai recours à la laparotomie ; mais, s'il s'agit d'un malade météorisé, refroidi, incapable de supporter une longue intervention, et s'il se trouve dans un milieu où l'inoculation du péritoine soit à redouter, l'entérotomie me semble indiquée : si elle laisse peut-être mourir plus de malades, sûrement elle en tue beaucoup moins.

III

Typhlite et appendicite tuberculeuses.

Messieurs,

Les observations de tuberculose du cæcum s'accumulent et, depuis quelques années, les faits de Bouilly, de Terrier, de Hartmann, de Reynier, de Broca et les nôtres ; ceux de Roux, de Salzer, de Billroth, d'Hochenegg ; les recherches anatomiques de Duguet, de Spillmann, de Hérard, Cornil et Hanot ; les récentes descriptions de Pilliet et de Le Bayon, ont jeté quelque clarté sur cette affection naguère méconnue. A cette heure, les cas en sont assez nombreux, leur relation est assez précise pour qu'on puisse présenter un tableau d'ensemble de la typhlite et de l'appendicite tuberculeuses. Je vais l'essayer devant vous à propos de deux observations personnelles où l'examen clinique, longtemps continué, a pu être contrôlé par l'étude des pièces anatomiques.

La première a trait à une femme, jeune encore, qui me fut envoyée à Broussais pour une énorme tuméfaction de la fosse iliaque droite ; la malade ne savait dire à quel moment la grosseur s'était développée ; un soir, elle avait éprouvé des douleurs vives dans la région, puis, beaucoup plus tard, étaient survenus des phénomènes

d'obstruction qui cédèrent à quelques purgatifs légers ;
on reconnut alors l'existence d'une masse dure dans le
ventre, et le médecin, effrayé, dirigea la malade vers
l'hôpital. La rapidité d'invasion du mal me faisait penser
à une appendicite, mais le volume du foyer, ses bosselures, sa dureté, la lenteur de l'évolution depuis les premiers accidents me rappelaient une tuberculose cæcale
que nous avions observée avec le professeur Vulpian
au temps où l'appendicite n'était pas encore connue. En
tous cas, et sur la gravité des phénomènes, car l'obstruction restait toujours menaçante, nous nous décidons
à intervenir, malgré ce que notre diagnostic pouvait
avoir de précaire.

Nous pratiquons l'incision classique pour l'ouverture
des foyers suppurés de l'appendicite ; la section, de 16 centimètres environ de longueur, mesurait 8 centimètres
au-dessous, 8 centimètres au-dessus de l'épine iliaque
antérieure et supérieure, et nous arrivons sur une masse
charnue, semblable à celle du sarcome ; il n'y avait ni
collections puriformes, ni noyaux caséeux ramollis, mais
une tumeur, rouge par place ou lardacée, avec des suf-
fusions ecchymotiques et constituée par les parois cæ-
cales plus que décuplées d'épaisseur, et dont l'hypertrophie oblitérait à peu près complètement la lumière
du tube digestif. Nous les séparons avec la plus grande
difficulté et au prix de délabrements considérables du
péritoine pariétal, auquel elles adhèrent par d'épaisses
néo-membranes ; nous dénudons ainsi la fosse iliaque
et le flanc droit jusqu'à la moitié inférieure du rein. La
tumeur ne tient plus que par les anses intestinales ; nous
les coupons avec les ciseaux et nous nous préparons à

en suturer les bouts à la paroi abdominale pour créer un anus contre nature.

Nous constatons alors qu'il existe non pas deux bouts, celui de l'iléon au-dessus de la valvule iléo-cæcale et celui du côlon ascendant, mais bien quatre; fait paradoxal au premier abord, et que nous devions retrouver dans notre deuxième observation. Ne sachant quels étaient les bouts « utiles », nous les suturons tous les quatre à l'angle inférieur de la plaie. Mais il reste, dans la fosse iliaque et dans le flanc, une cavité énorme laissée par la masse enlevée et que les anses intestinales, fixées aux parties voisines par des adhérences, n'étaient pas venues remplir. Nous la bourrons avec des chiffonnés de gaze iodoformée dont les extrémités sortent par une ouverture non suturée de la paroi abdominale.

Nous augurions mal d'une pareille intervention, mais nous en fûmes pour nos craintes : le cours des matières, fort compromis avant l'opération, se rétablit facilement par l'anus artificiel; la cavité se comble avec rapidité, et l'espace occupé par les chiffonnés de gaze iodoformée se rétrécit tous les jours; des quatre bouts de l'intestin, deux s'affaissent à ce point que, au bout d'une semaine, une recherche attentive ne nous permet pas de les retrouver. La malade, très cachectique, engraissa et, au bout de deux mois, son état était si satisfaisant que je songeai à rétablir la continuité des deux bouts de l'intestin de façon à guérir l'anus artificiel. Pour cette opération, j'adressai la malade à l'un de mes collègues qui s'occupe avec succès de suture intestinale; malheureusement, l'intervention fut plus difficile et beaucoup plus longue que ne l'avait supposé notre ami, et la patiente ne put supporter le choc opératoire : elle mourut au bout de trois jours.

Après la première intervention, la tumeur enlevée avait été étiquetée « cancer » par suite d'un examen à l'œil nu. Le microscope intervint, et il nous fut dit qu'elle se composait de masses embryonnaires d'origine probablement inflammatoire. Mais lorsque l'autopsie eut révélé, dans le poumon, l'existence d'anciennes cavernes cicatrisées et de tubercules crétacés, et dans le mésentère une chaîne de ganglions caséeux, on reprit les préparations qu'on avait conservées; on fit d'autres coupes sur des lambeaux de tumeur qui macéraient encore dans le liquide de Muller, et de ces nouvelles recherches, il ressortit qu'il s'agissait non d'un cancer, non d'un sarcome, non de masses embryonnaires inflammatoires, mais d'une tuberculose de la valvule iléo-cæcale, du côlon ascendant, du cæcum et de son appendice.

Notre seconde observation est d'un type tout différent : en janvier 1892, un imprimeur de vingt ans entre dans les salles de la Pitié pour une douleur de la fosse iliaque droite; à ce niveau, le chef de service, M. Polaillon, constate un empâtement profond et conclut à l'existence d'une typhlite d'origine inflammatoire; il opère et trouve un foyer tuberculeux; il referme la plaie, après incision de l'appendice déjà caséifié, mais une fistule pyo-stercorale se forme et, le 12 novembre, on tente une nouvelle intervention pour en oblitérer le trajet. Les résultats furent d'abord satisfaisants et l'écoulement se tarit, mais la suppuration ne tarda pas à reparaître, et à la fin de décembre, lorsque nous prenons possession du

service, voici l'état dans lequel nous trouvons le malade :
pâleur excessive des téguments, maigreur extrême ; il
n'y a plus d'appétit ; la diarrhée est continuelle, puis
une phlegmatia alba dolens se déclare, et cet accident
met un terme à nos hésitations : nous nous décidons à
ne pas intervenir, car la cachexie est telle, que le patient
ne nous paraît plus capable de supporter le choc opératoire.

Il meurt et voici ce que l'autopsie nous révèle : les
poumons présentent çà et là de rares tubercules ; les
plèvres, peu adhérentes, n'ont pas de granulations, mais,
par contre, les ganglions trachéo-bronchiques sont
caséeux. Le cerveau et le foie ne sont pas altérés, les
reins ont subi la dégénérescence amyloïde, le péritoine
paraît sain ; il n'existe de lésion apparente que dans la
fosse iliaque droite où le cæcum est épaissi et adhérent.
L'intestin est souple et normal dans toute son étendue,
aussi bien dans son feuillet séreux qu'au niveau de ses
tuniques musculaires ou muqueuses ; nous ne trouvons
ni nodules miliaires, ni noyaux caséeux, ni ulcérations
d'aucune sorte ; toutes les lésions se concentrent autour
de la valvule iléo-cæcale : l'iléon, le cæcum, le côlon
ascendant et l'appendice, unis aux parois abdominales
par des adhérences, forment un foyer agglutiné dont il
est assez difficile, au premier abord, de démêler les divers éléments.

Si nous allons de la peau vers le foyer tuberculeux,
nous voyons, au-dessous des fistules, une masse du volume du poing environ, et dont les diverses parties sont
solidarisées par des néo-membranes peu épaissies ; on les
dissèque, et l'on arrive sur l'intestin au niveau de la

valvule iléo-cæcale; celle-ci a disparu, et, à sa place, existe un vaste cloaque où s'abouchent l'iléon, le cæcum, le côlon ascendant et le côlon transverse, puis celui-ci fait un coude, se dirige en bas, rejoint le cloaque, et

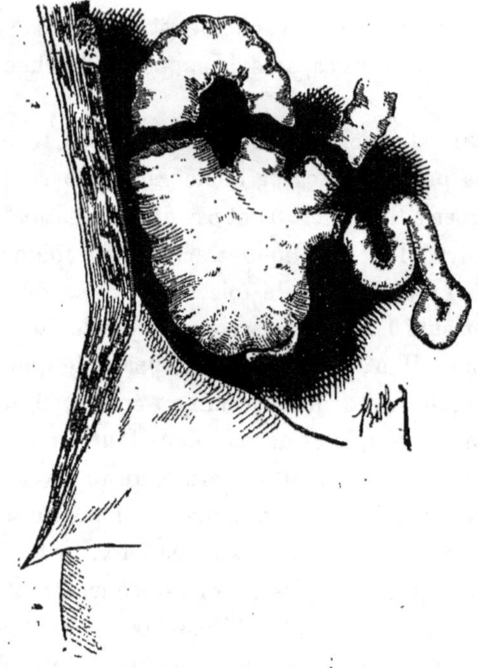

Fig. 5. — La section circonférentielle du foyer cæcal tuberculeux, a créé quatre bouts intestinaux.

s'ouvre dans son intérieur pour continuer sa route. Si, dans ce cas, nous avions pratiqué l'ablation du foyer tuberculeux, nous aurions donc eu, comme dans notre première observation, quatre bouts intestinaux : celui du côlon ascendant, celui du côlon transverse avant de s'aboucher au cloaque, celui du côlon transverse après sa sortie du cloaque et enfin celui de l'iléon. Le schéma que nous avons fait dessiner donne une idée exacte de cette disposition.

Les anses intestinales contenues dans le foyer ne ressemblent pas à celles que nous avions trouvées dans notre premier cas; il n'y avait pas ces épaississements considérables des diverses tuniques; seul le feuillet viscéral du péritoine est doublé de néo-membranes; mais la musculeuse et la muqueuse, dans les points où elles ne sont pas érodées par l'ulcération, ont à peu près conservé leur volume primitif. La destruction est presque complète au niveau du cloaque où l'on trouve des anfractuosités à bords déchiquetés, des pertes de substance irrégulières, à fond grisâtre, à bords tantôt décollés et tantôt taillés à pic. L'appendice, recourbé sur la face antérieure du cæcum auquel il adhère intimement, est seul hypertrophié : la séreuse, la musculeuse sont doublées ou triplées d'épaisseur, et la cavité en est remplie par de la matière tuberculeuse jaunâtre, crue à la périphérie et ramollie au centre. Ajoutons que, çà et là, dans le méso-cæcum, on trouve des ganglions caséeux.

Un premier point se dégage de ces deux observations : une tuberculose localisée, sans infiltration, sans dégénérescence concomitante des poumons et des autres viscères importants, peut se développer autour de la valvule iléo-cæcale et s'y cantonner sans envahir les autres tissus. Cette simple constatation suffit pour ranger cette tuberculose parmi les tuberculoses chirurgicales; du moment qu'il peut s'agir d'un foyer limité et que ce foyer est accessible, telles circonstances favorables peuvent se présenter où l'intervention sera légitime. Je sais bien que, dans nos observations, il existait au sommet du poumon quelques foyers crétacés, vestiges de granulations anciennes ; mais cette tuberculose était guérie, et ce n'est point l'existence de ces anciens foyers qui eût contre-indiqué l'opération si, dans notre second fait, la cachexie du malade ne nous eût lié les mains.

Puisque dans certains cas — et les observations en deviennent tous les jours plus nombreuses — la tuberculose pérityphlitique est une affection d'ordre chirurgical, il serait utile d'en connaître les causes, l'anatomie pathologique, l'évolution clinique, afin d'étudier les ressources à lui opposer. Sur le premier point, l'étiologie, nous sommes bien pauvres en documents ; ici comme dans la plupart des autres tuberculoses, la dégénérescence paraît plus fréquente à l'âge adulte, mais les jeunes n'y échappent pas ; on cite un garçonnet de dix ans ; nous en avons soigné et vu mourir un qui en avait treize, et notre deuxième malade fut pris vers dix-huit ou dix-neuf ans. Le plus grand nombre des cas publiés se rapportent cependant à des individus qui avoisinent ou qui ont dépassé la trentaine. On a incriminé le traumatisme, et un opéré de Suchier était un « polisseur d'agates », métier où la fosse iliaque droite est le siège de contusions professionnelles répétées.

Il semble que l'on peut, d'ores et déjà, admettre deux formes anatomo-pathologiques distinctes qui se traduiront, du reste, par des symptômes différents : une variété de tuberculose fibreuse ou hypertrophiante, et une variété ulcéreuse. D'ailleurs elles peuvent se combiner ou on peut constater, entre elles deux, tous les intermé-

diaires. Bien que nous ayons observé une fois seulement
la forme fibreuse et deux fois la forme ulcéreuse, la lecture des observations, les cas relevés dans le petit mémoire d'Estor, semblent prouver que la première est
plus fréquente que la seconde ; dans quelle proportion,
nous ne saurions le dire, mais il est certain que les faits
publiés jusqu'à cette heure, ceux que relatent les Bulletins de la Société anatomique et de la Société de chirurgie, montrent surtout des typhlites tuberculeuses
caractérisées par une néoformation abondante, qui imprime souvent à la dégénérescence une apparence de
cancer.

Dans cette forme, la tumeur, une fois mise à nu après
incision de la paroi abdominale, se montre fusionnée avec
le péritoine pariétal doublé de néo-membranes abondantes ; celles-ci recouvrent les intestins et masquent
leur limite ; on ne sait où commencent et où finissent leurs
parois, et, pour les dégager, il faut une sculpture attentive. Lorsqu'enfin on arrive sur le cæcum et son appendice, le côlon ascendant, la valvule iléo-cæcale, la terminaison de l'iléon, on voit que, tout en conservant à
peu près leur forme primitive, ces divers segments ont
subi de profondes modifications ; souvent la séreuse est
recouverte de masses adipeuses, vestiges de l'épiploon ;
son feuillet viscéral est épaissi ; puis on trouve une musculeuse et une muqueuse hypertrophiées à tel point que
l'ensemble de la paroi intestinale peut mesurer jusqu'à
trois et quatre centimètres. Aussi la lumière du tube en
est-elle presque toujours irrégulièrement rétrécie, et il
est des cas où la progression des matières en est interrompue.

C'est autour de la valvule iléo-cæcale que, d'ordinaire, les lésions sont surtout marquées; la valvule est profondément altérée au début; à sa place on trouve une cavité anfractueuse, recouverte par une muqueuse en partie ulcérée; la perte de substance est irrégulière, à bords sinueux, taillés à pic; le fond en est sanieux, sanguinolent, parfois hérissé de petites villosités rigides. Cet aspect cesse bientôt sur l'iléon et ne se montre guère sur le côlon ascendant. L'appendice est recourbé sur lui-même et adhérent, tantôt en avant du cæcum, comme dans un de nos cas, tantôt en arrière; il est perdu dans l'épaisseur des néo-membranes dont on le dégage avec peine, et présente le même épaississement de ses tuniques; il paraît très raccourci et, dans deux de nos faits, il rappelait vaguement la forme d'une olive. Le plus souvent les ganglions sont engorgés et l'on en trouve, non seulement en arrière de la tumeur, mais plus ou moins haut dans le ventre.

Mais ils sont le plus souvent perdus dans l'épaisseur des néo-membranes; aussi ne sont-ils que d'un rare secours pour déceler la nature de la tumeur; on s'y trompe bien souvent, même pièces en main. Bouilly, Billroth, nous, dans un de nos cas, avions cru à l'existence d'un cancer. Dans un article d'A. Broca, nous lisons : « J'ai eu entre les mains, toute fraîche, une pièce que j'ai obtenue par l'entérectomie sur le vivant après avoir posé le diagnostic exact. Si je n'avais pas été bien et dûment averti, je n'aurais pas hésité à dire qu'il s'agissait d'un cancer ulcéré. » C'est sans doute à cause de cette remarquable ressemblance qu'Estor a intitulé une courte revue générale du sujet qui nous occupe: « Tuberculose du cæcum à forme de cancer. » Il n'y relève que treize observations ; sans bien grandes recherches, il aurait pu en multiplier le nombre.

Et non seulement on s'y trompe à l'œil nu, mais aussi le microscope s'égare et, cela, sous l'œil le plus sagace. Pilliet, dont on connaît la compétence, s'y est mépris et nous a donné, dans une description remarquable, la cause de la possibilité de cette erreur. Au milieu des masses rougeâtres et rosées, « sarcomateuses », d'aspect qui constituent les parois intestinales hypertrophiées, on ne trouve que de très rares follicules tuberculeux ; à peine en découvre-t-on quelques-uns dans la couche sous-séreuse et dans les parties avoisinantes ; ce que l'on rencontre, c'est une énorme prolifération des éléments embryonnaires qui infiltrent les parois, des amas lymphoïdes nodulaires qui soulèvent la muqueuse. Et voilà pourquoi, dans les premiers examens de la pièce de Bouilly, Pilliet avait cru à un lymphosarcome du cæcum, pour conclure, après de nouvelles recherches, à l'existence d'une véritable tuberculose. Il en fut de même dans nos cas ; « masses embryonnaires » peut-être d'origine inflammatoire, disait-on d'abord ; la tuberculose ne fut reconnue que plus tard.

La seconde forme, la forme ulcéreuse, peut bien présenter des épaississements de la séreuse et des néo-membranes autour des anses intestinales, mais celles-ci n'ont pas subi l'hypertrophie si remarquable de ces diverses tuniques ; au contraire, le processus ulcéreux domine, la muqueuse a souvent complètement disparu, surtout au niveau de la valvule iléo-cæcale ; l'on y trouve d'ordinaire un véritable cloaque dû à la destruction et à l'anastomose des divers segments intestinaux qui se rencontrent à cette sorte de carrefour. Le ramollissement des masses caséeuses des tuniques et des ganglions avoisinants donne naissance à des collections puriformes, à des abcès qui fuient dans plusieurs directions, mais qui, en général, cheminent vers la paroi abdominale et l'ulcèrent; des fistules se creusent par où passent les matières fécales et le pus. Ces trajets pyo-stercoraux sont parfois multiples; il en existait quatre dans le cas que nous avons soigné avec le professeur Vulpian.

Il y aurait une troisième forme qu'a bien vue Richelot et qu'en ce moment, dit-on, étudie le professeur Cornil. Souvent, au lieu de la concrétion stercorale qui se produit dans l'appendice, ou du corps étranger quelconque, os, noyau de fruit ou pépin qui s'y engage et dont la présence irrite ou perfore le processus vermiculaire, une ulcération tuberculeuse se formerait, colonie bacillaire qui détruirait la paroi; le coli-bacille, d'ailleurs, se mettrait de la partie, franchirait les tuniques de l'intestin pour inoculer le péritoine et y provoquer la suppuration, de telle sorte que, en définitive, nombre d'appendicites, jusqu'ici regardées comme d'origine inflammatoire, auraient pour cause première l'inoculation du bacille de Koch; puis le coli-bacille surviendrait comme association microbienne, et leur double infection aurait pour conséquence une appendicite suppurée confondue le plus souvent avec la variété banale. Nous pensons que les observations vont se multiplier qui justifieront cette idée de l'éminent anatomo-pathologiste.

Nos deux premières formes se retrouvent en clinique, et, si leur évolution et leurs symptômes ont de grands points de contact, la présence ou l'absence de trajets fistuleux est d'une importance capitale pour le diagnostic. Ce qui domine, au début, c'est l'existence de douleurs sourdes dans la région ; elles s'établissent pendant quelques heures dans la journée pour disparaître et apparaître de nouveau. Puis cette crise s'apaise, et le malade ne songe plus à son flanc droit, lorsque, au bout de quelques semaines, survient une nouvelle attaque, mais plus accentuée : la constipation l'accompagne, et peut aller jusqu'à une menace d'obstruction ; les souffrances s'exagèrent ; on examine la région avec quelque soin, et c'est alors qu'on reconnaît l'existence d'une tumeur de la fosse iliaque, dure, résistante, bosselée, irrégulière, sur la nature de laquelle on peut d'autant plus difficilement se prononcer que, jusque-là, l'état général a parfois été excellent, et que l'examen de tous les viscères en dénote la complète intégrité. Aussi, songe-t-on beaucoup plus au cancer qu'à la tuberculose.

Dans les cas où la tumeur se ramollit en certains points, où la fluctuation se prononce, où la peau rougit, où un abcès s'ouvre et où une fistule s'organise, l'allure chronique jointe à l'existence de ces collections puriformes, a bientôt permis d'affirmer la nature tuberculeuse du foyer. Le diagnostic est plus certain encore, lorsque, au lieu de ces menaces d'obstruction, caractéristiques du rétrécissement du conduit digestif, on a noté une diarrhée rebelle qui traduit les ulcérations abondantes et persistantes de la muqueuse. Mais lorsque cette diarrhée manque, lorsqu'on n'a, comme symptômes, que l'existence d'une tumeur dans la fosse iliaque et des signes d'obstruction chronique, constipation suivie, à plus ou moins longs intervalles, d'une débâcle au milieu de douleurs intermittentes et sourdes, il est très difficile, sur des caractères aussi banals, de remonter avec quelque certitude jusqu'à la notion de nature du néoplasme.

L'état général ne suffit pas : dans nombre d'observations, il n'y a pas d'antécédent tuberculeux héréditaire et, jusqu'alors, la santé a été parfaite ; aucune tare scrofuleuse n'a été notée, et, de fait, cette intégrité des viscères peut persister jusqu'à l'autopsie. Dans le premier de nos cas, il n'y avait de tuberculose que celle du cæcum ; dans le second, on trouvait bien quelques masses crétacées, vestiges d'une infection ancienne dans les sommets des poumons, mais la guérison semblait en avoir été rapide : la cachexie profonde observée chez le malade avant sa mort aurait pu être aussi bien une cachexie cancéreuse qu'une cachexie tuberculeuse. Le diagnostic ne se basera donc guère que sur l'âge, signe souvent bien précaire, et peut-être sur la fréquence du mal. Je m'imagine que les statistiques revisées nous montreront la tuberculose cæcale comme beaucoup moins rare que le sarcome.

Et puis, à cette heure, ce qui conduira vers le diagnostic, c'est qu'on sait l'existence de cette tuberculose ; l'attention a été fortement appelée sur elle ; on en connaît des exemples, il est fort probable qu'ils vont se multiplier, et la question thérapeutique est désormais posée. Que faire en pareille occurrence ? Ici comme pour toutes les tuberculoses, on doit, en premier lieu, recourir au traitement médical avec patience et avec suite. Mais déjà la difficulté commence : c'est un segment du tube

digestif qui est malade; la muqueuse en est altérée; la
suralimentation, fondamentale dans la thérapeutique de
la tuberculose, sera donc malaisément prescrite. En
tout cas, le lait est indiqué, et une des observations
d'A. Broca montre les bienfaits qu'il en a obtenus. Au
régime lacté intégral, il ajouta, chaque jour, deux ca-
chets contenant chacun 50 centigrammes de naphtol et
50 centigrammes de salicylate de bismuth; sous l'influence de cette médication, les souffrances et la diarrhée
disparurent, et, au bout d'un mois, son malade avait
gagné un kilogramme.

Mais avec la seule thérapeutique il ne faut guère
compter sur la guérison, et l'intervention chirurgicale
nous paraît justifiée dans un certain nombre de cas : si
un examen minutieux prouve que les viscères essentiels
n'ont pas de tare tuberculeuse ou, du moins, que les lésions y sont peu marquées et d'allures peu envahissantes;
si l'absence de diarrhée rebelle permet de croire que les
ulcérations de la muqueuse intestinale sont peu étendues
et se limitent aux segments du tube digestif qui avoisinent la valvule iléo-cæcale, en un mot, si l'on est certain que la tuberculose est localisée, on peut tenter de
supprimer le mal, et nous nous trouvons en présence d'un
certain nombre d'interventions dont chacune semblerait
avoir ses indications : la résection totale du foyer avec
rétablissement immédiat de la continuité du tube digestif par l'abouchement de l'iléon et du côlon ascendant;
la résection totale, mais avec établissement permanent
ou temporaire d'un anus artificiel; enfin, les opérations
palliatives, telles que la résection partielle et l'entéro-
anastomose.

Bouilly a donné un bel exemple de la première opération : la tumeur, prise pour un cancer, fut excisée et l'extrémité de l'iléon suturée au côlon ascendant. La littérature médicale a enregistré un certain nombre de succès à l'actif de cette intervention radicale, entre autres celui de Fritz Salzer et celui de Suchier, où l'opéré se portait fort bien un an et huit mois après l'extirpation : il n'en faut pas moins reconnaître qu'il s'agit là d'une intervention grave ; le collapsus, le choc, tuent trop souvent l'opéré ; puis, les sutures ne tiennent pas toujours : des infiltrations stercorales se font dans la séreuse, et les péritonites sont fréquentes. Les cas sont rares, d'ailleurs, où le foyer tuberculeux est assez circonscrit et assez peu adhérent pour que cette excision totale puisse être pratiquée sans délabrement tel, que la suture des segments intestinaux, puis la fermeture de la cavité abdominale soient possibles. Dans notre cas, il existait, après l'ablation du néoplasme, une cavité qu'il nous fallut combler par des chiffonnés de gaze iodoformée. N'avions-nous pas, en outre, quatre orifices intestinaux au lieu de deux ? Il nous eût été impossible de savoir lequel appartenait au bout supérieur et lequel au bout inférieur.

Aussi avons-nous eu recours à l'extirpation du foyer, avec création d'un anus artificiel. Cette opération est beaucoup moins grave ; d'abord, elle est plus courte ; le temps des sutures est supprimé et, de ce fait, l'intervention est plus rapide. Puis, on n'a point à craindre que les fils ne tiennent pas ; l'infiltration stercorale, la péritonite consécutive sont beaucoup moins à craindre. Les matières fécales, il est vrai, s'écoulent au dehors et c'est là une infirmité qui n'est pas négligeable. On devra donc, plus tard, rétablir la continuité du tube digestif par une opération nouvelle et qui n'est pas sans gravité, à telles enseignes que, dans notre première observation, la malade, qui avait merveilleusement guéri de l'extirpation du néoplasme, mourut de l'intervention seconde, celle qui avait pour but de supprimer l'anus artificiel. Mais la technique de ces abouchements intestinaux, s'est, en somme, beaucoup améliorée, et, le cas échéant, c'est à cette sorte d'opération en deux temps que nous aurions le plus confiance.

Lorsque cette extirpation complète du foyer sera réputée impossible, lorsqu'on ne pourra libérer le cæcum de ses adhérences, il faudra alors, mais alors seulement, s'adresser aux opérations palliatives. Nous ne conseillons pas l'ablation partielle; elle crée presque fatalement des fistules pyo-stercorales et n'atténue guère les troubles fonctionnels, la tendance à l'obstruction. Le mieux serait l'opération qu'avait autrefois pratiquée Maisonneuve et que Hacke vient de renouveler. Elle consiste à aboucher la partie inférieure de l'iléon dans le côlon ascendant, dérivant ainsi le cours des matières qui passent de l'iléon dans le côlon, sans traverser les régions ulcérées et rétrécies du cæcum. Hochenegg ajoute à cette entéro-anastomose une manœuvre qui nous paraît excellente : il fixe dans la plaie le foyer tuberculeux, les masses hypertrophiées ou fistuleuses du cæcum; le néoplasme, sous les yeux et les instruments du chirurgien, peut être désinfecté, modifié, parfois même détruit par une série d'interventions secondaires.

IV

Traitement des appendicites.

Messieurs,

Au point de vue de la thérapeutique chirurgicale, les appendicites franches peuvent se diviser en trois groupes : les appendicites suraiguës, les appendicites à rechute et enfin, variété de beaucoup la plus nombreuse, les appendicites aiguës qui provoquent, non comme les premières, une péritonite presque toujours mortelle, mais la formation d'une collection purulente circonscrite. L'importance en est capitale, et nous y consacrerons une conférence séparée, nous bornant, dans cette clinique, à l'étude des deux premières formes : l'appendicite suraiguë et l'appendicite à rechute.

L'appendicite suraiguë est parfois précédée de prodromes, douleurs vagues et troubles digestifs trop souvent attribués à une affection hépatique ; parfois encore elle survient après une ou plusieurs crises de « coliques appendiculaires » ou même d'appendicite aiguë ; les accidents ont cessé pour faire place à une santé parfaite, puis une deuxième, une troisième attaque se succèdent jusqu'au jour où éclate l'appendicite suraiguë. Mais ce mode d'invasion est rare et, presque toujours, c'est subitement, en pleine santé, que survient la perforation, à l'occasion d'un effort, d'un heurt, d'un écart de régime, d'une digestion difficile, ou même sans raison appréciable.

Tout à coup se produit une douleur violente dans la fosse iliaque droite, beaucoup plus rarement dans la gauche. En général, elle est fixe, en dedans de l'épine iliaque antérieure et supérieure; puis elle s'irradie vers l'ombilic et les organes génitaux. Elle s'accompagne très vite de vomissements répétés, d'abord alimentaires, puis bilieux et porracés, puis de tympanisme, de constipation et de fièvre. L'inflammation envahit le ventre; le fracas de ces symptômes est tel, que la douleur localisée dans la fosse iliaque et la tuméfaction qui s'y forme bientôt peuvent passer inaperçues. Or elles constituent les deux signes principaux sur lesquels on établit le diagnostic; aussi l'erreur était-elle de règle, il y a quelque dix ans, lorsqu'on ignorait encore la fréquence des perforations appendiculaires, et l'on prononçait souvent le mot de péritonite « idiopathique ».

Quelle conduite tenir en pareille occurrence? Certes la thérapeutique est précaire; du moins l'accord est-il unanime pour déclarer que l'opération doit être tentée, sans grand espoir d'ailleurs : Roux, de Lausanne, prétend même que ces cas ressortissent moins à la chirurgie qu'aux pompes funèbres. Il n'en est pas moins vrai que sans intervention la mort est fatale, tandis que la laparotomie a donné quelques succès authentiques : si Berger a eu 4 décès sur 4 et Terrier et nous 1 sur 1, Jalaguier a eu 2 guérisons sur 14 cas, Nélaton et Routier 1 sur 3 et Tuffier 2 sur 4. Nous craignons fort que

la proportion de succès accusée dans ce dernier relevé
— 50 p. 100 de guérisons — appartienne à une série
heureuse. Il n'en faut pas moins les retenir à l'actif de
l'intervention et, dès que la péritonite est constatée, ne
pas hésiter à agir et à agir vite. On ne perdra pas un
instant, et l'ouverture large du foyer, le lavage du péritoine et le drainage seront immédiatement pratiqués.
Si tous proclament à cette heure que la laparotomie
s'impose, tous déclarent, comme corollaire, qu'elle ne
saurait être efficace qu'à condition d'être précoce.

La deuxième variété d'appendicites, l'appendicite *à
rechute*, n'a pas un tableau clinique toujours identique
à lui-même : tantôt il s'agit de la forme d'appendicite
aiguë à collection localisée; elle guérit, puis, au bout
d'un temps plus ou moins long, une récidive survient;
mais nous ne parlerons pas ici de ces cas à retrouver
plus tard; tantôt les attaques sont moins vives, et il y
aurait ce que Talamon appelle « la colique appendiculaire ». D'après cet auteur, qui a écrit sur ce sujet un
livre estimé, les matières stercorales peuvent s'engager
dans le processus vermiculaire et y provoquer une colique, comme le calcul qui pénètre dans l'uretère. Cette
comparaison ne nous paraît pas exacte : d'après nous,
il y aurait, non pas « colique », mais inflammation, véritable appendicite, et voici quelle en serait la pathogénie
habituelle. Des matières fécales molles franchissent la
valvule qui obturent mal le processus vermiculaire,
puis durcissent peu à peu, augmentent par l'adjonction
de strates successives et prennent la forme de petites
olives ou de noyaux de cerises signalée dans la plupart

des observations. Leur contact prolongé irrite la muqueuse qui s'enflamme et sécrète plus abondamment; l'inflammation gagne la musculeuse et la séreuse, et l'appendicite est constituée.

Si une perforation rapide ne vient pas interrompre le travail de prolifération, des néo-membranes se forment, et bientôt l'appendice adhère aux organes voisins; le plus souvent, il s'accole au cæcum lui-même et cette adhérence peut lui imprimer une coudure brusque qui accentue les obstacles, et s'oppose au reflux dans le cæcum des corps étrangers et des mucosités de l'appendice. En général, on trouve le vermium en arrière, remonté sur la face postérieure du cæcum; c'est sa place d'élection, mais ce n'est pas la seule; il peut aussi être en avant, en dehors, en dedans, plongé dans le petit bassin, et ces diverses localisations sont importantes, car elles expliquent comment les lésions péri-appendiculaires peuvent avoir des sièges si variés. Nous ne comptons pas, en effet, moins de cinq localisations possibles et fort différentes, pour les collections purulentes provoquées par la propagation de l'inflammation. Quoi qu'il en soit, cette appendicite est parfois « larvée »; aucun symptôme ne la révèle : elle passe inaperçue et on la constate au hasard des autopsies et des laparotomies, sans que rien, dans les antécédents du malade, en ait révélé l'existence.

D'autres fois, au contraire, elle se traduit par une série de symptômes relatés dans nombre d'observations : on note des troubles digestifs, des nausées, des vomissements même, de la pesanteur, de la gêne dans la fosse iliaque droite. Cette souffrance a un foyer à peu près

constant ; on le trouve d'habitude à deux travers de doigt
en dedans de l'épine iliaque antéro-supérieure, et sur la
ligne qui va de cette épine à l'ombilic. Or, l'anatomie
enseigne que ce point correspond assez exactement à l'insertion du processus vermiculaire sur le cæcum. En cet
endroit, une palpation attentive permet parfois de reconnaître l'existence d'une tumeur allongée, de la grosseur
du doigt, plus ou moins mobile, douloureuse à la pression. Le diagnostic est alors vraiment facile, et on peut
écarter résolument l'hypothèse d'une colique hépatique, avec laquelle naguère on confondait presque toujours ces appendicites, erreur d'autant plus explicable
que l'appendicite procède aussi par crises qu'entrecou-
pent des intervalles d'accalmie.

C'est une observation de ce genre que nous venons de
recueillir dans le service : un comptable de 32 ans,
dont les antécédents sont un peu douteux du côté de la
tuberculose, fut pris, au mois d'août 1892, d'un premier accès ; il sentit tout à coup, peut-être à l'occasion
d'un refroidissement, un malaise général avec frisson
erratique ; puis surviennent de brusques douleurs localisées dans la fosse iliaque droite ; les souffrances durent
huit jours et le malade s'alite, mais il n'a ni météorisme,
ni constipation, ni diarrhée, ni vomissements, et la
fièvre aurait été nulle. Au bout de quinze jours, toute
souffrance avait disparu et son médecin se flattait d'avoir
guéri cette typhlite, car tel était le diagnostic porté.
Mais on était loin de compte, car cinq mois plus tard,
dans le courant de janvier 1893, une crise nouvelle
éclate, en tout semblable à la première : même début à
la suite d'un refroidissement, mêmes malaises, mêmes

frissons erratiques, mêmes douleurs brusques dans la fosse iliaque droite avec irradiation du côté de l'S iliaque. Pas plus dans cette attaque que dans la précédente, on ne note vomissements, troubles digestifs, diarrhée, ou constipation, et les tracés thermométriques n'accusent aucune ascension de température. Sous l'influence du régime lacté, les souffrances ne tardent pas à disparaître et, pour la seconde fois, le 15 mars, la guérison semble définitive.

L'illusion devait être de peu de durée, car, même avant la fin du mois, dès le 26 mars, le malade rentre à la Pitié pour une troisième crise, calquée sur le type des deux précédentes. Au bout de quelques jours, comme le patient se croyait encore sous le coup d'une attaque nouvelle, comme d'ailleurs la fosse iliaque droite était soulevée par une tuméfaction des plus nettes, M. Moutard-Martin nous le confie et, sur une ligne allant de l'ombilic à l'épine iliaque antéro-supérieure, je trouve une masse indurée du volume d'une mandarine, profondément située en arrière du cæcum. Cette tumeur est douloureuse et si les souffrances spontanées, fixes dans le flanc droit ou irradiées vers la cuisse, sont rares, les douleurs provoquées par la pression sont vives. Aussi, sans hésiter dans notre diagnostic, nous concluons à l'existence d'une appendicite à rechute, et nous intervenons malgré l'absence de phénomènes alarmants.

L'incision classique est pratiquée et nous arrivons sur le cæcum, dont la face antérieure est libre, sans adhérences avec la séreuse pariétale; je protège les anses intestinales libres avec une compresse aseptique et je me porte en dehors, décollant peu à peu, et avec de grandes précautions, le bord externe et la face postérieure du cæcum de ses adhérences avec le péritoine ; j'atteins enfin l'appendice et, en le séparant des néo-membranes qui l'enveloppent en arrière, je vois le pus suinter de la fosse iliaque et je finis par ouvrir une collection purulente située derrière le cæcum, sous le feuillet péritonéal qui a triplé de volume. Il s'agissait donc d'un abcès pérityphlitique postérieur, la variété la plus commune des suppurations appendiculaires. Le processus, bien dégagé, fut lié et suturé ; l'abcès vidé et désinfecté et sa poche drainée. Les suites de l'intervention furent des plus simples et la guérison est totale, quoique obtenue lentement.

Vous avez vu la pièce : l'organe, du volume et un peu de la forme d'une olive, formait, grâce à un rétrécissement situé près de son insertion au cæcum, une cavité kystique ne communiquant plus avec l'intestin ; point de corps étrangers dans cette poche, pas de concrétions stercorales ou de pépins de fruits, mais un mucus jaunâtre et peu abondant ; la séreuse et la musculeuse étaient très épaissies ; la muqueuse était plutôt atrophiée, mais en aucun point nous n'y avons constaté de trace d'ulcération ou de perte de subtance ; la perforation habituelle manquait ici. J'ai le regret d'ajouter que l'examen bactériologique n'a pas été fait, et j'ignore s'il existait des coli-bacilles en migration dans les parois. Dans cet exemple, on voit un abcès s'amasser autour de l'appendice sans que cet organe soit perforé ; les microbes pathogènes ont traversé les tuniques intestinales pour aller inoculer le péritoine.

Si j'insiste sur cette observation, c'est qu'elle me

paraît pleine d'enseignements. Elle montre d'abord le peu de concordance entre la bénignité des symptômes observés au cours des attaques, et la gravité des lésions révélées par l'ouverture du ventre. Comme signe d'appendicite, il n'y avait eu que la brusque douleur de la fosse iliaque; les troubles digestifs, les vomissements, la constipation, puis le météorisme, tous les symptômes de réaction péritonéale, la fièvre même avaient fait défaut; or, en dépit de cette apyrexie, une volumineuse collection purulente s'était amassée dans la fosse iliaque. Nous trouvons là une confirmation nouvelle de nos anciennes assertions : toutes les fois que l'appendicite se traduit par une tuméfaction appréciable de la fosse iliaque, le pus y est déjà collecté. Ce fait est trop important pour que je n'y revienne pas dans une autre conférence, à propos de la troisième forme des appendicites.

Une deuxième remarque, celle-là absolument capitale : il faut se méfier des prétendues guérisons obtenues par le traitement médical. J'y insisterai aussi plus tard, mais l'argument n'en est pas moins valable pour les appendicites à rechute. Le processus vermiculaire enflammé provoque des accidents dont on ne peut mesurer la gravité; ne vaut-il pas mieux prévenir ce danger, toujours imminent, par une opération à froid et dont la mortalité est vraiment réduite à zéro? Quénu, l'année dernière, dressait devant la Société de chirurgie une rapide statistique où il relevait, presque au hasard, 42 interventions sans le moindre accident, et, depuis, le nombre s'en est beaucoup accru tant en France qu'à l'étranger; je pourrais, de mon seul chef, citer quatre cas nouveaux. Aussi cette opinion ne rencontre-t-elle plus guère d'opposants et tous nos collègues paraissent la partager. Ils admettent avec nous que l'intervention s'impose si, à la suite d'une ou plusieurs crises, persistent des signes locaux, tumeur appréciable dans la fosse iliaque, douleur spontanée ou à la pression, et troubles dyspeptiques.

Quel moment choisir pour l'opération? L'intervalle de deux accès, pendant une période d'accalmie, répond-on communément. Je le veux bien et la pratique est alors moins dangereuse. Le pus est résorbé, et l'ouverture intempestive d'un abcès ne risque pas d'inoculer le péritoine; on décortique doucement l'appendice, on le dépouille de ses adhérences, on l'isole, on le résèque et nous avons vu les résultats parfaits que donne cette opération à tous les chirurgiens aseptiques. Mais faut-il, de toute nécessité, ne pas intervenir au cours d'une crise? Pour ma part, telle n'est pas mon opinion : Si l'attaque est modérée, sans retentissement péritonéal appréciable, sans phénomènes généraux, sans fièvre, on peut attendre avant d'agir que ce faible orage soit dissipé; mais si la crise est de quelque gravité; comme on ignore les désordres qu'elle peut produire, j'ouvre la fosse iliaque, quitte à drainer simplement l'abcès sans réséquer l'appendice, lorsque, au cours de cette manœuvre, je crains d'inoculer le péritoine.

Je n'insisterai pas sur le manuel opératoire. Dans les cas d'appendicite à rechute, il faut recourir à l'incision classique, l'incision parallèle à l'arcade de Fallope; elle permet, le plus souvent, d'arriver droit sur le foyer et de manœuvrer fort à l'aise; mais elle a surtout l'im-

mense avantage d'être contenue dans la limite des adhérences; le processus est, pour ainsi dire, séparé par
des néo-membranes de la grande séreuse qui se trouve
ainsi protégée contre toute inoculation possible du fait
de l'intervention. Or, pour nous servir d'une expression
de Gerster, il serait « stupide » d'ouvrir le péritoine
lorsqu'on peut rester en dehors, et réséquer l'appendice
sans courir aucun danger. L'incision sur la ligne médiane, que personne ne défend plus à cette heure, laisse
vraiment trop loin de la fosse iliaque; dans un cas, et
pour atteindre le processus vermiculaire, Chaput dut
ajouter à la section de la ligne blanche une incision
parallèle à l'arcade de Fallope.

Cette incision classique, la meilleure pour les appendicites à rechute et, nous le verrons bientôt, pour les
appendicites à collection purulente circonscrite, n'est
plus suffisante lorsqu'il s'agit de péritonites suraiguës
consécutives à la perforation du processus vermiculaire.
On ouvrira bien la fosse iliaque droite par le procédé
ordinaire, on évacuera le pus qui s'y est accumulé, on
suturera l'appendice perforé, on drainera la région;
mais il faudra poursuivre dans tout le ventre les exsudats inflammatoires et ajouter la laparotomie médiane,
qui permettra le lavage à l'eau bouillie de la cavité péritonéale. Tel est le mode opératoire le plus habituel :
vous pourrez le modifier à votre gré; ce qui est essentiel,
c'est d'intervenir.

V

Traitement de l'appendicite aiguë.

Messieurs,

J'ai hâte d'en arriver au point principal du débat : la conduite à tenir dans les appendicites à collections purulentes localisées. On connaît leur évolution clinique : après quelques prodromes, quelques crises de « colique appendiculaire » ou, le plus souvent, tout à coup éclate, dans la fosse iliaque droite, une douleur aiguë qui s'accompagne de vomissements, de météorisme et de fièvre. Cet état alarmant dure cinq ou six jours ; mais des adhérences opposent une barrière aux matières septiques qui s'amassent en un ou plusieurs abcès de volume variable ; la péritonite est enkystée, et c'est la forme que l'on désigne dans nos classiques sous le nom d' « abcès de la fosse iliaque ». Mais, tandis que les cliniciens ne les reconnaissaient naguère que lorsque la fluctuation était franche, nous les « flairons » dès les premiers jours.

Quelle méthode à suivre, lorsqu'on se trouve en présence d'une de ces appendicites ? Dès le début, on instituera le traitement médical, dont les purgatifs doivent être absolument proscrits ; au contraire, on s'adressera à l'opium et, toutes les heures ou toutes les deux heures, on administrera 1 centigramme d'extrait thébaïque jusqu'à concurrence de 10 centigrammes pour un enfant de 12 ans et de 20 pour un adulte; on appliquera de la glace sur le ventre, et le malade, tenu à une diète sévère, devra rester immobile dans le décubitus dorsal. C'est entendu, et, ici, tout le monde est d'accord. Mais que faut-il faire lorsque le chirurgien constate l'existence d'une tuméfaction, qui siège sur un point quelconque d'une demi-circonférence dont l'épine iliaque antérieure et supérieure est le centre? Faut-il, comme plusieurs d'entre nous le professent et le pratiquent, inciser le foyer dès qu'on le trouve, ou vaut-il mieux s'abstenir comme le conseillent, avec la plupart des médecins, mes amis Berger et Jalaguier, du moins lorsque l'état général s'amende, lorsque la fièvre tombe et lorsque la tumeur tend à rétrocéder?

A l'appui de leur thèse, nos collègues citent nombre de cas où la guérison est survenue malgré cette abstention systématique. C'est exact, et j'en ai observé justement un avec Brissaud, Monod et Jalaguier : la fosse iliaque était soulevée par un empâtement des plus nets; mais l'amélioration subite qu'éprouva le petit malade fit suspendre l'intervention; la tuméfaction s'affaissa peu à peu et, à cette heure, près de deux ans depuis cette crise, la guérison se maintient. Autre fait : Je fus appelé, il y a un an, auprès d'un jeune homme atteint d'appendicite évidente; le foyer, plus gros que le poing, remontait jusque dans le flanc droit; un outillage insuffisant me fit seul différer l'opération : or, dès le lendemain, la fièvre tombait, les vomissements et le météorisme disparaissaient, une selle abondante dégageait le patient, et la tuméfaction était moindre. Au bout de quinze jours, la guérison était assurée et, depuis onze mois, elle ne s'est pas démentie. Trois de mes collègues de la Société de chirurgie m'ont communiqué l'histoire inédite de leur appendicite personnelle qui s'est ainsi résorbée sans incision, et, cette semaine même, un de mes malades m'en fournissait un cas nouveau.

Les observations de guérisons authentiques sont donc nombreuses et, pour ma part, j'accepte leur réalité et j'en tiens un très grand compte. J'y vois que le pronostic de cette forme d'appendicite n'a pas l'extrême gravité que nous lui supposions il y a trois ou quatre ans ; des succès trop nombreux ont été notés par des médecins trop compétents sur des malades suivis depuis trop longtemps, pour ne pas en inférer que l'incision du foyer n'est pas aussi nécessaire que nous le proclamions, à la suite de Roux, de Lausanne. Mais je ne saurais aller au delà, et, cette constatation une fois bien établie, je n'en persiste pas moins dans la thérapeutique que je préconisais dans mon premier mémoire, avec la plupart de mes collègues de la Société de chirurgie : comme autrefois, je demeure partisan de l'intervention.

Pour moi, en effet, dès que la tuméfaction s'accuse, dès que le plastron caractéristique apparaît dans la fosse iliaque, j'affirme l'existence d'une collection purulente soumise à l'incision et l'évacuation, règles thérapeutiques de toutes les collections purulentes de l'économie. Je sais bien que plusieurs médecins ont de la tendance à nier la présence du pus dans ce foyer, en s'appuyant justement sur sa disparition spontanée. Mais cette rétrocession, possible et même fréquente, n'est pas une preuve péremptoire de l'absence du pus ; d'autres collections purulentes se résorbent ainsi dans le ventre, et tous les gynécologues savent que des pelvi-péritonites consécutives aux accouchements, des salpingites séro-purulentes peuvent disparaître sans incisions et sans drainage, ne réclamant parfois d'autre traitement que le repos et le lit.

Nous savons aussi que ces collections peuvent s'enkyster et rester un long temps dans le petit bassin sans provoquer d'ascension thermique : pas un de nous qui n'ait enlevé des annexes distendues par du pus, depuis des semaines et des mois, au milieu de l'apyrexie la plus complète. Nous avons publié l'observation d'une malade chez qui un de nos collègues des hôpitaux ne pouvait croire à une pelvi-péritonite à cause de l'absence totale de la fièvre ; or, le petit bassin contenait plus de 600 grammes de pus. De même pour les suppurations appendiculaires. Je n'ai, d'ailleurs, qu'à vous rappeler l'observation de notre comptable : les médecins qui l'ont soigné au cours de ses trois crises, ont tous noté l'apyrexie ; la feuille de température du service de M. Moutard-Martin nous a été communiquée, et la température n'a jamais dépassé 37°,5 ; cependant, nous avons découvert une vaste collection purulente dans la fosse iliaque. Même remarque chez notre dernier opéré, jeune homme de 19 ans : les accidents dataient de quinze jours et se bornaient à une douleur vive à la pression et à une tuméfaction des plus nettes ; il n'y avait eu ni vomissements ni fièvre ; nous incisons la fosse iliaque, et, au milieu d'une volumineuse collection purulente, nous trouvons un noyau durci de matières fécales et la moitié inférieure de l'appendice détachée de la supérieure comme par le tranchant d'un bistouri. Ici, la perforation intestinale était flagrante, et vous voyez combien ont été légers les phénomènes objectifs et subjectifs.

L'absence ou la chute de la température et la rétrocession du foyer ne suffisent donc pas pour révoquer en doute l'existence du pus. Mais ce qui nous permet d'en affirmer la présence, c'est le fait, sur lequel nous ne saurions trop insister, qu'on l'a trouvé toutes les fois qu'on a incisé la tuméfaction de la fosse iliaque. Sonnenburg, Roux de Lausanne, nous-même, qui ouvrons systématiquement les appendicites dès que nous constatons un foyer, nous avons toujours rencontré l'abcès ; toujours au milieu des fausses membranes, en un point variable autour du processus vermiculaire, se montrait une collection purulente, petite ou grande, unique ou multiple, mais jamais, quel que soit le moment de l'intervention, rapide ou retardé, l'abcès n'a fait défaut. Or nos observations se montent à plus de vingt, et l'on sait combien plus nombreuses sont celles de Roux, de Lausanne.

Et il ne faudrait pas prétendre que nos cas fussent exceptionnellement graves. Qu'on relève les observations des interventionnistes, elles ne se distinguent en aucun point de celles de nos collègues Jalaguier et Berger, abstentionnistes éventuels, qui s'en remettent souvent au simple traitement médical. Rappelons ici une de mes observations les plus typiques : Un jeune homme est pris, à la chasse, soudainement, d'une appendicite aiguë ; on me mande en province, au cinquième jour ; la fièvre est vive, les vomissements sont fréquents, la constipa-

tion est opiniâtre, la douleur intense et la fosse iliaque
empâtée ; j'arrive le lendemain, mais déjà la température
est normale, la douleur spontanée a cédé, une selle abondante a dégagé le ventre, il n'y a plus de météorisme,
l'appétit est revenu, la tumeur est, dit-on, moins volumineuse ; je la sens pourtant dans la fosse iliaque et douloureuse encore à la pression. Certainement nos collègues
se seraient abstenus et plusieurs, sur ces signes, auraient
nié l'existence du pus. J'incise et je trouve un abcès
gros comme un œuf de poule, que je vide et que je
draine. La guérison a été rapide.

Il y a donc du pus dans ces appendicites accompagnées
d'empâtement de la fosse iliaque. Mais pourquoi, objec-
tera-t-on, inciser la collection puisqu'elle peut se résorber toute seule ? Pourquoi ne pas faire bénéficier le malade de l'économie d'une opération ? A cela je réponds
que les guérisons médicales ne sont peut-être pas aussi
durables qu'on l'espère : une longue série d'observations
ne permet-elle pas déjà de porter un jugement sur leur
valeur et sur leur durée ? Et presque tous les malades
que nous opérons, que, de l'avis de tous, nous devons
opérer pour une appendicite, ne racontent-ils pas que
six mois, un an, deux ans auparavant, ils ont eu une
crise semblable traitée par le repos, la diète, les purgatifs ou l'opium, les sangsues ou la glace ? Ils ont été guéris, non pas une fois, mais deux, trois, quatre, sept fois,
comme dans un cas que nous avons eu sous les yeux,
seize comme dans une observation publiée. Ils n'en arrivent pas moins à réclamer une intervention chirurgicale.

Donc, pour nous, — et sauf à modifier notre opinion
par la lecture de statistiques bien faites, sur des malades

nombreux, observés de longues années, — la réponse
ne saurait être douteuse : Puisque dans les appendicites
véritables, où une tuméfaction nette soulève la fosse
iliaque, le traitement médical ne donne qu'une guérison
souvent précaire, puisque la récidive est toujours à
craindre, puisque le pus collecté peut se résorber sans
doute, mais d'une manière incomplète, puisque, au milieu des néomembranes persistent des foyers mal éteints
que rallume le moindre écart de régime, le plus léger
traumatisme, un simple refroidissement, puisque le patient est toujours sous le coup d'une rechute, pourquoi
ne pas en finir une bonne fois? Certes, je comprendrais
l'abstention si l'opération était dangereuse, mais elle ne
l'est aucunement, et je n'ai pas le souvenir d'une observation, d'une seule, où la terminaison fatale soit survenue de son fait. A la suite des opérations d'appendicites,
on ne meurt que dans les cas graves, justement ceux
où la question d'intervention ne se pose pour personne;
elle est résolue à l'avance dans le sens de l'affirmative,
et commandée à la fois par l'état général et par l'état
local.

S'il en est ainsi, si l'opération n'a aucune gravité, si
elle donne plus de garantie de guérison définitive, pourquoi la repousser? D'autant que l'abstention n'expose
pas seulement à une série de récidives; il y a des dangers plus redoutables, et Schmidt a soumis à la Société
de chirurgie des observations bien démonstratives : une
appendicite éclate; les accidents s'apaisent et l'on s'abstient; puis ils reprennent tout à coup, et la mort en
est la conséquence. Nul ne prévoit ce que deviendra le
foyer purulent; le plus souvent, dit-on, il se résorbe,

mais il peut s'ouvrir dans le péritoine, fuser sous la veine cave, le hile du foie, pénétrer dans la plèvre et provoquer des accidents mortels. Rappelez-vous l'histoire de ce garçon dont parle Brissaud : il est pris d'appendicite ; il en guérit ; trois rechutes survinrent dans l'espace d'un an et demi ; pendant les intervalles il n'existait plus aucun signe alarmant, ni constipation, ni douleur, ni empâtement de la fosse iliaque, rien, sauf un « état d'insécurité abdominale » ; le pauvre enfant craignait toujours une récidive ; elle survint, et, en quelques heures, il fut emporté par une péritonite suraiguë.

Nous intervenons donc, et par l'incision oblique de Roux, de Lausanne, 8 centimètres au-dessus, 8 centimètres au-dessous de l'épine iliaque antérieure et supérieure, parallèlement à l'arcade de Fallope et à la crête iliaque. Mais on modifiera cette incision selon le point où proémine le foyer, car si elle répond aux exigences de la grande majorité des faits, si elle permet d'ouvrir les collections purulentes qui se forment en avant, en arrière et en dehors du cæcum, il peut y avoir des cas exceptionnels, et Gerster a montré que les abcès péri-appendiculaires ne sont pas toujours adhérents, en avant et en dehors, au péritoine pariétal. L'adhérence peut se faire en un autre point qu'il faut connaître, car il y a grand intérêt à aborder la collection purulente au niveau de cette adhérence ; on entre alors dans le foyer sans ouvrir la grande cavité séreuse et sans risquer de l'inoculer. Rappelez-vous ce que dit Gerster : « Il est stupide de courir un pareil danger lorsqu'on peut se

contenter d'inciser un abcès déjà séparé, par les néo-
membranes, des anses intestinales voisines. »

Vous connaissez les cinq types d'abcès péri-appendiculaires que Gerster a décrits. Dans le premier, la collection est « ilio-inguinale » ; elle bombe dans la fosse
iliaque, au-dessous du ligament de Fallope ; ici, pas de
discussion possible, et l'incision oblique est vraiment le
procédé de choix. Dans le deuxième, l'abcès péri-typhli-
tique est « antérieur » ; il peut se combiner avec la forme
précédente, mais parfois la fosse iliaque est parfaitement
libre, et la collection purulente vient saillir plus haut et
plus en dedans vers l'ombilic. L'incision, alors, sera
reportée plus haut que de coutume, sur la tuméfaction
elle-même. Dans le troisième, la collection est « postérieure » ; elle se développe en arrière, au-dessus de la
crête iliaque, tout près de la région rénale ; l'incision
parallèle à la crête ouvrira facilement le foyer ; cette incision n'est, en définitive, que la moitié supérieure — un
peu agrandie — de l'incision classique. Dans le quatrième
type, l'abcès est dit « rectal » ; l'appendice, au lieu de
se recourber en avant du cæcum, ou en arrière de lui,
ou sur le côté externe, plonge dans le petit bassin, et
l'abcès que provoque sa perforation se collecte près du
rectum. Enfin, dans le cinquième, la collection est « mé-
socœliaque » ; l'abcès s'amasse en dedans et en haut, au
milieu même des anses intestinales, et ne présente, en
aucun point, d'adhérences avec la paroi abdominale ; il
est limité par l'agglutination de quelques anses entre
elles. On atteint alors la collection purulente par une
incision sur le bord externe du muscle droit ; on sépare

doucement, et sans rupture, deux anses accolées; dès que, par un pertuis presque invisible, sourd une petite quantité de pus, on l'éponge avec soin, en protégeant de toute inoculation les anses voisines et la séreuse péritonéale; puis, lorsque la collection est presque tarie, on agrandit l'orifice, on assèche la cavité, on la désinfecte, on la draine avec une mèche iodoformée qui sort du ventre par un trajet aussi direct que possible, par un des angles de la plaie abdominale, en ce point laissée sans suture.

Ces variétés existent ou même coexistent, et nous avons déjà observé tous ces types, dont les plus fréquents sont les variétés ilio-inguinales et postérieures. Mais lorsqu'on sera arrivé sur le foyer par l'incision classique ou par cette incision modifiée, ou même par l'incision verticale de Max Schuller, parallèle au bord externe du muscle droit, quelle conduite tenir à l'égard de l'appendice, perforé ou non? Le mieux sera de le réséquer s'il est accessible, et que les parois en soient assez résistantes pour être oblitérées par une ligature ou par des points de suture. Son extirpation donne une sécurité plus grande et les craintes de récidives sont moins fondées. Donc, toutes les fois que, après ouverture du foyer, on pourra dégager l'appendice sans décollements étendus, on le coupera à sa base, ne gardant de son cylindre que juste ce qu'il faut de paroi pour obturer l'orifice.

Mais dans les cas où l'appendice est perdu dans les néomembranes, il faut se garder de recherches trop prolongées qui pourraient rompre des adhérences protectrices, ouvrir la séreuse et permettre l'inoculation du péritoine. Tous les auteurs s'accordent pour proscrire ces

décollements étendus. Bouilly, Quénu, Schwartz en ont
montré le danger au cours de la dernière discussion de
la Société de chirurgie et Monod rapppelait que Roux, de
Lausanne, à l'autorité duquel nous nous en référons
toujours pour ce qui a trait à l'appendicite, n'avait excisé
le processus vermiculaire que 12 fois sur 42 interventions. Cette année, sur 5 ouvertures de collections de
la fosse iliaque, 12 fois seulement nous avons pu isoler
l'appendice et le réséquer. Mais qu'on se rassure, la
guérison, une guérison durable et légitime, ne survient
pas moins dans les cas où l'on doit se borner à l'incision
du foyer, à sa désinfection et à son drainage.

Je ferai cependant une remarque : je ne voudrais pas
que, de propos délibéré, on se contentât d'ouvrir la collection purulente sans se préoccuper de l'appendice. Je
demande qu'on le recherche, prudemment, avec des
précautions infinies, ne décollant les adhérences que
lorsqu'on est sûr de ne pas inoculer le péritoine ; je le
demande d'abord parce qu'il vaut mieux enlever l'appendice que de le laisser ; je le demande surtout, parce
que les abcès sont parfois multiples, qu'ils se développent
sur le pourtour du processus vermiculaire et que, en
cherchant ce processus, on ouvre parfois des collections
indépendantes du premier foyer. Dans ma première intervention pour appendicite, j'incisai un foyer antérieur
sans rechercher le vermium ; au bout de huit jours,
crises nouvelles provoquées par une collection postérieure que j'avais méconnue lors de mon incision primitive ; depuis, il m'est arrivé deux fois de pénétrer dans
des collections de ce genre, que j'aurais négligées si je
n'avais cherché à dégager l'appendice.

J'en ai fini avec ces longs développements sur le traitement de l'appendicite à collection localisée, et je puis résumer ma conférence par une courte phrase : Pour moi, dès que l'appendicite se traduit par une tuméfaction appréciable dans la fosse iliaque droite, j'incise pour guérir le mal présent, pour éviter les récidives probables et pour conjurer les complications redoutables possibles. Mais, pour généraliser plus encore, et viser à la fois mes deux conférences, je dirai : Je conseille l'intervention dans les trois formes d'appendicites, appendicites purulentes généralisées, appendicites à rechutes et, enfin, appendicites à collections localisées.

CHAPITRE VI

AFFECTIONS DU RECTUM ET DE L'ANUS

I

Des abcès de la région ano-rectale et de leur traitement.

MESSIEURS,

Une question thérapeutique n'est jamais définitivement résolue. Voici plus de cent cinquante ans qu'on
discute sur le traitement des abcès de la marge de l'anus ;
faut-il, comme toutes les collections purulentes, les
ouvrir par une incision simple, ou doit-on les fendre à
la manière d'une fistule ? Et la réponse, comme le paysan
ivre de Luther, tombe tantôt d'un côté et tantôt de
l'autre. Nous avions, il y a une dizaine d'années, réveillé
le débat assoupi depuis Foubert et Faget, et, cette fois,
des maîtres tels que Verneuil et Trélat nous paraissaient
en avoir donné la solution définitive. Il n'en est rien,
pourtant, et d'une discussion récente à la Société anatomique, il ressort que les deux pratiques, l'incision simple et la section de l'intestin, ont encore chacune leurs
partisans.

Vous connaissez en gros cette histoire : reprenant une idée émise par Saviard une cinquantaine d'années auparavant, Faget l'aîné lisait en 1743, devant l'Académie Royale de chirurgie, un mémoire de moins de cinq pages, « Remarques sur les abcès qui arrivent au fondement », où il montre que « il ne suffit pas d'ouvrir les abcès du fondement où le rectum est à découvert ; il faut inciser ou fendre cet intestin pour procurer sa réunion avec les parties voisines ; sans cette précaution on n'obtient assez ordinairement qu'une fausse guérison, et souvent la récidive oblige à des opérations beaucoup plus considérables que celles qu'on a manqué de faire d'abord ». Et, plus loin, il ajoute : « Il est nécessaire, si l'abcès s'étend un peu dans les graisses et si l'intestin est à découvert, d'ouvrir le rectum comme si l'on faisait l'opération de la fistule ; autrement, de nouvelles collections de matières se formeraient, et la plaie ne pourrait manquer de devenir fistuleuse. »

Parmi les contemporains, J.-L. Petit semble avoir été le seul à patronner sans restriction la doctrine nouvelle ; une vive opposition même ne tarde pas à se manifester et, dans le tome troisième des mémoires de l'Académie Royale de chirurgie, Foubert, le célèbre directeur de la compagnie, donne une réfutation en règle de l'opération de Faget. Dans son travail sur « Les grands abcès du fondement », il s'élève contre la section précoce de l'intestin, et lui préfère l'ouverture simple de la collection purulente qui suffit quelquefois pour amener une parfaite guérison ; si une fistule se forme, il sera toujours temps de l'opérer ; à l'appui de sa doctrine, il fournit huit observations, fort contestables d'ailleurs et qui ne supportent guère l'analyse. Quoi qu'il en soit, nous sommes désormais en présence de deux thèses contradictoires : il faut, d'après les uns ; il ne faut pas, d'après les autres, inciser l'intestin.

Jusqu'à nos jours, la doctrine de Foubert a dirigé la conduite de la presque unanimité des chirurgiens. Quelques-uns suivent ses préceptes à la lettre et se contentent, dans tous les cas, de la ponction simple de l'abcès à son point culminant ; d'autres, tout en agissant ainsi lorsque la collection n'est pas encore ouverte, n'admettent le procédé de Faget que dans le cas où l'abcès a déjà perforé le rectum ; alors seulement ils incisent à la fois la peau et l'intestin : c'est la pratique de Sabatier, de Manes, de Bégin, de Ribes, de Velpeau, de Daniel Mollière, de Duplay, de Gosselin, de Nélaton. Lorsque, en 1886, nous fîmes un court mémoire sur cette question, mon élève, le docteur Émile de Barrau de Muratel, après une enquête sérieuse faite dans les services de chirurgie de Paris et à la suite de minutieuses recherches bibliographiques, en arriva à reconnaître que, parmi les contemporains, Chassaignac, Verneuil et Trélat étaient les seuls à défendre, par leur pratique et par leur enseignement, la méthode de l'incision préventive du sphincter. Et nous lisons, dans une clinique de Trélat professée peu après la publication de mon opuscule : « Je suis de l'avis de Reclus, mais avant lui, et je reste du même avis avec lui et après lui... les abcès de la marge de l'anus doivent être traités par la méthode de Faget, c'est-à-dire par une large incision qui réalise en un seul temps, et l'ouverture de l'abcès, et l'opération de la fistule consécutive à cet abcès. »

Telle était, en effet, la conclusion de notre travail de 1886 : Tout abcès de la région ano-rectale doit être traité comme une fistule borgne externe dont, après ouverture spontanée ou provoquée, il est devenu le parfait équivalent. Nous allons ainsi au-devant du mal qui se prépare et, par une incision précoce de l'intestin, nous évitons de nouveaux abcès et des décollements plus étendus; nous supprimons du même coup cette période énervante entre la collection purulente qui ne se tarit pas ou se reforme derrière la cicatrice cutanée, et la fistule qui s'organise. Donc, pour tout abcès de la région ano-rectale nous proposons la conduite suivante : ponctionner le foyer au point le plus déclive et, par l'orifice ainsi créé, introduire une sonde cannelée qui révèle la direction et l'étendue du décollement qu'il faut fendre dans toute sa hauteur. L'anus est alors dilaté avec le spéculum, ce qui permet d'examiner et de régulariser les moindres replis de la plaie; les diverticules sont ouverts et la perte de substance, plate et inanfractueuse, guérit lentement, mais sûrement.

Comment une fistule ne serait-elle pas la conséquence à peu près fatale de ces abcès qui, pensions-nous alors, se développent toujours dans la fosse ischio-rectale? Que ces collections soient d'origine inflammatoire ou tuberculeuse, la suppuration franche ou le ramollissement du foyer caséeux aura pour résultat, ainsi que l'avait bien indiqué Faget, et après lui tous les pathologistes, la destruction à peu près totale des graisses de la région; or, lorsqu'elles ont disparu, il reste un espace vide, limité par des plans rigides qui ne peuvent se rapprocher; en dehors, la paroi ostéo-musculo-aponévrotique de l'ischion, du pubis et de l'obturateur ; en dedans, le sphincter et le releveur de l'anus. Nous ne voyons point par quel artifice ou par quel mécanisme la nature pourrait cicatriser cet espace ; il faudrait, de la part des bourgeons charnus, une exubérance et une plasticité qu'ils n'ont pas d'habitude. La fistule se formera et nous ajoutions que, si cette terminaison n'était pas absolument fatale, on pouvait affirmer que, *pratiquement*, c'était la seule observée.

Cette assertion fut contestée par notre collègue Bazy. Pour lui, l'incision simple de Foubert, la ponction de l'abcès à son point le plus déclive est suffisante ; grâce à une ouverture bien faite et à un drainage soigneux, on peut amener une cicatrisation légitime, sans fistule consécutive et, à l'appui de son dire, il cite deux observations de sa pratique où cette conduite a eu le meilleur résultat. Or, n'est-il pas évident que, si la guérison est obtenue par la ponction simple, celle-ci doit être préférée à l'opération de Faget qui amène des délabrements tels que la réparation en est très lente ; puis, inconvénient plus grave encore, on sectionne le sphincter, ce qui n'est pas négligeable, puisqu'une incontinence de matières fécales en est souvent la conséquence. Ces deux arguments ont de la valeur ; en effet, après l'incision de l'intestin, la cicatrisation réclame environ trois semaines ou un mois et si l'incontinence n'est pas fréquente, comme l'affirme Bazy, elle a été observée quelquefois, — d'une façon ordinairement passagère, c'est vrai, mais enfin elle a été observée.

La question se trouve donc posée dans les termes suivants : Est-il vrai que la ponction simple puisse amener la guérison de la collection péri-rectale ? Si oui, le problème est résolu et c'est à elle que nous aurons désormais recours. Mais j'essayais de montrer alors que certaines distinctions étaient nécessaires, et une étude plus attentive de l'anatomie pathologique des abcès de la région me prouva qu'il faut en distinguer deux variétés : je dis « deux » pour laisser de côté une forme peu importante, les abcès de la rainure interfessière, abcès très bénins, collections intra-dermiques, sortes de furoncles qui se développent le plus souvent dans l'appareil pilo-sébacé de la région ; ils ont parfois une origine tuberculeuse, et nous avons cité deux observations où la matière puriforme avait certainement pour origine le ramollissement d'un noyau caséeux. Mon élève M. Melloche, dans une thèse excellente dont j'aurai à vous reparler, a recueilli de son côté deux faits de ce genre. Mais nous n'avons pas à nous occuper de ces collections intra-dermiques, qu'elles soient tuberculeuses ou inflammatoires, car leur thérapeutique ne diffère en rien de celle des furoncles des autres régions.

Si l'on consulte les classiques à l'article « Abcès de la région ano-rectale », on ne trouve mentionnés, outre les collections intra-dermiques, que les abcès de la fosse ischio-rectale ; à lire la description de nos maîtres, il semble que le pus s'amasse toujours entre le releveur de l'anus et le sphincter en dedans, l'ischion et le pubis en dehors. Nos recherches nous ont prouvé qu'il n'en est rien et que si ces collections, que nous nommerons extra-sphinctériennes, c'est-à-dire situées en dehors du sphincter, existent réellement, elles sont peu nombreuses ; le plus souvent, les abcès de l'anus sont logés sous la peau marginale et sous la muqueuse ; ils se développent en dedans du sphincter ; aussi, dans notre classification, leur réservons-nous le nom d'intra-sphinctériens. Un court instant, nous avons cru être le premier à établir cette distinction ; plus tard, nous avons vu qu'Allingham la connaissait déjà ; Melloche, dans un historique très étudié, constate que Danyau, dans une thèse de concours de 1832, avait assez nettement marqué les deux localisations possibles des abcès péri-anáux.

Or, les abcès intra-sphinctériens ou sous-cutanéo-muqueux qu'ignoraient nos maîtres, sont les plus fréquents : dans quelle proportion, je ne saurais le dire, et de nouvelles statistiques seront nécessaires. Melloche, sur 33 observations personnelles, la plupart recueillies dans notre service, a trouvé 29 abcès intra-sphinctériens ou sous-cutanéo-muqueux, et 4 seulement, extra-sphinctériens ou de la fosse ischio-rectale. D'après le relevé d'une année à l'hôpital Broussais, j'en ai constaté 18 intra-sphinctériens et, 1 seulement, extra-sphinctérien. Il est vrai qu'ici, dans notre service de la Pitié, j'ai déjà recueilli 2 faits incontestables de collection ischio-rectale contre 27 sous-cutanéo-muqueuse. Je ne saurais donc me prononcer avec certitude, mais j'imagine que la proportion de 1 sur 10 ou sur 15 correspond à peu près à la réalité des choses, et je ne crois pas, comme l'écrit Bazy dans un récent article, que ces collections de la fosse ischio-rectale soient « beaucoup plus fréquentes que ne l'a un moment pensé et dit M. Reclus ».

Quel traitement convient à chacune de ces deux variétés ? Les abcès sous-cutanéo-muqueux ou intra-sphinc-

tériens sont, tantôt d'origine inflammatoire, et tantôt de
nature tuberculeuse. Les collections bacillaires ne sont
pas rares, et j'ai cité ailleurs des observations qui prouvent jusqu'à l'évidence que, pour ces tumeurs, la ponction simple est absolument insuffisante. J'ai vu, à l'Hôtel-
Dieu, un jeune homme dont l'abcès, quoique volumineux,
saillant au dehors et fluctuant sous la muqueuse de l'intestin, était bien intra-sphinctérien et non développé
dans la fosse ischio-rectale. Il fut incisé largement, soigneusement désinfecté au bi-iodure de mercure et drainé
selon les règles : nous voulions, d'une façon loyale,
essayer du procédé de Foubert. Mais, au bout de trois
semaines, notre stylet introduit dans l'orifice remontait
encore à plus de 6 centimètres. Le décollement était aussi
profond qu'au premier jour ; les bords de la plaie étaient
renversés, les bourgeons charnus blafards ; la cavité mise
à nu fut trouvée recouverte de matières tuberculeuses.
Nous avons dû, au bout d'un mois, pratiquer l'opération
de la fistule.

Mais ce point est acquis et il n'est pas besoin d'insister.
La même thérapeutique est-elle de rigueur aussi dans les
collections d'origine inflammatoire ? La ponction simple,
au point le plus déclive, ne suffirait-elle pas à procurer
la guérison ? C'est possible, et quelques observations
semblent le prouver. En effet, rien ici ne s'oppose d'une
manière absolue à la cicatrisation ; la muqueuse, séparée
de la musculeuse par la collection, s'en rapproche après
évacuation du pus et les deux tuniques peuvent se souder. Peut-être, mais bien difficile, car pendant la défécation ou lors de l'expulsion des gaz, les diverses membranes du rectum glissent les unes sur les autres et ces

mouvements fréquents sont pour nuire à la cicatrisation, impossible d'ailleurs lorsque déjà l'abcès s'est ouvert dans le rectum; la pénétration des matières par cet orifice infecte la cavité, entretient la suppuration et s'oppose à la coalescence des parois.

La preuve que la cicatrisation, après ouverture simple, est difficile, c'est le nombre considérable de fistules sous-cutanéo-muqueuses que nous observons. L'abcès a été ponctionné au point le plus déclive où la peau s'est ulcérée spontanément. La guérison pourtant ne survient pas et l'on voit s'établir des fistules permanentes ou intermittentes. Aussi, me demandé-je pourquoi, même dans cette variété qui me paraît, à moi, la moins défavorable à la méthode de Foubert, on n'aurait pas recours à l'opération de Faget? Il est inutile de s'exposer à la formation trop probable d'une fistule, d'autant que nous ne voyons guère les inconvénients de la section de l'intestin; peut-être la guérison est-elle plus lente, mais on ne saurait invoquer ici l'incontinence des matières fécales consécutive à la section du sphincter, puisque le sphincter est en dehors du décollement. Une cicatrisation retardée, c'est peu pour nous faire courir les risques d'une fistule. Aussi j'ai recours au procédé de Faget.

A plus forte raison, dirai-je, lorsqu'il s'agit d'une collection extra-sphinctérienne, de celles qui s'assemblent dans la fosse ischio-rectale dont les plans ostéo-musculo-aponévrotiques ne peuvent s'affaisser et se mettre au contact, après la destruction des graisses qui naguère conblaient la cavité. Comment alors éviter la fistule, si la section du sphincter ne permet pas l'affrontement des parois et leur coalescence par fusion des bourgeons charnus ! Nous avons exposé plus haut, d'après Faget, les raisons qui militent en faveur de cette pratique et, dans des cliniques antérieures, nous avons, comme nos prédécesseurs, montré par de nombreux exemples que la ponction simple, au point le plus déclive, est inefficace et à peu près sûrement suivie de la formation d'un trajet fistuleux. Nous ne reviendrons pas sur ces cas qui nous paraissent péremptoires : on y voyait des individus à qui des chirurgiens habiles avaient ouvert des collections ischio-rectales d'après la méthode de Foubert, et revenant au bout de quelque temps avec un abcès récidivant ou une fistule déjà organisée.

Aussi, comme conclusion générale d'une clinique sur le traitement des collections péri-anales, avais-je donné les préceptes suivants : La méthode de Faget, l'incision de l'intestin dans toute la hauteur du décollement, demeure pour nous la méthode de choix ; elle seule évitera l'apparition d'une fistule dans les abcès de la fosse ischio-rectale ou extra-sphinctériens, que ces abcès soient d'origine inflammatoire ou de nature tuberculeuse ; il en sera de même dans la variété tuberculeuse des abcès intra-sphinctériens ou sous-muqueux ; dans la variété inflammatoire, le procédé de Foubert, la ponction simple au point le plus déclive, peut être suivi de succès, mais ce résultat heureux est si exceptionnel et nous en connaissons si peu d'exemples, qu'il nous semble plus sûr, même alors, d'inciser la collection et de fendre le décollement. — Nous pensions que cette thérapeutique, développement logique de l'enseignement de Chassaignac, de Verneuil et de Trélat, était généralement acceptée : il n'en est rien, paraît-il.

Nous trouvons, dans les *Bulletins de la Société ana-tomique*, une discussion intéressante à propos d'une communication de M. Hartmann sur l'anatomie patholo-gique et le traitement des abcès de la fosse ischio-rectale. L'auteur, et après lui, Pierre Delbet et Auguste Broca, acceptant en cela les idées du professeur Terrier, se gardent d'inciser le sphincter, lorsque l'abcès a pour siège la fosse ischio-rectale. Auguste Broca est des plus explicites à ce sujet et je cite ses propres paroles : « Je crois que l'indication est de toujours fendre le rectum d'emblée dans les abcès sous-muqueux, c'est-à-dire intra-sphinctériens, et jamais dans les abcès de la fosse ischio-rectale, c'est-à-dire extra-sphinctériens. Si je pense, comme M. Reclus, que les abcès de la fosse ischio-rectale sont beaucoup plus rares qu'on ne le dit, la plupart des abcès péri-anaux étant intra-sphinctériens, ma pratique opératoire est juste l'inverse de la sienne; je fais la section d'emblée pour les seconds et non pas pour les premiers. »

Mais non, notre pratique n'est pas juste l'inverse : pour moi, il vaut mieux *toujours* inciser l'intestin; je le sectionne dans les deux cas. Nous sommes d'accord pour les abcès sous-muqueux ou intra-sphinctériens, de beau-coup les plus nombreux; l'un et l'autre, nous fendons le décollement. Aussi ne reste-t-il plus qu'à discuter la conduite à tenir dans les collections de la fosse ischio-rectale, les abcès extra-sphinctériens. Je me hâte de dire que, si l'incision simple suffit pour assurer la guéri-son, je me range à l'avis de mon jeune collègue; il n'est pas indifférent de sectionner le sphincter; d'abord, on le sait, la guérison est plus lente après ce délabrement, puis on cite çà et là des faits où l'incontinence des matières fécales en aurait été le résultat. Pour ma part, je n'ai jamais vu cette incontinence persister au delà de quelques mois, mais on aurait tort de s'exposer, sans raisons péremptoires, à infliger cette infirmité, ne fût-elle que temporaire, et d'ores et déjà je me rallie à l'incision simple, si cette opération est suffisante pour assurer le succès, sans avoir à craindre une fistule consécutive.

Mais vraiment j'ai peur qu'il n'en soit pas ainsi, et il me semble qu'un nombre considérable d'observations où l'incision a été pratiquée, le drainage, la désinfection du foyer, viennent, par leur insuccès thérapeutique et l'apparition d'un trajet fistuleux, témoigner de l'insuffisance de la méthode. Je ne voudrais pas reproduire ici les nombreux faits où les meilleurs chirurgiens ont échoué dans leurs tentatives. Après les discussions de la Société de chirurgie, j'ai voulu plusieurs fois essayer du procédé de Foubert, et je dois dire que l'insuccès a été de règle. Je puis vous en citer un cas tout récent : Rappelez-vous ce marchand de vins de 61 ans, qui entra dans nos salles pour un phlegmon de l'œil ; l'orbite était évidé et la guérison obtenue, lorsque survint un abcès de la fosse ischio-rectale. Un de mes internes l'incise largement sans toucher au sphincter et, au bout de peu de jours, notre opéré s'en va guéri. Il rentre dans le service du D Albert Robin pour des accidents cardio-pulmonaires ; je l'examine à nouveau, et je trouve sur la cicatrice une petite perte de substance par où mon stylet s'enfonce dans un trajet fistuleux. La cure n'était qu'apparente.

Serait-ce parce que l'incision n'avait pas été correcte ?
M. Pierre Delbet et Auguste Broca disent qu'il faut
pratiquer une large incision antéro-postérieure parallèle
au raphé périnéal médian ; grâce à elle, la cicatrisation
survient ; dans un cas de Pierre Delbet, le phlegmon entourait le rectum et envahissait les deux fosses ischio-
rectales et la guérison n'en fut pas moins obtenue. Or,
comme nos collègues savent ce que parler veut dire, il
est évident, bien qu'ils ne le spécifient pas dans leur
courte communication, qu'ils ont revu leurs opérés et
constaté l'absence de récidive. Le fait est de grande importance. Mon interne aurait certainement cru à la guérison définitive du malade, si les hasards d'une autre
affection ne l'eussent ramené dans le même hôpital, et
si nous n'avions eu la curiosité de vérifier l'état de la
région.

Il y a donc là un point à contrôler et je doute encore ;
cependant l'opinion de mes collègues pèse d'un trop
grand poids pour que je n'essaye pas de l'incision simple
des abcès de la fosse ischio-rectale, dès qu'un cas se pré-
sentera dans notre pratique, et j'aurai soin d'orienter
mon incision comme on nous le prescrit : longue ouverture de tout le foyer par une incision antéro-postérieure,
parallèle au raphé périnéal médian. On ne peut juger
d'une méthode que lorsqu'on l'a loyalement expéri-
mentée, observant au pied de la lettre les instructions
de ceux qui la préconisent et à qui elle a donné des
succès. Aussi, Messieurs, je résume cette conférence de
la manière suivante : Pour les abcès intra-sphinctériens,
de beaucoup les plus nombreux, dans la proportion de
dix à un si j'en crois mes relevés, nous aurons recours

à la méthode de Faget; pour les extra-sphinctériens, de bons chirurgiens paraissent avoir obtenu des succès par la simple incision antéro-postérieure; nous devons essayer du procédé, car, s'il est efficace, il est supérieur à l'incision du sphincter, puisqu'il provoque moins de délabrement, guérit plus vite, et n'expose pas à l'incontinence des matières fécales.

II

Traitement des hémorroïdes.

Messieurs,

En moins de six semaines, vous m'avez vu opérer
quatre malades atteints d'hémorroïdes. Le traitement
n'a pas toujours été le même ; il a varié avec les cas particuliers et suivant les indications cliniques. A propos de
ces observations, je voudrais reprendre, dans son ensemble, la question de la thérapeutique des varices de
la région anale et montrer la conduite à tenir aux différents degrés de cette affection, si intéressante à raison
de son extrême fréquence.

Il est une période de début que j'appellerai volontiers
médicale et pour laquelle on ne demande guère d'avis
au chirurgien : à peine le malade éprouve-t-il, à des
intervalles éloignés, des pesanteurs à l'anus, une sensation de plénitude, quelques fausses envies d'aller à la
selle, une sorte d'ardeur dans la région ; de petites tumeurs du volume d'un pois soulèvent la muqueuse de
la marge et, à chaque défécation, une certaine quantité
de sang vient teinter les matières. Nous n'indiquerons
pas ici les moyens innombrables imaginés pour combattre les hémorroïdes au premier degré ; nos formu-

laires contiennent un nombre vraiment incroyable de pommades et de suppositoires où le beurre de cacao, le tannin, l'extrait thébaïque, l'onguent populeum, l'extrait de belladone et de jusquiame, le ratanhia, l'hamamelis et la cocaïne se combinent de mille manières.

Cependant, nous pouvons, comme tant d'autres, indiquer notre traitement : on doit veiller à la liberté du ventre, car si les hémorroïdes provoquent la constipation, la constipation aggrave les hémorroïdes ; et nous nous trouvons en présence de la longue série des laxatifs, dont nous ne voudrions pas aborder même l'énumération. Aux lotions froides sur le périnée et aux lavements froids conservés par la tradition, nous avons substitué les lavements et les lotions avec de l'eau à la température de 50 à 55 degrés centigrades ; l'action en est certainement plus rapide et plus sûre. Puis, quelques minutes avant la selle, nous faisons introduire, dans le trajet sphinctérien, un tout petit tamponnet d'ouate hydrophile — son volume ne dépasse pas un gros pois — que l'on imbibe d'une solution de cocaïne à 2 p. 100. Immédiatement après la défécation, on a de nouveau recours aux lotions chaudes sur le périnée et, pour peu que la douleur persiste, on remet un tampon de cocaïne. J'ai vu nombre d'individus, parmi lesquels un de nos collègues des hôpitaux et de la Faculté, qui apaisent ainsi ou même guérissent leurs quelques crises annuelles d'hémorroïdes, et ne songent nullement à s'adresser aux chirurgiens.

Mais les varices anales peuvent s'accentuer et les accidents devenir plus pénibles : la constipation est plus rebelle, et chaque défécation s'accompagne d'une crise douloureuse, qu'apaise à peine l'issue d'un flux sanguin abondant. Après la selle, on constate, hors de l'anus, un bourrelet, amas d'hémorroïdes congestionnées qui provoque de fausses envies, et des souffrances très vives. Le malade, assis sur un coin de chaise, sur un bord de table, multiplie les efforts pour faire rentrer les masses procidentes et n'y parvient qu'après un temps fort long. Encore n'est-il pas certain, qu'après cette réduction, les douleurs vont cesser. Elles durent environ vingt minutes, une demi-heure, tout comme les névralgies qu'occasionne la fissure. Ces hémorragies incessantes que précède et que suit un écoulement mucopurulent, une sorte de leucorrhée anale, ces souffrances réitérées affaiblissent le malheureux dont la face prend bientôt une pâleur de cire; ses lèvres se décolorent; il a des vertiges, des étourdissements, des battements de cœur, et l'anémie peut être assez rapide pour que la vie en soit sérieusement menacée.

Ici, la chirurgie doit intervenir, et le moyen dont elle dispose, la dilatation anale, est vraiment merveilleux, car sa bénignité n'a d'égale que son efficacité. Imaginée par Récamier, simplifiée par Maisonneuve, cette méthode n'était pas entrée dans la pratique; on y recourait pour la fissure, on l'ignorait pour les hémorroïdes, lorsque, en 1877, Fontan publia un mémoire qui, peut-être, aurait eu le sort des recherches de Maisonneuve, si Verneuil ne s'était emparé de la question et ne lui avait donné l'appui de son autorité et de sa grande pratique. Depuis, la dilatation a pris son essor: on ne compte plus les travaux qu'elle a suscités; elle est d'usage si courant qu'il n'est pas de médecin qui ne s'adresse à cette méthode. Mais les procédés en varient un peu, et tandis que certains chirurgiens, comme Nélaton et Guyon, préfèrent la dilatation forcée à l'aide des pouces ou des index, d'autres, comme Verneuil et Trélat, ont préconisé l'emploi du spéculum.

On sait comment se pratique la dilatation avec les doigts : le patient n'est pas soumis à l'anesthésie chloroformique ; il est couché dans la position classique, pour l'examen de l'anus, et le chirurgien introduit, dans l'orifice rectal, les deux pouces ou les deux index juxtaposés dos à dos. Lorsqu'ils sont bien arrivés dans l'ampoule, on les recourbe un peu pour accrocher le rebord supérieur du sphincter, puis on les écarte brusquement et d'un effort énergique, jusqu'à ce que les branches ischio-pubiennes les arrêtent. Guyon appuie sur la nécessité de surprendre le malade, de façon à déchirer le sphincter qui résiste. Nous n'adoptons pas ce procédé : d'abord, il est douloureux. Déjà l'introduction des doigts est pénible dans cet anus encombré d'hémorroïdes turgescentes et souvent enflammées ; que dire alors de la souffrance que provoque la rupture du sphincter ! Et puis on ne réussit pas toujours ; le patient s'agite, se dérobe, échappe à la première tentative, et ne veut plus se soumettre à la seconde.

Aussi je me sers du spéculum. La dilatation forcée se pratique alors sous l'anesthésie, et Trélat insiste sur la nécessité d'un sommeil complet, autant pour opérer à l'aise, sans révolte du patient, que pour éviter des réflexes graves, et les syncopes respiratoires ou cardiaques de la demi-chloroformisation. Ici, dans ce service, nous

nous adressons à la cocaïne, vous le savez, et vous m'avez vu, dans mes quatre opérations, insensibiliser la région par un procédé que je vous rappelle en quelques mots : on insinue dans le trajet sphinctérien, et jusque dans l'ampoule rectale, un tampon imbibé d'une solution de cocaïne au cinquantième : on l'y laisse de trois à quatre minutes ; puis on introduit, dans l'anus, le doigt qui guide, à travers la muqueuse, l'aiguille de Pravaz dans l'intérieur du muscle ; par six piqûres séparées dans l'épaisseur du sphincter, on enfonce l'aiguille qui, chaque fois, dépose dans sa marche ascendante le contenu d'une seringue d'une solution au centième. On a bien soin de faire progresser l'aiguille en même temps qu'on pousse le piston ; on évite ainsi de faire pénétrer le liquide dans l'intérieur d'une veine. Lorsque les six injections de cocaïne sont terminées, on attend trois ou quatre minutes : l'analgésie est alors suffisante et l'on peut introduire le spéculum.

M. Verneuil se servait du spéculum bivalve ordinaire ; nous préférons celui que Trélat a fait construire pour pratiquer la dilatation et qui est maintenant dans toutes les mains ; l'écartement maximum des deux valves mesure 8 centimètres et la circonférence de l'instrument ouvert près de 20. Lorsque le patient est anesthésié, on le place en position classique et l'on introduit doucement le spéculum enduit de vaseline ; on en rapproche alors les branches peu à peu, sans secousses, par un effort progressif et avec lenteur. « Il faut parfois jusqu'à deux et trois minutes, dit Trélat, pour arriver à l'ouverture complète du spéculum. Quand vous l'avez obtenue, vous refermez l'instrument sans le retirer, vous le retournez dans un autre sens et vous recommencez la dilatation dans ce sens avec les mêmes précautions que la première fois. Cependant, la résistance des sphincters étant déjà, en partie, détruite, ce second temps de dilatation nécessite un effort sensiblement moindre et peut être conduit moins lentement que le premier. »

La dilatation anale, par ce procédé, est une des opérations que j'ai pratiquées le plus souvent, et c'est peut-être celle qui donne les plus grandes satisfactions. A peine quelques gouttes de sang, dues à l'éraillure de la muqueuse, s'écoulent par l'anus, à peine le patient éprouve-t-il, une fois dissipée l'anesthésie locale ou générale, une légère cuisson qui s'éteint au bout d'une heure ou deux, si la pommade au ratanhia et à la belladone ne l'a déjà calmée; dès le lendemain, les selles cessent d'être douloureuses et les pertes de sang sont taries; en général même la constipation s'atténue ou disparaît, et l'on assiste à une véritable résurrection de ces malheureux qu'anémiaient la douleur et les hémorragies. Et puis, on réussit toujours : le nombre de mes dilatations dépasse certainement soixante : je ne connais qu'une fillette de treize ans qui ne me paraisse pas avoir bénéficié de mon opération. Encore était-ce au début de ma pratique et je n'oserais affirmer que, dans ce cas, la dilatation ait été faite selon les règles si bien établies par mes maîtres Verneuil et Trélat.

D'inconvénients immédiats ou lointains, je n'en connais pas, chez l'homme, sauf une rétention d'urine assez fréquente, mais toujours passagère et qui cède, d'habitude, au premier cathétérisme. On a signalé la parésie sphinctérienne et l'incontinence temporaire des matières. Pour ma part, je ne l'ai jamais observée ; je dirai même qu'il m'est arrivé souvent d'explorer après quelques heures le trajet anal, pour y porter, du bout du doigt, une pommade analgésiante ou antiseptique, et de sentir de toutes parts ce doigt serré par le sphincter, tout comme avant l'opération ; et cela à ce point que je me demandais si la dilatation ne serait pas illusoire ! Ce qui parfois m'a inquiété aussi, est l'issue, après l'intervention, d'une masse énorme d'hémorroïdes : je les ai vues, dans certains cas, sortir avec une telle abondance, que, malgré la dilatation préalable, des phénomènes d'étranglement se montrèrent. Les applications de compresses de tarlatane imbibées dans de l'eau à 50 degrés calment alors les douleurs, apaisent la congestion et, sous leur influence, les masses variqueuses les plus turgescentes ne tardent pas à se flétrir.

Le seul reproche que l'on puisse faire à cette opération admirable, c'est que la récidive survient quelquefois : mais elle est vraiment exceptionnelle, et je ne pourrais en fournir que 4 exemples dans ma pratique. J'ai, sur un septuagénaire, ouvert un anus iliaque pour parer à une obstruction due à une parésie intestinale ; je dilatai, en même temps, l'anus pour des hémorroïdes dont notre patient souffrait depuis une cinquantaine d'années et qui étaient, pour lui, un véritable calvaire ; il avait été soigné par Racle, par Follin, par Broca, qui avait essayé de traiter ce bourrelet variqueux par des injections d'alcool. Rien n'y avait fait ; aussi ne croyait-il plus à l'efficacité des remèdes, lorsque cette dilatation fut pour lui comme le début d'une ère nouvelle. Les masses hémorroïdaires, issues de l'anus après que le sphincter eut été forcé, finirent par se flétrir sous les applications d'eau chaude et, pendant un an, la guérison parut radicale. Puis, peu à peu, les tumeurs se sont reformées, les douleurs ont reparu ainsi que les écoulements sanguins, et une intervention serait nécessaire. L'existence du canal de dérivation ouvert sur l'S iliaque n'a pas empêché l'infirmité de revenir autour de l'anus normal.

Une des premières dilatations que j'ai pratiquées a été aussi suivie de récidive : il s'agissait d'un négociant de Bordeaux, tourmenté par des hémorroïdes depuis un grand nombre d'années; chez lui les pertes de sang étaient devenues si inquiétantes, que malgré son appréhension de la chirurgie, il réclamait une intervention immédiate. Le soir de la dilatation je trouvai la rainure interfessière envahie par une masse qui s'était échappée de l'anus, et d'un volume plus gros que le poing. Les douleurs étaient vives et ne furent calmées que par l'application d'eau chaude et par des pulvérisations continues avec la marmite de Championnière; déjà, au bout de trois ou quatre jours, la turgescence était moins marquée, les paquets variqueux moins tendus; la masse s'affaissa peu à peu et, vers la fin de la deuxième semaine, il ne restait guère qu'une collerette procidente de peau et de muqueuse souples : pendant deux ans, notre opéré se crut guéri. Mais voici que peu à peu les varices se sont reformées, les crises, d'abord espacées, se sont succédé à brefs intervalles, et une opération nouvelle est urgente.

Il y a trois ans environ je dilatais un jeune pasteur

protestant, que des douleurs incessantes et un flux sanguin, amené par chaque selle, avaient conduit au dernier degré de l'anémie. On le croyait poitrinaire et,
dans sa famille, on craignait un rapide dénouement. Le
sphincter fut forcé et, sauf l'issue d'une masse énorme
d'hémorroïdes, l'intervention ne présenta rien d'anormal: la guérison fut prompte et la vigueur revint telle,
qu'au bout de trois ou quatre mois, notre pasteur avait
repris son activité primitive. Mais, vers la deuxième année, les paquets variqueux se remontrent, le sang recommence à couler et il me fallut intervenir à nouveau.
Même histoire pour un professeur d'un de nos lycées de
Paris : la dilatation s'accompagne de l'issue d'un bourrelet hémorroïdaire qui se flétrit, la cure semble complète, mais, au bout de trois ans, les premiers accidents
reparaissent et une nouvelle opération s'impose.

Ces récidives se comprennent : la contraction sphinctérienne est sans cesse provoquée par la présence des
hémorroïdes qui réagissent sur l'anneau musculaire ;
le réflexe est d'autant plus actif que les varices sont plus
procidentes et plus enflammées, et c'est alors qu'apparaissent le ténesme, les épreintes, les congestions et les
hémorragies. Entre les hémorroïdes et la contracture il
y a donc échange de mauvais procédés ; les premières
appellent la seconde, et la seconde aggrave les premières.
La dilatation qui rompt le sphincter rompt, sans jeu de
mots, ce cercle vicieux et la guérison survient. Cependant, comme dans les 4 observations précédentes, lorsque les varices sont assez abondantes pour faire issue
en bourrelets volumineux au travers de l'anus forcé, il en

reste toujours assez pour provoquer une contracture nouvelle lorsque le sphincter a repris son activité première et sa puissance de contractilité, et c'est alors que se montre la récidive.

Elle peut survenir par un autre mécanisme et sans aucune espèce de contracture : on voit parfois de ces malades chez qui l'anus est béant; au travers du sphincter sans ressort s'échappent des hémorroïdes abondantes. Elles apparaissent au moindre effort et ne rentrent que difficilement à cause de leur volume; aussi leur surface s'ulcère; des germes pathogènes les inoculent; des inflammations chroniques de l'ampoule se déclarent, une rectite qui se trahit par une leucorrhée continue. Ici les varices s'accroissent, bien que le sphincter affaibli ne comprime plus les veines entre les faisceaux de ses fibres musculaires relâchées; il n'y a donc pas difficulté de retour, stase et rétrodilatation consécutive des réseaux vasculaires. Il est probable qu'ici l'étoffe veineuse est de si médiocre qualité qu'elle se laisse distendre au moindre prétexte. Aussi comprend-on que d'autres interventions soient indiquées.

Elles sont nombreuses et dérivent, pour la plupart, d'un mode quelconque d'application de la cautérisation ignée : on a longtemps gardé le souvenir des cautères actuels de Philippe Boyer; les pinces à friser du professeur Richet ont encore nombre de partisans; les ponctions multiples des paquets hémorroïdaires avec le thermocautère de Paquelin, ou même l'ablation méthodique du bourrelet avec le platine rougi, sont peut-être les moyens les plus populaires. D'autres préfèrent l'extirpation sanglante; les serre-nœuds, l'écraseur linéaire ont fait leur temps, les ciseaux et le bistouri les remplacent. La méthode est alors à peu près toujours la même et les procédés ne diffèrent guère : Whitehead dissèque les hémorroïdes en conservant la muqueuse qui les recouvre, et, à la Société de chirurgie, Delorme s'est fait récemment le défenseur de cette pratique. Je trouve plus simple le manuel opératoire auquel j'ai recours depuis 1887, et qui ne m'a encore donné que des succès.

Après la dilatation de l'anus pratiquée selon les préceptes étudiés plus haut, je saisis avec une pince à pédicule, droite ou courbe et à mors étroits, les hémorroïdes procidentes d'un des côtés et je sectionne ce bourrelet avec un bistouri ou même avec les ciseaux courbes. En général, au fur et à mesure que l'on coupe, la muqueuse s'échappe des mors de la pince et tend à remonter vers l'ampoule; aussi je la prends avec des pinces à forcipressure, surtout en l'étreignant au niveau des points qui saignent, afin d'obtenir une hémostase provisoire. Puis, la section terminée, je juxtapose peau et muqueuse et je suture. Reste le bourrelet de l'autre côté, que l'on saisit et que l'on coupe de la même manière que le précédent. On a donc laissé, en avant et en arrière de la marge, un segment de peau et de muqueuse non excisé et qui suffit à éviter toute rétraction cicatricielle. Je m'arrange d'ailleurs pour ménager les téguments au point où les hémorroïdes sont le moins accusées. Aussi la pince ne prend pas toujours le bourrelet dans une direction antéro-postérieure; elle peut être transversale ou oblique, si les varices sont moins abondantes sur les côtés qu'en avant et en arrière de l'orifice anal.

La suture, qui juxtapose la peau à la muqueuse pour obtenir la réunion, assure aussi l'hémostase et je me contente, pour tout pansement, de mettre dans le trajet anal et remontant jusqu'à l'ampoule, une mèche de gaze iodoformée maintenue par un tampon d'ouate hydrophile et un bandage en T. Le malade a été purgé la veille de l'intervention, et quelques pilules d'extrait thébaïque le constipent pendant les cinq ou six jours suivants ; puis j'ordonne un léger purgatif et un lavement, et la première selle est à peine douloureuse. Le septième, j'enlève les fils, car d'ordinaire je fais une suture au crin de Florence. Mais comme le nœud s'enfouit parfois dans le repli de la muqueuse et que la recherche en devient un peu douloureuse, je me propose — et je propose — de me servir dorénavant du catgut dont on n'aura plus à s'occuper ; les fils se résorberont spontanément.

Et c'est ce qui a eu lieu dans nos dernières opérations : je viens d'intervenir chez un homme de 65 ans qui depuis vingt-sept ans souffrait d'hémorroïdes : la perte du sang était considérable, l'anémie progressive, les douleurs étaient incessantes : j'ai d'abord dilaté le trajet sphinctérien, puis enlevé à droite et à gauche un énorme bourrelet de tissu d'apparence caverneuse. Avec un catgut fin, j'ai juxtaposé peau et muqueuse ; la réunion s'est faite avec la plus grande facilité ; au cinquième jour elle semblait complète et déjà quelques fils étaient résorbés ; le catgut fin a été très facilement toléré et n'a pas provoqué les piqûres désagréables que l'on observe souvent dans la région après l'usage du crin de Florence. Deuxième intervention semblable sur une jeune fille de 20 ans, opérée chez les Sœurs de la rue de la Santé : après dilatation anale, j'ai réséqué un gros paquet variqueux, puis j'ai suturé peau et muqueuse avec du catgut fin et la guérison était obtenue en six jours. Je pourrais en citer neuf autres exemples; mais ces deux suffiront pour bien marquer en pareil cas la valeur de la suture au catgut.

Cette opération, je la pratique aussi à la cocaïne : nous avons dit comment nous anesthésions la muqueuse et le sphincter pour la dilatation; il ne reste plus qu'à insensibiliser les bourrelets hémorroïdaires; pour cela, j'insinue l'aiguille de Pravaz au-dessous de ma pince à pédicule qui a saisi des amas variqueux, et je fais une traînée cocaïnique sur la peau marginale, au niveau de la ligne où passera le bistouri. Ce temps est délicat, car la peau est très fine et très mobile, et il ne faudra pas porter l'instrument tranchant en un point autre que celui anesthésié. On comprend les avantages de ce procédé, que je préfère même à la « volatilisation » de Richet. Il ne nécessite aucun appareil spécial, ni pince à friser, ni fil de fer recuit, ni foyer de chaleur. Il ferme, aux inoculations septiques, la porte que laisse ouverte la chute des eschares après l'emploi de la cautérisation. Enfin la guérison est beaucoup plus rapide et, en sept jours, elle est *pratiquement* obtenue. Quelques petits points ulcérés restent parfois au niveau des fils tombés spontanément, mais la cicatrisation en est prompte.

J'ai pratiqué cette incision 41 fois, tant en ville qu'à l'hôpital, et je n'ai eu qu'à m'en louer; je ne vous dirai rien de mes opérés de la clientèle hospitalière : vous et moi les perdons de vue, et je n'ai fait aucune enquête à leur sujet. Je me contente de noter que, chez aucun d'eux, je n'ai observé d'accidents et que tout s'est passé avec la plus parfaite régularité. Quant à mes malades de la ville, j'ai suivi la plupart d'entre eux et je puis vous éclairer, non seulement sur les résultats immédiats de l'incision sanglante avec suture, mais aussi sur les résultats éloignés. De ce chef, je compte 17 opérés et ne relève qu'un léger accident : il s'agit d'un de nos confrères d'Algérie qu'anémiait un flux hémorroïdaire inquiétant. Je l'anesthésie à la cocaïne, j'excise, je suture et je pars, lorsque, deux heures après, on vient me chercher pour un saignement abondant, que je taris par deux ou trois points de suture. Plus de soin dans l'affrontement de la muqueuse et de la peau aurait évité cet inconvénient, d'autant plus à redouter dans l'espèce que notre opéré était un paludique. La guérison n'en fut pas retardée, et le résultat a été des plus favorables.

Ni accident, ni incident d'aucune sorte chez mes 16 autres opérés, et, chez aucun des 17, malgré l'étendue parfois considérable de ma résection, je n'ai constaté plus tard ces rétrécissements dont on parle tant, qu'on semble beaucoup redouter et que, à la vérité, on n'observe plus. On n'ignore pas, d'ailleurs, combien la muqueuse est abondante et lâche en cet endroit ; elle l'est tellement que, lorsqu'on pratique la suture, il faut veiller à ses points et comprendre toujours, entre chacun d'eux, plus de muqueuse que de peau, si l'on ne veut, à la fin, avoir un excès de muqueuse saignante et en saillie. La crainte du rétrécissement me paraît donc

théorique. En tous cas, elle est injustifiée si l'on a soin
de respecter l'intégrité des téguments en un ou deux
points de la marge anale. Ces appréhensions ne sont-
elles pas un vieux souvenir des rétrécissements provoqués par les cautérisations profondes et surtout les
suppurations intarissables d'avant l'antisepsie? Elles
laissaient après elles un tissu de cicatrice, dont la rétraction inodulaire n'était pas sans danger.

Messieurs, je me résume : Autrefois, je me contentais
de forcer le sphincter, même dans les cas de bourrelets
volumineux, et le plus souvent, j'ai vu cette intervention
suffire, à elle seule, pour amener la disparition totale
des hémorroïdes. Mais comme ce résultat n'est pas toujours obtenu, comme la récidive peut survenir lorsque
les varices sont abondantes, j'ai maintenant recours à
l'excision simultanée, quand une masse de quelque importance sort à travers l'anus relâché. La guérison en
est plus sûre, plus durable, et l'opération en reste aussi
simple et aussi innocente. Je vous recommande donc
cette pratique et je termine cette conférence par cette
courte proposition : Pour peu que les hémorroïdes soient
gênantes et ne cèdent pas au traitement médical, ayez
recours à la dilatation ; vous la compléterez par l'excision
suivie de suture, si les varices procidentes sont volumineuses.

III

De l'extirpation des cancers du rectum.

Messieurs,

Au point de vue thérapeutique, on peut diviser les cancers du rectum en deux catégories : d'une part, les néoplasmes petits, mobiles, contenus encore dans l'épaisseur des tuniques intestinales et, par conséquent, sans adhérence aucune avec les régions voisines ; d'autre part, les tumeurs volumineuses, mal circonscrites, ayant déjà débordé le rectum pour plonger leurs racines dans les organes d'alentour, vagin et utérus, prostate et vessie, parois du petit bassin. Je désire, en m'appuyant sur quelques faits de ma pratique, vous démontrer que, pour les cancers du premier groupe seuls, l'opération radicale, l'extirpation peut donner quelques bons résultats, et je me réserve d'étudier, dans une autre conférence, quels moyens palliatifs opposer au néoplasme du second groupe.

Les procédés pour attaquer les cancers petits et mobiles varient suivant le siège de la tumeur, et nous devons séparer les néoplasmes du segment inférieur que le doigt du chirurgien peut atteindre par le toucher rectal, de ceux qui sont implantés au-dessus de l'ampoule.

L'intervention, pour les premiers, est évidemment plus simple; elle consiste dans l'ablation directe de la masse morbide qu'on enlève jusqu'en tissus sains. Ce sont là les seuls préceptes et nous n'avons à indiquer aucun manuel opératoire spécial. Parfois, la tumeur est circonférentielle et, avec le néoplasme, on enlève la totalité du sphincter. Dans ce cas, à la place d'un orifice anal contractile, la cicatrisation laisse un infundibulum obturé par un bourrelet de muqueuse prolabée qui s'ulcère souvent, et d'où s'écoule du mucus analogue à l'albumine de l'œuf. Et puis, inconvénient plus grave, les gaz s'échappent à tous propos et hors de propos, et même les matières lorsqu'elles sont liquides. Certes, la chose est fâcheuse, mais les opérés qui viennent d'être soustraits par l'intervention, à toutes les difficultés et à toutes les douleurs que provoquait le passage des matières fécales au travers de la filière cancéreuse, aux épreintes et aux ténesmes, aux constipations opiniâtres et aux débâcles, ne songent guère à se plaindre de cette infirmité et se félicitent de l'opération.

D'autant que l'extirpation du sphincter n'est pas toujours totale : les deux extrémités du segment de muscle conservé s'unissent par un tissu cicatriciel, et reconstituent un anneau qui supplée en partie à l'organe entier, et, vraiment, l'incontinence ne se révèle que dans des circonstances exceptionnelles. Plusieurs de mes opérés « prévoyaient » l'arrivée des gaz et savaient prendre quelques précautions pour que la sortie n'en fût pas trop intempestive; quant aux matières, elles ne jaillissent à l'improviste que si elles sont liquides; aussi, en temps de diarrhée, les malades devront-ils « se garnir » pour éviter une inondation. Au demeurant, les inconvénients sont moindres qu'on ne se l'imagine, et l'extirpation des cancers mobiles de la région ano-rectale serait une bonne opération, n'était la fréquence de la récidive. La statistique de Kœnig, qui n'est pas des plus mauvaises, accuse 26 repullulations plus ou moins rapides sur 29 opérés, soit à peu près une guérison sur dix. Ce n'est pas brillant, mais cette proportion suffit d'autant plus à nous encourager, que l'intervention, dans ces petits cancers mobiles de la région ano-sphinctérienne, n'est maintenant suivie que d'une mortalité insignifiante.

J'ai, pour ma part, enregistré deux succès : au commencement de l'année dernière, j'ai opéré un vieillard de 72 ans qui portait, dans le segment postérieur de la région ano-rectale, une tumeur du volume du poing, et qui remontait jusqu'à l'ampoule, en oblitérant par ses saillies mamelonnées le trajet sphinctérien. Je dus, pour dépasser les limites du mal, extirper les deux tiers postérieurs du sphincter et ouvrir, à droite et à gauche, la fosse ischio-rectale. Je pus mobiliser la muqueuse de l'intestin et l'abaisser assez pour l'unir, par des points de suture, à la peau péri-anale, reconstituant ainsi un orifice d'abord large et béant, mais que la rétraction cicatricielle resserra. Au bout de trois semaines, l'état de la région était parfait; mais, un mois et demi après, survenait la récidive, et le malade m'arrivait de Versailles, où je l'avais opéré, avec une tumeur du volume d'un œuf; je l'extirpai à la cocaïne; je refis une suture; en quinze jours, la guérison était complète; elle s'est maintenue, et notre malade nous écrivait récemment pour exprimer sa reconnaissance.

Je puis citer un autre fait où l'ablation remonte à plus de cinq ans. Il s'agit d'un propriétaire de 62 ans que soignait le professeur Bouchard pour des accidents diabétiques légers, et que j'opérai au mois de novembre 1887. Il portait, dans la région anale, un cancer épithélial qui avait envahi la moitié environ du trajet sphinctérien, où il remontait à la hauteur de 4 centimètres. J'en pratiquai l'extirpation large, et, après une hémostase soignée, j'attirai en bas, pour la suturer à la peau, la muqueuse échappée vers l'ampoule. La réunion immédiate ne se fit qu'en partie, par suite des mauvaises conditions que créait le diabète. Mais la cicatrisation complète, pour être retardée, n'en fut pas compromise, et, au bout de trois semaines, notre opéré regagnait Senlis. Ici, le sphincter est presque suffisant, et il n'arrive pas trois fois l'an au malade de voir s'échapper involontairement les matières par l'anus. C'est un superbe succès à l'actif de l'extirpation, dont le bénéfice n'est pas discutable.

Donc, pour ces cancers mobiles à implantation basse, pas de doute possible, et l'extirpation est indiquée. Elle l'est encore lorsque le cancer siège plus haut, à bout de doigt, au-dessus de l'ampoule, dans la partie moyenne, ou même dans le tiers supérieur du rectum. Mais le manuel opératoire diffère : on a bien pratiqué l'ablation pure et simple de toute la partie du rectum qui comprend le cancer et la partie saine sous-jacente, mais les délabrements sont énormes et la perte de substance laisse un vaste infundibulum suppurant, une plaie ulcéreuse envahie par la récidive bien avant que la cicatrisation complète soit obtenue. On essayait bien d'attirer en bas la muqueuse péniblement mobilisée pour la suturer à la peau; mais, sous des tractions trop énergiques, les fils ne tenaient pas et les insuccès ont été nombreux. Pas un de nous qui n'en ait enregistré quelques-uns, même dans l'hypothèse où je me place : cancers haut situés, mais encore mobiles, sans adhérences à la prostate et à la vessie chez l'homme, au vagin et à l'utérus chez la femme.

Aussi a-t-on imaginé de nombreux procédés pour opérer ces cancers. Bardenheuer propose une longue incision postérieure et médiane qui part de l'anus, et remonte au-dessus du coccyx, que l'on résèque au-dessus même de la partie inférieure du sacrum abrasé transversalement. Par cette large brèche, et aidé d'un doigt introduit dans le rectum, on libère cet organe en arrière et sur les côtés. Lorsque la mobilité est bien obtenue, on sectionne le rectum en tissu sain au-dessous de la tumeur; on décolle, de bas en haut, le bout supérieur; on le sépare en avant du feuillet péritonéal, on sectionne son méso pour lui permettre de descendre, puis, après avoir extirpé la tumeur, on suture les deux bouts de l'intestin avec les précautions ordinaires; on conserve ainsi le sphincter, et le malade ne serait plus soumis à tous les désagréments de l'incontinence des matières fécales.

L'opération préconisée par Terrier est un peu différente : pour atteindre et extirper les cancers élevés du rectum, il pratique une sorte de rectotomie postérieure avec ou sans résection du coccyx. Cette large ouverture lui donne un jour considérable; il arrive sur le péritoine qu'il divise, il mobilise la tumeur qu'il enlève par une double section transversale, et se trouve alors en présence de deux segments intestinaux, le supérieur et l'inférieur, qu'il unit bout à bout par une suture, comme dans le procédé de Bardenheuer. Le péritoine est alors fermé, ainsi que la plaie rectale et cutanée de la rectotomie préalable. L'auteur a pratiqué deux fois cette opération pour des néoplasmes situés près de l'S iliaque, et les résultats en ont été satisfaisants.

L'opération de Kraske, autour de laquelle on a mené si grand bruit, ne diffère pas essentiellement de celle de Bardenheuer; aux voies inférieures, Kraske a substitué la voie franchement coccygienne et sacrée. Le patient, endormi, est placé dans le décubitus latéral droit; l'incision, qui part d'une ligne transversale unissant les deux épines iliaques postéro-supérieures pour finir à 1 centimètre au-dessus de la pointe du coccyx, est menée toujours à gauche et un peu en dehors des apophyses épineuses sacrées. Toute la région s'étendant de l'orifice anal au coccyx reste donc intacte. A travers l'incision, on résèque le coccyx, ruginé de haut en bas, pour en respecter le tissu fibreux qui sert d'insertion au sphincter, et l'on complète l'ouverture par une section, à la gouge et au marteau, de la corne latérale gauche du sacrum. Heinecke, Lœvy, Pierre Delbet, Jeannel respectent le squelette pelvien, support du périnée et proposent la résection temporaire des os.

On arrive alors sur le néoplasme; on l'isole en arrière, on pénètre en avant et d'une façon délibérée dans le péritoine que l'on protège par une éponge montée.

Lorsque le rectum est bien mobilisé, on place une pince ou un fil de soie au-dessus de la tumeur pour oblitérer le bout supérieur de l'intestin ; puis celui-ci est coupé au-dessus de la pince, aux limites du cancer ; même manœuvre pour le bout inférieur. L'ablation est terminée ; on enlève les pinces, on tamponne les deux bouts béants avec de la gaze iodoformée ; le cul-de-sac péritonéal est fermé, puis le bout supérieur est uni à l'inférieur par un double rang de sutures, l'un sur la muqueuse et l'autre sur la musculeuse. La plaie sacrée est oblitérée complètement ou en partie, ou drainée, ce qui est préférable.

J'ai pratiqué cette opération une seule fois, mais avec un succès remarquable. Il s'agissait d'un notaire de la Gironde que je vis avec notre jeune collègue, le Dr Sébileau. Le cancer était situé au-dessus de l'ampoule rectale, vers la partie moyenne du rectum ; il était inséré sur la paroi postérieure de l'intestin et mobile encore sur les parties voisines. Le malade fut purgé et soumis à une antisepsie intestinale rigoureuse, dont les préparations au naphtol et au salicylate de bismuth formaient la base. Les incisions de Kraske sont faites, la libération de la tumeur, sa section, la suture des deux bouts de l'intestin, et tout marche à souhait ; quelques points de suture postérieure manquèrent et nous eûmes même quelque temps une fistule stercorale, mais elle ne tarda pas à se combler. Et maintenant, plus de trois ans après notre intervention, la guérison s'est maintenue : notre notaire exerce encore sa profession.

Ces opérations radicales sont bien séduisantes : elles ont, ou paraissent avoir, un double avantage sur les opérations palliatives dont je vous entretiendrai dans notre prochaine conférence : le premier est qu'elles ouvrent une porte à l'espérance ; elles sont dites « radicales », et l'on peut, par définition même, en obtenir une guérison définitive ; le second est de conserver le sphincter, et ce n'est pas peu de chose que de pouvoir retenir le bol fécal. N'a-t-on pas qualifié d'infirmité « épouvantable » ou « terrible » celle qui permet la fuite de gaz et de matières ? Les opérations par la voie postérieure pour les cancers élevés n'auraient pas cet inconvénient, et cela seul suffirait pour leur attribuer, toutes choses égales d'ailleurs, une place hors pair dans la thérapeutique des néoplasmes du rectum. Notre notaire n'en est-il pas un exemple saisissant ? Depuis près de trois ans, il n'a plus sa tumeur et conserve un sphincter.

Oui ! mais combien rares de pareils succès, et ces brillants avantages sont le plus souvent théoriques : d'abord, ces interventions dites radicales ne le sont que rarement, et le mal récidive avec une extrême rapidité. Nous avons déjà cité la statistique de Kœnig : la plupart de ses opérés ont vu le mal reparaître dans les six premiers mois. Tous les chirurgiens n'en connaissent-ils pas la puissance de repullulation ? Elle est telle que, à tort selon nous, nombre de chirurgiens, les Anglais en particulier, proscrivent les extirpations pour n'exécuter que des opérations palliatives. Le second avantage, la conservation du sphincter, peut aussi être contesté ; cette conservation est loin d'en assurer toujours le fonctionnement régulier, et le plus souvent il perd son rôle oblitérateur, ce qui s'explique par la section des nerfs, des muscles, ou la destruction des insertions coccygiennes. Hildebrand dit que la plupart des opérés de Kœnig ont eu, soit une incontinence absolue des matières, soit une fistule intarissable, soit un rétrécissement cicatriciel du nouvel anus.

Si nous n'avions que ces arguments, l'avantage resterait encore aux méthodes radicales. Il y a, malgré tout, des guérisons durables et nous en avons cité trois cas personnels; dans le dernier même, le sphincter est resté suffisant. Que risquerait-on? Échouer, sans doute, mais peut-être aussi réussir, et on tenterait toujours ces opérations s'il n'intervenait un nouveau facteur : une mortalité considérable. Dans un premier mémoire, Kraske accuse huit opérations avec une léthalité opératoire de 50 p. 100; l'un des malades a succombé au collapsus et trois autres à une péritonite. Depuis 1885, il est vrai, les terminaisons funestes sont moins nombreuses et la mortalité est descendue, d'abord à 25, puis à 10 p. 100. Mais ces statistiques en bloc sont sans valeur; elles diffèrent avec les idées doctrinales de chacun; le chiffre des morts s'élève ou s'abaisse suivant que l'on enlève ou non des tumeurs volumineuses et adhérentes, suivant que l'on s'en tient ou non à l'extirpation des néoplasmes mobiles et petits. Et nous voilà revenus aux indications opératoires que nous posions au début de cette conférence.

En effet, Messieurs, tout est là. Lors des premières ferveurs de l'antisepsie et lorsque les opérations de Bardenheuer et de Kraske eurent été imaginées, il y eut en Allemagne, peut-être même un peu en France, une véritable débauche d'extirpations. Un cancer du rectum était enlevé quelque volumineux qu'il fût, quelque adhérent qu'il pût être aux tissus voisins ; on ne craignait pas de réséquer de larges parties d'intestin, d'ouvrir le vagin, l'utérus, le péritoine, d'intéresser la prostate ou la vessie, de reconstituer, par la destruction des cloisons qui séparent ces divers organes, le cloaque primitif des périodes embryonnaires. Les résultats de cette pratique ne furent pas longs à constater ; à la suite de ces délabrements étendus, la plupart des opérés étaient emportés par le choc opératoire, les hémorragies primitives et secondaires, toutes les scepticémies, les péritonites et les cellulites pelviennes.

Et qu'avaient gagné à ces extirpations ceux qui échappaient aux accidents opératoires ? Dans les cancers adhérents, il est bien difficile de savoir où plongent les racines du mal et jusqu'à quel point elles s'avancent dans les tissus ; aussi laissait-on quelques traînées éparses, foyers d'une repullulation rapide. Une récidive à brève échéance, voilà ce que l'on en retirait le plus souvent. Avait-on du moins, jusqu'au jour où la mort arrivait, les bénéfices d'un sphincter qui pût s'opposer à l'incontinence des matières ? Pas du tout ; le plus souvent une fistule persistait au niveau du coccyx et du sacrum, dans la brèche opératoire non cicatrisée. Et si, enfin, on finissait par en obtenir l'occlusion, c'était pour constater l'insuffisance fonctionnelle du sphincter, paralysé sans doute par la section de ses nerfs au cours de l'intervention.

On avait donc tous les dangers, la mortalité effrayante de cette opération à prétentions radicales pour n'obtenir, en définitive, que les résultats des opérations palliatives : une récidive, si rapide qu'elle équivaut à la continuation du premier cancer, et un sphincter insuffisant, aussi

peu capable de régler le cours des matières que l'orifice
artificiel ouvert au-dessus de la tumeur. Une vive réaction était donc à prévoir; nous y avons assisté; on a vu
s'éteindre l'enthousiasme des premiers jours; l'extirpation du cancer a perdu beaucoup de terrain. Kœnig,
Hahn, Schede, Sonnenburg, Madelung ont déclaré les
chirurgiens allemands trop entreprenants en fait de cancers du rectum, et recommandent un recours plus fréquent aux opérations palliatives, et, en particulier, à
l'ouverture d'un anus artificiel.

Telle est aussi mon opinion : je suis partisan convaincu des interventions radicales; du moins faut-il
que la tentative n'en soit pas déraisonnable, et je résumerai les développements qui précèdent par cette simple
conclusion : Dans les tumeurs malignes du rectum, l'extirpation ne me semble indiquée que lorsque le cancer
est petit et mobile; elle peut alors donner d'excellents
résultats, et les trois beaux faits personnels que je vous
ai signalés m'en paraissent une preuve convaincante.

IV

Traitement des cancers inopérables du rectum.

MESSIEURS,

Nous avons établi, dans une précédente conférence, que les tentatives d'extirpation, pour les cancers du rectum volumineux et adhérents, donnent comme résultat, si la mort n'en est pas la conséquence rapide, l'équivalent d'une mauvaise opération palliative : une récidive si prompte qu'elle n'est en réalité qu'une continuation du néoplasme primitif, et un sphincter incontractile, aussi incapable qu'un anus artificiel de régler le cours des matières fécales. Aussi la conclusion s'impose, et, lorsque la tumeur n'est pas petite et mobile, on doit avoir recours, non à des interventions prétendues radicales, qui tuent le malade sous prétexte de le guérir, mais à des opérations palliatives dont les mérites seront de faire disparaître les douleurs, de s'opposer à l'obstruction toujours imminente, et peut-être de retarder la marche du cancer.

Ces opérations sont nombreuses. L'une des plus populaires a été la *rectotomie linéaire* de Verneuil et de Panas, qui a rendu d'incontestables services. Elle consiste à sectionner, soit au bistouri, soit à l'écraseur de Chassai-

gnac, le trajet sphinctérien dans la rainure interfessière,
à partir de l'anus jusqu'au-dessus des masses bourgeon-
nantes du cancer ; le bol fécal n'aura plus à s'insinuer
dans cette sorte de filière étroite et douloureuse ; il sort
directement au travers du néoplasme éventré, et dès
lors cessent les souffrances et la tendance aux obstructions. — On ne compte pas les malheureux qu'a sou-
lagés cette méthode, et nous y avons eu recours très souvent au début de notre pratique, de 1877 à 1882. Mais
on a trouvé mieux depuis, et Verneuil, le créateur de la
rectotomie, est un de ceux qui lui ont porté les plus
rudes coups en vulgarisant et en perfectionnant lui-
même un autre mode d'intervention.

Le *raclage* des masses morbides, opération semblable
à celle que l'on pratique d'une façon courante pour les
cancers inopérables du col et du corps de l'utérus, a été
préconisé par Küster. On dilate l'anus sous le chloroforme, on s'arme d'une curette tranchante, on enlève les
portions ramollies, on les poursuit jusqu'en tissu résistant, modérant un peu l'énergie de la main lorsque l'instrument serre de trop près la vessie ou le péritoine ; puis
on promène le thermocautère sur les surfaces mises à vif,
mais cependant moins saignantes qu'on ne le pourrait
croire ; enfin on tamponne avec de la gaze iodoformée.
— Cette opération est facile, peu douloureuse, d'une exé-
cution rapide ; elle doit, nous dit l'auteur, être répétée
toutes les huit à dix semaines, et les résultats en sont
excellents. Nous ne l'avons jamais pratiquée, mais nous
ne la répudions pas pour cela ; nous pensons qu'elle
rendrait des services lorsque des hémorragies et des
écoulements putrides se font au niveau du néoplasme,

malgré l'établissement d'un anus iliaque. Aujourd'hui, et dans ces cas, nous la ferions certainement.

L'intervention de choix, dans les cancers inopérables du rectum, est la création, au-dessus du néoplasme, d'une voie de dérivation par où s'écoulent les matières fécales. Le lieu où il faut placer cet anus *artificiel* a soulevé de vives discussions : nous ne parlons pas de celles du siècle dernier, mais des luttes où nous avons pris part et où, avec Verneuil, nous avons défendu la supériorité de l'anus inguinal ou iliaque, l'anus de Littre, du nom de son inventeur, contre l'anus lombaire ou l'anus de Callisen, établi en arrière, au-dessus de la crête iliaque et sur le côlon descendant. La victoire nous est restée, et, aussi bien en France qu'en Allemagne et qu'en Angleterre, partout maintenant on ouvre le gros intestin au-dessus du ligament de Poupart; pour opérer dans la région lombaire, il faudrait, un cas de force majeure, l'extension du cancer à l'S iliaque. L'anus de Littre a triomphé, d'abord parce qu'il ne le cède en rien à l'anus de Callisen, et parce qu'il a sur lui une double supériorité : sa meilleure situation sous l'œil et sous la main de l'opéré, qui peut plus facilement en surveiller la propreté, et surtout l'extrême facilité de l'opération, que peuvent mener à bien les plus modestes, j'oserais presque dire les plus inexpérimentés en chirurgie.

Le seul point maintenant à l'étude paraît être la technique opératoire. Au début, on se contentait de fixer, par des points de suture, le bord convexe de l'intestin aux deux lèvres de la plaie de l'abdomen ; l'anse, simplement ouverte, n'était pour ainsi dire que tangente à la paroi du ventre ; il n'y avait donc pas d'éperon entre le bout supérieur et le bout inférieur, comme lorsque l'intestin s'engage par un orifice et juxtapose les deux branches de son anse en canon de fusil. Aussi une partie des matières fécales passe bien par l'anus artificiel, mais une autre partie peut continuer son trajet primitif, s'engager dans le rectum et arriver jusqu'au cancer où elle s'arrête. Or il n'est pas indifférent que le bol fécal s'accumule en ce point; outre les douleurs qu'il y cause, le ténesme qu'il provoque, les fausses envies qu'il multiplie, on a observé des inflammations graves, des phlegmons, des ruptures même de l'intestin, et des péritonites.

On a imaginé force méthodes pour éviter ce grave inconvénient. L'opération de Madelung est bien compliquée : elle consiste à attirer l'anse intestinale au dehors et à la sectionner en travers ; le bout inférieur, préalablement et incontestablement reconnu, est oblitéré par une double rangée de sutures et réintégré dans le ventre; d'autres chirurgiens, il est vrai, fixent par une couronne de sutures l'orifice béant de ce bout à l'angle inférieur de la plaie; cette méthode est plus sûre; elle permet le lavage du bout inférieur et son dégorgement, par reflux et mouvements anti-péristaltiques, des matières sanieuses et muqueuses que le néoplasme et les parois rectales sécrètent parfois abondamment. Quant au bout supérieur, celui par lequel s'écouleront les matières et qui, par conséquent, constitue le nouvel anus, on le fixe à l'angle externe par des fils de soie ou des crins de Florence. Le procédé, du moins, est radical; grâce à lui, on est sûr de dériver à l'extérieur la totalité des matières fécales; la plus minime partie d'entre elles ne pourra s'engager dans le bout inférieur.

Verneuil arrive plus simplement au même résultat : parallèlement à l'arcade de Fallope, à deux travers de doigt au-dessus d'elle et à égale distance du pubis et de l'épine iliaque supérieure, il fait une incision cutanée de 4 centimètres environ, puis il coupe l'aponévrose, les muscles, le fascia transversalis, enfin le péritoine. Presque toujours, dès la première ouverture de sa cavité, une petite frange épiploïque de l'S iliaque apparaît ; on n'a qu'à l'attirer à soi et le gros intestin la suit. Mais si on avisait l'anse régulière et bien calibrée de l'intestin grêle, on la refoulerait en haut et l'on chercherait l'S iliaque, reconnaissable justement à ses expansions graisseuses, à ses bosselures, à ses bandes musculaires longitudinales, et c'est elle qu'on amènerait dans la plaie. On hernie une anse entière à l'extérieur et on la fixe au pourtour de la plaie. Les deux bouts de l'anse, ainsi exprimés au travers de l'incision cutanée, sont accolés en canon de fusil, et forment ainsi un solide éperon qui s'oppose à ce que les matières du bout supérieur s'engagent dans l'inférieur.

Maydl, de Vienne, a proposé de pratiquer cette opération en deux temps : l'anse intestinale est attirée dans la plaie, comme dans le procédé de Verneuil, et forme, par conséquent, deux bouts accolés en canon de fusil ; elle est fixée par des points de suture, mais au lieu de l'ouvrir immédiatement, on ne l'incise qu'au bout de 5 ou 6 jours, lorsque les adhérences qui s'établissent spontanément entre le péritoine et l'intestin sont assez solides. On est alors certain que les matières fécales ne s'insinueront pas dans le ventre pour y allumer une péritonite. Je ne décrirai pas ce procédé ; il est compliqué et nécessite plusieurs plans de suture qui rendent l'opération fort longue. Mais j'ai proposé une modification, ou plutôt une série de simplifications généralement acceptées; et, surtout depuis l'emploi de la cocaïne, on peut dire que la création d'un anus artificiel iliaque par notre procédé en deux temps, est devenue une opération de petite chirurgie.

Je fais, suivant la ligne indiquée par Verneuil, une traînée anesthésique à la cocaïne qui mesure 4 à 5 centimètres environ; deux ou trois seringues de Pravaz d'une solution à 1 p. 100 y suffisent. Puis, je coupe la peau jusqu'à l'aponévrose. Ici, nouvelle injection : j'insinue sous l'aponévrose, entre elle et le péritoine, le contenu d'une ou deux seringues de la même solution à 1 p. 100, j'incise l'aponévrose, j'incise la séreuse, je reconnais l'S iliaque, j'en attire une anse et je la maintiens au dehors par une bougie en gomme que je passe au-dessous d'elle, à travers le mésocôlon. Cette sonde est fixée elle-même par des bandes transversales imbibées de collodion iodoformé; bougie et bandes s'opposent d'une part, à ce que l'anse rentre dans le ventre, et de l'autre, à ce que de nouvelles anses soient expulsées au dehors par une quinte de toux ou un effort quelconque. D'ailleurs, l'anse intestinale herniée est protégée par un pansement compressif, une sorte de niche de ouate hydrophile, ointe de vaseline boriquée, salicylée et iodoformée que l'on maintient par un bandage de corps. L'opération est terminée; elle a duré de 3 à 8 minutes.

J'ai l'habitude de donner de l'opium à l'opéré : 5 à 10 centigrammes d'extrait thébaïque et 1 à 2 centigrammes de morphine en injection sous-cutanée. Bien que l'intestin ne soit pas ouvert, le malade est en général soulagé des souffrances de son cancer; les douleurs, les épreintes s'arrêtent. Au bout de 5 ou 6 jours, on ouvre l'intestin au thermocautère, et, à partir de ce moment, les gaz et les matières peuvent s'écouler au dehors. Vers le quinzième jour, j'enlève la bougie qui fixe le mésentère. L'intestin forme sur le ventre une saillie disgracieuse, mais, peu à peu, les tissus s'affaissent, la masse se résorbe et il ne reste plus qu'une petite surélévation à fleur de peau, tubercule rouge de la grosseur d'une petite amande, et où s'ouvrent le bout supérieur et le bout inférieur. Certainement, les anus artificiels les plus réguliers et les plus corrects que j'aie observés dans ma pratique sont ceux que j'ai obtenus par ce procédé en deux temps.

Je n'ignore pas que maints de mes collègues font à cette opération un grief du titre même qu'elle porte, et disent ne pas comprendre que l'on adopte des procédés où il faut imposer au malade les ennuis d'une double intervention, lorsqu'une seule donne de si bons résultats. Je n'admets pas ce raisonnement dans l'espèce. Après l'ouverture du ventre et la traction de l'anse intestinale au dehors, notre opération est finie et bien finie. Car je n'appelle pas opération nouvelle la ponction de l'anse intestinale faite au thermocautère, le cinquième ou le sixième jour. Ici il n'est même plus besoin de cocaïne; cette intervention est absolument indolore. Et si l'on objecte que le malade ne peut jouir, pendant quelques jours, du bénéfice de son opération, le libre écoulement des matières, je réponds que, du moins, les souffrances ont cessé. J'ai toujours constaté un soulagement immédiat.

Je trouve donc cette méthode excellente et je m'y tiens; mais j'y ajouterai un léger perfectionnement : dans notre procédé aussi bien que dans le procédé de Verneuil, j'ai vu parfois l'éperon disparaître par rétraction progressive du méso, et le bout supérieur communiquer à nouveau avec l'inférieur. Chez quelques-uns de mes opérés, les matières ont pu aller jusqu'au cancer et provoquer des épreintes; aussi, dans mes prochaines opérations, je me propose, lorsque l'anse sera retirée, de prendre, dans une aiguille de Reverdin, la peau, l'aponévrose, la séreuse d'une lèvre de mon incision abdominale, la séreuse, l'aponévrose, la peau de l'autre lèvre et de les unir par un crin de Florence : celui-ci passerait juste entre les deux branches de l'anse accolées en canon de fusil et diviserait, par conséquent, l'orifice primitif en deux orifices secondaires séparés l'un de l'autre par le pont cutané dû à mon point de suture; chacun livrerait passage à l'une des deux branches de l'anse intestinale. La rétraction de l'éperon aurait beau se faire alors, les deux bouts intestinaux seraient définitivement écartés par une bride tégumentaire. On aurait, mais plus simplement et à moins de frais, l'équivalent de l'opération de Madelung.

Cette dérivation des matières amène un triple résultat: d'abord, on voit disparaître les douleurs souvent intolérables qui précèdent, accompagnent et suivent chaque garde-robe, ce ténesme incessant, ces fausses envies qui poussent sans cesse le malade sur le vase pour donner issue à quelques matières diarrhéiques, à du mucus et à du sang. Les épreintes s'apaisent dès l'opération terminée, et dans notre procédé en deux temps, nous les avons vues s'arrêter d'ordinaire, dès que l'anse est herniée, avant son ouverture, par conséquent avant le libre passage du bol fécal au dehors. Cette constatation, nous venons de la faire encore sur un paysan de moins de 40 ans, opéré en Béarn pour un cancer de la partie moyenne du rectum. Il ne se passait guère d'heure où ne survînt une fausse envie, prélude d'une crise douloureuse qui laissait le malade anéanti. L'opération est pratiquée, et, à partir de ce moment, toute souffrance cesse, bien que l'anus artificiel eût été ouvert le sixième jour seulement.

Le deuxième bénéfice que l'opéré retire de la création d'un anus artificiel est d'échapper à ces constipations opiniâtres, à ces menaces incessantes d'obstruction que suivent des débâcles et des diarrhées incoercibles. On sait que la péritonite est souvent la conséquence de cet arrêt des matières, et les observations sont nombreuses d'individus opérés pour des obstructions intestinales sans diagnostic précis, et qui étaient porteurs d'un cancer méconnu à la partie moyenne ou supérieure du rectum. Pour ma part, il m'est arrivé deux fois de pratiquer un anus iliaque dans ces mêmes conditions : arrêt brusque des matières, suivi de tympanisme et vomissements, de douleurs vives, chez des hommes jeunes, que rien ne désignait comme atteints déjà de cancer. A partir du moment où l'orifice artificiel fut créé, tous ces accidents disparurent pour ne plus se montrer; et c'est de cachexie que mes opérés moururent, après une survie, l'un de deux ans, et l'autre de trois ans et demi.

Cette survie, souvent fort appréciable, est l'argument qu'on invoque en faveur de la côlotomie. On dit, et les auteurs anglais insistent sur ce point, que la marche de la néoplasie s'arrête et se modère dès que la voie de dérivation est créée. Les matières fécales ne vont plus heurter et enflammer la tumeur, les tuniques intestinales; les muscles du petit bassin ne sont plus sollicités par les besoins de la défécation, la région entre en repos et le cancer, que n'irritent plus les traumatismes incessants, ne progresserait plus qu'avec lenteur. Je me rappelle avoir vu Verneuil intervenir chez un cancéreux sous le coup des accidents les plus graves; la santé se rétablit à tel point que pendant plus d'un an l'opéré put encore chasser à courre. Et ce n'est qu'au bout de deux ans que la cachexie finit par l'emporter.

J'ai observé une survie plus longue encore: un négociant de 42 ans portait un cancer petit et mobile de l'extrémité supérieure du rectum; l'opération de Kraske aurait été possible, si, à cette époque, je l'eusse connue. Je pratiquai la côlotomie inguinale et le bénéfice en fut tel qu'il put continuer à diriger une maison de commerce active et reprendre ses voyages. Au bout de deux ans il me revenait avec un noyau cancéreux secondaire de la région anale; il souffrait, et comme l'intervention me paraissait sans danger, j'enlève ce noyau, l'opéré guérit, retourne à ses occupations et peut les continuer quelques mois encore; puis la cachexie survient, et il meurt, mais après avoir vécu de la vie active pendant près de trois ans. Un tel résultat, il me semble, mérite qu'on le signale;

d'autant qu'il n'est pas unique : tous les chirurgiens en ont un certain nombre à leur actif.

Ne vous attendez pas, cependant, à obtenir toujours de tels succès; et il y a des ombres au tableau. Je me rappelle avoir opéré, il y a huit ans, un négociant de Niort dont l'ampoule rectale était encombrée par un volumineux cancer. Les douleurs étaient incessantes et l'obstruction menaçante : je lui proposai la création d'un anus inguinal, lui promettant du moins la cessation des douleurs. L'orifice de dérivation fut pratiqué, les phénomènes d'obstruction disparurent et, de ce fait, l'amélioration fut incontestable, mais les fausses envies, les souffrances persistèrent jusqu'à la mort, qui survint au bout de onze mois. Je m'imagine que, en pareil cas, j'aurais dû compléter mon opération par un curage à la Küster. Les masses morbides qui remplissaient le rectum entretenaient un foyer d'irritation, et peut-être les douleurs et le ténesme auraient-ils disparu après leur extirpation. A cette heure nous n'hésiterions pas.

Nous n'hésiterions pas non plus dans le cas suivant, où le résultat fut aussi médiocre : il s'agit d'un confrère du Tarn, à qui nous avions fait la côlotomie inguinale pour un cancer de la région ano-rectale, qu'il appelait, sincèrement, « des hémorroïdes ulcérées ». Dans les premiers jours les douleurs disparurent, mais bientôt survinrent des hémorragies inquiétantes. Notre collègue Jalaguier, appelé pour l'une d'elles, nous dit qu'elles étaient vraiment formidables. Aussi notre opéré ne tarda-t-il pas à dépérir, et, au bout de cinq mois et demi, il succombait à son cancer. Ici les bénéfices de l'opération ont été bien précaires; peut-être eussent-ils été meilleurs si, à la dérivation iliaque, nous avions ajouté le curettage de la tumeur, qui, sans doute, aurait tari les hémorragies.

La création d'un anus artificiel n'a donc pas comme suite constante la disparition des douleurs : les écoulements sanguins peuvent persister, et la tumeur continuer à s'accroître d'une allure aussi rapide. J'ai soigné, avec mon maître Verneuil et mon collègue Ricard, une dame de l'Amérique du Sud, qui, malgré un orifice de dérivation iliaque, ne mourut pas moins au bout de deux mois. Tout cela est évident, et nous savions déjà que la chirurgie des cancers n'est pas une chirurgie triomphante. Il n'en reste pas moins établi que, dans l'immense majorité des cas, l'intervention a des résultats immédiats excellents : je vous en ai donné des exemples, et je pourrais les multiplier, car, à cette heure et depuis 1882, j'ai pratiqué dix-neuf fois la côlotomie inguinale. Et, somme toute, je puis vous affirmer que cette opération est une bonne opération. Sans nous déclarer « enthousiaste » des anus artificiels comme nous en accusait un collègue de la Société de chirurgie, sachons reconnaître que cette intervention apporte souvent aux malades un soulagement et une survie qu'on n'est pas en droit de dédaigner.

A quelle époque faut-il la pratiquer? Autrefois, lorsque cette opération, mal réglée sous une antisepsie encore précaire, entraînait un notable coefficient de mortalité, on attendait qu'un symptôme alarmant d'obstruction intestinale et de péritonite vînt forcer la main. Nous allons plus vite, maintenant que la création d'un anus artificiel se fait même sans chloroforme, sous une injection de cocaïne, avec une facilité et une sécurité que nous pouvons dire complètes. Aussi, dès les premières hémorragies, dès les premières épreintes, lorsque le cours des matières est évidemment gêné par l'obstacle que créent les masses morbides, nous proposons d'intervenir. C'est le moyen d'obtenir des survies un peu longues, un des bénéfices les plus appréciables que puisse donner la colotomie.

Aussi, Messieurs, vous dirai-je — et ce sera la conclusion de cette conférence : Lorsque les cancers du rectum sont volumineux et adhérents, lorsque, par conséquent, l'extirpation aura comme conséquence une mortalité considérable, pour n'aboutir, dans les cas les plus heureux, qu'à une récidive prompte, le mieux est d'avoir recours sans tarder à la création d'un orifice artificiel de dérivation qu'on placera sur l'S iliaque. Cette opération, d'une facilité extrême, et qui n'entraîne plus à sa suite aucune mortalité, a pour avantages habituels de modérer la marche du cancer, d'assurer le libre écoulement des matières fécales et de faire cesser les douleurs.

CHAPITRE VIII

AFFECTIONS DES ORGANES GÉNITAUX DE L'HOMME

I

Traitement du varicocèle.

Messieurs,

Il n'est pas d'affection plus fréquente que les varices du cordon spermatique : Landouzy, le père, puis Carré ne prétendent-ils pas que, sur 100 hommes, 60 d'après l'un, 66 d'après l'autre, sont atteints de varicocèle? D'autre part, les interventions chirurgicales pour le guérir sont relativement rares : je suis un de ceux que les maladies des organes génitaux de l'homme intéressent particulièrement, et je n'ai pratiqué encore que 29 opérations de ce genre. C'est dire que le varicocèle est d'ordinaire sans gravité, que souvent l'individu qui en est porteur en ignore même l'existence, et que, pour agir, il faut se trouver en présence de certaines indications, en vérité, presque exceptionnelles.

La première, la moins rare, est la gêne que la tumeur provoque : le scrotum devient pesant et les malades, par

un mouvement bientôt automatique, portent la main
aux bourses pour relever le testicule ; ils accusent un
endolorissement de l'aine ; l'incommodité devient une
infirmité et, dans certaines formes extrêmes, « on voit,
dit Landouzy, les individus haletants après la moindre
course, les traits altérés, la figure baignée de sueur,
inquiète et anxieuse ». La douleur peut s'irradier vers
les lombes, le pénis et gagner la verge ; l'érection et la
miction l'exaspèrent comme aussi elles peuvent l'apaiser.
La souffrance, d'ailleurs, n'est nullement en relation
avec le développement des varices : les plus grosses sont
souvent les mieux supportées, et nous avons vu un
jeune homme de 19 ans dont la tumeur scrotale avait le
volume de l'avant-bras ; or, dans des chasses à courre, il
avait pu rester quatorze heures consécutives à cheval.
Ce sont souvent des varicocèles petits qui provoquent
ces souffrances et ces anxiétés, telles que, « après une
course de 200 pas, un malade de Landouzy était comme
le poisson sur le sable ».

Sous l'ancienne chirurgie, semée de complications et
de dangers, on n'opérait guère que ces cas extrêmes ;
si l'antisepsie n'était survenue, je n'aurais eu aucune
intervention à mon actif, car je n'ai jamais observé ces
formes graves, et le tableau clinique tracé par Landouzy
m'est inconnu. Mais depuis les pansements nouveaux,
les indications se sont étendues, et actuellement nous
acceptons et nous proposons d'agir dans une foule d'occasions ; d'abord lorsque la tumeur s'accroît et menace, par
son volume, de devenir indécente ; ne cite-t-on pas
partout l'histoire de ce jeune homme dont les douleurs
étaient à peine marquées, mais le varicocèle « descen-

dait jusqu'au tiers inférieur de la cuisse, et notre individu, honteux de cette énorme saillie sous le pantalon,
n'osait se présenter nulle part. » Nous intervenons encore
pour ces varices plus gênantes que douloureuses, qui
agacent surtout par leur poids et par leur frottement, et
dont la hantise constante finit par provoquer des idées
de suicide chez certains neurasthéniques; cette forme
n'est pas rare; il n'est pas rare non plus de voir l'hypochondrie provoquer, par imagination pure, une déchéance génésique qui épouvante le malade à la veille de
quelque mariage. Nous avons noté cette frigidité chez
4 de nos opérés; c'est dire que la baisse de la virilité
n'est pas constante, et l'on sait que, au contraire, plusieurs
individus atteints de varices du cordon recourent au
coït pour apaiser les douleurs.

Nous intervenons enfin lorsque l'ectasie veineuse
menace l'intégrité du testicule : la compression des filets
nerveux, plutôt la névrite interstitielle consécutive à la
dilatation des vasa-nervorum provoque parfois des troubles trophiques, et les observations d'atrophie de la
glande ne sont pas rares : Celse en avait mentionné et,
au siècle dernier, Callisen et Pott la connaissaient. Sur
quinze cas, Landouzy a trouvé cinq fois le testicule diminué de volume; Hélot, Curling, Gosselin ont aussi vu
cette atrophie; je l'ai pour ma part étudiée deux fois sur
le cadavre et j'ai pu, grâce à l'obligeance de Malassez,
en décrire les lésions micrographiques. Barwell a donné
une statistique importante et, sur 100 cas de varicocèle,
il a vu une fois la glande réduite à l'état d'une petite
masse flasque, 13 fois petite et très molle, 47 fois peu
atrophiée, mais au-dessous de la moyenne comme vo-

lume et comme consistance; 7 fois seulement elle était saine. Nous ne croyons pas que cette déchéance organique soit la cause de la frigidité, et l'intégrité ordinaire de la glande droite nous fait repousser cette explication; nous pensons que l'atteinte portée parfois à la « capacité congressive » est d'ordre psychique, mais comme l'atrophie même d'une seule glande spermatique n'est pas négligeable, nous intervenons en ce cas.

Cependant, avant d'avoir recours à une opération, on essaiera du suspensoir : nombre d'individus atteints de varicocèle s'en contentent et voient disparaître la gêne ou la douleur lorsque leur scrotum est bien soutenu par une poche exacte et souple. Elle empêche les bourses trop longues de flotter dans le pantalon, de s'excorier sur les vêtements, d'entretenir de l'intertrigo dans le pli génito-crural; elle diminue la hauteur de la colonne sanguine. Mais elle exige une grande propreté, des changements assez fréquents, car son tissu se relâche assez vite et se salit. Au suspensoir, on ajoutera quelques prescriptions : pas de marches forcées, de station trop longue, de danse, d'équitation, de bains tièdes, d'excès vénériens; on ordonnera les lotions froides ou très chaudes pour exciter la contraction du dartos ; on préviendra toute stase sanguine dans la région, toute hyperémie hémorroïdaire; on maintiendra le rectum vide par des lavements; un peu d'iodure de potassium et quelques grammes d'extrait fluide d'hamamélis de Virginie complètent la liste de ces petits moyens, au demeurant assez ennuyeux. Aussi, au lieu de s'y soumettre, beaucoup préfèrent, lorsque leur négligence ou leur oubli entraîne quelques souffrances, avoir recours à l'opération.

Il en est de plusieurs ordres : les unes s'attaquent aux veines variqueuses pour les obliterer ou les réséquer, d'autres au scrotum pour le raccourcir, d'autres encore à la fois aux vaisseaux et à la peau des bourses. Les premières, les interventions qui s'adressent directement aux veines ectasiées, comptent une foule de procédés : je laisse de côté tous ceux qui veulent éviter l'incision franche des téguments ; nous n'avons plus la crainte des complications infectieuses des plaies, et c'est de front qu'il faut aborder les varices. On incisera donc le scrotum dans sa région funiculaire et on arrivera sur les paquets variqueux ; on dénude le cordon ; on isole les plexus veineux d'avec le canal déférent, et, si possible, d'avec l'artère spermatique, puis, à chaque extrémité de la plaie, les varices sont liées. Quelques chirurgiens se contentent de les oblitérer ainsi et ne les sectionnent pas : ils préviennent les hémorragies, et les cordons veineux rétractés soutiennent encore le testicule. Le plus grand nombre excisent le tronçon intermédiaire, et cette extirpation est de rigueur, si les veines sont enchevêtrées en masses caverneuses ou altérées par des incrustations calcaires ou des phlébolithes.

Cette intervention passe pour la meilleure et la plus radicale. Tel n'est pas notre avis et nous la trouvons passible de bien des objections. Nous ne parlerons pas de la phlébite ou des hémorragies, accidents qu'on sait éviter à cette heure, mais de l'atrophie de la glande ou de sa stérilisation par la ligature de l'artère spermatique, ou par la section du canal déférent. L'artère spermatique est assez difficile à dégager des veines variqueuses : Nicaise y est parvenu, mais Richelot n'a pu la découvrir ni

par le toucher ni par la vue, et d'autres échoueront où
ce chirurgien habile a échoué. La clinique, il est vrai,
démontre que bien des testicules n'ont pas perdu leur
fonction après la suppression de leur artère principale :
Ferron, Carlier, ont fait la ligature simultanée des veines
et des artères sans que la nutrition des glandes ait souffert; Annandale, Fischer, Richelot les ont excisées sans
amener l'atrophie. Mais si la suppléance de la funiculaire
et de la déférentielle peut suffire dans quelques cas, dans
d'autres elle est précaire, et il y a des faits incontestables
d'eunuchisme : Millet cite deux observations de nécrose
testiculaire après extirpation des paquets variqueux et
de l'artère spermatique.

J'en citerai un nouvel exemple : j'ai vu, il y a six ans,
un jeune homme de 27 ans à qui un chirurgien avait
pratiqué l'excision des veines pour un volumineux varicocèle : avait-il enlevé en même temps l'artère spermatique ? je l'ignore et je crois que lui-même ne put s'en
rendre compte; faut-il aussi incriminer une suppuration
assez étendue et une phlébite intercurrente ? Au bout de
quelques jours le scrotum rougit et se gonfla, et l'on vit
le testicule gangrené s'éliminer par la plaie. La glande
peut, dans d'autres cas, devenir stérile par section du
canal déférent; d'ordinaire il est facile de reconnaître ce
canal à sa dureté et à son volume, au milieu des autres
éléments du cordon, mais dans les ectasies anciennes,
lorsque les veines sont dilatées, incrustées de sels calcaires et déformées par les phlébolithes, lorsque des inflammations chroniques ont solidarisé les divers organes
et les divers tissus par la production d'une gangue
fibreuse, l'analyse devient difficile et il n'y a rien d'éton-

nant à ce que le canal soit coupé, méconnaissable qu'il est dans l'épaisseur de cette masse scléreuse.

Je fais un autre reproche à la ligature ou à l'excision des vaisseaux variqueux : l'opération est loin d'être aussi radicale qu'on le prétend ; elle laisse un scrotum pendant et flasque et, comme elle ne diminue en rien la longueur du trajet que le sang veineux doit parcourir, la tendance à la stase persiste et les plexus, respectés par la ligature ou l'excision, se dilateront à leur tour. Ce qui gêne, d'ailleurs, ce ne sont pas seulement les masses variqueuses, mais aussi, mais surtout les bourses trop longues. La preuve en est que, dans le varicocèle bien confirmé, l'état des veines ne doit guère varier quelle que soit la flaccidité du scrotum ; or les temps froids, lorsque le dartos se rétracte, ou même le simple usage du suspensoir font assez souvent disparaître les souffrances : on n'a cependant pas touché aux veines ; les bourses simplement pendent moins. Je viens d'observer un cas des plus instructifs à cet égard et qui démontre bien que l'excision des veines ne suffit pas.

Un jeune homme de 26 ans, maréchal-ferrant, entre à l'hôpital pour un varicocèle dont il souffre depuis longtemps ; à l'occasion des moindres fatigues, d'une simple marche, il est pris de douleurs paroxystiques qui s'irradient du testicule vers les lombes ; la glande, dit-il, enfle même, et la tuméfaction ne cède que par le repos prolongé. Or, il s'agit ici d'une véritable récidive : en mai 1892, il a été consulter un de mes jeunes collègues des hôpitaux qui lui pratique, avec un soin et une habileté dont je me porte garant, l'excision d'un paquet variqueux, aussi volumineux que les deux pouces, d'après le malade. Le succès opératoire fut parfait; il n'y a plus ni tumeur ni douleur, et pendant trois mois la guérison semble obtenue, lorsque, en octobre, le maréchal-ferrant est repris des mêmes accidents et nous trouvons, au-dessus de la cicatrice linéaire laissée par la première intervention, un varicocèle aussi volumineux que celui que l'on avait extirpé. Nous réséquons le scrotum et nous en profitons pour ponctionner la vaginale distendue par une certaine quantité de liquide. L'opération n'a que cinq mois de date, mais aux dernières nouvelles tout va pour le mieux et, cette fois, la guérison paraît durable.

Aussi, depuis quelques années, avons-nous recours à la seule résection du scrotum qui guérit tous nos varicocèles sans menacer ni les artères spermatiques, ni le canal déférent. Cette méthode, qu'employait déjà Dionis, avait à peu près disparu lorsqu'elle fut de nouveau appliquée par Henri, de New-York. Horteloup, avec quelques modifications, Edmond Wickham, Championnière, Segond et nous, en sommes les champions convaincus; elle est, pour nous, non seulement la méthode de choix, mais à peu près la méthode exclusive. En effet, je ne voudrais pas dire que l'excision et la ligature des vaisseaux ne soient jamais indiquées; peut-être faudrait-il les recommander dans certains varicocèles énormes, à veines épaisses, incrustées de sels calcaires, ou amincies et très distendues; — peut-être surtout les méthodes mixtes, par exemple celle de Guyon qui résèque à la fois les veines et le scrotum, ont-elles quelques applications. Ce que j'affirme, c'est que, en sept ans, je n'y ai pas recouru et, dans tous les cas où j'ai jugé l'intervention nécessaire, la résection scrotale a suffi. Voici comment nous la faisons :

A l'anesthésie cocaïnique répond le premier temps ; elle est assez délicate à pratiquer. J'ai coutume de faire saisir, par un aide intelligent, les bourses étirées et tendues comme une crête ; les deux parois scrotales sont ainsi étroitement appliquées l'une contre l'autre. J'insinue, d'abord dans l'épaisseur de l'une, l'aiguille de Pravaz qui chemine lentement et dépose la traînée analgésique d'une solution à 1 p. 100. Comme les bourses ainsi étirées mesurent d'avant en arrière de 10 à 15 centimètres, il y faut le contenu de quatre à cinq seringues. On passe alors à l'autre paroi et on y-fait, de la même manière, une injection traçante. La difficulté réside en ce que la peau est fort mobile et qu'il est nécessaire d'anesthésier les deux moitiés du scrotum juste à la même hauteur, car le bistouri, dans son mouvement de section, ne pourrait prendre une position oblique afin de couper une paroi plus haut et l'autre plus bas. En vérité, là est la seule difficulté de cette petite opération. Encore pourrait-on l'éviter en ayant recours à un clamp ou à une pince courbe qui fixerait les bourses. Le tégument serait anesthésié immédiatement au-dessus de l'instrument.

Que la peau soit tirée par un aide, qu'elle soit maintenue par un clamp ou une pince, instrument qui refoule les testicules et les maintient accolés contre l'orifice interne du trajet inguinal, il faut réséquer une grande étendue de téguments. « L'excision de la peau des bourses, dit Wickham, ne commence à être efficace que lorsqu'elle dépasse la rétraction susceptible d'être obtenue par le suspensoir le mieux fait et le mieux appliqué. » Pour nous, nous gardons des téguments juste ce qu'il faut pour que les deux lèvres de la plaie scrotale puissent se réunir sur la ligne médiane, et y être juxtaposées sans qu'une traction trop énergique s'exerce sur les fils. L'opéré, eu égard à ses testicules, ressemblera donc au chameau dont les glandes spermatiques, on le sait, sont directement plaquées par la peau tendue sur l'orifice externe du trajet inguinal. L'opération, d'ailleurs, est des plus simples; au-dessus du clamp ou des pinces, si on en a placé, au-dessus des testicules maintenus par la main gauche si on ne se sert pas d'instrument, on excise le pli cutané avec un bon bistouri.

On lâche, et les testicules, enveloppés de leur vaginale, s'échappent par la plaie béante et tombent sur des compresses aseptiques dont on a, au préalable, garni le champ opératoire. On cherche alors l'orifice des vaisseaux ouverts, et cette hémostase doit être faite avec d'autant plus de soin que la cocaïne est vaso-constrictive, du moins au début de son action : des artérioles ou des veinules pourraient saigner abondamment sous la peau réunie, et c'est un accident fréquent qu'il faut savoir éviter. Lorsqu'on a bien étreint et bien lié tous les vaisseaux qui donnent, on saisit les deux lèvres de la plaie, on les juxtapose difficilement, car les glandes ont la plus grande tendance à s'échapper pendant la suture, et l'on place les fils. Ils doivent être fort rapprochés; la peau doit être très tendue pour éviter un recroquevillement; elle s'enroulerait sur elle-même, ce qui empêcherait l'adhésion primitive. Puis on applique un pansement antiseptique peu irritant, car on sait l'extrême susceptibilité du tégument des bourses.

J'ai déjà pratiqué 29 fois cette opération et les résultats en ont été excellents. Comme incidents je signalerai, dans un cas, une hémorragie assez abondante pour nécessiter la destruction des sutures, la recherche de l'artère et sa ligature; de nouveaux fils furent replacés et la réunion primitive n'en a pas été troublée. Dans trois autres faits, la guérison fut retardée par un volumineux hématome : l'hémostase n'avait pas été assez complète et du sang s'était amassé au-dessous des sutures, entre les glandes et la peau. Il fallut désunir les tissus déjà adhérents et exprimer par cette ouverture les caillots accumulés; la cicatrisation définitive réclama quinze jours au lieu de sept, et ce fut là le seul inconvénient. Ceux de mes collègues qui s'adressent comme moi à la résection du scrotum, ont eu aussi quelques écoulements sanguins sans gravité: une seule fois, et dans les mains du plus habile peut-être d'entre nous, l'hémorragie faillit être mortelle. Mais le patient était hémophile et l'opéré — et non l'opération ou l'opérateur — doit être incriminé en ce cas : une avulsion de dent, l'ouverture d'un abcès auraient eu les mêmes conséquences.

Dans trois de mes faits, un eczéma assez long à guérir exulcéra les bourses, et la cicatrisation superficielle en fut un peu retardée; mais j'aurais évité ce léger inconvénient si j'avais substitué plus rigoureusement l'asepsie à l'antisepsie. Deux fois, en incisant le scrotum, j'ai ouvert, dans un cas une vaginale, dans l'autre les deux vaginales; quelques points de suture ont refermé la séreuse et ce léger incident ne s'est traduit par aucun trouble appréciable. Et c'est tout. Et, dans mes vingt-quatre autres observations, la guérison opératoire a été obtenue sans l'ombre d'un ennui ; au septième jour les bourses étaient cicatrisées et les testicules, appliqués à l'anneau, paraissaient absolument sains au milieu des amas variqueux déjà décongestionnés et moins volumineux, mais formant encore, à la racine de la verge, comme une sorte d'édredon enveloppé par le nouveau scrotum tendu et très étiré.

La plus grande partie de mes malades appartenait à la clientèle hospitalière, et je ne saurais dire quel a été le résultat thérapeutique de mon intervention, car aucun n'a été soumis à un examen ultérieur. Mais j'ai pu l'étudier chez neuf jeunes hommes opérés hors de mon service. Chez tous la gêne, la pesanteur, les souffrances de quelque ordre qu'elles fussent ont totalement disparu. La frigidité qui, depuis quelque temps, inquiétait trois d'entre eux, a fait place à une certaine ardeur génésique. La suspension des testicules est restée excellente et, dans aucun cas, nous n'avons vu le scrotum redevenir flasque ; les amas variqueux ont paru diminuer, et les glandes spermatiques ont conservé leur volume normal. On pourrait nous objecter que plusieurs de ces observations sont récentes ; cependant, pour quatre d'entre elles, les opérés ont été revus trente-cinq mois, trente, vingt-deux et dix-neuf mois après l'intervention, et les excellents résultats ne s'étaient pas démentis.

Aussi, Messieurs, terminerai-je cette conférence par les conclusions suivantes : 1° Si le porteur du varicocèle n'éprouve ni gêne, ni douleur, un suspensoir suffit et une opération n'est pas légitimée ; 2° s'il existe de la souffrance ou si l'ectasie veineuse devient pour le malade une cause d'hypochondrie, la résection du scrotum nous paraît être la méthode de choix ; 3° on ne touchera au paquet variqueux par simple ou double ligature, avec ou sans extirpation, que dans les cas exceptionnels — et que nous n'avons jamais observés — où les vaisseaux auraient subi des altérations telles, que leur ablation serait devenue nécessaire.

II

Traitement de l'hydrocèle vaginale.

Messieurs,

Je désire revenir devant vous sur le traitement de l'hydrocèle vaginale et vous expliquer comment ma pratique actuelle est en désaccord avec les conclusions des leçons ou des mémoires que j'ai publiés sur ce sujet. Dans le *Traité de chirurgie*, dans les *Cliniques de l'Hôtel-Dieu,* dans notre *Thérapeutique chirurgicale,* on lit que « la ponction suivie d'injection iodée est une opération excellente, qui doit rester le procédé de choix; c'est à elle que nous avons constamment recours dans les hydrocèles simples », et je rappelle, à ce propos, que sur 21 vaginalites chroniques opérées en huit mois, j'en ai traité 19 par l'injection iodée et 2 seulement par la résection de la vaginale. Or, j'ai pour ainsi dire renversé la proposition, et depuis le commencement de l'année courante, vous m'avez vu, sur 11 hydrocèles, pratiquer dix fois l'incision antiseptique et une seule fois l'injection iodée. Voici mes raisons, et, j'en conviens, elles sont loin d'être péremptoires.

Il est d'abord tout un ordre de faits où la cure radicale s'impose et où elle n'est pas l'opération de choix, mais bien l'opération de nécessité. On s'adresse à l'incision dans les *hydrocèles à cavités multiples ;* en effet, on pourrait bien évacuer par la ponction le liquide de chacune des poches, mais lorsque celles-ci sont flasques et affaissées, comment les retrouver pour y pousser la teinture d'iode? J'ai, l'année dernière, incisé une tunique vaginale divisée, par d'épaisses cloisons, en trois cavités secondaires, sans compter une multitude de petits alvéoles creusés dans le cul-de-sac sous-épididymaire distendu. Ici, l'injection eût été infructueuse, tandis que j'ai pu, sans difficulté, exciser les néo-membranes, détruire les alvéoles, enlever la vaginale et ses diverticules, et obtenir une guérison durable. Toutefois ces hydrocèles à cavités multiples sont exceptionnelles et si on ne traitait par l'incision que cette variété seule, l'avenir des injections iodées ne serait guère en danger.

L'incision s'impose encore dans les cas de *corps étrangers* de la vaginale : vous savez qu'il se forme dans la séreuse, surtout dans les cryptes du cul-de-sac sous-épididymaire, des petites masses arrondies, dures, blanches ou jaunes, les unes libres dans la cavité, les autres pédiculées et qui, résultat probable d'un processus inflammatoire, peuvent elles-mêmes entretenir l'irritation de la séreuse. Leur volume est, en général, si petit que, lors de la ponction, ces corps étrangers peuvent facilement sortir par le trocart évacuateur; mais le plus grand nombre sont cachés dans un diverticule à ouverture étroite, et lorsqu'on les presse pour les chasser de cette loge, ils écartent ce diaphragme et apparaissent parfois libres, parfois aussi retenus par un pédicule. Ici encore l'opération sanglante, une large incision de la vaginale, est nécessaire pour mettre à nu les cryptes, et pour en extraire les corps étrangers qui, s'ils restaient dans la séreuse, pourraient provoquer une récidive de l'hydrocèle.

C'est encore l'incision qu'on pratiquera lorsqu'on soupçonne, derrière l'hydrocèle, quelque *altération glandulaire* de diagnostic malaisé. Le testicule et l'épididyme, après l'incision de la vaginale, sont sous les yeux de l'opérateur, et cette ouverture peut n'être que le premier temps d'une opération complémentaire. Il m'est arrivé trois fois, au cours d'une cure radicale, de trouver un kyste spermatique du volume d'une noisette que j'ai pu facilement extirper. Récemment, j'ai opéré un garçon de 14 ans atteint, depuis quelques années, d'une hydrocèle peu volumineuse, au-dessous de laquelle pointait une tumeur fluctuante, sorte d'ampoule dont l'extrémité effilée se continuait dans le cordon. Une fois la vaginale ouverte, j'ai, en effet, trouvé un diverticule du volume d'une amande, transparent et réductible, et qui faisait saillie dans la séreuse ; il s'agissait d'une hydrocèle funiculaire communiquant avec le péritoine ; j'ai pu disséquer cette portion étendue du canal péritonéo-vaginal persistant, et l'extirper jusqu'au niveau de l'orifice externe du trajet inguinal.

Cette observation nous rapproche des *hydrocèles congénitales* qu'il ne faut pas confondre avec les hydrocèles infantiles : celles-ci, dans l'immense majorité des cas, guérissent toutes seules, et nous n'avons pas à intervenir. Les hydrocèles congénitales, elles, sont des épanchements séreux développés dans le conduit péritonéovaginal imparfaitement oblitéré. Ici, la cure radicale s'impose encore ; non seulement la teinture d'iode pourrait pénétrer dans le péritoine à la suite d'une injection, ce qui peut-être ne serait pas sans danger, mais, en outre, il est plus sûr d'extirper le canal séreux que de compter sur l'irritation pour l'oblitérer : ce conduit persistant peut servir d'amorce à une hernie ; les intestins pénètrent souvent dans ce trajet toujours ouvert. Or l'opération guérit, du même coup, l'hydrocèle existante et la future descente des intestins.

L'incision est encore indiquée dans les cas de *vaginalites chroniques vieilles, volumineuses, à parois indurées;* l'injection iodée n'a guère prise sur ces séreuses épaissies ; elle provoque alors, non la coalescence des deux feuillets, mais plutôt une irritation qui se traduit par une formation de néo-membranes nouvelles et un pas de plus vers la pachy-vaginalite. J'ai déjà recueilli un grand nombre d'observations, dont neuf dans la clientèle de ville, où la cure radicale a été pratiquée après échec antérieur de l'injection iodée, ou après récidive de l'hydrocèle à la suite d'une guérison plus ou moins durable. Tout récemment, un capitaine d'artillerie m'arrive avec une bourse distendue par 150 grammes de sérosité ; il avait été déjà ponctionné au régiment et on avait injecté, dans sa vaginale vidée, une solution iodo-iodurée. L'opéré s'était cru guéri pendant six mois ; puis peu à peu son scrotum s'était soulevé de nouveau et, après incision, je trouvai une séreuse doublée de néo-membranes et épaisse de 1 à 2 millimètres.

Dans ces diverses catégories de faits, l'indication est absolument nette, et l'incision antiseptique s'impose comme opération nécessaire; nul ne le conteste à cette heure; mais ces cas sont rares et, en regard des hydrocèles ordinaires, ils comptent pour un très petit nombre. A telles enseignes que, si la cure radicale était réservée à ceux-là et l'injection iodée à celles-ci, on ne pratiquerait guère que des injections iodées. Nous nous retrouvons ici en présence du problème tel que nous le posions au début de cette étude : quelle raison avons-nous de délaisser, dans les hydrocèles simples, la ponction et l'injection irritante, malgré son long passé et les services incontestables qu'elle a rendus, pour les remplacer par l'incision antiseptique, intervention plus délicate et qui nécessite une éducation chirurgicale un peu supérieure? Et me voici, pour répondre, obligé d'établir à nouveau le parallèle un peu suranné entre les deux méthodes rivales.

D'après ses détracteurs, la ponction suivie d'injections iodées ne serait pas l'opération innocente qu'on proclame partout. On lui reproche d'être douloureuse, argument sans valeur depuis l'emploi de la cocaïne; elle est, dit-on, aveugle, et le trocart peut pénétrer dans la glande, traumatisme parfois suivi d'atrophie ou d'hématocèle; mais cet accident est rare, plus rares encore la vaginalite suppurée, l'orchite suivie d'abcès du testicule, la phlébite du cordon, le tétanos, toutes complications notées çà et là dans quelques cas exceptionnels. En vérité ne serait-il pas surprenant, comme nous l'avons écrit ailleurs, qu'une opération, pratiquée des milliers et des milliers de fois, n'eût pas fourni au moins un exemple de tous les accidents des plaies? La seule complication vraiment sérieuse est que, pendant l'éva-

cuation de la sérosité, la canule peut quitter la vaginale
et son orifice interne se trouver dans l'épaisseur des
tuniques scrotales; on pousse alors la teinture d'iode,
non dans la séreuse, mais dans les lames cellulaires des
bourses où elle provoque un phlegmon. A. Cooper,
Giraldès, Velpeau, Boyer, Broca en ont publié des cas;
plus récemment, Augagneur aurait eu deux morts par la
production de vastes eschares. Il y a là un danger réel
et relativement fréquent; encore pensons-nous que de
larges débridements conjureraient la gangrène, si, par
malheur, pareille infiltration survenait au cours d'une
injection.

Tous ces arguments sont sans grande valeur, car on
peut opposer à l'incision des bourses un certain nombre
d'accidents analogues, et l'on a observé, dans quelques
cas exceptionnels, de petites plaques de sphacèle sur le
scrotum, un liséré gangréné sur les deux lèvres de l'incision, une macération et une desquamation de l'épiderme, de petits hématomes ou même des épanchements
sanguins assez considérables pour nécessiter la désunion
des sutures et l'évacuation des caillots. Enfin, on trouverait des exemples de suppurations, depuis ces abcès
minuscules qui peuvent se former autour des fils de
sutures infectés, jusqu'à des phlegmons étendus. Mais
ces accidents deviennent absolument exceptionnels, et,
de fait, nous dirions volontiers qu'injection iodée et cure
radicale sont des interventions vraiment innocentes.
Aujourd'hui, l'une et l'autre se valent comme sécurité
opératoire.

On a mené quelque bruit autour d'un argument d'un
autre ordre : l'injection iodée guérit parfois l'hydrocèle

sans oblitérer la cavité vaginale : on cite toujours et partout les seize autopsies de Hutin, médecin de l'Hôtel des Invalides, qui trouva huit fois une coalescence complète et quatre fois des adhérences incomplètes des deux feuillets de la vaginale, mais qui, par contre, constata quatre fois que la séreuse était absolument libre. Or, la cure radicale aurait, comme conséquence à peu près fatale, l'oblitération de la cavité. Et cela ne serait pas sans inconvénient puisque, depuis Gosselin, on proclame que les adhérences de la vaginale « découragent la spermatogénèse ». Les glandes, immobilisées dans leurs fausses membranes, ne produiraient plus d'animalcules. Cette menace de stérilité ne serait pas sans refroidir les plus chauds partisans de la cure radicale.

M. Louis Perret, dans une thèse récente, publiée à Lausanne sous l'inspiration de notre collègue, le docteur Roux, s'est ému de cette assertion et il a entrepris, dans le laboratoire de Herzen, une série d'expériences pour déterminer l'influence de l'oblitération de la vaginale sur la sécrétion des animalcules. Il a pratiqué sur des chiens et sur des lapins l'opération de l'hydrocèle, telle que Roux l'exécute, et dans aucun cas la spermatogénèse n'a été tarie, malgré les adhérences complètes de deux feuillets et l'oblitération de la cavité. Ces expériences étaient pour le moins superflues et, dans un mémoire « sur la spermatogénèse dans l'oblitération de la vaginale », je montrais déjà, en 1888, que l'affirmation de Gosselin était erronée. En effet, sur 11 cas où « toute cavité vaginale avait disparu par une fusion absolue des deux feuillets épaissis, scléreux, et d'une densité telle que, pour isoler le testicule, il fallait le sculpter dans sa gangue fibreuse, eh bien ! huit fois les spermatozoïdes existaient sans conteste, et s'ils manquaient trois fois, leur absence pouvait être expliquée par des lésions de l'épididyme ».

Donc, si nous n'avions que des arguments de cet ordre, il n'y aurait guère à préférer l'une des deux opérations rivales ; cure radicale et injection iodée se vaudraient certainement. Mais voici les deux raisons qui ont fini par me décider en faveur de la première : la rapidité plus grande de la guérison et la récidive moins fréquente. J'ajouterai un motif de moindre importance, qui a cependant quelque prix : la cure radicale n'est pas une intervention aveugle ; on sait ce que l'on fait, on voit les tissus qu'on divise, on arrive sur la glande, on l'inspecte, et souvent telle affection concomitante, que rien ne révélait, a pu être traitée en même temps qu'on guérissait l'hydrocèle. J'ai déjà signalé plusieurs cas où j'ai trouvé sur l'épididyme de petits kystes spermatiques qui, sans doute, eussent passé inaperçus, et que j'ai pu extirper sur l'heure au cours d'une incision antiseptique des bourses.

Mais j'ai hâte d'en arriver aux arguments de première ligne. Et d'abord la plus grande rapidité dans la guérison. Ce point est incontestable, malgré la différence des statistiques et la difficulté de donner un sens précis au mot « guérison », car tous ne l'entendent pas de même. Voilà pourquoi la même opération de cure radicale nécessiterait dix jours d'après Juilliard et nous, 12 d'après Volkmann, 13 d'après Roux, 14 d'après Küster, 17 d'après Lister, 18 d'après Kocher, 21 d'après Albert ; ces derniers, probablement, exigent non seulement la cicatrisation absolue de la plaie, que l'on obtient d'ordinaire en neuf

jours, mais la souplesse du scrotum autour d'un testicule indolore et normal. Nous, nous disons dix jours,
parce que, en moyenne, dans ce laps de temps, nos opérés quittent l'hôpital et commencent à reprendre leurs
occupations habituelles.

Les appréciations sont encore plus diverses quand il
s'agit de déterminer le temps moyen de la guérison
lorsqu'on a recours à l'injection iodée. Nous voyons citer
les chiffres de quinze jours, de vingt jours, d'un mois,
de deux mois même. Notre opinion, basée sur une pratique assez étendue, nous ferait accepter vingt à vingt-
cinq jours. A ce moment, la glande commence à voir
son inflammation rétrocéder et avec un bon suspensoir, le malade peut marcher, mais il faut compter une
dizaine de jours avant que le testicule ait repris son
volume normal. Il est donc constant — et cela sans discussion possible — que le laps de temps réclamé est
toujours d'un bon tiers supérieur à celui qu'exige la cure
radicale et, de ce fait, l'avantage, un avantage incontestable, reste acquis à l'intervention sanglante.

Si, il y a huit ans, dans une clinique sur le même
sujet, je faisais peu de cas de cette rapidité plus grande
dans la guérison, c'est que, pour nous, la question de
gravité opératoire n'était pas absolument vidée; nous
étions trop près de désastres récents pour ne pas tenir
compte des accidents possibles. Aussi fallait-il de solides
raisons, des arguments décisifs et péremptoires, pour
faire préférer à une intervention aussi innocente que la
ponction et l'injection iodée, une opération qui ouvrait
largement une séreuse au risque de l'inoculer. Certes, je
ne soutiens pas qu'à cette heure, on ne constate plus

d'accidents à la suite de la cure radicale, mais en dehors de certaines conjonctures, trop rares pour qu'elles entrent en ligne de compte, on peut dire que tout chirurgien, je ne dis pas habile, mais simplement soigneux, doit pouvoir ouvrir une vaginale, sûr qu'il est de mener son incision suturée vers une cicatrisation rapide, et nous écartons délibérément le facteur « danger » qui pesait naguère si lourdement dans nos délibérations opératoires.

Nous arrivons maintenant à l'argument « récidive »; il a du poids, mais il est d'une appréciation difficile, et rien de fragile comme les bases des statistiques qu'on fournit. Les unes sont évidemment entachées d'optimisme, les autres sont poussées au noir. Un de nos maîtres me disait n'avoir *jamais* observé de reproduction de l'hydrocèle, malgré le nombre considérable de ponctions et d'injections iodées qu'il avait pratiquées. Mais combien de ses malades, opérés à l'hôpital ou même dans la clientèle, ont échappé à une observation ultérieure! d'autant que, volontiers, on rend le chirurgien responsable de l'échec survenu et qu'on aime bien s'adresser à un autre. D'autre part, il se peut aussi qu'après une série malheureuse, comme il s'en rencontre si souvent, on ait de la tendance à croire la récidive fréquente, où il ne fallait voir que le groupement exceptionnel de cas à lésions particulièrement avancées. Pour moi, j'ai si souvent réopéré des individus que des confrères fort compétents avaient traités par la ponction et l'injection irritante, que je me rangerai volontiers parmi ceux qui déclarent la récidive fréquente après l'emploi de la teinture d'iode.

Ces réserves faites, voici diverses statistiques relatives à la récidive après injections irritantes. Récusons d'abord les relevés de Martin, de Calcutta, le promoteur de la teinture d'iode. D'après ses chiffres, que donne Curling, la reproduction de la sérosité ne surviendrait pas une fois sur 100 — et il ne s'agissait pas d'une série négligeable, puisque son dire s'appuie sur 2 393 opérations. Mais il est certain que Martin ne parle ici que de la récidive dans les premières trois semaines, au cours de l'hospitalisation. On ne revoit pas 2 393 malades un an ou deux après l'intervention, et l'on n'a pu viser ici que les reproductions immédiates, sans tenir compte des récidives à plus longue échéance. A l'opposé, Wendling accuse 15 p. 100 de récidives, mais nous avons examiné ailleurs sa statistique faite de pièces et de morceaux, au hasard des cas, un peu exceptionnels sans doute, inscrits dans les recueils médicaux. Cependant Billroth note aussi 15 p. 100 d'échecs.

De toutes ces statistiques, celles de Gosselin me paraissent correspondre le plus à la réalité : dans un premier relevé, il accuse 10 p. 100 et dans un deuxième relevé un peu moins de 7 p. 100 de récidives. Nous voudrions donner aussi nos chiffres, mais le nombre des cas où nous avons pratiqué cette opération et où nous avons pu revoir et suivre nos malades est vraiment trop peu considérable ; disons cependant qu'ils se rapprochent beaucoup de ceux de Gosselin. Eh bien ! il semble évident que la récidive est moins fréquente à la suite de la cure radicale qui, d'après les opérateurs les moins heureux, donnerait seulement 2, 3 ou 4 p. 100 de reproduction de la sérosité. Julliard, Volkmann, Wendling

n'accusent même que 1 p. 100, mais leurs mémoires ont
été publiés très vite après le renouveau de la méthode,
et la durée d'observation nous paraît un peu courte.

Mon opinion a quelque peu varié sur cette question
des récidives : lors de mes premières opérations de
cure radicale, je les croyais exceptionnelles, puis, coup
sur coup, j'ai observé 3 reproductions abondantes de
sérosité et cela, après quatre ans de succès ininterrompus
et lorsque j'avais acquis pour cette opération, d'ailleurs
si facile, une plus grande habileté. C'est cette habileté
même qui, sans doute, m'a valu ces échecs : comme pour
la cure radicale des hernies, j'ai disséqué « fin » la séreuse, selon les conseils de M. Nicaise ; les incisions se
font alors sans ouverture de vaisseaux et sans effusion
de sang et l'intervention est fort rapide : mais la vaginale
ne subit qu'une irritation légère et ne réagit plus conve-
nablement ; ses surfaces ne sont pas assez modifiées et la
récidive est possible. L'opération par elle-même, la cure
improprement dite radicale, n'est donc pas suffisante
pour s'opposer à la reproduction du liquide et, pour
l'éviter, certaines manœuvres sont nécessaires.

L'opération, telle que la pratique Bergmann, et qui
consiste en l'excision de la vaginale, paraît à coup sûr
radicale et à l'abri de toute récidive. Il n'en est pourtant
rien et cette méthode vient aussi de me donner
deux échecs : le premier est survenu sur un Brésilien
qui me vint avec une hydrocèle peu volumineuse ; la vaginale ne contenait guère que 150 grammes de liquide.
Mais la séreuse était rugueuse, épaissie, et je me déci-
dai à en pratiquer l'excision ; j'enlevai complètement le
feuillet pariétal, n'en laissant qu'un lambeau dans le cul-

de-sac sous-épididymaire; tout marcha sans encombre, et la réunion primitive fut obtenue en sept jours. Mais voici que vers la fin de la deuxième semaine, le scrotum fut soulevé de nouveau et devint fluctuant et transparent. J'incisai au-dessus de la cicatrice; je retirai environ 100 grammes de liquide contenu dans une vaginale en apparence semblable à la première. Pour être sûr d'obtenir cette fois la guérison, je laissai la cavité ouverte avec un drainage à la gaze iodoformée.

Pareille mésaventure chez un viéillard de soixante-sept ans que j'opérais d'une hydrocèle double; la tumeur, très volumineuse à droite et à gauche, fut ouverte, et le feuillet pariétal de la séreuse disséqué avec soin et excisé jusqu'aux limites de l'épididyme, en empiétant même sur celui-ci. La réunion primitive fut obtenue et je croyais à la guérison définitive lorsque, il y a deux mois, mon opéré est revenu me montrer ses bourses : le liquide ne s'était pas reproduit à gauche où la glande paraissait normale dans son sac scrotal, mais à droite, une seconde cavité s'était reformée, distendue par une masse énorme de sérosité. J'ai pratiqué une incision nouvelle et j'ai constaté l'existence d'une poche à paroi épaisse, dont j'ai excisé tout le segment antérieur, puis craignant une récidive, j'ai rempli la cavité de gaze iodoformée et j'attends sa rétraction graduelle jusqu'à cicatrisation complète. Cette méthode est lente, mais sûre.

Je ne crois donc pas que l'on puisse dire, d'une manière absolue, que la cure radicale est moins sujette aux récidives que l'injection iodée; pour éviter la reproduction du liquide, il faut prendre certaines précautions indispensables, et instruit par les quelques échecs que je

relatais tout à l'heure, voici quelle est maintenant ma
pratique. J'excise largement le scrotum, sous l'anesthésie
cocaïnique; je mets à nu la vaginale et je la dissèque
« fin », ne prenant que son feuillet le plus interne, ce
qui évite l'ouverture des vaisseaux; il n'y a pas de saignement, pas de ligature à faire et pas d'hématomes
consécutifs. Si la séreuse est souple, peu épaisse, je résèque une partie du feuillet pariétal à droite et à gauche,
n'en conservant que juste ce qu'il faut pour reconstituer
une nouvelle cavité, dont je suture les lèvres avec quelques points au fil de soie. Mais avant, et cette précaution
me semble indispensable, je frotte le feuillet pariétal et
le feuillet viscéral avec un tampon imbibé d'une solution
phéniquée à 5 p. 100 ou d'une solution de bichlorure
de mercure à 1 p. 100. L'irritation est alors assez vive
pour amener la coalescence des feuillets, et la récidive
n'est plus à craindre.

Mais si la séreuse est épaissie, rugueuse, sans souplesse, j'abandonne la cure radicale, même par l'excision
complète du feuillet pariétal de la vaginale; ou, pour
mieux dire, j'excise ce feuillet, mais je n'ose refermer
le scrotum, de peur de voir le liquide se reproduire; je
laisse la cavité ouverte et je la remplis de gaze iodoformée; la cicatrisation est lente : il faut bien près de
trois semaines, quatre dans certains cas, pour que la
poche soit oblitérée, mais la cicatrisation est sûre; aucune complication possible ne s'abat sur la plaie et
même, avec un bon pansement simplement maintenu
par un suspensoir, l'opéré, avant le quinzième jour,
peut vaquer à nombre d'occupations. J'ai déjà pratiqué
cette opération dans 5 hydrocèles récidivées, 2 à la

suite d'une cure radicale, 3 après une injection iodée, et je n'ai eu qu'à me louer de cette vieille méthode, empruntée à la thérapeutique de l'hématocèle.

Telles sont les raisons qui m'ont fait à peu près abandonner la ponction suivie d'injection iodée, à laquelle je n'ai eu recours que deux fois cette année : une première fois chez un jeune homme à hydrocèle peu volumineuse, tout à fait récente, et dont la séreuse était évidemment souple et **peu** épaissie. La guérison a été obtenue en moins de trois semaines ; une seconde fois, chez un vieillard un peu affaibli par une cystite ; j'aurais craint, chez lui, toute intervention sanglante ; ici, le succès a été plus lent, et la glande n'avait repris son volume normal et sa souplesse qu'au bout d'un mois et demi. Dans l'immense majorité des cas, je pratique donc la cure radicale, parce qu'elle permet de voir ce que l'on fait ; on a la glande sous les yeux et le diagnostic en devient plus précis. Et puis cette opération, désormais absolument innocente, guérit plus vite, et met mieux à l'abri des récidives que l'ancienne injection iodée.

III

Tératome du scrotum.

Messieurs,

Les tératomes du scrotum, que l'on nomme aussi kystes dermoïdes des bourses ou inclusions fœtales testiculaires, sont des tumeurs trop rares et trop intéressantes pour que je laisse passer, sans vous en entretenir, un cas remarquable observé et opéré dans mon service.

Il s'agit d'un imprimeur de 31 ans, entré à l'hôpital pour une tumeur des bourses. Il avait 19 ans lorsque, à la suite d'un effort pour soulever une pierre, il éprouve une vive douleur dans l'aine : il y porte la main et constate la présence d'une masse dure ; la souffrance n'était pas assez grande pour qu'il crût nécessaire de consulter un médecin ; il n'y eut recours qu'au bout de trois mois : le diagnostic de hernie fut porté et un bandage prescrit. La pelote refoulait la masse vers le trajet inguinal et, dès ce moment, survinrent des accidents qui engagèrent le malade à consulter M. Després : notre collègue substitua un suspensoir au bandage. La tumeur, fort haute alors, parut descendre et élire domicile dans le scrotum où elle se développa peu à peu sans que, à une époque quelconque, son accroissement eût pris une allure plus rapide. Néanmoins, douze ans après, le volume de la tumeur était tel, et la gêne qu'elle provoquait pendant le travail si considérable, que notre imprimeur entre à l'hôpital pour nous demander de l'en débarrasser.

La bourse droite, du volume d'un gros œuf de dinde, renferme une masse qui surmonte la glande spermatique et en paraît nettement indépendante. Celle-ci, en effet, est libre dans la cavité vaginale, et le scrotum, dans son ensemble, tumeur et testicule, rappelle assez bien la comparaison classique de la brioche renversée. Le kyste est irrégulier et deux ou trois bosselures inégales le soulèvent; les parois en semblent épaisses; la transparence y est nulle, mais la fluctuation évidente. Une chose nous frappe : la masse n'est pas seulement rénitente, mais aussi un peu pâteuse; lorsqu'on presse sur les bosselures de la tumeur comme pour chasser, vers la partie centrale, le liquide qu'elles contiennent, on perçoit une crépitation amidonnée particulière, une sensation analogue à celle que donne la palpation d'un kyste à grains riziformes. Dès ce moment nous prononçons le mot de *kyste dermoïde* sans toutefois rien oser affirmer, et c'est sans diagnostic bien ferme que nous pratiquons l'opération.

Nous faisons, à la cocaïne, une traînée analgésique de 10 centimètres environ, et qui s'étend de la partie supérieure du testicule jusqu'à l'orifice extérieur du trajet inguinal. Nous coupons la peau et nous arrivons sur la tumeur, que nous disséquons au plus près avec la pince et les ciseaux. Après avoir bien dénudé le segment antérieur, nous arrivons en arrière, et nous nous trouvons en présence du cordon spermatique dont les éléments sont étalés sur la paroi postérieure du kyste. Nous le disséquons, toujours au plus près et sans ouvrir un seul vaisseau ; bientôt la tumeur tombe dans nos mains, sans que nous ayons noté un seul point où un pédicule quelconque ait paru exister.

Le kyste rappelle une très grosse pomme de terre avec deux ou trois bosselures irrégulières. Sa membrane d'enveloppe, épaisse de 3 millimètres environ, est absolument analogue à celle de tous les kystes dermoïdes. Elle est glabre sur la plus grande partie de son étendue ; mais, en certains points, émergent des poils, les uns blancs, les autres noirs, et formant çà et là comme des massifs un peu clairsemés. Ce qui frappe surtout, c'est le contenu de la tumeur, constitué par une masse grisâtre semblable de tous points au frai de grenouille : on dirait des milliers et des milliers d'œufs de vers à soie, punctiformes, tous pareils et juxtaposés dans une régularité parfaite. Au milieu on voit mêlées quelques petites masses blanchâtres, rappelant le sagou, et des poils longs et enchevêtrés. Ces granulations ont été examinées avec soin : elles se composent d'une substance qui se dissout dans l'éther : au microscope on y distingue des globules graisseux et des détritus de cellules épithéliales : il s'agit en somme de globes épidermiques en régression.

Cette observation, Messieurs, mérite qu'on s'y arrête : elle contribuera, pour sa part, à édifier l'histoire fort incomplète des tératomes des bourses. Ces cas sont rares ; à cette heure, lorsqu'on réunit les observations éparses dans la science, on arrive à peine à la trentaine : encore en est-il dans le nombre dont les détails sont trop peu circonstanciés pour servir à tracer le tableau clini-

que de cette affection, isolée pour la première fois par
Verneuil, en 1855, sous le nom d'inclusion scrotale ou
testiculaire. Depuis, Nepveu, Kocher, Terrillon et Monod, Lannelongue ont publié sur ce point quelques cha-
pitres importants, auxquels il faut ajouter les mémoires
de Le Dentu, et de Cornil et Berger.

Nous insisterons sur un premier point : ces tératomes sont toujours d'origine congénitale. Il est certain
que ces kystes existent au moment de la naissance, et,
en général, c'est dans le jeune âge qu'on les signale : il
en fut ainsi dans les cas de Malherbe, de Prochaska, de
Dietrich, de Lang, de Geinitz, de Guersent, de Verneuil,
de Corvisart, et c'est avant 3 ans que les petits malades
furent conduits au médecin; mais la tumeur peut aussi
ne frapper l'attention que plus tard, et, dans notre
cas, elle avait passé inaperçue jusqu'à 19 ans, où on
la découvrit à l'occasion d'un traumatisme. Dans le fait
de Bœckel, l'opéré avait 38 ans et l'inclusion ne paraissait dater que d'un an; Spiess a cité une observation
analogue. Ce phénomène est fréquent dans l'histoire de
toutes les tumeurs congénitales et des kystes dermoïdes
en particulier, qu'ils se développent dans le scrotum,
dans l'ovaire, sur le plancher buccal ou en un point
quelconque du corps. Le néoplasme est petit, aucun
signe ne le révèle; puis tout à coup, à l'occasion d'une
violence, d'un trouble local ou général, il s'accroît et
dévoile son existence, latente jusque-là. Dans les
bourses, c'est souvent au moment de la puberté que le
tératome méconnu prend un développement subit.

Cette apparition longtemps après la naissance, et surtout l'extrême rareté des tératomes sont les principales

causes de la difficulté du diagnostic, et nous ne connaissons guère que les cas de Berger, celui de Le Dentu et j'oserai dire le mien, où l'origine de la tumeur ait été indiquée ou du moins pressentie avant l'extirpation. Il est évident que je laisse de côté les observations d'André de Péronne et de Velpeau : le tératome enflammé s'était ouvert spontanément, et des amas sébacés, des poils et des fragments d'os et de cartilages avaient été expulsés, mettant sous les yeux le diagnostic avec le contenu de la tumeur; même, dans le fait de Berger, le diagnostic ne fut pas absolument franc, car une ponction préalable avait ramené de la matière sébacée et des poils. Et, en définitive, nous ne trouvons que le tératome de Le Dentu où, avant l'intervention, le chirurgien ait affirmé, sans restriction, l'existence d'un kyste fœtal.

En effet, lorsque la masse scrotale se présente avec un volume inégal, qui varie de la grosseur d'un œuf à celle d'une tête d'adulte, sa surface irrégulière, bosselée, dure par place et, par place, fluctuante, on croit à quelque pachy-vaginalite ou à un enchondrome ramolli. Or cette méconnaissance n'est pas sans inconvénients : si, dans l'immense majorité des cas, les kystes dermoïdes sont des tumeurs innocentes, gênantes seulement par leur poids et leur volume, il en est qui peuvent prendre les allures de néoplasmes malins. Vous vous rappelez cette femme que nous venons d'opérer d'un kyste dermoïde de l'ovaire, l'analogue de nos tératomes du testicule. Un point de la tumeur avait dégénéré en une masse sarcomateuse adhérant au mésocôlon et à l'intestin. Ces dégénérescences redoutables ont été aussi observées dans les kystes du scrotum. Le cas de Richet en fait foi : il opère une inclusion fœtale péritesticulaire, et, au bout de six semaines une généralisation cancéreuse emportait le malade.

C'est que de grandes analogies et des liens très étroits existent entre les tératomes et ces cancers que l'on nomme *tumeurs mixtes*, ces néoplasmes bizarres dans la composition desquels on trouve de l'épithélioma, du carcinome, de l'enchondrome, du myome et du sarcome. Une théorie exposée par Cohnheim et qui tend à prévaloir, veut que ces tumeurs aient pour origine une inclusion aberrante dans quelques points de l'embryon d'une portion infinitésimale des trois feuillets du blastoderme. Cette inclusion serait plus facile tout près de l'éminence germinative où se développent les épithéliums génitaux; et voilà pourquoi les kystes dermoïdes et les tumeurs tératoïdes, ébauches des tissus dérivés des trois feuillets du blastoderme, — épiderme, poils, matière sébacée, dents, tissus, os, cartilages. muscles, épithélium intestinal — se montrent surtout autour de l'ovaire et du testicule.

Une raison autre que cette dégénérescence possible, rendrait utile un diagnostic précoce : avant d'atteindre un grand développement, avant de subir les inflammations qui le guettent, le tératome, petit et relativement mobile, a des chances de n'avoir pas encore contracté des adhérences avec la glande : il pourra, de ce chef, être extirpé sans que l'on touche au testicule. Et de fait, Berger, qui opéra son malade à 11 ans, enleva le kyste sans blesser l'organe : à ce point que, six mois après l'intervention, la glande spermatique respectée était d'apparence normale, et parfaitement libre dans les enveloppes du scrotum. Tandis que, à 18 ans, il était déjà trop tard pour l'opéré de **Le Dentu** : on essaie de disséquer le testicule, mais la coalescence du canal déférent avec les parois du kyste était telle que toute tentative de conservation fut vaine, et la castration devint le complément nécessaire de l'extirpation du tératome.

Du reste, lorsqu'on parcourt les rares observations assez complètes pour en tirer quelques conclusions pratiques, on voit que la plupart des opérateurs ont dû sacrifier la glande, et nous n'avons guère trouvé dans la littérature que le cas de Berger qui fasse exception. Dorénavant il faudra ajouter le nôtre, et, malgré les 31 ans du malade, nous avons pu, avec la plus grande facilité, isoler le tératome du canal déférent et des vaisseaux du cordon, puis de l'épididyme et du testicule. L'indépendance de notre tumeur était telle que nous l'avons séparée sans même ouvrir la tunique vaginale. Nous ne croyons pas qu'il existe d'autres exemples où l'absence de connexions fût aussi nette. C'est un des trois points qui font de notre observation un cas à peu près unique.

Le deuxième point est l'extrême simplicité de structure de notre tératome : nous avons parcouru la plupart des cas publiés depuis 1855, et 22 fois sur 24 observations on trouve de l'os et des cartilages : ces tissus ne manquent que dans les faits de Malherbe et de Cornil et Berger : encore, dans le premier, le kyste contenait des épithéliums polymorphes, des cellules pigmentaires, du tissu adipeux, fibreux, myxo-sarcomateux, muqueux et des fibres musculaires striées : dans le second, la poche dermoïde avait, outre des poils, des glandes sébacées, des glandes sudoripares, des cavités mucoïdes à épithélium cylindrique, ébauche sans doute d'une muqueuse intestinale, des ganglions nerveux et des fibres de Remak. Combien plus complexes encore les autres observations ! On trouve des masses qui rappellent l'intestin dans les cas de Labbé et de Verneuil ; l'épithélium cylindrique avec ou sans cils vibratiles dans ceux de Bœckel, de Labbé, de Verneuil, de Lang, de Pilate ; les os, nous l'avons vu, sont dans presque tous les tératomes : ils sont déjà mentionnés dans un fait de 1697 exhumé par Verneuil ; la masse osseuse rappelait un crâne et avait des cavités orbitaires ; dans l'observation de Dietrich, elle paraissait être un des membres inférieurs surmonté d'un bassin entouré de muscles ; dans celle de Ekl, il y avait des côtes, du rachis, des fémurs et des orbites.

Dans notre cas, le tératome est plus élémentaire ; il s'agit d'un kyste dermoïde simple, du kyste dermoïde des fentes branchiales, celui de la queue du sourcil, de la région buccale et rétro-auriculaire, de ces tumeurs dues à l'enclavement d'un petit sac cutané et qui ne contient que du poil, des débris de la desquamation épidermique et de la matière sébacée. L'examen microscopique de la paroi montre l'existence d'un tissu analogue à celui du derme avec ses papilles, son épiderme normal, ses follicules pileux munis de leurs glandes. De nombreux faisceaux de fibres musculaires lisses affectent, dans la trame, leur disposition ordinaire ; les vaisseaux irriguent régulièrement les papilles. Cette description, que nous retrouvons dans Cornil, est celle de notre tumeur dont la paroi ne renferme que peu de glandes sudoripares.

Le troisième caractère qui fait de notre observation

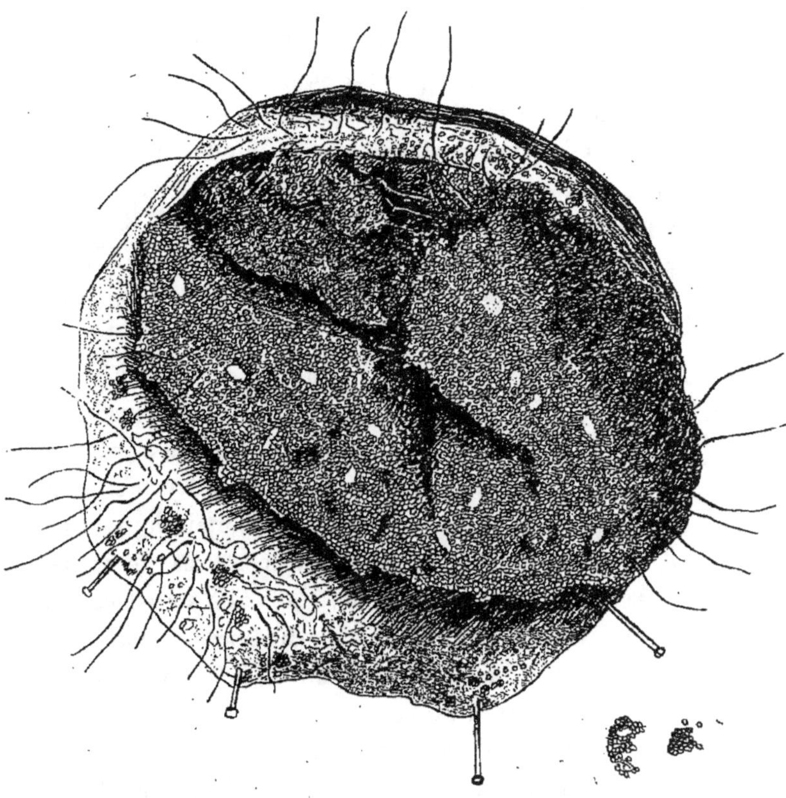

Fig. 6. — La poche du kyste a été incisée pour montrer les poils, la matière grasse granuleuse et les masses épithéliales qu'elle contient.

une observation unique est l'aspect de la tumeur ouverte : sans la présence des poils, il nous eût été impossible, avant les réactions chimiques, la dissolution par l'éther et l'examen microscopique, de déterminer la nature de ces milliers de corps réguliers, punctiformes, juxtaposés et semblables à des œufs de vers à soie, M. Verneuil, celui de nos maîtres qui a le plus vu de kystes dermoïdes en général et d'inclusions testiculaires en particulier, ne put, au premier abord, dire ce dont il s'agissait et vint avec nous au laboratoire de l'Hôtel-Dieu, pour en pratiquer l'examen. La présence de globules de graisse et de débris de cellules épithéliales nous prouva qu'il s'agissait de masses épidermiques en régression. Elles s'étaient formées sans doute dans des glandes sudoripares, qui les avaient « calibrées » pour ainsi dire, avant de les rejeter dans la grande cavité kystique.

Je n'ai pas à revenir sur le traitement : l'extirpation s'imposait, car déjà la tumeur était volumineuse; elle gênait par son poids et devenait douloureuse par instants; elle pouvait s'enflammer et s'ouvrir; c'en était assez pour enlever ce tératome, d'autant que, sous l'analgésie cocaïnique, je n'avais même pas le danger que fait courir le chloroforme. L'ablation a été facile, la guérison rapide et, quand j'ai revu l'opéré, n'était la légère cicatrice du scrotum, on aurait pu croire à une intervention chirurgicale antérieure.

Si pareil cas se présentait à vous, votre préoccupation majeure devra être la conservation de la glande. On ne craindra pas une dissection lente, minutieuse, d'une infinie prudence, évitant le cordon, l'épididyme parfois déroulé, le testicule souvent uni aux parois kystiques. Comme, en définitive, et malgré le cas de Richet, il ne s'agit pas d'une tumeur maligne, on pourrait, à la rigueur, se contenter d'une ablation incomplète, et laisser, par exemple, la portion de la paroi trop adhérente aux organes qu'on désire conserver; on en serait quitte pour ne pas chercher de réunion immédiate et pour modifier, par une cautérisation profonde, le lambeau dermoïde abandonné dans la plaie.

IV

Kyste dermoïde du raphé périnéal et du scrotum.

Messieurs,

En moins de six mois, nous avons vu passer sous nos yeux sept observations de kystes dermoïdes ; quatre d'entre eux ne présentaient rien de bien particulier par leur siège ou par leur structure ; ils s'implantaient à la tête ou à la queue du sourcil ou dans la région rétro-auriculaire ; c'est là un lieu d'élection et leur fréquence y est trop grande pour que j'insiste sur ces cas. Il n'en a pas été de même pour le kyste dermoïde de l'ovaire, compliqué d'un kyste proligère et d'un sarcome adhérent aux intestins dont je vous ai donné ailleurs une description minutieuse ; j'ai aussi consacré une conférence à ce kyste dermoïde péritesticulaire dont certaines particularités faisaient un cas pour ainsi dire unique ; je veux aujourd'hui vous entretenir d'un kyste dermoïde du raphé périnéal absolument exceptionnel, si j'en crois mes courtes recherches bibliographiques : je ne dis pas qu'il soit seul dans la littérature médicale, mais avant lui, je n'en connais qu'un exemple.

Voici le fait : un débardeur de 29 ans entre dans le service de notre ami le Dr Faisans, pour une albuminurie de vieille date ; outre les accidents d'ordre médical dont nous n'avons pas à nous occuper ici, notre collègue constate l'existence d'une tumeur bizarre située au niveau du périnée antérieur : il veut bien nous consulter à ce sujet et nous confier son malade lorsque les manifestations rénales, cardiaques et pulmonaires sont apaisées. L'histoire de la tumeur est des plus simples : De tout temps notre homme avait senti dans la région ano-scrotale un soulèvement anormal ; les parents l'auraient aperçu dès la naissance et lui-même, aussi loin que remonte son souvenir, se rappelle l'avoir vu, non avec son développement actuel, mais en miniature, pour ainsi dire : c'est au moment de la puberté que la tumeur prit les proportions plus considérables qu'elle a gardées depuis. Lorsque le malade est soumis à notre examen, voici ce que nous constatons :

En arrière du scrotum, à égale distance des bourses et de l'anus, il existe une tumeur du volume et de la forme d'une amande ; elle est située exactement sur la ligne médiane, et paraît n'être, en définitive, qu'une distension d'un segment limité du raphé. La peau qui la recouvre est lisse, un peu amincie, et sa surface est parcourue d'un lacis veineux apparent. La masse en est molle, dépressible et semblable à une poche à parois flottantes et trop larges pour la substance qu'elle contient. Celle-ci se laisse malaxer et donne la sensation de la matière butyreuse des kystes sébacés. La tumeur est même réductible en partie et, lorsqu'on la comprime d'une manière continue, elle s'affaisse et l'on voit se gonfler deux diverticules, l'un antérieur et l'autre postérieur, qu'il nous faut maintenant décrire.

Le prolongement antérieur suit le raphé auquel il se substitue, et s'étend de la tumeur que nous venons de décrire au scrotum sur lequel il se perd. C'est un trajet canaliculaire, moniliforme, où l'on compte cinq bosselures du volume d'un petit pois, séparées les unes des autres par des parties étranglées dont le diamètre ne mesure

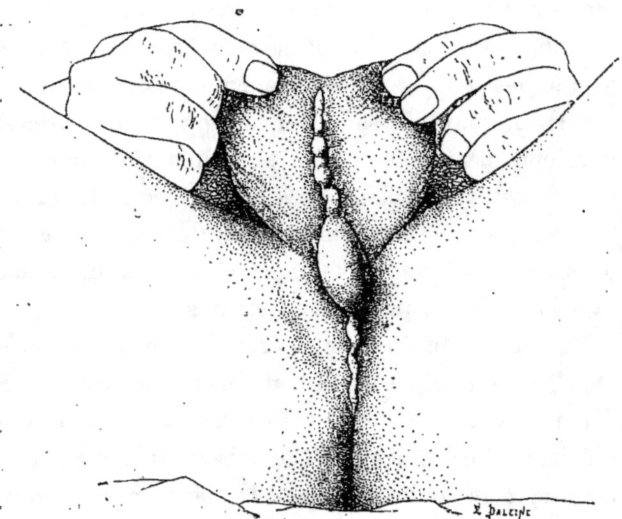

Fig. 7. — Kyste dermoïde du raphé périnéal.

guère que 2 ou 3 millimètres. Lorsque l'on presse sur la tumeur centrale, on voit saillir et bomber chacune des bosselures ; le raphé médian s'érige pour ainsi dire, puis s'affaisse lorsqu'on cesse de comprimer la poche, réservoir principal de la matière butyreuse. Même prolongement en arrière, moniliforme comme le précédent ; comme lui, il se distend par l'afflux de la substance que l'on refoule de la tumeur médiane ; mais il est moins

considérable ; en somme, ce diverticule, alternative-
ment étranglé et dilaté, rappelle un vaisseau lymphatique, coupé de valvules, et dans lequel on aurait injecté
du mercure.

Une pareille tumeur ne pouvait être qu'un kyste dermoïde ; son existence constatée dès les premiers jours de
la naissance, son accroissement rapide au moment de la
puberté, l'état stationnaire dans lequel elle était restée
depuis, son siège précis au niveau du raphé, la consistance butyreuse de son contenu ne laissaient aucun doute
à ce sujet. L'opération devait vérifier notre diagnostic.
Le 20 mai, sous l'anesthésie cocaïnique, la tumeur est
extirpée avec la plus grande facilité ; sa paroi n'est pas
adhérente à la peau du scrotum dont la sépare une couche plus ou moins épaisse de tissu conjonctif ; le kyste
glisse dans le tissu cellulaire sous-cutané. Après son ablation, l'examen en est confié à notre collègue le Dr Brault,
qui lui trouve la structure des kystes dermoïdes.

Voici un résumé de la note qu'il nous a fournie : La
poche principale est formée par une enveloppe mésodermique, épaisse de 0^{mm},5 à 1 millimètre, constituée par
une trame conjonctive très vasculaire et renfermant un
certain nombre de faisceaux musculaires lisses. Sa surface exérieure présente des papilles, recouvertes par un
épiderme normal avec une couche pigmentaire accentuée. Sa surface intérieure, lisse, est tapissée d'un épithélium pavimenteux stratifié, épais de 0^{mm},04 à 0^{mm},09,
dont la moitié superficielle est composée d'assises
aplaties et cornées. Les lamelles les plus internes de cet
épithélium sont détachées et forment un magma de détritus épithéliaux.

La structure du kyste est plus intéressante au niveau
des parties étranglées : la surface extérieure de la paroi
rappelle la peau ; la surface intérieure présente quelques
saillies, mais, dans leur intervalle, elle est lisse et recouverte d'un épithélium pavimenteux stratifié de 0^{mm},120.
Quant à la portion mésodermique et vasculaire de la

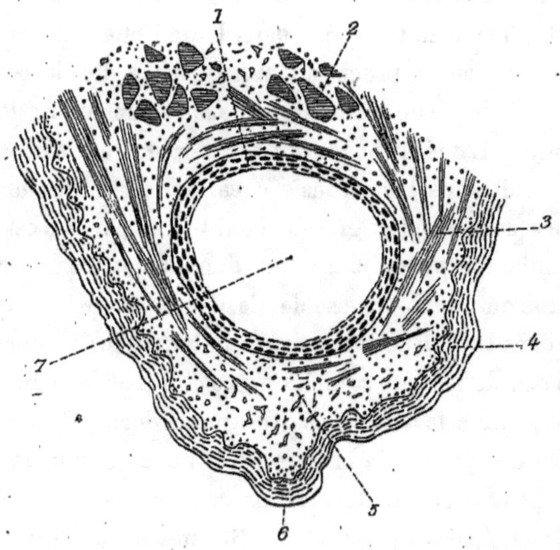

Fig. 8. — Examen microscopique d'un point de la tumeur : 1° épithélium qui tapisse la cavité centrale ; 2° fibres musculaires striées ;
3° fibres musculaires lisses ; 5° tissu conjonctif ; 4° et 6° peau du scrotum ;
7° cavité centrale.

paroi, elle est remarquable, dans sa portion supérieure
dorsale et adhérente et ses parties latérales, par une
trame musculaire énorme. Celle-ci est constituée par
l'entrelacement de gros faisceaux, épais de 0^{mm},04 à
0^{mm},08, de muscles lisses dont la direction générale est
concentrique à la lumière du kyste. Ils sont contigus,
séparés les · uns des autres par de minces tractus

conjonctifs. En approchant de la paroi inférieure du kyste, les faisceaux musculaires deviennent plus rares et la paroi est organisée par une trame conjonctive et élastique. Sur une certaine longueur, on distingue une ligne saillante partant de sa paroi inférieure et formant le long de la ligne médiane un raphé en saillie dans la poche. Nous sommes donc en présence d'un conduit épithélial clos, limité par le tissu conjonctif et musculaire du périnée, s'étendant dans le raphé périnéoscrotal et terminé en cul-de-sac en avant et en arrière.

Nous avons cherché s'il existait dans la science d'autres faits de kystes dermoïdes de la même région et nous n'en avons pas trouvé tout d'abord : nos livres classiques, quelques-uns de nos recueils périodiques, feuilletés à cette intention, sont restés muets, et le traité si consciencieux et si remarquable de Lannelongue et Achard n'en mentionne pas le moindre exemple. Mais notre élève, le Dr Camille Marcadier, qui a fait de notre observation l'objet de sa thèse inaugurale, a découvert un cas analogue au nôtre; il est dû à Henyer, et l'examen histologique en a été pratiqué par Darier qui l'a communiqué, le 8 mai 1890, à la Société française de dermatologie et de syphiligraphie. En voici le résumé rapide :

Un canonnier de 22 ans présente, au niveau du scrotum et juste sous le raphé, deux petites tumeurs congénitales, elles sont indolores, mollasses, fluctuantes, opaques et manifestement situées dans l'épaisseur de la peau mince, lisse et normale. Elles sont distantes de 2 centimètres et réunies par un mince cordon, mais elles ne

semblent pas communiquer entre elles et ne sont nullement réductibles. Cependant, la dissection a montré que
ce cordon est parcouru par un trajet dont le calibre
admet une sonde cannelée, et si l'on ne peut faire refluer
le contenu d'une cavité dans l'autre, c'est à cause de la
consistance pâteuse de la masse. Mais il s'agit d'un seul
kyste en bissac, étranglé à sa partie moyenne comme
une bourse renflée à ses deux extrémités dont l'une pourrait loger une noisette et l'autre un gros haricot. L'examen microscopique prouve qu'il s'agit sans conteste
d'un kyste dermoïde.

Nous pensons qu'il doit se trouver d'autres faits de
ce genre, mais confondus avec d'autres affections. Je
n'en veux pour preuve que les « deux observations de
suppuration de trajet canaliculaire le long du raphé
médian du pénis et du scrotum » qui ont été communiquées par MM. Balzer et Souplet à la quatrième session
de la Société française de dermatologie et de syphiligraphie. La première a trait à un jeune homme de 26 ans
qui, au moment de son entrée à l'hôpital du Midi, présentait, sur le raphé médian de la verge, un canal qui occupait toute la longueur du pénis et se prolongeait en arrière
jusqu'au niveau du rectum. Dans toute l'étendue de son
parcours, ce canal offrait une série de petites tumeurs
fluctuantes qui, incisées, laissaient échapper un liquide
purulent. Après l'incision successive de ces divers abcès
qui communiquaient tous entre eux, la guérison fut obtenue ; une fistulette persista seule au niveau de la région
scrotale. — Dans le second cas, il existait, le long du
raphé médian de la verge et n'empiétant pas sur le scrotum, un canal analogue au précédent et présentant, lui

aussi, sur son trajet, une série de petites bosselures.
L'ouverture de ce canal à l'aide du thermocautère amena
la guérison en quelques jours. Il nous semble qu'il n'y
a pas d'erreur possible et que là, comme dans notre fait,
il s'agit de kystes dermoïdes.

Les auteurs ajoutent : « Les recherches bactériologiques, tentées dans les deux cas, n'ont pas décelé l'origine de cette affection bizarre. Peut-être doit-on incriminer un staphylocoque, mais la démonstration absolue
n'a pas pu en être faite. Les deux fois, l'inflammation,
qui ne paraissait pas suivre le trajet des vaisseaux
lymphatiques, avait commencé sur le pénis et s'était
développée uniquement le long du trajet. » — Toutes les
difficultés disparaissent et toutes les obscurités lorsqu'on
admet l'hypothèse d'un kyste dermoïde : l'aspect moniliforme, les petites poches, le trajet confondu avec celui
du raphé... quelle variété d'inflammation pourrait revê-
tir une allure semblable, à moins de se développer dans
un kyste dermoïde préexistant ?

Un abcès ne suivrait pas le raphé, et surtout ne saurait
se propager dans la trame particulièrement serrée qui
le forme. Ne sait-on pas, au contraire, que les collections s'arrêtent souvent à son niveau et ne peuvent franchir les sérieux obstacles qu'il dresse devant la marche
des fusées purulentes ? J'ai communiqué à mon collègue
Balzer le dessin représentant mon kyste, et il y a reconnu l'aspect de ses abcès. Pour lui le doute n'est plus
possible ; il s'agissait bien, dans ses cas, de kystes dermoïdes secondairement enflammés.

D'après les deux observations de Balzer et Souplet et
d'après la nôtre, on voit que les kystes dermoïdes du

raphé peuvent occuper divers points : dans un cas, il a envahi le long espace qui s'étend du gland jusqu'à l'anus et se retrouve par conséquent sous la verge, sous les bourses et sur le périnée antérieur. Dans le second cas des mêmes auteurs, le trajet canaliculaire est beaucoup plus court ; on ne le rencontre que sur le pénis et il s'arrête au niveau des bourses. Le nôtre est différent ; toute la région postérieure du raphé est envahie, de l'anus jusqu'à la partie moyenne des bourses. Maintenant que l'attention est appelée sur ce point, on en trouvera tous les intermédiaires, et un segment plus ou moins long pourra être tunnellisé, formant tantôt un kyste dermoïde circonscrit de 1 ou de 2 centimètres tout au plus, et tantôt un long canalicule allant du prépuce à l'anus.

Comment et par quel mécanisme ces kystes dermoïdes développés sur le raphé du périnée antérieur, du scrotum et du pénis peuvent-ils se former ? Je n'entreprendrai pas ici une description embryologique qui n'est pas de ma compétence ; ceux que cette question intéresse en trouveront tous les éléments dans un remarquable mémoire de M. Retterer sur « le développement du pénis et du clitoris chez le fœtus humain ». Je me contenterai de vous transcrire ici les paragraphes les plus saillants de la description qu'il a faite de notre pièce devant les membres de la Société de biologie :

Si nous nous reportons aux phénomènes de développement qui se passent dans la région ano-génitale, nous nous rendrons compte de la façon dont ce kyste dermoïde a pu se produire. Le cloaque, où aboutit, chez

l'embryon, le tube digestif d'une part, les conduits gé-
nito-urinaires, de l'autre, se divise en deux canaux distincts, sinus uro-génital et rectum, par la formation de
deux replis latéraux. Les bords de ces replis se rapprochent et se fusionnent, de la même façon que les replis
médullaires à l'époque où se ferme la gouttière médul-
laire. Plus tard on observe un processus analogue chez
les embryons *féminins*, au niveau du sinus uro-génital,
qui se cloisonne en un canal ventral, l'urèthre, et en un
conduit dorsal du segment postérieur du vagin. Chez
les embryons *masculins*, le sinus uro-génital ne se cloisonne pas, mais son orifice postérieur s'ouvre dans une
gouttière formée par deux replis ventraux du tubercule
génital. Ces derniers ne sont que des épaississements
cutanés, revêtus, par conséquent, d'assises épithéliales d'origine ectodermique et ne présentant, comme
le reste de l'épiderme à cette époque de la vie embryonnaire, aucune trace de bourgeons glandulaires ni
pileux.

Dans le développement normal, les bords de ces replis
uro-génitaux ou simplement uréthraux se soudent comme
dans le cloaque et prolongent le canal jusqu'au niveau
du gland. A la base de ce dernier, on remarque cependant un cloisonnement partiel de l'urèthre balanique,
aboutissant à la formation du *sinus de Guérin*. Déjà en
1892, Retterer nous a donné une idée de la formation des urèthres doubles dont il a vu un cas dans le
service de Lannelongue. Le tout se réduit à un cloisonnement analogue à celui du cloaque et du sinus
uro-génital féminin. Dans le cas particulier qui nous
occupe, le cloisonnement de l'urèthre n'a été que par-

tiel, c'est-à-dire qu'il porte sur une région limitée de l'urèthre.

Voici comment on peut se rendre compte de la façon dont notre kyste s'est produit : les replis uréthraux de la région périnéale se sont formés et rapprochés par leur face interne comme à l'ordinaire ; mais au lieu de se souder sur toute leur hauteur, sauf à l'extrémité profonde (urèthre), la réunion n'a eu lieu qu'en deux points : à leur extrémité profonde et au bord libre. Dans la partie moyenne, les deux replis n'ont fait que s'accoler, de façon que leur face interne est restée vêtue d'épithélium, et que le tissu mésodermique et vasculaire n'a pas passé d'un repli à l'autre. De cet arrêt de soudure dans la partie moyenne des replis, ou, ce qui revient au même, de la soudure partielle portant sur une partie profonde et sur le bord libre des replis, résulte un canal tapissé par des assises ectodermiques, qui ont continué à évoluer comme l'épiderme, mais sans former ni follicules pileux ni glandes sébacées.

Supposons que le processus ait débuté au sinus urogénital et se soit continué jusqu'au gland, nous aurions un urèthre double ; dans notre observation, il s'est limité à la région périnéale, c'est-à-dire que nous sommes en présence d'un kyste terminé en cul-de-sac en avant et en arrière ; le dernier canal suit nécessairement le raphé périnéal : il est tapissé par un revêtement épithélial semblable à celui de la peau, et sa paroi mésodermique est constituée par une trame musculaire et conjonctive rappelant celle du corps spongieux ; mais les vaisseaux ne s'y sont pas développés jusqu'à le transformer en tissu érectile.

Tel est, Messieurs, le cas remarquable que je tenais à exposer devant vous ; je le résume en une courte phrase : On peut rencontrer, au niveau du raphé qui s'étend de l'anus au prépuce, des kystes dermoïdes d'aspect canaliculaire, et dus à l'enclavement de la peau au moment de la formation de la gouttière uréthrale.

CHAPITRE IX

AFFECTIONS DES ORGANES GÉNITAUX DE LA FEMME

I

De la pelvi-péritonite.

Messieurs,

Certains auteurs ont mis en doute l'existence de la pelvi-péritonite ; à l'avant-dernier Congrès des chirurgiens français, on a contesté la valeur démonstrative des faits qui, d'après moi, réhabilitent cette affection, presque aussi vieille que la nosographie utérine. Les hasards de la clinique m'ont justement fourni un cas où se trouvent accumulées les preuves qui, d'après nos contradicteurs, sont seules capables d'entraîner la conviction. Aussi je m'empresse de publier cette observation et de revenir, à son propos, sur les arguments développés dans mon premier travail.

Depuis le fameux mémoire que Bernutz publia en 1857, la pelvi-péritonite semblait assise sur des bases inébranlables ; nous en trouvons des descriptions excellentes dans la plupart de nos dictionnaires et de nos livres classiques. Récemment encore, Delbet, dans son *Traité des suppurations pelviennes chez la femme,* trace de cette affection un tableau d'une précision et d'une exactitude parfaites. Dans ces dernières années, cependant, s'il faut en croire nos recueils périodiques, la pelvi-péritonite se ferait bien rare, et les cliniciens n'en parlent plus ou en parlent à peine ; les pyosalpingites la débordent de toutes parts, et, depuis que la laparotomie permet un examen direct du petit bassin, on n'y signale plus, comme collections purulentes, que des trompes distendues et peut-être quelques abcès du ligament large, mais plus de pelvi-péritonites au sens propre du mot.

Pozzi s'est même nettement exprimé sur ce point, et la pelvi-péritonite est rayée de sa nosographie ; il la range dans les « péri-métro-salpingites » sous le nom d' « abcès pelviens » ; encore se demande-t-il si, en fin de compte, ces collections purulentes, de forme et d'évolution particulières dont il ne peut nier l'existence, ne sont pas des pyo-salpinx volumineux, « des kystes purulents tubaires qui, d'abord libres, ont été soudés par un travail ultérieur » aux parois du petit bassin. En effet, « par une décortication hardie de cette poche, on se trouve en présence, quand ce travail souvent très laborieux est terminé, d'un kyste muni d'un pédicule interne, inséré sur la corne de l'utérus, et l'on reconnaît qu'on avait vériblement affaire à la trompe dilatée ».

Je sais bien que l'auteur ne s'explique pas d'une manière péremptoire et n'affirme point qu'il n'y a pas de pelvi-péritonites ; mais il penche visiblement vers cette interprétation, puisque, au cours de son article, il n'est plus question de l'inflammation de la séreuse : « la pelvi-péritonite des auteurs » est, ou bien un phlegmon inclus dans le ligament large et, par conséquent, indépendant du péritoine, ou bien un abcès pelvien, qui n'est lui-même qu'un pyo-salpinx adhérent, une collection tubaire enkystée, dont « la fusion avec les parties voisines est telle qu'une ablation totale serait impossible ou trop dangereuse ». Au demeurant, l'abcès pelvien est un « pyo-salpinx non énucléable » et ce mot « a donc une valeur chirurgicale plutôt qu'anatomique ». Nous tenons à multiplier les citations pour bien montrer, en nous servant des termes mêmes employés par l'auteur, l'opinion exacte de M. Pozzi.

En opposition à cette doctrine, nous avons publié quatre observations qui nous paraissent démontrer l'existence de la pelvi-péritonite. La première a trait à une femme de 27 ans qui entre à Broussais, dix-sept jours après des couches normales ; elle avait été prise tout à coup de fièvre, de prostration, de douleurs vives dans le bas-ventre, de nausées, de vomissemens, de météorisme et de constipation ; lorsque je l'examine, la plupart de ces phénomènes avaient cédé ; la température vespérale n'était plus que de 38,5 ; les souffrances étaient moins intenses, les vomissements rares ; mais la palpation bimanuelle révélait un soulèvement du cul-de-sac postérieur, l'immobilité de l'utérus refoulé en avant et, au-dessus du pubis, une énorme tuméfaction fluctuante, en forme de croissant, à concavité supérieure et dont la corne gauche remontait à quatre travers de doigt au-dessus de l'ombilic, tandis que la droite, moins élevée, atteignait à peine la moitié de cette hauteur.

Je pratique, au-dessus du pubis, une incision verticale de 8 centimètres; le péritoine est tellement épaissi que j'hésite un instant de peur d'ouvrir la paroi vésicale; au-dessus se découvre le globe utérin dont l'involution n'est pas terminée et qui remonte encore à mi-chemin de l'ombilic : je décolle, avec les doigts, les adhérences qui unissent le péritoine à la matrice en me dirigeant en haut et à gauche et, après un trajet de 4 centimètres environ, je me trouve dans la cavité d'où s'écoule d'abord de la sérosité un peu louche, puis une énorme quantité de pus crémeux. Au fur et à mesure que le liquide s'épanche, les anses intestinales, agglutinées par un exsudat peu épais, descendent, et rétrécissent d'autant l'espace primitivement occupé par le pus. Même manœuvre à droite, même décollement avec le doigt, même écoulement de sérosité et de pus, même descente des anses intestinales. La poche est lavée, et drainée par deux gros tubes adossés en canon de fusil.

Les suites de l'opération furent des plus simples : la température tombe; les douleurs cessent; dès le douzième jour la suppuration était tarie et je retire les drains; l'hypogastre, encore irrégulier et résistant grâce aux anses intestinales engluées, s'assouplit et, trois mois après, lorsque nous avons revu la malade, la palpation ne révèle aucun empâtement, et nous constatons la guérison complète de la pelvi-péritonite aiguë : je dis pelvi-péritonite, car je n'avais trouvé nulle part, ni sur l'utérus, ni sur les parois du petit bassin, ni sur les anses intestinales agglutinées, une membrane quelconque dont la structure rappelât la paroi de la trompe distendue; d'ailleurs est-il possible d'admettre qu'en moins de quinze jours les deux trompes aient pu atteindre un développement aussi invraisemblable ? Nous avons vu, à la Société de chirurgie, les plus volumineuses des trompes extirpées par la laparotomie ; la plus grosse n'équivalait pas au quart de notre collection ; j'ajoute que la partie gauche et la partie droite communiquaient l'une avec l'autre en arrière de l'utérus. Il n'y avait pas deux poches distinctes, mais une collection purulente unique, enveloppant partout la matrice, sauf en avant, au niveau de ses adhérences avec le péritoine pariétal.

Deuxième fait : une femme de 32 ans accouche le 17 octobre 1887 ; on doit pratiquer la céphalotripsie : cinq jours après, elle est prise de douleurs dans le bas-ventre, de ballonnement, d'écoulement purulent par le vagin ; ces symptômes persistent pendant un mois avec des alternatives de rémission et d'aggravation ; tout à coup, à l'occasion d'une contrariété vive, les accidents s'accusent et l'on voit apparaître, dans l'hypogastre, une tuméfaction plus saillante à gauche qu'à droite. Le toucher vaginal révèle un effacement du cul-de-sac postérieur soulevé ; nous incisons sur la ligne blanche, au-dessus du pubis ; le péritoine est épaissi ; les intestins sont agglutinés et recouverts d'un épiploon adhérent et vasculaire ; nous le refoulons en haut, et immédiatement jaillit un flot de pus.

Grâce au palper bimanuel, le doigt permet de reconnaître le fond de l'utérus ; c'est à gauche, à droite, en arrière et au-dessus de lui que s'était accumulée la collection purulente ; nous sentons aussi, de chaque côté, le ligament large dont les divers éléments paraissent englobés dans « une coulée de matière plastique ». Nous drainons ; la suppuration était tarie au bout de dix jours ; au bout de vingt la guérison était complète et la malade sortait de l'hôpital ; à l'heure présente elle compte mener à bien une grossesse de six mois. Elle est donc parfaitement remise de sa pelvi-péritonite aiguë, et je donne ce nom à la collection purulente que j'ai ouverte, car, outre le volume de la tumeur qui contenait près d'un litre de pus, outre son développement rapide, outre ce fait capital qu'il y avait, non une poche droite et une poche gauche comme l'exigerait l'hypothèse d'une salpingite double, mais une cavité unique englobant l'utérus, nous devons admettre l'intégrité de l'ovaire et de la trompe, puisque, dans ce cas, l'ovulation et la conception ultérieure n'ont pas été entravées.

Dans notre troisième observation, la suppuration pelvienne n'a pas empêché non plus une nouvelle grossesse : une femme de 23 ans accouche en février 1885 ; quelques jours après, frissons, fièvre violente, température de 40 degrés ; ces symptômes aigus tombent sans céder tout à fait, et pendant un mois la température reste élevée ; le 2 avril l'état général s'altère, l'amaigrissement fait des progrès rapides, les vomissements reparaissent et nous trouvons, dans la région hypogastrique, une tuméfaction saillante surtout à gauche, et qui remonte jusqu'au niveau de l'ombilic. Au point le plus proéminent de la tumeur, nous pratiquons une incision qui donne issue d'abord à de la sérosité, puis à du pus ; notre incision gauche n'en a pas moins vidé la poche que l'on sentait à droite. La cavité lavée, puis drainée, se comble rapidement : au bout d'un mois la malade était guérie et c'est en 1888, trois ans après, qu'une grossesse est survenue.

Ma quatrième observation diffère peu des précédentes :
une couturière de 19 ans se croit enceinte et se livre
à des manœuvres abortives. Au bout de cinq jours, elle
est prise de fièvre violente, de douleurs dans le bas-
ventre, de tympanisme et de vomissements. Elle entre à
Broussais où nous constatons une tumeur qui s'étend du
cul-de-sac de Douglas à mi-chemin de l'ombilic, et plus
saillante à gauche qu'à droite ; nous incisons sur la ligne
médiane ; nous arrivons sur l'épiploon vascularisé que
nous refoulons en haut, avec les anses intestinales adhérentes ; aussitôt le pus s'écoule en abondance ; nous
explorons la cavité, close par un exsudat plus épais que
dans les cas précédents. La poche est drainée avec soin.
Mais ici les néomembranes plus rigides n'ont permis à
l'intestin de reprendre que lentement la cavité occupée
par le pus, et la guérison complète n'a été obtenue
qu'au bout de deux mois. Encore a-t-elle été précaire,
car six mois plus tard j'ai dû pratiquer l'hystérectomie
vaginale.

Cette extirpation de la matrice n'amena pas la guérison : au bout de quelques mois, la malade rentrait
dans notre service pour des souffrances intolérables
qui éclataient à propos de chaque période menstruelle.
J'ouvre le ventre et je puis détacher, au milieu de
néomembranes, les annexes droites, un ovaire kystifère
et une trompe à paroi épaisse, renfermant du pus en
petite abondance. L'opérée quitte l'hôpital et je la
crois guérie ; mais elle nous revient pour des douleurs
persistantes du côté gauche ; en profitant d'une période
cataméniale on peut découvrir, à gauche, au milieu des
adhésions et des exsudats plastiques, les annexes du côté

gauche que j'avais cherchées en vain lors de ma laparotomie et que je trouvais maintenant, grâce à la fluxion
provoquée par les règles. Avant sa guérison complète,
cette malade a donc essuyé quatre opérations, une incision abdominale pour ouvrir sa collection abdominale,
une hystérectomie par le vagin et deux laparotomies
pour l'extirpation des annexes.

Nous avons relevé, au cours de ces observations, une
série de preuves qui nous paraissent, non seulement ruiner la possibilité d'un pyo-salpinx, mais établir d'une
façon péremptoire l'existence de la pelvi-péritonite.
Bien que dans tous les cas la tuméfaction fût bilatérale,
il n'y avait qu'une poche unique et non deux, comme
l'exigerait un double kyste purulent tubaire. En effet,
pour que les deux pyo-salpinx s'évacuent par une seule
incision, il faut admettre que les deux poches primitives
se sont rencontrées sur la ligne médiane, accolées,
fusionnées, ouvertes l'une dans l'autre pour ne former
désormais qu'une seule cavité, circonstance qui, à l'extrême rigueur, pourrait se réaliser une fois, mais qu'on
ne saurait invoquer dans quatre observations consécutives.

Cet argument, qui me paraît péremptoire, n'est pas
le seul, et au cours de nos observations, j'en ai signalé
d'autres : la rapidité du développement de la tumeur et
son énorme volume. N'a-t-on pas vu, comme dans notre
premier cas, une collection se former en quelques jours,
qui remontait à un travers de doigt au-dessus de l'ombilic? Une trompe ne saurait se dilater autant et aussi vite,
et, à notre connaissance, on n'a jamais décrit de poche
purulente tubaire ayant acquis pareille grosseur. Et

puis, dans deux de nos observations, la conception a pu se faire : une grossesse a évolué sans encombre, preuve évidente que les annexes d'un côté étaient intactes, ou du moins n'avaient pas subi les altérations nécessaires pour se transformer en un kyste.

Ces raisons n'ont pas paru suffisantes à M. Pozzi. Il invoque la possibilité d'un pyo-salpinx unilatéral énorme, prolongé en arrière de l'utérus, de manière à figurer une poche à deux diverticules. Il ne trouve, dans nos faits, aucune preuve vraiment irrécusable, et il ajoute : « Quant à moi, jusqu'à ce qu'on m'ait montré les trompes saines et une collection purulente dans le péritoine, je croirai que la lésion tubaire et la pelvi-péritonite sont connexes, indissolublement liées, et le terme de péri-métro-salpingite que j'ai employé marque cette dépendance réciproque. » Le hasard m'a justement fourni l'observation qu'il réclame et voici, aussi brièvement résumé que possible, un cas qui convaincra notre savant contradicteur de l'existence de la pelvi-péritonite :

Une femme de 29 ans accouche ; deux jours après, elle est tout à coup prise d'un grand frisson et la fièvre s'allume. Le ventre, très douloureux, se météorise et la constipation s'établit ; mais ces symptômes inquiétants s'amendent au point que, le surlendemain, la malade se lève et vaque à son ménage. Néanmoins, l'abdomen tout entier reste sensible à la pression ; la défécation devient difficile, puis la miction ; la faiblesse augmente, la figure se tire, et cet état persistant finit par inquiéter la malheureuse qui entre dans notre service sept semaines après sa délivrance. Nous l'examinons alors et voici ce que nous pouvons constater :

La palpation du ventre, encore fort douloureuse surtout à l'hypogastre, révèle l'existence d'un utérus en involution incomplète et dont le fond remonte encore à deux travers de doigt au-dessus du pubis. Il est refoulé, en avant, par une masse irrégulière et résistante qui plonge dans le petit bassin vers la cavité de Douglas. Au toucher vaginal, le col est mou, les culs-de-sac sont effacés, surtout à gauche et en arrière où l'on sent une tumeur dont on apprécie les limites par la palpation bimanuelle; l'utérus, l'empâtement que nous avons signalé en haut et la tuméfaction qui bombe dans le vagin et dans le rectum semblent ne former qu'une seule et même masse chaude, douloureuse, irrégulière, et sans fluctuation appréciable. Nous diagnostiquons pelvi-péritonite, et nous nous décidons à pratiquer la laparotomie.

Une incision est faite, sur la ligne blanche, du pubis à l'ombilic; l'embonpoint de la malade nécessitait ce large débridement; une assez grande quantité de sérosité limpide s'écoule du péritoine ouvert et les intestins apparaissent. Nous les refoulons avec une compresse antiseptique et nous voyons le fond de l'utérus rouge, turgescent, et qui dépasse la symphyse de plus de trois travers de doigt. A droite et à gauche, les annexes adhèrent aux franges épiploïques dont nous les détachons assez facilement, et nous pouvons alors les examiner avec soin. Les ovaires sont plus volumineux qu'à l'ordinaire et comme farcis de kystes innombrables remplis de sérosité citrine; l'un d'eux cependant, l'ovaire gauche, contient une cavité distendue par une collection purulente, la seule, ainsi que nous avons pu nous en convaincre, plus tard, par la coupe méthodique de l'organe.

Les deux trompes sont roses, souples, de consistance, d'aspect et de volume normaux; aucune de leurs altérations n'aurait pu nous échapper, car la dégénérescence scléro-kystique des deux ovaires ayant absolument compromis les fonctions reproductrices, nous avons enlevé les annexes, et c'est après l'opération et tout à notre aise que nous en avons fait l'étude. Le pavillon n'est pas oblitéré et la cavité salpingienne ne contient ni pus ni sérosité. Il est impossible de reconnaître, sur la muqueuse, la plus légère des lésions. Ces recherches anatomo-pathologiques ont été continuées au laboratoire, et le microscope n'a rien montré de particulier dans aucune des trois tuniques : la membrane séreuse paraît seule un peu épaissie. En tous cas, les trompes sont saines et sans dilatation, et s'il se trouve, dans le petit bassin, une collection purulente, un abcès pelvien, celui-ci ne sera donc pas « un kyste tubaire qui, d'abord libre, a été soudé aux parois par un travail ultérieur ».

Or, cet abcès pelvien existe : nous trouvons, en arrière de l'utérus, après avoir décollé une anse intestinale et des franges épiploïques adhérentes à la matrice, une cavité du volume des deux poings et d'où s'échappe un flot de pus. La poche s'étend en bas, jusqu'au col utérin, qu'elle dépasse même : elle semble dédoubler la cloison recto-vaginale. En avant, elle a pour limite les ligaments larges qui la séparent d'une autre collection antérieure moins volumineuse et située entre la matrice et la vessie. L'utérus est donc, pour ainsi dire, baigné dans le pus qui l'entoure de toutes parts, sauf sur les côtés, au niveau de l'insertion des deux ligaments larges.

Ajoutons que nos deux poches ont été essuyées et drainées à la Mikulicz. Les suites de l'opération ont été des plus simples et, aujourd'hui, notre opérée est guérie.

En présence d'une observation semblable, toutes les objections tombent et la démonstration est complète : l'examen direct nous a permis de constater l'existence, dans le péritoine, en avant et en arrière de l'utérus, de deux collections purulentes, séparées l'une de l'autre par les ligaments larges intacts ; elles sont bien indépendantes des ovaires scléro-kystiques et des trompes saines que nous avons pu enlever et examiner à loisir. Nous avons fourni la preuve qu'on nous réclamait, et la pelvi-péritonite de Bernutz et Goupil doit rentrer dans la nosographie au même titre que les pyo-salpingites et que les phlegmons du ligament large. La dénomination d'abcès pelviens ou de péri-métro-salpingite nous semble trop compréhensive et a le tort de grouper, sous une même étiquette, des collections de siège, d'origine et même de thérapeutique trop différentes.

M. Pozzi nous reproche de lui faire une querelle de mots : « Le terme de péri-métro-salpingite a pour but, dans ma pensée, d'indiquer expressément que ces inflammations sont consécutives, sans exception, à des lésions de l'utérus et des annexes. Le terme de pelvi-péritonite, au contraire, que les travaux de Bernutz et Goupil avaient rendu classique en France, laisse ce point dans le doute et paraît indiquer qu'il s'agit d'une inflammation primitive du péritoine ; c'est pourquoi je ne saurais comprendre la réhabilitation qu'en a tentée Paul Reclus. » Je ferai d'abord remarquer à mon distingué collègue que sa péri-métro-salpingite, dans les diverses formes qu'il en a données, ne correspond nullement à ce que, avec la tradition, j'appelle pelvi-péritonite : nulle part l'auteur ne nous décrit ces vastes collections purulentes, accumulées dans le péritoine du petit bassin, survenues le plus souvent à l'occasion d'une fausse couche ou d'un avortement, et dont j'ai cependant vu un cas très net à la suite d'une gonorrhée. J'ai lu et relu les deux éditions de son traité, et nulle part je n'ai trouvé un semblable tableau clinique. Au contraire, nous avons constaté à plusieurs reprises qu'il semble nier leur existence et que pour lui le pus s'est accumulé non dans la séreuse, mais dans la trompe distendue. Nos observations nous paraissent avoir démontré le mal fondé de cette croyance.

Passons maintenant au mot lui-même. Pourquoi donc rayer le terme de pelvi-péritonite ? Il ne nous apprend rien, c'est vrai, sur le lieu d'origine, sur le point de départ de l'inflammation de la séreuse ; mais les noms de maladie ne peuvent que rarement indiquer leur étiologie : M. Pozzi va-t-il débaptiser la pleurésie ? Va-t-il appeler la péritonite généralisée une péri-hépatite, une péri-gastrite, une péri-splénite, une péri-duodénite, une péri-colite ou une péri-rectite, parce que les lésions du foie, de l'estomac, de la rate ou des intestins sont, pour ainsi dire, à la base de l'inflammation de la séreuse irritée à la suite d'une quelconque des diverses lésions de ces viscères ? La nosologie, de par cette réforme, se trouverait bouleversée de fond en comble. Et je m'imagine que nous nommerons longtemps encore l'hydrocèle et l'hématocèle une vaginalite et non une péri-épididymite comme le réclamerait cette nouvelle nomenclature.

D'ailleurs, comme nous le disions tout à l'heure, qu'on crée, si on le veut, une grande classe de péri-métro-salpingite, mais que du moins une variété porte le vieux vocable de pelvi-péritonite, et que l'auteur nous donne la description de cette variété, qui, en définitive, fait défaut dans son livre!

Dans notre cas, la pelvi-péritonite était « pure » et sans abcès tubaires concomitants. Il n'en est pas toujours ainsi et nous voyons, dans les observations anciennes de Bernutz et Goupil, que les foyers purulents de la séreuse se compliquent parfois de collections salpingiennes. La pathogénie de ces suppurations nous donne la clef de leurs sièges multiples, puisque les germes pathogènes qui baignent la muqueuse utérine contaminée, passent d'abord dans les trompes où ils peuvent allumer une salpingite avant de pénétrer dans le péritoine qui s'enflamme à son tour. Le processus morbide doit être tel, surtout dans les cas d'infections par le gonocoque de Neisser, et le premier fait du mémoire de Bernutz et Goupil nous montre justement une blennorrhagie vagino-utérine qui provoque, à la fois, un abcès de la trompe, et une pelvi-péritonite constatée par l'autopsie.

Nous croyons, sans pouvoir du reste en donner la preuve, que les suppurations pelviennes consécutives à l'accouchement — et nos cinq observations ont cette origine — sont plutôt péritonéales que tubaires, et que peut-être l'infection ne se fait pas par le même chemin. On touche ici à la question tant controversée des voies d'inoculation des annexes et du péritoine. Longtemps on a cru que les germes pathogènes suivaient le courant

lymphatique et, par les vaisseaux blancs, arrivaient
dans l'ovaire, la trompe, les ligaments larges et la séreuse
où s'allumaient les inflammations. Mais une série de faits
incontestables prouvèrent que les microbes du vagin et
de l'utérus passent directement dans le ventre, et l'on
a vu, dans nombre de cas, une traînée de pus se continuer dans la matrice à travers les trompes, et par le
pavillon béant, jusque dans un foyer ovarique ou péritonéal.

Comme la pénétration des germes par cette voie muqueuse est incontestable, tandis que l'infection par les
voies lymphatiques reste encore à l'état d'hypothèse,
certains esprits trop absolus ont, pour plus de simplicité,
nié la possibilité d'inoculation des annexes par les vaisseaux blancs. Nous pensons avec Spillmann, Poirier,
Championnière, Widal et une foule d'autres, que c'est
là une erreur; pour ma part, je croirais volontiers
que dans les suppurations violentes qui succèdent parfois aux accouchements et dont nos observations sont des
types parfaits, les microbes pyogènes ont abordé le péritoine par la voie lymphatique. Il semble même que
l'analyse exacte de notre dernier cas prête un appui sérieux à cette hypothèse, et, si on multiplie les observations de ce genre, elle servira à démontrer que les infections blennorrhagiques et les propagations lentes qui
succèdent aux endométrites de toute origine, se propa-
gent jusqu'aux organes internes par la muqueuse salpingienne, tandis que les inflammations suraiguës, provoquées par les accouchements, gagnent le péritoine par
le réseau des vaisseaux blancs.

A la rigueur, on pourrait bien admettre que, dans

notre cas, les microbes pathogènes ont gagné le cul-de-sac de Douglas en passant de l'utérus dans les trompes et des trompes dans le péritoine ; l'intégrité absolue de la muqueuse salpingienne, constatée après la castration, ne ruine pas complètement cette hypothèse : l'exemple de l'épididymite blennorrhagique nous apprend qu'une suppuration de l'urèthre peut atteindre la glande spermatique sans éveiller, dans le canal déférent que remontent les germes, aucun trouble inflammatoire appréciable. Mais si nous pouvons expliquer ainsi la présence du pus dans le cul-de-sac rétro-utérin vers lequel est tourné le pavillon de la trompe, nous ne voyons pas comment les agents pathogènes auraient passé, en même temps, dans le cul-de-sac utéro-vésical qui, lui aussi, était le siège d'un volumineux abcès. Il nous semble que, dans le cas particulier, la doctrine de la propagation par la voie lymphatique rend mieux compte des phénomènes observés.

On savait, on sait mieux depuis les recherches de Poirier, que les lymphatiques de la muqueuse utérine ont de nombreuses anastomoses avec un riche réseau sous-péritonéal : une piqûre profonde dans un des angles de la matrice décèle aisément de gros troncs qui rampent sous la séreuse, et tellement superficiels qu'ils dessinent leur saillie sur la face libre du péritoine dont ils ne sont séparés que par le simple endothélium. Ceci nous suffit, et nous connaissons trop les connexions des réseaux blancs avec les cavités séreuses pour admettre que, si les germes phlogogènes puisés à la surface de la muqueuse utérine arrivent jusque dans le tissu cellulaire sous-péritonéal du cul-de-sac de Douglas, ils puissent y sé-

journer sans provoquer des phénomènes inflammatoires.
En vérité, nous ne saurions comprendre comment,
tandis que tous les réseaux blancs jouissent du fâcheux
privilège de rouler à distance les germes morbides, les
seuls lymphatiques de la muqueuse utérine échappe-
raient à cette loi.

Nous ne voudrions pas insister sur ce point que n'ont
pas encore complètement éclairé les remarquables travaux d'Alphonse Guérin, de Sappey, de Poirier, de
Lucas-Championnière et de Widal. Aussi, laissant de
côté tout ce qui a trait à l'infection de la séreuse par la
voie lymphatique ou par la voie muqueuse, nous nous
en tiendrons au fait que visent surtout nos recherches
cliniques, et nous terminerons notre conférence par cette
conclusion qui la résume tout entière : Quoi qu'on en
ait dit, la pelvi-péritonite existe, et nous possédons, à
cette heure, des observations qui en établissent la réalité
sur des bases inébranlables.

II

Hystérectomie vaginale et laparotomie.

MESSIEURS,

Voici bientôt quatre ans que l'on discute sur les mérites de l'hystérectomie vaginale comparée à la laparotomie pour l'extirpation des annexes enflammées ; la lutte
a été vive, et maintenant que la poussière du combat est
à peu près tombée, il est intéressant de se rendre compte
de nos exagérations réciproques. J'ai, dès le premier jour,
pris parti pour l'opération nouvelle, et je tiens à vous
montrer tout d'abord en quels termes je l'ai fait au début
de la campagne, me réservant, dans de nouvelles conférences, de vous indiquer en quoi une étude plus longtemps poursuivie a pu modifier mon opinion, et de voir
avec vous quelles leçons on peut tirer des documents
importants publiés depuis 1891 par les camps opposés.

Les suppurations pelviennes ne se présentent pas sous
un type unique : il en existe de nombreuses variétés qui
peuvent exiger une thérapeutique différente. Aussi était-il
nécessaire d'établir une division, et dans les discussions
de la Société de chirurgie chacun a apporté la sienne.
Ces classifications se valent, et pour plus de simplicité j'accepte la suivante : Les annexes enflammées sont

très adhérentes et non énucléables ; elles sont adhérentes mais encore énucléables ; elles sont libres ou, du moins, très peu adhérentes aux parois et aux organes du petit bassin.

Pour la première catégorie de faits, lorsque les trompes et l'ovaire enflammés ont provoqué, dans les feuillets péritonéaux voisins, la formation de néomembranes épaisses qui les agglomèrent en une masse indistincte creusée de cavités purulentes, l'accord est unanime : tous les orateurs de la Société de chirurgie ont déclaré que l'opération de choix est l'hystérectomie vaginale préliminaire, et, parmi eux, M. Bouilly, dont on connaît l'expérience et la prudence, a été très catégorique. Pour notre part, nous déclarerions volontiers que, dans ces cas extrêmes, il n'y a pas de parallèle à établir, pas de balance à faire entre diverses interventions de valeur à peu près égale, il n'y a qu'une opération possible : l'hystérectomie.

Si M. Pozzi, seul parmi nous, tient pour l'extirpation ou, à son défaut, pour l'ouverture large des collections purulentes et leur drainage à la Mikulicz, c'est, je m'imagine, que, malgré sa pratique étendue, il n'a pas vu encore ces « pachy-pelvi-péritonites » auxquelles nous faisons allusion. Nous en avons observé quatre et leur souvenir, qui me hantait, a décidé de ma conversion immédiate dès que la technique de Péan m'a été révélée par la pratique de mon ami Paul Segond. J'avais, comme tous, essayé de l'extirpation, de la large ouverture et du drainage, et l'échec fut complet, puisque, de mes quatre opérées, une seule a survécu, et encore, avec une fistule intarissable sur la ligne blanche, au-dessus du pubis ; les trois autres sont mortes, l'une de l'opération, les deux autres des suppurations prolongées que mon intervention n'avait pu tarir.

Je ne reviendrai pas sur ces faits que j'ai déjà communiqués à la Société de chirurgie ; je rappellerai seulement que, dans un cas, je pratiquai l'extirpation des annexes après avoir ouvert cinq ou six poches purulentes énormes ; les ovaires et les trompes furent bien amenés au dehors, mais au prix de déchirures étendues de leurs parois très friables ; un saignement continu, une hémorrhagie inquiétante survint, et, pour l'étancher, il fallut avoir recours non à un drainage, mais plutôt à un tamponnement à la gaze iodoformée ; au troisième jour, notre opérée était morte. Dans les trois autres cas, on ne pouvait même songer à l'extirpation : des fausses membranes, épaisses en certains points de plus de 3 centimètres, englobaient les annexes et doublaient d'une couche rigide les anses intestinales. Les cloisons qui séparaient les diverses poches sont détruites, et je draine la cavité unique. Mais il restait un large cloaque que ne put remplir la poussée des intestins immobilisés par leur blindage de néomembranes ; la suppuration recommence et sa persistance provoque, chez deux de nos malades, des dégénérescences amyloïdes des reins et du foie.

Certes la mort n'est pas toujours la conséquence de ces interventions, et nous avons dit qu'une de nos laparotomisées vit encore malgré sa fistule persistante. Il est même des cas sans doute moins graves, à poches purulentes moins volumineuses, à fausses membranes moins épaisses, où la cicatrisation complète peut être amenée par l'ouverture large et le drainage iodoformé.

Pozzi et Bouilly nous disent en avoir guéri chacun trois par cette méthode, mais, outre que les lésions n'avaient pas alors, nous osons l'affirmer, l'étendue et la gravité des nôtres, qu'elles n'étaient pas vraiment incurables comme nos vieilles pachy-péritonéo-salpingites, la cure a dû être bien précaire ou obtenue bien lentement, puisque Bouilly déclare qu'en pareille occurrence, l'hystérectomie eût été préférable.

Certes, elle doit l'être ! Ces collections purulentes du petit bassin ont, pour centre, l'utérus ; à droite et à gauche on peut trouver les trompes et les ovaires abcédés, en arrière le cul-de-sac de Douglas distendu, au-dessus, des poches qui soulèvent les intestins protégés par l'épaisseur des néo-membranes. Lorsque, par le morcellement, la matrice est enlevée, on a, pour ainsi dire, fait disparaître la clef de voûte et toute la « superstruction » s'écroule ; pour prendre une autre image, chère, dit-on, au promoteur de la méthode, on retire « la bonde » qui ferme toutes les collections ; elles se vident, et les poches tendent à revenir sur elles-mêmes par rétraction inodulaire ou sous la poussée incessante des intestins. Il se peut que l'hystérectomie n'ait pas ouvert toutes les cavités, mais si quelque foyer échappe au doigt du chirurgien, la déhiscence spontanée ne tarde pas à survenir et assure la guérison.

Les pachy-pelvi-péritonites ne sont pas les seules lésions où l'hystérectomie se présente comme l'opération nécessaire : elle l'est aussi pour certaines salpingites scléreuses, où les annexes, petites et perdues dans une coulée plastique, adhèrent intimement à l'utérus et aux ligaments larges dont on ne saurait les séparer. Bouilly, avec raison, a insisté sur cette forme où la laparotomie resterait impuissante et qui est justiciable de la seule hystérectomie. Je viens de me trouver en présence d'un cas de ce genre, et, bien que des circonstances spéciales, la grande étroitesse du vagin, la friabilité de l'utérus, son immobilité dans le petit bassin, l'impossibilité de l'abaisser vers la vulve aient rendu l'opération difficile, nous avons obtenu un remarquable succès. En dix jours la guérison était effectuée, sans que nous eussions eu à noter le plus léger incident.

Il s'agit d'une jeune femme déjà laparotomisée, il y a un an, pour une collection pelvienne consécutive à une fausse couche de deux mois; le pus avait été évacué et la guérison paraissait acquise, lorsque des douleurs intenses reparurent, et une tuméfaction notable à droite et à gauche de l'utérus. La bilatéralité indiscutable des lésions, leur ancienneté, l'immobilité de la matrice, preuve évidente de l'existence d'adhérences vieilles et solides, me firent opter pour l'hystérectomie. Lorsque je dégageai le fond de l'organe après le morcellement, une poche assez volumineuse vida son pus dans le vagin; j'essayai alors d'énucléer l'ovaire et la trompe dont je voyais les extrémités saisies par les pinces qui étreignaient le ligament large ; mais toutes nos tentatives furent vaines, car le tissu scléreux des organes faisait corps avec celui des néo-membranes. Pourquoi d'ailleurs eussions-nous insisté? la cavité purulente avait été ouverte, et les annexes, privées de leurs vaisseaux nourriciers et de leurs nerfs, ne pouvaient plus que s'atrophier rapidement.

En résumé, nous pensons que, dans ces ovaro-salpingites scléreuses, adhérentes à l'utérus et aux ligaments larges avec lesquels elles font corps, la seule opération possible est l'hystérectomie vaginale; si elle n'enlève pas toujours les annexes malades, elle en détruit du moins les nerfs et les vaisseaux, et entraîne l'atrophie certaine de l'organe. Même intervention pour les pachy-pelvi-péritonites à suppurations diffuses : ouvrir et drainer les cavités purulentes est une méthode vraiment illusoire; essayer d'extirper les néo-membranes est dangereux; aussi recourra-t-on d'emblée à l'hystérectomie dont les états de services, dans cette variété de suppurations pelviennes, sont déjà assez beaux pour qu'on rejette le programme vraiment trop compliqué de M. Pozzi : la laparotomie d'abord; puis, en cas d'échec et « comme dernière ressource' », l'hystérectomie vaginale. Pourquoi s'exposer à faire deux opérations, puisque l'expérience a démontré qu'une seule est suffisante ?

Jusqu'ici aucune objection précise n'est encore formulée contre l'hystérectomie vaginale; la grande majorité des chirurgiens l'acceptent pour cette première catégorie de faits, et si M. Pozzi la repousse, il donne pour unique raison que, la laparotomie lui ayant suffi dans tous les cas de sa pratique, il n'a pas eu à chercher au delà. Mais les accusations se précisent dès que nous touchons au deuxième groupe, à ces poches adhérentes, fistuleuses ou non, mais énucléables. La laparotomie les extirpe, tandis que « chez un très grand nombre de malades, dit M. Pozzi, les hystérectomistes se contentent d'ouvrir, ou même d'abandonner à la déhiscence spontanée, des poches fortement collées au bassin et qu'un laparotomiste exercé aurait certainement décortiquées. Il reste donc dans le ventre, après guérison opératoire, des résidus de tissus pathologiques plus ou moins infectés. »

Cette objection aurait un grand poids, mais elle n'est pas fondée, et c'est grâce à une confusion regrettable qu'elle revient sans cesse dans l'argumentation de la plupart de nos contradicteurs : certainement, dans la première catégorie de faits, dans ce que nous avons à plusieurs reprises appelé la pachy-pelvi-péritonite suppurée, on laisse des néomembranes, des exsudats et même les débris des annexes ; mais si l'on se contente d'ouvrir les abcès, c'est pour cause : leur adhérence est telle que laparotomistes et hystérectomistes s'arrêtent devant les mêmes impossibilités ou devant les mêmes dangers ; la décortication aurait pour conséquence la rupture de vaisseaux volumineux, la déchirure de la vessie, du rectum, de l'S iliaque ou des anses de l'intestin grêle ; sous ce rapport, laparotomie et hystérectomie sont égales ; l'une et l'autre abandonnent dans le ventre « des résidus infectés », mais avec cette différence, tout à l'avantage de l'hystérectomie, que le drainage de celle-ci en débarrasse bien plus facilement l'organisme que le drainage de celle-là.

Comme, dans les lésions du premier groupe, les hystérectomistes ouvrent les poches sans les extirper, on en a conclu qu'ils les laissent aussi dans les lésions du deuxième ; il n'en est rien, et l'hystérectomie permet l'énucléation partielle ou totale des foyers. Vraiment, on exagère les facilités de l'ablation des annexes après ouverture du ventre, et lorsque M. Pozzi oppose « les manœuvres s'exécutant à l'aise, un large accès donné par l'ouverture abdominale vers les parties malades, le toucher pouvant toujours au besoin s'aider de la vue... aux tâtonnements inévitables au fond d'une cavité étroite et profonde pour peu que l'utérus s'abaisse difficilement et que la personne présente un notable embonpoint, une hémostase toujours incertaine et livrée à la bonne fortune d'une première mise en place de pinces, le danger de ne pouvoir atteindre des lésions trop hautes dans un champ opératoire encombré de pinces qu'on court le risque de déplacer », il me paraît comparer simplement, aux cas faciles de la laparotomie, les cas difficiles de l'hystérectomie.

J'ai qualifié, à la Société de chirurgie, l'hystérectomie d'opération « facile »; j'ai eu tort, et l'expression a trahi ma pensée; je voulais dire que, toutes choses égales d'ailleurs, je trouvais cette délicate intervention, plus facile que la laparotomie dans les cas correspondants. J'ai opéré, à trois jours de distance, deux ovaro-salpingites suppurées, dont les lésions étaient presque « superposables », aussi semblables vraiment que la clinique peut le permettre; la première fut traitée par la laparotomie; l'énucléation des annexes d'un côté s'est faite sans grande difficulté, mais, de l'autre, la décortication a été longue, pénible, hérissée de dangers; deux poches purulentes ont été ouvertes dont il a fallu garer le péritoine; et les anses intestinales emmêlées dans les doigts, glissantes et toujours prêtes à envahir le champ opératoire, j'allais en aveugle au fond du cul-de-sac de Douglas, n'ayant pour guide que mes doigts, car le toucher, pour

s'aider de la vue, aurait eu besoin « des ressources sup-
plémentaires de la position déclive et de l'éviscération »,
mais cette manœuvre n'avait point encore pénétré dans
la pratique. Un lambeau de la trompe trop friable est resté
adhérent au fond de l'utérus et ce débris infecté a nécessité un drainage. La malade a guéri, mais moins simplement et peut-être moins complètement que la seconde.

Pour celle-là j'eus recours à l'hystérectomie vaginale :
la matrice était mal abaissable et le morcellement offrit
quelque difficulté, d'autant qu'une de mes pinces dérapa
et j'eus pendant quelques instants tous les ennuis d'une
hémorrhagie ; mais une pince nouvelle tarit l'écoulement
et, l'utérus une fois enlevé, je vis les annexes malades
envahir, pour ainsi dire, le champ opératoire et prendre
la place de l'organe extirpé ; des kystes séreux furent
ouverts, dont le liquide s'écoula au dehors par le vagin ;
puis leurs poches flasques et vides, attirées par une
pince, vinrent avec l'ovaire scléreux et la trompe droite,
dilatée par le pus, et semblable à une petite outre. A
gauche, les adhérences avec le ligament large et les parois
du petit bassin sont fort solides ; j'introduis la main par
la vulve et, du bout du doigt, je décortique lentement
la poche purulente qui crève, trop amincie en un point,
mais dont le contenu s'évacue par déclivité et sans contact avec les anses intestinales. Je pratiquai donc plus
aisément, et avec un danger moindre d'inoculation, une
décortication aussi complète que dans la laparotomie
précédente.

On peut donc énucléer, extirper, décortiquer par la
voie vaginale. Je crois même que l'hystérectomie préli-

minaire est, en réalité, plus simple. Elle le serait moins que nous la préférerions encore, car elle offre plus de sécurité lorsque le drainage est rendu nécessaire par la rupture de quelque poche ou l'adhérence intime de quelque débris infecté. On ouvre alors un accès large et déclive, qui amène forcément les sécrétions au dehors; tandis que, après la laparotomie, le drainage se fait par une boutonnière étroite, par une sorte de goulot laissé par le chirurgien en un point de l'incision abdominale, et les liquides doivent remonter par capillarité le long des mèches de gaze iodoformée. Évidemment ce drainage est bon, mais l'autre est meilleur. Et puis, combien moins grandes les chances d'infection!

On a prétendu à ce sujet que l'hystérectomie vaginale est l'opération des gens « à mains sales », qui craignent d'infecter le péritoine de leurs ongles sertis de colonies microbiennes. A cette heure, Dieu merci, on sait se laver les mains : la technique en est aussi précise qu'efficace : mais les polémistes qui ne craignent pas de recourir à cet argument, n'ignorent point que, dans les extirpations de pyo-salpingites, l'infection peut se faire en dedans, par la rupture d'une poche, et qu'il faut un grand soin, une attention extrême, des précautions multipliées pour protéger contre l'irruption d'un liquide septique, les anses intestinales qui bordent le champ opératoire. Certes, dans l'immense majorité des cas, les laparotomistes savent se garder de ce danger, mais combien plus simplement dans l'hystérectomie vaginale; les abcès sont situés au-dessous des intestins et le pus tombe dans le vagin pour s'écouler au dehors.

Ces avantages, s'ils ont la valeur que nous leur attribuons, devront se traduire, dans la pratique, par de plus grands succès opératoires. Nous le croyons, mais la démonstration en est difficile. Elle serait faite si nous pouvions invoquer les relevés de M. Péan qui, sur 60 hystérectomies vaginales, aurait eu 60 succès. Mais ces chiffres, s'ils ont été publiés, ne sont pas, que je sache, accompagnés d'observations, et leur appui se dérobe. Nous n'avons donc que le tableau de M. Segond qui compte 38 opérations avec 33 succès et 5 morts ; avec nos faits, avec ceux de Terrillon, de Peyrot, de Larabrie, de Nélaton, etc., nous pourrions porter ce chiffre à cinquante en augmentant d'autant la colonne des succès sans charger celle des morts. Mais ces relevés, faits de pièces et de morceaux, sont sans valeur et nous nous en tenons à la statistique de Segond. Elle est des plus encourageantes et nous ne doutons pas que, sous peu, l'innocuité de l'hystérectomie ne soit proclamée par tous les chirurgiens. Toutefois nous nous garderons d'insister, car nous reconnaissons avec M. Pozzi « qu'il est plus scientifique de tenir compte des résultats acquis que des résultats espérés ».

Nous sommes moins affirmatif pour le traitement des lésions du troisième groupe, celui des salpingites peu volumineuses, sans adhérence aux parois du bassin. Il est certain qu'en pareil cas, une incision de quelques centimètres sur la ligne blanche permet d'introduire deux doigts jusqu'à la trompe, de la retirer, après avoir déchiré quelques adhérences molles s'il en existe, de lier le pédicule et d'extirper l'organe malade. Une prompte guérison est la suite à peu près obligée de cet acte opératoire, aussi simple que rapide. L'hystérectomie vaginale, bien que facile alors, puisque l'utérus abaissable peut, pour ainsi dire, être « cueilli » à la vulve, est certainement plus compliquée et, pour la pratiquer ici au détriment de la laparotomie, il faut produire de nouveaux arguments. M. Segond en présente deux.

Le premier ne nous touche guère : après l'ablation des annexes, l'utérus devient un organe inutile; il peut même être nuisible, car il est souvent atteint d'une endométrite que ne guérit pas toujours la salpingectomie. Le fait est exact et nous avons opéré récemment une malade que nous avait confiée le professeur Tarnier : la castration bilatérale, pour des trompes remplies de pus, fut suivie d'un beau succès, mais une leucorrhée abondante n'en persista pas moins et, au contraire de ce qu'on observe d'habitude, l'écoulement ne s'était pas tari au bout d'un mois. Il a fallu recourir au curettage pour compléter la guérison. Nous tenons donc l'argument pour exact, mais il nous paraît d'un poids bien médiocre, d'abord parce que la persistance de cette leucorrhée est rare, ensuite parce qu'il suffit, pour la guérir, d'une intervention des plus simples.

Le second semble plus recevable : la laparotomie nécessite une incision abdominale dont la cicatrice dépare le ventre; l'hystérectomie vaginale enlève les annexes par une voie naturelle, et le tégument ne subit aucune altération. C'est là une considération de quelque valeur pour une jeune femme, et je dois dire que mes deux opérées, dont la plus âgée n'a pas plus de 23 ans, y ont prêté une attention d'autant plus grande qu'elles devaient sacrifier beaucoup aux exigences d'une profession peu avouable. J'opterais donc, chez une jeune femme, pour une opération un peu plus compliquée, mais aussi bénigne et aussi efficace, si elle assure le bénéfice d'un ventre sans vestige d'incision, et, cette idée, je la traduis par cette formule : Toutes choses égales d'ailleurs, je préfère pas de cicatrice à une cicatrice, si dissimulée que la fassent nos sutures actuelles.

Mais ici intervient une objection que la plupart des orateurs de la Société de chirurgie ont développée avec une juste insistance : dans les cas récents et légers, lorsque les désordres sont peu avancés, il est difficile d'affirmer la nature de la lésion et son degré de gravité ; l'hystérectomie vaginale n'expose-t-elle pas alors à enlever, non des salpingites suppurées, mais des hémato-salpinx, des hydro-salpinx, des dégénérescences scléro-kystiques, de simples salpingites catarrhales ? N'expose-t-elle pas surtout à supprimer les deux trompes et les deux ovaires lorsque les annexes d'un seul côté sont vraiment atteintes ? La laparotomie eût permis de reconnaître l'erreur, et l'utérus avec un des deux ovaires aurait été conservé pour la fonction ; la femme n'eût pas perdu sa fécondité.

Qu'on puisse se tromper sur la « nature » de la lésion et confondre une salpingite suppurée avec un hémato-salpinx, un hydro-salpinx, une dégénérescence kystique, une salpingite parenchymateuse, le fait m'importerait peu si les lésions sont bilatérales et les organes perdus pour la fonction. Si j'étais sûr, absolument sûr, de la perte irrémédiable de la fécondité, j'aurais recours à l'hystérectomie vaginale et non à la laparotomie, car ce n'est pas la présence du pus qui légitime l'opération, mais bien la bilatéralité et la gravité des désordres. Malheureusement il est aussi difficile, dans les cas récents, de reconnaître la gravité et la bilatéralité des lésions que d'affirmer leur nature, et l'argument demeure avec toute sa force. « Il m'est arrivé, dit M. Pozzi, de faire la laparotomie en croyant à une double salpingite suppurée et de me trouver en présence de lésions avancées d'une trompe d'un côté, et de lésions très légères ou même nulles des annexes de l'autre côté. J'ai pu alors me borner à enlever les annexes du côté seulement où la lésion le rendait nécessaire. »

Nous n'avons pas la prétention d'être plus précis dans nos diagnostics, et ces erreurs possibles commandent une extrême réserve. Mais, pour notre part, nous nous désintéresserions presque du débat, car dans cette troisième catégorie de faits, lorsque les lésions sont récentes et peu étendues, nous nous abstenons le plus souvent d'une intervention chirurgicale ; nous mettons la malade au repos ; nous curettons et nous drainons l'utérus, s'il y a lieu ; nous avons recours aux irrigations vaginales biquotidiennes, surtout aux lavements à la température de 55° et qui doivent être gardés pendant une demi-heure au moins. Et dans quelques faits, rares il est vrai, mais fort remarquables, nous avons pu éviter la laparotomie. Je dis : la laparotomie, car dans ces cas à diagnostic difficile, c'est à elle que nous nous adresserions. « Elle est une opération de contrôle qui permet de rectifier à temps les incertitudes et les erreurs de diagnostic, tandis que l'hystérectomie est une opération de certitude qui suppose l'infaillibilité du diagnostic. »

Nous ne voudrions donc pas substituer l'hystérectomie vaginale à la laparotomie et l'une et l'autre conservent leurs indications précises. La dernière raison pour laquelle **M. Pozzi** rejette en bloc l'hystérectomie et la repousse, même dans les cas où ses collègues les plus compétents l'accueillent avec faveur, c'est qu'il faut se garder « d'entre-bâiller une porte qui doit rester fermée, de peur qu'on n'y fasse passer trop de lésions guérissables autrement ». Cette idée le poursuit, car il y revient par trois fois et il ajoute : « Le vagin est un gouffre où s'enseveliront, sans vérification et sans enseignement possibles, les plus impardonnables erreurs. » Certes, nous savons ce que « des personnalités peu instruites ou insuffisamment scrupuleuses » peuvent faire des meilleures opérations. Mais en vérité, ces craintes, trop justifiées, hélas ! pourquoi les montrer plus pour l'hystérectomie que pour la laparotomie au nom de laquelle on a extirpé tant de trompes et tant d'ovaires sains ? Je m'imagine qu'avant longtemps un mémoire ne sera que trop nécessaire sur « les abus de l'hystérectomie vaginale dans les inflammations pelviennes », mais, qu'on ne l'oublie pas ! il aura été précédé de la juste thèse de **M. Pichevin** sur « les abus de la castration chez la femme ».

Nous avons toujours protesté et, plus que jamais, nous protesterons contre les « interventions » mal indiquées et les « mutilations irréparables » lorsqu'elles ne sont pas formellement nécessaires. Mais notre protestation vise une tendance et non telle ou telle intervention qui vaudra toujours ce que vaut le chirurgien qui l'applique. Aussi cet argument ne saurait nous toucher pour l'hystérectomie — et je résumerai cette conférence par les conclusions que je soumettais à la Société de chirurgie et qui se rapprochent fort de celles de M. Segond :

1º Dans les pelvi-péritonites anciennes, et pour les ovaires scléreux, adhérents à l'utérus, perdus dans une gangue épaisse de néo-membranes, nous n'avons qu'une opération : l'hystérectomie vaginale.

2º Dans les doubles ovaro-salpingites volumineuses, nous préférons — comme plus facile et plus sûre — l'hystérectomie à la laparotomie, qui cependant a donné d'excellents résultats.

3º Enfin, dans les lésions récentes, lorsqu'il n'est pas démontré que les annexes des deux côtés ont perdu leurs fonctions, on aura recours, si du moins une intervention chirurgicale est jugée nécessaire, à la laparotomie qui, seule, permet d'établir, sur un diagnostic indiscutable, les indications précises de l'extirpation.

III

Suppurations pelviennes et laparotomie.

Messieurs,

Je désire vous entretenir des malades atteintes de suppurations pelviennes que nous avons opérées par la laparotomie. La première de nos interventions date du 15 février, la dernière du 15 octobre de l'année courante ; c'est donc notre pratique de sept mois que nous allons exposer ici, de sept et non de huit, car nous nous sommes absenté en septembre.

Le nombre total de ces laparotomies a été de 19. C'est peu, si l'on songe à l'extrême activité du service que nous a laissé notre prédécesseur, M. Polaillon, dont la consultation de gynécologie avait une vogue si légitime. Mais nous ferons remarquer que, d'une part, nous avons écarté toutes les interventions où les lésions révélées par l'examen direct, pièces en main, n'étaient pas ou n'étaient plus purulentes et que, d'autre part, nous n'opérons que les cas les plus graves. En effet, à peine une sur trois malades entrées dans nos salles pour des inflammations des annexes, subit l'ouverture du ventre ; il faut, pour en arriver là, que le foyer ait résisté à la désinfection méthodique, au drainage, au curettage, au repos prolongé, aux laxatifs, surtout aux lavements quotidiens, avec de l'eau à la température de 55 degrés centigrades. Nous comptons assez de guérisons authentiques et durables, pour conseiller vivement « l'essai loyal » de cette thérapeutique.

A lire les auteurs les plus récents et les plus compétents, on pourrait croire que, du diagnostic précis d'ovaro-salpingite, découle comme corollaire la nécessité d'intervenir; on discute sur la voie à suivre et sur le mode opératoire; les uns incisent la paroi abdominale et les autres le vagin, mais tous semblent se réunir pour exiger l'extirpation des annexes enflammées. Cependant une réaction s'esquisse à cette heure et nous voyons s'accentuer la double tendance qui, du reste, a toujours eu des défenseurs: opérer le moins possible et, si l'opération est déclarée indispensable, recourir aux moindres délabrements. Les faits deviennent nombreux où, à la laparotomie et à l'hystérectomie, on a substitué soit la simple incision des culs-de-sac et le drainage de l'abcès, soit le traitement médical que nous préconisions plus haut.

Dans les 19 cas où nous sommes intervenu, cette thérapeutique avait échoué, ou les lésions nous avaient paru si avancées que l'opération devenait urgente. L'âge des malades variait de 20 à 43 ans; la cause de la suppuration a pu être rapportée le plus souvent à la puerpéralité, quelquefois à la blennorrhagie; dans 2 cas, il a été impossible, non de déterminer, mais même de soupçonner le mode d'infection. L'examen bactériologique a été pratiqué six fois, à la Pitié par M. Martin, par M. Tixeron

dans le laboratoire du professeur Cornil : on a trouvé
le gonocoque une fois ; deux fois le streptocoque et le
staphylocoque ; dans les autres cas le pus était stérile,
le microscope et les cultures n'y ont décelé la présence
d'aucun germe pathogène. Le foie n'est donc plus,
comme on le croyait naguère, le seul organe où la collection, quand on l'examine, ne contient pas ou ne contient plus de bacilles.

Dans nos 19 cas, les lésions étaient bilatérales ; trompes et ovaires, des deux côtés, étaient atteints ; je ne dis
pas qu'il y ait toujours eu du pus à droite et à gauche,
mais si parfois la collection manquait d'un côté, les annexes n'en étaient pas moins nettement malades, avec
des trompes hypertrophiées ou sclérosées et entourées
d'épaisses néo-membranes. Celles-ci étaient de résistance variable, tantôt solides, fibreuses, et ne se laissant
entamer que difficilement avec l'ongle, tantôt friables
et déchirées par une légère traction. Elles solidarisaient
les annexes et les faisaient adhérer, le plus souvent, aux
parois du petit bassin et à la surface de l'utérus, 6 fois
au péritoine de la paroi abdominale antérieure et 3 fois
à l'intestin. Cinq fois j'ai trouvé, en détachant l'épiploon, des kystes multiples, 2, 3, 4 et même 5, remplis de sérosité citrine ou sanguinolente. Dans nos laparotomies antérieures et dans nos hystérectomies vaginales,
nous avons si fréquemment rencontré ces poches autour des annexes enflammées, que nous sommes étonné
de ne pas en voir signaler un seul cas dans la série de
59 interventions pour suppurations pelviennes, où
MM. Terrier et Hartmann ont noté la nature et le siège
exact des lésions.

Dans nos 19 cas, un abcès occupait soit les deux trompes, soit une seule, soit un ovaire, soit les deux. Une seule fois les deux trompes et les deux ovaires étaient simultanément le siège d'une collection purulente, mais, d'ordinaire, l'abcès faisait défaut dans un de ces organes et était remplacé par des néo-membranes plus ou moins épaisses. Dans trois de nos observations, enfin, on trouvait, en même temps qu'une suppuration des annexes, des abcès plus ou moins volumineux et plus ou moins nombreux autour de l'utérus, dans le péritoine circonvoisin. Nous devons insister sur ce point, car dans le mémoire que nous avons déjà signalé, MM. Terrier et Hartmann disent que, sur 47 cas, ils n'ont constaté que dans un seul « l'existence d'une pelvi-péritonite à loges suppurées multiples ». Et ils ajoutent, en visant, dans une note, deux de mes articles de la *Gazette hebdomadaire :* « Ce sont là des lésions très différentes de la conception subjective des auteurs qui, pour prôner certain traitement des lésions suppurées des annexes, ont donné des descriptions par trop convaincantes. »

Si j'ai bien compris, M. Terrier m'accuse de n'avoir pas *vu* les lésions que j'ai désignées, après d'autres, sous le nom de pachy-pelvi-péritonite. Avec le seul secours de mon imagination, j'en aurais tracé « une description par trop convaincante », et cela pour « prôner certain traitement », c'est-à-dire l'ouverture des collections purulentes par l'hystérectomie vaginale ? Sur ce dernier point, je ne m'arrêterai pas ; vous connaissez mon entière liberté d'esprit à cet égard ; j'ai défendu vivement et je défends encore l'hystérectomie préliminaire ; dans certains cas, elle me paraît supérieure, mais dans d'autres, je préfère la laparotomie, comme je ne tarderai pas à vous le dire, et si, l'année précédente, j'ai eu recours à peu près par moitiés égales à l'une et à l'autre voie, vous savez que, cette année, c'est à travers la paroi abdominale que j'ai passé le plus souvent. Donc je n'insiste pas, car l'accusation tombe d'elle-même.

Mais je veux insister pour démontrer que la pachy-pelvi-péritonite, « la pelvi-péritonite à loges suppurées multiples », n'est pas « une conception subjective ». Dans ma série nouvelle de 19 laparotomies, j'en ai rencontré 3 cas et je viens d'en observer un quatrième que j'étudierai ailleurs, parce que, à la suppuration pelvienne, s'ajoutaient des corps fibreux de l'utérus. Eh bien ! dans ces 4 cas, — et je copie ici le cahier du service, — la paroi abdominale incisée, nous avons trouvé le petit bassin rempli d'une masse indistincte recouverte par l'épiploon et les anses intestinales que nous décollons prudemment et difficilement ; au-dessous, nous apercevons des cavités kystiques distendues par de la sérosité sanguinolente, puis, plus bas, le fond de la matrice et les annexes encastrées dans une sorte de coulée plastique. Nous essayons d'en dégager la trompe et l'ovaire ; mais notre doigt n'entame les épaisses néo-membranes qu'avec peine et ouvre plusieurs poches pleines de pus ; trois au moins sont indépendantes des annexes et, parmi elles, une très volumineuse qui remplit, en arrière et en bas, toute la cavité de Douglas.

Nous pourrions citer trois autres observations semblables où l'examen a été minutieux et complet. Nous avons opéré en position déclive, comme nous le faisons toujours depuis un an, et l'on sait combien il est alors

facile de suivre son doigt de l'œil et de *voir* les lésions.
Dans un de mes trois cas, les adhérences étaient si intimes, leurs stratifications si épaisses que, les annexes
d'un côté péniblement enlevées, il a été impossible d'extirper celles de l'autre côté : le péril eût été trop grand
d'exercer des tractions dans cette masse assez vasculaire,
fusionnée non seulement avec les organes du petit bassin, mais aussi avec les anses grêles et l'S iliaque. Nous
avons donc laissé notre intervention inachevée, après
avoir désinfecté et drainé toutes les poches accessibles.
Le résultat, que nous craignions précaire, a été de tous
points excellent. La femme a quitté l'hôpital n'ayant
plus ni douleurs, ni troubles fonctionnels, et, six mois
après, cet état persistait. Aussi, elle et nous, n'avons-nous
plus songé à l'hystérectomie vaginale qui devait être,
semblait-il, le complément nécessaire de cette laparotomie. Nous ne savons ce qu'il en adviendra ; peut-être
la patiente ira-t-elle plus tard trouver quelque partisan exclusif de la « voie vaginale », qui se servira de
ce fait comme d'un argument contre la laparotomie.
Pour ce cas, il aura raison ; l'hystérectomie préliminaire
eût été, je crois, préférable.

Cette série d'observations nous autorise donc à dire
que la pachy-pelvi-péritonite à loges suppurées multiples
n'est pas « une conception subjective » et notre description, loin d'être « trop convaincante », me paraît tout
uniment exacte. D'ailleurs, cette forme n'est-elle pas
signalée partout et par tous ? J'ouvre au hasard le dernier volume du Congrès de chirurgie : quelques pages
après le mémoire de MM. Terrier et Hartmann, je trouve

une communication où M. Delagenière relate quatre laparotomies, et voici les lésions qui, trois fois, les ont nécessitées : « Premier cas, suppurations pelviennes d'origine blennorrhagique ; laparotomie ; extirpation des pyo-salpingites et évacuation de foyers de pelvipéritonite ; — Deuxième cas, suppurations pelviennes ; poches très volumineuses remontant au-dessus du pubis jusqu'à un travers de doigt de l'ombilic ; pus dans les selles à plusieurs reprises ; laparotomie ; évacuation, puis extirpation des poches purulentes et des annexes ; — Troisième cas, suppurations pelviennes d'origine blennorrhagique ; laparotomie, extirpation des ovaires et des trompes qui sont volumineuses et distendues par du pus ; ouverture de plusieurs foyers purulents. »

Ainsi trois sur quatre de ces cas sont des types évidents de pelvi-péritonites à foyers multiples, et il serait facile d'en trouver, dans les auteurs, un grand nombre de semblables. Mais il m'a paru plus intéressant de rappeler les seuls faits de M. Delagenière : d'abord, on ne peut l'accuser d'avoir mal observé : non seulement il a puisé son instruction chirurgicale aux meilleures sources, mais il est aussi le premier qui, en France, ait eu recours à la position déclive dans la laparotomie. Ces lésions, ce n'est pas « une conception subjective », une « description par trop convaincante », il les a vues et bien vues. On ne pourrait non plus insinuer que son œil prévenu a exagéré les désordres « pour prôner certain traitement des lésions suppurées des annexes », puisque, loin d'être partisan de la voie « inférieure », il intitule sa communication : « Supériorité de la laparotomie sur l'hystérectomie vaginale dans les cas de suppurations pelviennes. »

Telles sont les lésions que j'ai relevées dans mes 19 cas de suppurations pelviennes, traitées, depuis sept mois, par la laparotomie. Je ne vous rappellerai pas mon manuel opératoire ; il ne s'éloigne guère de celui qu'ont décrit nos maîtres et nos collègues, et je n'ai rien innové. Tout en admettant avec M. Pozzi qu'il faut accorder une « importance majeure » au tact, éduquer son doigt pour qu'il sache trouver, au milieu des néo-membranes, le *plan de clivage* qui sépare la tumeur des parties auxquelles elle adhère, je pense avec M. Terrier qu'il est utile d'opérer sous le contrôle de la vue, « de voir et de bien voir ce qu'on fait ». Au lieu de ne me servir que « très exceptionnellement » de la position déclive, comme M. Pozzi, j'y ai, comme M. Terrier, systématiquement recours depuis un an ; les services qu'on retire de cette pratique me paraissent considérables et nombre de cas qui, dans le décubitus horizontal, étaient, pour moi, justiciables surtout de l'hystérectomie vaginale préliminaire, me semblent, maintenant, mieux abordables par la laparotomie.

En effet, dans la position horizontale, les anses intestinales s'emmêlent dans la main ; il est difficile de les éloigner des poches purulentes dont le liquide, après une rupture intempestive, pourrait facilement inoculer le péritoine. Certes, on évitait le plus souvent ce danger, comme le prouvent les magnifiques succès de la laparotomie avant que la position déclive eût été imaginée et vulgarisée ; mais combien plus grande est maintenant la sécurité ! On a le champ opératoire sous les yeux ; il est isolé des masses intestinales et épiploïques, dont on rompt les adhérences, étirées pour ainsi dire, et qui se révèlent d'elles-mêmes. Ceci se passe dans le ventre même, sans attirer à l'extérieur la tumeur et l'anse adhérente, comme le conseille M. Pozzi, manœuvre qui, malgré les succès constatés par son auteur, me paraît moins simple et plus dangereuse : nous nous rangeons franchement parmi ceux qui préconisent la position élevée du bassin pour toutes les laparotomies.

Nous avons peu d'autres remarques à faire : nous étreignons le pédicule avec un seul fil, par un nœud employé depuis longtemps et que M. Félizet a récemment décrit à nouveau, sous le nom de nœud de l'artificier ; il est simple et solide. Comme nos confrères, nous isolons autant que possible, après l'opération, la cavité péritonéale du foyer du petit bassin, en étalant, au-devant des anses intestinales, le tablier épiploïque que l'on ramène en bas, en arrière de l'utérus. Nous ne lavons qu'exceptionnellement à l'eau bouillie, préférant essuyer les surfaces suspectes avec des tampons aseptiques ; nous craignons toujours que l'eau n'emporte au loin des lambeaux infectés, soulevés hors du foyer purulent. Une seule fois l'intestin a été déchiré. Nous avons pratiqué un double rang de sutures et nous avons mis l'anse au bord du foyer traumatique, au contact de la gaze iodoformée de notre drainage.

Celui-ci est presque de règle dans ma pratique des laparotomies pour suppurations pelviennes, et j'y ai eu recours 12 fois sur les 19 interventions que j'analyse aujourd'hui devant vous : dès qu'il y a eu rupture des poches purulentes, lorsque je ne suis pas absolument certain que mes compresses aseptiques ont bien garanti les anses intestinales, lorsque la rigidité des néo-membranes empêche le foyer opératoire de revenir sur lui-même et laisse une cavité que ne remplissent pas immédiatement les intestins mobiles, lorsqu'il reste des débris de poches que la dissection n'a pu enlever, lorsque l'intervention a été difficile et de longue durée, quand plusieurs ou même une seule de ces raisons existent, j'ai recours au drainage de la poche. Plusieurs de nos collègues le font avec de gros drains de caoutchouc désinfecté ; j'emploie toujours la gaze iodoformée à la façon de Mickulicz, en ayant soin, comme on l'a recommandé, de battre la gaze pour en enlever l'excès d'iodoforme.

Ce drainage n'est pas sans quelques inconvénients : j'ai eu, dans trois cas, de petites alertes d'intoxication, de l'agitation, de l'insomnie, une extrême rapidité du pouls, de la tendance à la syncope, même une fois du délire ; aussi, au second pansement, j'ai remplacé les lanières d'iodoforme par de la gaze stérilisée, imbibée dans de la glycérine contenant des essences antiseptiques, et les accidents ont cessé. Un autre ennui est la plus grande lenteur de la cicatrisation et la possibilité d'une éventration au niveau de la cicatrice. J'ai vu, dans deux cas, à la partie inférieure de mon incision, au point où sortait la lanière de gaze, la peau soulevée par une hernie au bout de quelques mois. Mais ceci rentre dans l'étude des résultats éloignés de l'intervention, et mes 19 faits sont de date trop récente pour que je veuille et que je puisse rouvrir cet intéressant chapitre.

Eh bien! malgré ces inconvénients indiscutables, je n'hésite pas à recourir au drainage dans les multiples conditions que j'énumérais il y a un instant, et je crois lui devoir les magnifiques résultats que j'ai constatés. En effet, sur ces 19 laparotomies qui, toutes, vous vous le rappelez, ont trait à des suppurations pelviennes avec lésions anciennes, poches purulentes et séreuses multiples, néo-membranes épaisses et résistantes, adhérentes à l'utérus, au petit bassin, à l'épiploon et aux anses intestinales, je n'ai pas eu un seul décès. Une fois même — vous vous le rappelez — les désordres étaient tels que mon opération est restée incomplète et que les annexes d'un côté furent laissées dans le ventre; nous n'en avons pas moins obtenu la guérison opératoire et peut-être, par surcroît, le succès thérapeutique. Une telle série avec de tels résultats est assez rare, si l'on veut bien tenir compte de l'extrême gravité des lésions.

Il me resterait à vous dire pourquoi, dans ces 19 cas de salpingo-ovarites suppurées bilatérales, je me suis adressé à la laparotomie, et non à l'hystérectomie vaginale dont je m'étais déclaré adepte convaincu dès les premiers mémoires de M. Paul Segond. Mais je renvoie cette réponse à ma prochaine clinique. J'y examinerai avec vous les quelques cas où j'ai pratiqué, cette année, l'extirpation préliminaire de la matrice pour ouvrir les collections purulentes du petit bassin, puis, comparant les deux méthodes, nous verrons si elles s'excluent l'une et l'autre, ou si chacune n'a pas sa raison d'être et ses indications.

IV

Hystérectomie vaginale et suppurations pelviennes.

Messieurs,

Aux 19 laparotomies dont je vous ai entretenus dans ma précédente clinique, je n'ai à opposer que 4 hystérectomies vaginales. Vous savez que, l'année dernière, pour un nombre à peu près égal de suppurations pelviennes, j'avais eu recours 12 fois à l'hystérectomie et 11 fois à la laparotomie. On était encore à l'aurore de l'hystérectomie et j'avais quelque tendance à en multiplier les indications. Mes idées, sur ce point, sont devenues plus précises, et si mon opinion n'a guère varié dans ses grandes lignes, il est certain qu'une plus longue expérience a apporté quelques tempéraments à ma pratique primitive.

Le résumé de mes quatre observations sera bref : mes malades avaient 20, 21, 35 et 46 ans. Leur suppuration pelvienne avait pour cause une infection puerpérale, fort récente dans un cas, très ancienne dans les trois autres. L'utérus, immobile dans le petit bassin, ne pouvait être abaissé vers la vulve même par des tractions énergiques ; les masses inflammatoires qui remplissaient tout le pelvis, débordaient à l'hypogastre où l'on sentait des bosselures irrégulières et dures. La fièvre survenait par accès dans 3 cas ; elle était permanente chez la quatrième malade, dont l'état général, peu satisfaisant chez les trois autres, était ici véritablement déplorable : pâleur extrême de la face, sueurs nocturnes, faiblesse progressive, anorexie complète, constipation, avec les signes locaux d'une péritonite à marche tantôt aiguë et tantôt subaiguë.

Les interventions n'ont rien présenté de spécial : j'ai morcelé l'utérus en me portant d'abord sur sa paroi antérieure ; dans une des observations, le tissu était si friable que la matrice un instant s'est perdue, et qu'il m'a été difficile d'en retrouver et d'en extirper les débris. J'ai dû me guider sur la pince laissée à demeure sur le segment postérieur du col. A chaque intervention, en séparant la vessie et en ouvrant le cul-de-sac postérieur, j'ai crevé des kystes séreux ou des poches purulentes. Deux fois le liquide citrin des premiers a été abondant ; une fois il ne paraissait pas dépasser une cinquantaine de grammes ; il a manqué une fois. Dans aucun des cas, l'utérus n'a pu être libéré de ses adhérences assez pour basculer après le dégagement de son fond, et c'est sur place, au haut du vagin, que nous avons dû le morceler. C'est dire que l'opération a toujours été laborieuse.

Dans trois sur quatre de nos faits, les annexes, ovaires et trompes, n'ont pu être extirpées ; nous avons eu beau tirer sur les cornes utérines, porter les doigts dans la profondeur pour détacher les adhérences, je n'ai déchiré que quelques lambeaux, et la plus grande partie est restée enclavée dans les coulées plastiques péri-utérines. Une seule fois, dans le dernier de nos cas, nous

avons pu dégager les annexes hypertrophiées et purulentes, et les sectionner après avoir mis une pince sur le
pédicule. Dans les 12 hystérectomies que j'ai pratiquées
l'année dernière, la proportion était beaucoup moindre
des annexes adhérentes et laissées dans le ventre. Mais
j'intervenais plus volontiers par la voie vaginale, et je ne
réservais pas systématiquement cette opération aux cas
d'une gravité particulière.

Ces 4 hystérectomies vaginales pour suppuration pelvienne m'ont donné 3 guérisons et 1 mort. Je ne parle
ici que de guérison opératoire. Ces malades nous ont
quitté au bout de trois à six semaines; toutes allaient
bien, même une d'entre elles chez qui, vers le troisième
jour, des matières fécales avaient apparu dans le vagin,
mais cette fistule stercorale n'avait pas eu longue durée,
et tout passage anormal s'était supprimé avant le départ
de l'hôpital. Une mort sur quatre opérées, le résultat
n'est pas brillant, et si nous voulions faire un pourcentage, cette léthalité serait pour arrêter les moins timides.
Heureusement, nous n'en sommes plus à considérer
les chiffres bruts : la laparotomie n'eût certainement
pas sauvé notre malade, affaiblie, en pleine fièvre
hectique : notre intervention trop tardive n'a pu triom-
pher d'un cas trop défavorable, voilà tout.

En effet, cette question de gravité respective des deux
opérations, rivales encore, et qu'on a, d'après nous, le
tort d'opposer l'une à l'autre, me paraît jugée par les
statistiques contradictoires publiées par les parties ad-
verses. Je pensais, il y a trois ans, que l'hystérectomie
vaginale serait moins meurtrière que la laparotomie : je

ne le crois plus à cette heure, et je pense que, à ce seul point de vue et toutes choses égales d'ailleurs, les deux opérations se valent. M. Terrier accuse 7 cas de mort sur 59 laparotomies pour suppurations pelviennes ; mais il fait remarquer que s'il divise ses opérations en deux séries, l'une comprenant celles de 1888, 1889 et 1890, l'autre celles de 1891 et 1892, la première donne 5 morts sur 28, soit une mortalité de plus de 17 pour 100, tandis que la seconde n'a plus que 2 morts sur 31 opérations, soit moins de 6 p. 100 ; M. Delagenière a eu 21 guérisons sur 22 cas, soit une mortalité de 4,5 p. 100 ; M. Pozzi, sur 82 cas, a eu 77 guérisons et 5 morts, soit une mortalité de près de 7 p. 100. Mais, d'autre part, il signale une nouvelle série de 19 interventions sans aucune mort ; vous avez vu, dans ma dernière clinique, que cette année, juste le même nombre de laparotomies pour suppurations pelviennes m'a donné le même résultat ; pas un seul décès.

Voyons maintenant les statistiques de l'hystérectomie vaginale : M. Paul Segond fournit un premier relevé portant sur 102 cas avec 11 morts ; mais comme, sur ces 102 cas, la suppuration n'existait que 55 fois, les résultats ne sont évidemment pas très beaux ; depuis, il est vrai, ils se sont améliorés, et, dans une nouvelle série de 21 cas, il n'y a eu qu'une mort, soit une léthalité de moins de 5 p. 100 ; enfin M. Jacob, de Bruxelles, « a fait 117 hystérectomies vaginales pour suppurations pelviennes avec une seule mort ». Ne ressort-il pas de tous ces chiffres et de ceux que l'on trouve dans la thèse de notre élève distingué, M. le docteur Lafourcade — ils portent sur 375 hystérectomies — que, sous le rapport de la gravité opératoire, il n'y a pas lieu de préférer l'une à l'autre voie, la laparotomie à l'hystérectomie ? Cet argument, que j'invoquais naguère en faveur de l'hystérectomie vaginale, je dois donc l'abandonner aujourd'hui, et les deux opérations, du moins à ce point de vue, doivent traiter d'égale à égale.

Ce qui, l'année dernière encore, me faisait admettre la supériorité de l'hystérectomie, c'étaient les manœuvres vraiment aveugles auxquelles, dans la laparotomie, on se livrait pour extirper les poches purulentes. La décortication amenait souvent la rupture de parois friables : le pus pouvait inoculer la séreuse et les anses intestinales qui font irruption dans le foyer opératoire. Cet accident était des plus fréquents et, si les péritonites mortelles n'étaient pas plus nombreuses, je crois qu'il faut en rendre grâce moins aux lavages à l'eau bouillie qu'à la stérilité si souvent constatée du contenu de tant de salpingites. Or, dans l'hystérectomie, le pus des foyers ouverts descend naturellement dans le vagin et s'écoule au dehors. N'est-ce pas un avantage marqué ? J'avoue qu'il pesait d'un grand poids sur ma détermination, et j'optais pour l'hystérectomie dans les suppurations pelviennes bilatérales, pour peu qu'elles fussent vieilles et volumineuses.

Il est certain que les extirpations aveugles, quelle que soit l'habileté d'un doigt dès longtemps exercé, n'étaient pas sans danger. J'en trouve la preuve dans le mémoire de M. Terrier : ne dit-il pas que si, à partir de 1891, la mortalité s'est abaissée dans ses mains de plus de 17 à moins de 6 p. 100, c'est que, « depuis cette époque, il a systématiquement cherché à opérer sous le contrôle de la vue, au lieu de se borner à arracher, en quelque sorte à l'aveuglette, les annexes du bassin. C'est, en effet, en décembre 1890, qu'il a commencé à employer la position élevée du bassin... Cette position, jointe à l'emploi de compresses recouvrant l'intestin, et de rétracteurs des bords de la plaie médiane, permet de bien voir jusqu'au fond du bassin ». Mon initiation a été plus tardive, mais les avantages de cette pratique m'ont semblé tels, que mon plus sérieux argument en faveur de l'hystérectomie vaginale s'en est trouvé singulièrement affaibli.

L'extirpation des annexes par la voie abdominale est donc devenue à la fois moins dangereuse, plus facile et complète. On a toujours reproché à l'hystérectomie vaginale d'être aveugle dans ses recherches et de laisser trop souvent dans le ventre tout ou partie des annexes, débris infectés qui peuvent être le point de départ d'une nouvelle pelvi-péritonite. On répondait, il est vrai, qu'après l'ablation de la matrice et la ligature des vaisseaux et des nerfs utéro-ovariens, ou du moins son équivalent, leur pincement par les pinces à pédicule, les annexes abandonnées ne tardaient pas à s'atrophier ; mais si cette assertion est exacte pour la plupart des cas, il ressort des faits publiés dans les recueils scientifiques, que ces réveils de l'inflammation, pour être assez rares, ont été cependant notés ; il en existe des observations indiscutables, et nous en avons recueilli nous-même une fort nette.

Il y a quatre ans, je reçus dans mon service de Broussais, une jeune femme atteinte de pelvi-péritonite puerpérale. Je pratiquai une incision dans l'hypogastre et j'évacuai plus d'un litre de pus ; la guérison fut obtenue et, au bout d'un mois, mon opérée quittait l'hôpital. Moins de six mois après, elle rentrait, et je constatais l'existence d'un double pyo-salpinx, pour lequel j'eus recours à l'hystérectomie vaginale : du pus s'écoula en grande abondance dès l'effondrement du cul-de-sac postérieur, mais il me fut impossible d'enlever les annexes adhérentes aux parois du petit bassin et perdues dans les néo-membranes. Le succès thérapeutique fut de courte durée : l'année suivante, ma malade venait pour des douleurs intolérables dans le bas-ventre et la laparotomie me permit d'enlever les ovaires du côté droit, volumineux et congestionné par les dernières règles ; mais je ne pus arracher ceux de gauche qui, quelques mois après, forçaient la malade à rentrer de nouveau. Cette fois, je fus plus heureux, et je pus compléter ma cure en décortiquant les annexes qui avaient résisté lors de ma précédente tentative : ils étaient distendus par une collection purulente, et c'était encore grâce à une fluxion menstruelle récente que je pus les détacher de leur gangue fibreuse.

Or ce fait n'est pas isolé : M. Boiffin en cite deux semblables dans une communication au dernier Congrès de chirurgie. Il parle d'une femme qui, après une hystérectomie vaginale où les annexes ne purent être décortiquées, vit apparaître sous la cicatrice une tuméfaction profonde, « nouvelle poussée inflammatoire dans les débris de l'ancien foyer purulent ». Dans un second cas, l'abcès survenu au niveau des poches anciennes s'ouvrit dans le rectum et une laparotomie ne fut pas nécessaire. On n'y eut pas recours non plus pour une autre malade dont M. Delagenière rapporte l'histoire : elle est opérée par Paul Segond, à la clinique Baudelocque, le 1ᵉʳ juillet 1891 ; malgré cette hystérectomie vaginale, elle est prise, au mois d'août 1892, « de douleurs abdominales vives, analogues à celles qu'elle ressentait autrefois au moment de ses époques. La malade n'a pas cessé de souffrir chaque mois davantage, au point d'en être réduite à garder le lit plusieurs jours. » La région ovarienne était soulevée par une petite masse douloureuse à la pression. Il ressort de ces faits que l'atrophie des annexes, après l'hystérectomie vaginale, n'est pas de règle absolue, comme nous le pensions autrefois. Une inflammation peut s'y réveiller qui, dans notre cas, a nécessité la laparotomie.

La voie abdominale assure donc une extirpation plus facile et plus complète des annexes enflammées, et, comme aussi les dangers de la laparotomie sont moindres depuis qu'on a imaginé la position élevée du bassin, nous avons modifié les conclusions de nos cliniques antérieures : tout en considérant l'hystérectomie vaginale comme une des ressources les plus précieuses de la gynécologie, nous la pratiquons plus rarement, et ses indications nous semblent moins nombreuses. Nous ne saurions, d'ailleurs, être plus entêté que nos adversaires. Rappelez-vous les affirmations intransigeantes de Pozzi : la laparotomie suffisait à tout et l'hystérectomie devait être prohibée ; maintenant, il « lui fait une part ». Et celle-ci même est assez grande pour que, somme toute, je puisse souscrire à peu près sans réserves aux conclusions dernières de notre ancien contradicteur, celles qu'il nous donne dans la discussion du Congrès de chirurgie.

Comme nous, M. Pozzi admet la nécessité ou la supériorité de l'hystérectomie vaginale préliminaire dans les cas de « suppurations diffuses et anciennes englobant tous les tissus autour des annexes, et ayant donné lieu à des désordres tels, que l'ablation d'une poche limitée paraît tout à fait impraticable », lésions multiples que, nous, nous désignons d'un seul mot et nommons avec les vieux gynécologues : pachy-pelvi-péritonites. Il admet encore cette nécessité ou cette supériorité dans les « lésions non suppurées, mais très adhérentes et très anciennes, formant une masse où l'utérus et les annexes confondus sont soudés au petit bassin. Ici, l'ancienneté des lésions est une considération capitale, ainsi que les poussées successives de pelvi-péritonites. » Il l'admet aussi dans les « fistules intarissables de la paroi abdominale ou du vagin succédant à la laparotomie avec ou sans drainage, et n'ayant cédé ni au curettage, ni à la dilatation, ni à la recherche d'un fil infecté resté dans la profondeur des tissus ». Il l'admet enfin lorsqu'il y a « persistance de tumeurs annexielles douloureuses à la suite d'une laparotomie qui a été impuissante à les extirper; c'est ce qu'on peut appeler l'hystérectomie secondaire ou complémentaire ».

Voilà le pas immense que trois ans de discussion ont fait faire aux adversaires de l'hystérectomie vaginale : les cas où ils considèrent maintenant « la voie inférieure » comme « une ressource précieuse », nous les visions, pour la plupart, dans notre premier mémoire, et vous vous rappelez qu'ils sont inscrits dans la première conclusion de notre première clinique sur ce sujet. Les combattants du début sont heureux de ce succès qu'ils ont obtenu de haute lutte; mais, sur certains points, les vainqueurs auraient à céder un peu du terrain qu'ils prétendaient occuper et, comme réciproque, je me hâte de dire les concessions que, pour ma part, je fais aux partisans de la laparotomie. On peut les prévoir d'après ma précédente conférence sur 19 cas de suppurations pelviennes bilatérales traitées par l'incision de la paroi abdominale : j'emploie aujourd'hui la laparotomie dans toute une classe de lésions où je pratiquais autrefois l'hystérectomie vaginale.

Je disais, en effet, dans la deuxième conclusion de ma première clinique : « Pour les doubles ovaro-salpingites volumineuses, nous préférons, comme plus facile et plus sûre, l'hystérectomie à la laparotomie qui, cependant, a donné d'excellents résultats. » A l'heure présente, dans ces mêmes cas, la voie vaginale ne me paraît point « plus facile et plus sûre ». Depuis que la position élevée du bassin permet de voir ce que l'on fait dans le ventre, d'y décortiquer les poches purulentes, de les séparer de leurs adhérences et même de les crever sans inoculer le péritoine, je trouve la voie abdominale plus facile et je la trouve aussi plus sûre : si le drainage déclive de l'hystérectomie me semble préférable au drainage remontant des lanières de gaze antiseptique qui sortent par l'angle inférieur de l'incision du ventre, l'extirpation des poches et des néo-membranes infectées, la toilette du foyer ovaro-salpingien sont bien autrement complètes dans la laparotomie que dans l'hystérectomie vaginale.

Or, comme les deux arguments sur lesquels on a beaucoup discuté : la nécessité d'enlever l'utérus inutile, quand l'endométrite dont il est atteint ne guérit pas, puis l'absence de cicatrice déparant le ventre après les incisions abdominales, ne me touchent pas ou ne me touchent guère, j'ai maintenant recours à la laparotomie dans tous ces cas de doubles salpingites volumineuses. J'y ai recours aussi, comme autrefois « dans les lésions récentes », lorsqu'il n'est pas démontré que les annexes des deux côtés ont perdu leur fonction ; j'y ai recours, enfin, lorsqu'il s'agit de poches purulentes haut situées, selon les indications qu'acceptent, à cette heure, tous les hystérectomistes, ainsi qu'en témoigne la thèse de Lafourcade. Et comme ces catégories comprennent le plus gros lot des inflammations des trompes et des ovaires, il en résulte que je pratique la laparotomie plus que l'hystérectomie. Ma statistique de cette année le prouve : sur 23 ovaro-salpingites suppurées, toutes bilatérales et presque toutes anciennes, graves et volumineuses, j'ai suivi 19 fois la voie abdominale, et la voie vaginale, 4 fois seulement.

Il est vrai que, dans une de ces 19 laparotomies, l'hystérectomie eût été préférable, puisqu'il m'a été impossible de décortiquer les annexes d'un côté, malgré la position élevée du bassin, malgré l'habitude de la laparotomie que j'ai nécessairement « très en main », car c'est une des opérations que les circonstances me font pratiquer le plus. Mais si nous mettions cinq au lieu de quatre à l'actif des hystérectomies vaginales, il n'en resterait pas moins 18 laparotomies, et vous voyez combien ma pratique s'est modifiée : l'année dernière, dans mon service de Broussais, j'avais eu recours, sur un nombre absolument égal de suppurations pelviennes, 12 fois à l'hystérectomie et 11 seulement à la laparotomie. Une simple modification de technique, la position déclive, a été la cause presque unique de ce changement de front.

Et voici ma conclusion actuelle : je réserve l'hystérectomie vaginale pour les cas invétérés, les pachy-pelvi-péritonites les plus graves. Il ne saurait donc plus être question de statistiques et de relevés comparatifs. Certainement, à l'avenir, l'hystérectomie prise en bloc me donnera une léthalité plus considérable que la laparotomie, puisque la voie vaginale hérite des plus mauvais cas, ceux où l'extirpation serait trop laborieuse par la voie abdominale, et ne pourrait peut-être se terminer. Il n'y a plus de comparaison et de parallèle possibles : les formules intransigeantes sont tombées ; aucune des deux méthodes n'a dépossédé l'autre, et chacune a son domaine dont on précise de mieux en mieux les limites.

V

Traitement des fibro-myomes utérins.

Messieurs,

Nous avons opéré, du 15 février au 15 décembre, sept malades atteintes de fibro-myomes de la matrice. Je désire vous en entretenir et dire, à ce propos, quels traitements me paraissent convenir à ces tumeurs; car le mode d'intervention varie suivant leur siège, leur volume et les symptômes qui les accompagnent.

Tout d'abord, j'élimine de cette étude les fibro-myomes qui font saillie dans la cavité de l'utérus et s'y pédiculisent à la manière des polypes : le plus souvent on les atteint sans peine après avoir dilaté le col; parfois la tumeur s'engage elle-même dans la filière cervicale et pénètre dans le vagin. Nous avons traité, dans notre salle commune, quatre cas de ce genre ; pour l'un, il a suffi de tordre le polype, sphacélé déjà et que plusieurs de nos confrères avaient pris pour un épithélioma ulcéré; le point d'attache à la matrice a été rompu, et, au bout de quelques jours, notre opérée nous a quitté guérie. Dans les trois autres, l'intervention a été plus compliquée; la masse principale, au lieu d'être dans le vagin, remplissait le corps de l'utérus distendu; le débridement du col à droite et à gauche a ouvert une voie large, et l'extirpation du polype est devenue facile.

Ce sont-là des cas simples, d'une médecine opératoire bénigne et qui ne doivent pas être confondus avec les fibro-myomes développés dans la paroi de la matrice, les seuls dont je veuille vous parler. J'ai donc opéré sept de ces fibro-myomes interstitiels; la plus jeune de mes malades avait trente ans, la plus âgée quarante-six. Dans six de ces faits, les tumeurs étaient volumineuses; dans le septième, les noyaux ne dépassaient pas le volume d'une mandarine, et comme il coexistait un double pyo-salpinx et de la pelvi-péritonite, cette observation se trouve étudiée dans une précédente clinique sur quelques cas de laparotomie pratiquée pour suppurations pelviennes.

Cette complication, la suppuration pelvienne, serait d'ailleurs bien fréquente si j'en croyais mes seules statistiques, puisque cette année je l'ai constatée trois fois sur sept cas. Et, les trois fois, il s'agissait de lésions graves, d'ovaro-salpingites volumineuses, adhérant par des néo-membranes épaisses au péritoine du petit bassin, à l'épiploon et aux anses intestinales; il y avait des collections purulentes dans le cul-de-sac de Douglas, des kystes séreux multiples, et des altérations dont l'ensemble constitue ce que nous désignons sous le nom de pachy-pelvi-péritonite.

Trois de ces sept fibro-myomes ont été extirpés par la voie abdominale : les masses néoplasiques étaient énormes; deux fois elles dépassaient l'ombilic de quatre travers de doigt et, une fois, la tumeur remontait jusque sous le diaphragme. Il a fallu une incision très grande

pour les faire sortir du ventre ; le fibrome était à peu près
libre, et une seule fois avait contracté des adhérences faciles à rompre avec le péritoine pariétal et l'épiploon ; les
annexes ont été liées séparément dans deux cas, décortiquées et extirpées dans un troisième, où d'énormes abcès distendaient la trompe et l'ovaire. Dans trois faits, le
pédicule a été fixé hors du ventre ; sa chute a mis de
vingt-cinq à trente-quatre jours à se produire, laissant
une fistulette qui n'a pas tardé à se fermer. Cette hystérectomie abdominale ne nous a donné que des succès :
trois guérisons sur trois interventions.

Dans les quatre autres cas nous avons eu recours à
l'hystérectomie vaginale ; dans tous, les tumeurs étaient
volumineuses, mais dans aucun elles n'atteignaient
l'ombilic. Deux fois les fibro-myomes se compliquaient
de suppuration pelvienne et même, une fois, d'une véritable pelvi-péritonite aiguë ; nous voulions attendre que
l'inflammation s'apaisât avant d'intervenir, mais les accidents s'aggravaient : c'est dans ces conditions dé-
sastreuses, chez une malade affaiblie et empoisonnée,
que nous avons pratiqué l'hystérectomie vaginale. Les
phénomènes morbides n'ont pas été conjurés, et le surlendemain notre opérée est morte. C'est le seul décès
que nous ayons eu à enregistrer, un sur quatre, si nous
ne tenons compte que des extirpations par la voie vaginale, un sur sept si nous réunissons en un seul bloc les
cas de fibro-myomes utérins opérés dans notre service
de gynécologie du 15 février au 15 décembre.

Voilà les faits ; il nous faut maintenant étudier pourquoi nous sommes intervenus ; et, une fois l'opération

décidée, pour quel motif nous avons recouru plutôt à tel procédé qu'à tel autre. Mais, d'abord, nous tenons à établir que, de l'existence d'un fibro-myome, nous sommes loin de conclure à la nécessité d'une intervention : je connais nombre de femmes qui ont des tumeurs utérines volumineuses, et qui n'en éprouvent d'autre inconvénient que celui d'un ventre trop développé pour l'esthétique. J'ai opéré d'un abcès périnéphrétique une malade qui porte un fibro-myome plus gros que la tête d'un adulte ; à une époque, il a déterminé quelques métrorrhagies, mais, depuis trois ans, tout est rentré dans l'ordre et, moyennant une ceinture abdominale qui soutient la tumeur, notre cliente agit et vit comme si sa santé était absolument parfaite. Ces cas sont si peu exceptionnels qu'il n'est pas rare de signaler à nos malades des fibro-myomes passés inaperçus, et que n'avaient révélés ni troubles fonctionnels ni symptômes d'aucune sorte.

Une deuxième catégorie, aussi nombreuse que la précédente, renferme les femmes qui souffrent de fibrome, mais qui, grâce à une thérapeutique simple et sans danger, vivent avec cette tumeur. Celle-ci se traduit par quelque lourdeur dans le bas-ventre, et, surtout aux époques menstruelles, par des pertes souvent abondantes, et qui ne sont pas toujours négligeables ; elles peuvent provoquer l'anémie, la diminution progressive des forces, de la dyscrasie. Mais que de fois nous avons vu ces accidents cesser par le repos horizontal au moment des règles, les injections vaginales et surtout les lavements à 55 degrés centigrades, l'électricité, quelques saisons aux stations chlorurées sodiques. Nombre des clientes qui m'ont consulté ont retiré de ce traitement classique le plus grand bienfait, et, en définitive, celles que j'ai traitées par les moyens chirurgicaux constituent une petite minorité.

C'est dire que le tableau tracé par M. Péan et par M. Doyen au dernier Congrès de chirurgie me paraît vraiment poussé au noir. Si toutes les complications que ces chirurgiens signalent ont pu être observées, elles sont exceptionnelles eu égard au nombre considérable de fibro-myomes. Certainement les métrorrhagies, les leucorrhées abondantes et fétides, les névralgies lombaires, la compression des intestins ou de la vessie, les varices, la phlegmatia alba dolens, les péritonites, les suppurations pelviennes, les hématocèles, les hémorrhoïdes, la transformation sarcomateuse peuvent être vues ; certainement, pour me servir des expressions mêmes de M. Péan, on a constaté « la fièvre, le vomissement, l'anémie, l'inanition, la syncope et le séjour au lit ». C'est même l'existence de ces complications qui nous poussent à opérer. Mais lorsqu'elles font défaut et lorsque rien ne fait prévoir leur apparition, l'abstention nous paraît de rigueur. Nous ne pensons donc pas avec M. Péan que « les fibromes du corps de l'utérus sont des tumeurs dangereuses qu'il faut opérer dès qu'elles sont reconnues », ni, avec M. Doyen, « qu'il faut opérer toutes les tumeurs fibreuses ».

La chose serait superbe si cette chirurgie n'entraînait aucun danger, mais elle se chiffre par une mortalité encore appréciable. Aussi, pour nous décider à une intervention, réclamons-nous plus que l'existence du fibro-myome : il faut un accroissement rapide de la tumeur, un volume énorme, des symptômes de compression ou des pertes de sang abondantes, il faut un désordre quelconque, une douleur suffisante pour troubler l'existence et qui résiste à nos moyens thérapeutiques habituels. Dans ces conditions, et dans ces conditions seules, l'intervention nous paraît opportune. Trois opérations, l'une palliative et les deux autres radicales, y peuvent être employées : la castration, l'hystérectomie vaginale et l'hystérectomie abdominale ; mais vous le prévoyez déjà, aucune de ces méthodes n'exclut les autres, et chacune répond à des indications spéciales.

La *castration* n'est qu'une opération palliative ; aussi perd-elle du terrain chaque fois qu'une conquête nouvelle dans la technique rend moins meurtrières les interventions radicales. Il y a quelques années, lorsque la mortalité oscillait entre 30 et 50 p. 100, je la pratiquais non seulement quand elle était indiquée, mais toutes les fois qu'elle n'était pas contre-indiquée. Et je lui ai dû de beaux succès : sur 11 castrations, je n'ai pas eu une seule catastrophe ; toutes mes malades ont survécu. Une fois, il est vrai, je n'ai réussi à enlever les ovaires ni à droite ni à gauche, et une autre fois la castration n'a été qu'unilatérale. Malheureusement je ne saurais rien vous dire du succès thérapeutique ; je n'ai suivi que trop peu de temps ces malades opérées à l'hôpital. Mais je puis vous parler de trois femmes de ma clientèle que j'observe, deux depuis six ans, et une depuis cinq ans après la castration.

Chez ces trois malades les tumeurs étaient énormes et

de celles que nous opérons maintenant par la voie abdominale ; dans les trois cas, les métrorrhagies étaient inquiétantes par leur abondance et par leur durée, et dans un il survenait parfois des signes redoutables de compression ; il se produisit même une véritable obstruction intestinale au cours d'un voyage en Grèce. Dans aucun de ces trois cas la castration ne fut difficile ; les annexes, remontées avec l'utérus, étaient presque à la hauteur de l'ombilic, et, pour lier le pédicule à droite et à gauche, il me suffit de faire basculer en sens opposé la matrice hypertrophiée ; les trois fois la guérison opératoire fut rapide.

Voici quel fut le résultat thérapeutique. Chez une de mes malades la tumeur, qui dépassait de beaucoup l'ombilic, avait perdu le tiers de sa hauteur au bout de sept jours, dès le premier pansement, et, maintenant, elle ne déborde le pubis que de deux travers de doigt ; les pertes sanguines ont totalement tari ; il y a eu quelques menstrues irrégulières et peu abondantes et c'est tout. Même disparition des hémorrhagies chez les deux autres malades, mais seulement au bout de trois et huit mois. Enfin, chez l'une, la tumeur a beaucoup diminué, tandis que chez l'autre il y a eu une poussée nouvelle au bout d'un an, mais elle fut de courte durée ; mes trois opérées vivent avec un fibrome « innocent », en tout semblable à ceux que, pour ma part, je n'opère pas.

Je considère donc la castration comme une opération utile, mais je ne crois guère à son avenir, et, sans la condamner, je n'y ai pas eu recours depuis plus de deux ans. Bouilly, un de ses derniers défenseurs, ne la préconise que pour des cas relativement rares. Pour lui, les seules

indications de l'extirpation tubo-ovarienne sont les métrorrhagies et les douleurs liées à l'existence d'un fibro-
myome interstitiel. Encore faut-il que l'opération soit
facile, et, pour cela, la tumeur ne doit pas, comme limite
extrême, avoir dépassé l'ombilic.

Tel est aussi notre avis, mais, dans ces cas, l'*hystérectomie vaginale* se présente comme opération concur-
rente. La gravité en est un peu plus grande ; mais il est
si tentant de pratiquer une opération radicale, de ne
plus avoir à craindre les poussées nouvelles, les récidives, les compressions que peut exercer la tumeur laissée dans le ventre, de tarir à coup sûr les hémorrhagies
qu'on voit persister parfois quelques mois après la
castration ! Et voilà pourquoi, même dans les faits favorables, l'hystérectomie vaginale est préférée à la simple
extirpation des annexes. Aussi, je limiterai la castration aux seuls cas visés par Bouilly, et encore dans l'hypothèse d'une anémie telle, qu'on redouterait une opération plus complexe.

Je ferai même une réserve à propos des castrations
pour douleurs. Bouilly donne ce symptôme comme une
indication de l'ablation des annexes ; je le veux bien,
mais à la condition que l'ovaro-salpingite n'ait pas provoqué de grands désordres autour d'elle. Dans une de
mes dernières observations, je n'ai pas voulu m'arrêter après l'extirpation des annexes adhérentes au milieu
de membranes épaisses distendues par le pus. A la castration, j'ai ajouté l'hystérectomie abdominale et j'ai eu
un beau succès ; mais je crois que le morcellement par
la voie vaginale est alors l'opération la mieux indiquée,

Dans un autre cas semblable, c'est à elle que j'ai eu recours, et, bien que l'une de ces interventions se soit terminée par la mort, je pense encore que, dans ces fibro-myomes de volume exagéré, compliqués d'ovaro-salpingite et de pelvi-péritonite, c'est à l'hystérectomie vaginale qu'il faut s'adresser.

Lors donc que certaines circonstances particulières de prudence ou de sécurité ne commandent pas la castration tubo-ovarienne, lorsqu'on veut pratiquer une opération radicale, l'extirpation du fibrome et de l'utérus, quelle voie devons-nous choisir? Cela dépend du volume et un peu du siège des tumeurs. Lorsque la matrice myomateuse atteint ou dépasse l'ombilic, l'hystérectomie vaginale deviendrait trop difficile et trop longue, et c'est à l'hystérectomie abdominale qu'on devra recourir. Dans trois de mes cas, la tumeur était énorme, et il a fallu inciser bien au-dessus de l'ombilic pour lui permettre de basculer. Il existait, dans les trois cas, un pédicule gros et court qu'il a été difficile de maintenir au dehors. Nous n'avons pas hésité cependant à pratiquer cette fixation extra-abdominale. La sécurité prime tout, et de la lecture des innombrables observations publiées sur la matière, il ressort que les diverses méthodes imaginées pour rentrer le pédicule sont encore bien contestables : les hémorrhagies, les suppurations et la mort en sont la conséquence trop fréquente.

Je ne crois cependant pas que la fixation du pédicule au dehors soit le dernier mot de l'hystérectomie abdominale; c'est un pis aller dont les inconvénients sont connus : d'abord la chute du pédicule demande souvent plus d'un mois; elle laisse parfois après elle une fistule purulente qui peut persister longtemps; enfin l'angle inférieur de l'incision abdominale, point où était fixé le pédicule, offre, après la cicatrisation, une bien faible résistance, et les hernies consécutives sont loin d'être rares. Aussi, à cette heure, tous les hystérectomistes s'ingénient-ils, non plus à rentrer le pédicule, mais à le supprimer, et nous sommes au seuil du succès.

Nombre de nos collègues se trouvent déjà bien d'une sorte d'opération double; ils enlèvent le gros du fibrome par la voie abdominale; puis ils passent à l'extirpation vaginale du pédicule. C'est une méthode trop compliquée pour qu'elle soit acceptable; l'hystérectomie totale doit se faire par une seule voie, et déjà on a préconisé plusieurs procédés dont quelques-uns ont fait leurs preuves. Nous nous proposons, lors de notre première hystérectomie abdominale, d'essayer les manœuvres et les instruments imaginés par Farabeuf et par Nélaton; leur méthode nous paraît facile et leur pratique sans danger.

Lorsque l'utérus fibromateux n'atteint pas l'ombilic, surtout dans les cas où sa plus grande masse s'est développée dans le petit bassin, l'hystérectomie vaginale est indiquée, et c'est une opération excellente; pour le prouver, je n'invoquerai pas mes statistiques de cette année; j'ai pratiqué trois extirpations abdominales, j'ai eu trois guérisons, tandis que j'ai eu une mort sur quatre hystérectomies vaginales; mais de si petits chiffres ne prouvent rien, et mon cas funeste n'a rien à faire avec la méthode : ma malade, malgré son opération, a continué sa péritonite... D'ailleurs nous pourrions enregistrer ici de longues séries où ce mode d'intervention a été suivi de succès : Jacobs, de Bruxelles, accuse 11 guérisons sur 11 cas, Jules Bœckel 3 sur 3, Paul Reynier 5 sur 5, Richelot 33 sur 34. De tels relevés sont plus qu'éloquents, et nous nous expliquons l'abandon dans lequel semble tomber l'extirpation tubo-ovarienne.

On a beaucoup discuté sur la technique : les chirurgiens semblent d'accord pour attaquer la matrice par sa face antérieure; les pinces saisissent la périphérie de l'organe, car le centre est souvent ramolli et se déchire sous les mors; l'hémostase est facile et se fait d'elle-même sous l'influence des seules tractions jusqu'à ce qu'enfin le fond de l'utérus apparaisse, bascule, et permette l'application d'une pince sur le ligament large. On est arrivé à pratiquer rapidement l'opération, et si nous sommes encore loin de certains virtuoses qui, pour mener à bien une hystérectomie vaginale, demandent de 5 à 10 minutes, nous n'en avons, pour notre part, jamais dépassé 35. Nous doublerions ce temps, que l'opérée n'aurait pas encore eu à souffrir du choc opératoire et de l'inhalation chloroformique.

J'ai voulu être rapide; aussi ai-je à peine effleuré le sujet, un des plus vastes de la chirurgie abdominale; voici pourtant mes conclusions : Lorsque les tumeurs, stationnaires, ne traduisent leur existence par aucun symptôme pénible, le mieux est de s'abstenir de toute intervention; lorsque des douleurs, des métrorrhagies, des pertes blanches surviennent, on doit tenter un traitement médical dont le repos, l'hamamelis virginica, l'er-

gotine, les lavements à 55 degrés centigrades, le curettage, forment le fond; si cette thérapeutique reste
impuissante, si la tumeur tend à s'accroître, si ces symptômes deviennent inquiétants et si, d'ailleurs, la malade,
affaiblie, ne peut supporter une intervention plus sérieuse, la castration tubo-ovarienne sera parfois une
utile ressource; mais d'ordinaire on préférera les opérations radicales, l'hystérectomie abdominale lorsque la
tumeur atteindra ou dépassera l'ombilic, l'hystérectomie vaginale lorsque la matrice ne s'élèvera que de
quelques travers de doigt au-dessus du pubis.

VI

Kyste proligère et dermoïde de l'ovaire avec dégénérescence sarcomateuse.

Messieurs,

Ces jours derniers quittait l'hôpital une malade opérée d'un kyste de l'ovaire à la fois proligère et dermoïde, et dont un point présentait une dégénérescence sarcomateuse adhérente au mésocôlon transverse. Cette observation est trop rare, elle soulève des problèmes pathogéniques trop obscurs pour être passée sous silence.

Il s'agit d'une femme de 63 ans que nous avait envoyée un confrère de Nemours, le Dr Chopy. Son histoire était simple : pas d'antécédents morbides personnels ou héréditaires ; réglée à 15 ans, en ménopause à 51 ; six grossesses normales, pas de fausses couches et pas d'infection utérine. Tout était donc pour le mieux lorsque, cinq mois avant son entrée à l'hôpital, elle éprouve, dans le bas-ventre, une vague sensation de pesanteur qui augmente jusqu'à devenir d'abord une gêne, puis une douleur légère, ensuite une souffrance des plus vives. En même temps l'abdomen augmente de volume et, sous sa paroi antérieure, se dessine une tumeur appréciable. Cet état effraye la malade qui, sur les conseils de son médecin, entre dans notre service le 28 décembre 1892, et voici ce que nous constatons :

L'état général est assez bon : pas de troubles digestifs, respiratoires ou cardiaques ; à peine faut-il noter une sorte d'affaiblissement progressif, une maigreur plus marquée depuis quelques semaines. Le ventre, ferme, lisse, régulier, est soulevé, entre la symphyse pubienne et l'ombilic, par une tumeur arrondie, mobile en tous sens et fluctuante ; peut-être cependant, vers sa partie supérieure, existe-t-il une bosselure plus dure, et adhérente à l'épiploon aggluttiné en masse résistante. L'utérus en paraît indépendant ; les culs-de-sac sont libres, et nous concluons à l'existence d'un kyste de l'ovaire simple, d'un kyste banal, épithélioma mucoïde de Malassez, tumeur proligère ou prolifère ; vous savez que la synonymie en est nombreuse. Son petit volume, sa mobilité, l'absence de poussées aiguës du côté de l'abdomen, plaident en faveur d'une poche sans adhérence, et nous engagent à pratiquer l'opération, non sous le chloroforme, mais à la cocaïne : nous espérions extirper le kyste facilement et sans encombre : on verra que nous étions loin de compte.

Le 2 janvier, nous pratiquons, entre le pubis et l'ombilic, une traînée analgésique de 10 centimètres de longueur ; le contenu de cinq seringues de Pravaz d'une solution au centième, cinq centigrammes, par conséquent, y suffisent ; la peau et le tissu cellulaire sont sectionnés sans que la malade se doute même que l'opération commence ; trois nouvelles injections sont faites sous l'aponévrose de la ligne blanche ; enfin, deux seringues sont vidées dans le péritoine, en avant de la tumeur que nous abordons ainsi sans qu'une souffrance, même légère, ait été perçue. Le kyste est ponctionné ; il s'affaisse après l'expulsion de deux litres d'un liquide louche et brunâtre ; nous voulons en attirer la poche flasque au dehors ; elle cède, en effet, après la déchirure de quelques adhérences, lorsque, tout à coup, nous apercevons une masse surajoutée qui semble le pôle supérieur très épaissi de la tumeur, et qui adhère intimement au côlon transverse et à son mésocôlon.

Une pareille décortication n'eût pu se faire sans douleur et la cocaïne eût été impuissante. Nous donnons le chloroforme ; quelques inhalations suffisent pour endormir la malade, de telle sorte que nous avons pu passer de l'anesthésique local à l'anesthésique général sans interrompre l'opération. Nous avons insisté ailleurs sur ces différents points et je passe. La décortication fut des plus pénibles ; nous dûmes nous débarrasser du kyste principal et l'extirper après ligature du pédicule, pour porter tous nos efforts sur les parties adhérentes aux intestins ; c'est alors que nous trouvons une seconde poche développée, pour ainsi dire, dans la paroi de la première : un kyste dermoïde, à structure fort simple ; dermere couvert de cellules épidermiques, poils implantés dans leurs follicules munis de glandes sébacées ; matière butyreuse semblable à du mastic et contenue dans l'enchevêtrement de cheveux abondants et longs ; pas d'os, du reste, pas de cartilage ou de dents, de fibres musculaires ou de tissu nerveux comme il en existe d'habitude dans les tératomes de l'ovaire.

Ce n'est pas tout : au-dessus, autour et en arrière de ce kyste dermoïde dont le volume atteignait à peine la grosseur du poing, se trouve une tumeur nouvelle, masse friable, que déchirent les doigts et d'où sourd en abondance du sang qui entraîne des débris du néoplasme. Nous l'isolons de l'épiploon qui la recouvre, mais les adhérences nous conduisent jusqu'au côlon transverse, et les connexions avec cet intestin, surtout avec son mésocôlon, sont si intimes que l'extirpation entraînerait la résection du côlon. Nous y songeons un instant, mais un examen rapide montre les infiltrations cancéreuses s'étendant jusqu'à l'insertion vertébrale du mésocôlon; une telle opération, outre les dangers considérables de mort qu'elle entraînait, aurait été sûrement incomplète, et nous y renonçons.

Mais que faire de cette masse friable et déchiquetée d'où s'écoule, d'une façon assez inquiétante, du sang que la compression seule tarissait; nous ne pouvions la rentrer dans le ventre et suturer au-dessus la paroi abdominale, la malade serait sur l'heure morte d'hémorrhagie : un seul parti était à prendre : laisser le néoplasme au dehors tout en refermant le péritoine, et, pour y arriver, nous imaginons d'unir le bord de l'intestin, à la limite du néoplasme, avec la paroi du ventre; une couronne de fils de soie, placés de centimètre en centimètre, oblitère ainsi le péritoine et, en fin de compte, la grande séreuse est close. Aux environs de l'ombilic se trouve donc un espace, large comme la paume de la main, elliptique, circonscrit par les deux lèvres écartées de l'incision des parois du ventre : c'est notre tumeur saignante, et son insertion côlique et mésocôlique.

Il ne restait plus qu'à exercer sur cette surface une compression assez énergique pour arrêter le sang. Le pansement ordinaire de l'ovariotomie fut suffisant et, après avoir recouvert la tumeur de chiffonnés de gaze iodoformée, nous mettons, sur l'abdomen, de la ouate hydrophile et de la ouate ordinaire serrées par un bandage de corps en flanelle. L'opération était terminée; elle n'eut aucune suite fâcheuse; la température ne dépassa jamais 37°,3, les selles se rétablirent le deuxième jour; les fils furent enlevés le septième, et la malade regagnait son pays au bout de la troisième semaine. Mais cette intervention n'aura pas été d'un grand bénéfice : malgré notre traitement au bleu de méthyle, la tumeur s'accroît, et voici la note que nous transmet son médecin, le Dr Chopy :

La cachexie se prononce et les forces diminuent; l'amaigrissement est extrême; il a été rapide quoique les fonctions digestives n'aient pas cessé d'être normales; il n'y a jamais eu ni vomissements, ni symptômes d'occlusion intestinale; les selles sont restées régulières. La malade prend du lait et du bouillon; elle ne souffre pas et s'éteint doucement. Pas d'hémorrhagie, ni externe, ni interne; le ventre, très plat, est libre : on ne sent pas le point d'implantation du néoplasme au niveau du pédicule; les parties environnantes sont souples. Le champignon extérieur a grossi; il mesure environ 15 centimètres de diamètre et présente, vers le côté droit, un prolongement anfractueux. La masse est recouverte d'une fausse membrane grisâtre où ne suinte jamais une goutte de sang, et qui n'a pas d'odeur.

En résumé, ce néoplasme ovarique est constitué par trois parties bien distinctes; un grand kyste, qui représente à lui seul les trois quarts de la tumeur; il est rempli d'un liquide louche et ne diffère en rien des kystes uniloculaires ordinaires, kystes prolifères, mucoïdes, dont la structure est connue depuis les travaux de Waldeyer, de Synéty, de Quénu, de Malassez. Sur le pôle supérieur de ce kyste banal se trouve une petite poche dermoïde du volume d'un gros œuf; ses parois, de tissu analogue à celui de la peau, ont sécrété, par ses glandes et ses follicules, de la matière sébacée et des poils; enfin, une masse solide coiffe ce kyste dermoïde; c'est une néoformation friable, adhérente au mésocôlon et au côlon transverse, sarcome fasciculé où le microscope a décelé l'existence d'éléments fuso-cellulaires groupés en « faisceaux » et en « tourbillon », et irrigués par des vaisseaux abondants sans parois propres et comme creusés dans la trame morbide.

De tumeurs semblables, j'en ai cherché des exemples et n'en ai pas trouvé; il est vrai que mes investigations n'ont pu être que sommaires, et je n'ai guère feuilleté, outre nos traités classiques, que les Bulletins de la Société anatomique et la thèse de Poupinel sur la « généralisation des kystes et des tumeurs épithéliales de l'ovaire ». Ce que l'on y récolte en abondance, ce sont des kystes prolifères, les épithéliomes mucoïdes de Malassez, qui ont donné naissance à des tumeurs secondaires, greffées sur le péritoine surtout, mais aussi sur la plèvre. Cette propagation est plus fréquente qu'on ne le suppose, surtout lorsque le kyste prolifère est végétant, et que ses parois renferment des masses épithéliales du type adénoïde ou du type carcinoïde. On voit, sur la

séreuse péritonéale, les greffes de productions semblables à celles qui hérissent le kyste. Plus tard, les
lymphatiques en entraînent des parcelles qui envahissent
la cavité thoracique, et cette seule thèse en contient une
foule d'exemples convaincants.

Ce que l'on trouve encore ce sont des kystes dermoïdes de l'ovaire paraissant s'être généralisés : Frænkel a
vu une tumeur pilo-sébacée de l'ovaire accompagnée de
masses semblables disséminées dans le péritoine, le foie,
le mésocôlon et le petit bassin; dans une autre observation l'ovaire droit, l'ovaire gauche, le ligament large,
le mésentère, la séreuse qui recouvre l'iléon, le cæcum
et le côlon contenaient des kystes dermoïdes, du volume
d'un grain de chènevis à celui d'une noisette ou d'une
noix. Babinski et Cornil, dans un autre ordre d'idées,
ont montré des kystes dermoïdes de l'ovaire se trans-
formant en un épithélioma qui, lui, se généralise en
tumeurs secondaires dans le duodénum, l'épiploon, le
foie, la rate et le poumon. Cette dégénérescence épithéliale d'un kyste dermoïde de l'ovaire est surtout évidente
dans l'observation de Cornil; le néoplasme, au milieu
duquel on trouvait des cheveux, avait envoyé ses traînées
épithéliales jusque dans l'utérus.

Ce que l'on trouve enfin, ce sont des tumeurs complexes
que l'on nomme encore tératoïdes; elles n'ont plus
ici la même fréquence que dans le testicule ou la paro-
tide, et Poupinel, dans sa thèse, n'en a rassemblé que
quatre exemples : il en a publié un cinquième dans le
Bulletin de la Société anatomique de 1883. Ces néoplasmes sont constitués par des cavités kystiques et par
des parties solides enchevêtrées; les poches tapissées

d'un épithélium cylindrique, caliciforme en certains points, pavimenteux en d'autres, contiennent un liquide visqueux, jaunâtre ou grisâtre; les masses résistantes présentent, au milieu de tissu fibreux, des perles épidermiques, des nodules cartilagineux, des faisceaux musculaires et du tissu ostéoïde. Ces tumeurs sont essentiellement malignes; elles récidivent et, dans l'observation de Terrier, dans celle de Panas, dans un autre fait encore, la généralisation fut rapide; des noyaux cancéreux furent rencontrés, à l'autopsie, dans un grand nombre de viscères.

On le voit : aucune observation de ces trois groupes ne ressemble à la nôtre; il ne s'agit pas d'une tumeur tératoïde où les divers tissus se trouvent emmêlés sans limites précises, mais d'une masse néoplasique où un kyste prolifère, un kyste dermoïde et un sarcome fasciculé paraissent juxtaposés sans pénétration réciproque; le sarcome se présente avec les caractères qui lui sont propres; le petit kyste dermoïde avait sa membrane d'enveloppe distincte, et le grand kyste mucoïde ressemble à tous les kystes de son espèce. Enfin, malgré la cachexie avancée nous n'avons, au cours de l'opération, constaté aucune de ces tumeurs secondaires, de ces noyaux de généralisation observés dans la plupart des kystes malins, sur le péritoine pariétal et viscéral. Le mésocôlon et le côlon transverse étaient adhérents au sarcome, c'est vrai, mais par simple extension du foyer primitif.

Quelle pathogénie invoquer pour expliquer l'apparition, chez une femme de 63 ans, d'une tumeur composée de trois parties si différentes? Il semble difficile d'indiquer ici trois processus distincts et de chercher, pour chaque tissu, un processus particulier. Or, comme tout le monde est d'accord pour reconnaître que les kystes dermoïdes sont d'origine congénitale, je serais tenté de dire qu'il doit en être de même pour le kyste mucoïde et pour le sarcome, et nous en arriverions à cette théorie de l'enclavement imaginée par Verneuil pour expliquer la formation des kystes dermoïdes si nombreux au niveau des fentes branchiales — puis qui a été étendue à peu près à toutes les régions et dont, en somme, la grande théorie de Cohnheim ne paraît être qu'une généralisation hardie.

Verneuil, en effet, supposait en 1852, et démontrait en 1855, que les kystes dermoïdes de la face ont pour origine une portion du tégument cutané qui, pendant le développement embryonnaire, reste pour ainsi dire en arrière et s'enclave au milieu des autres tissus ; il y conserve sa texture ; ses follicules y forment des poils, et ses glandes sudoripares et surtout sébacées sécrètent leurs produits qui, s'accumulant en masse butyreuse, distendent, en un kyste, le petit sac primitif. Mais un pareil « enclavement » peut se faire en d'autres lieux qu'au niveau des fentes branchiales, et les kystes dermoïdes de l'ovaire naîtraient par un mécanisme semblable. Lannelongue ne croit-il pas qu'un accident peut déterminer l'emprisonnement d'une petite portion de feuillet corné dans les rudiments du corps de Wolff, « alors que ces derniers sont très voisins de l'ectoderme, c'est-à-dire pendant les premiers temps de la vie embryonnaire » ? Il en aurait été ainsi dans notre cas où le kyste ne contenait que des poils et de la matière sébacée. Mais dans les tératomes plus complexes renfermant des os, du cartilage, des éléments musculaires et nerveux, des épithéliums intestinaux, les masses protovertébrales et le feuillet interne participeraient, eux aussi, à l'enclavement.

Voilà pour notre kyste dermoïde; mais comment expliquer l'apparition du sarcome et du kyste mucoïde concomitant? Pour ce dernier, rien que de fort simple encore; on sait que l'épithélium germinatif qui tapisse l'ovaire s'invagine, dans cet organe, en tubes dont les uns s'étranglent pour former des follicules, tandis que les autres peuvent persister, et dans ces vestiges naîtraient les kystes prolifères. Pour le sarcome, on pourrait dire qu'il ne s'est développé que plus tard, aux dépens des tissus des kystes dermoïdes, comme il aurait fait sur des tissus normaux. N'a-t-on pas signalé justement des dégénérescences malignes des kystes dermoïdes de l'ovaire? Schrœder y a trouvé du cancer, Babinski de l'épithélioma lobulé et Unverricht du sarcome. C'est encore possible. Mais il est plus rationnel d'admettre une cause commune à l'apparition des trois tumeurs, et la perturbation qui, pendant la vie embryonnaire, a incarcéré les éléments cornés et les épithéliums, origines du futur kyste dermoïde et du futur kyste proligère, aura provoqué des inclusions particulières, genèse du futur sarcome, et nous arrivons ainsi à la théorie générale de Cohnheim sur la pathogénie des néoplasmes.

On sait que, dans l'œuf, les cellules du blastoderme se groupent d'abord en deux feuillets, un externe, ectoderme ou épiblaste, et un interne, endoderme ou hypoblaste; puis, entre ces deux couches, en naît une troisième qui se clive et forme la fente pleuro-péritonéale, sur les bords de laquelle apparaît l'éminence germinative, matrice des épithéliums génitaux. De ces feuillets dérivent tous les tissus : de l'ectoderme, l'épiderme, le système nerveux, les organes des sens; de l'endoderme, l'épithélium intestinal et ses glandes; du mésoderme, le squelette, les muscles et les vaisseaux. Eh bien! d'après la théorie de Cohnheim, des amas de cellules d'un des feuillets primitifs s'enkystent parfois au milieu des tissus voisins pendant la vie embryonnaire. Ces éléments, en inclusion hétérotopique, peuvent rester un long temps silencieux; puis tout à coup, à l'occasion de quelque trouble local ou général, ces cellules « enclavées » entrent en activité, se développent, et une tumeur prend naissance.

Cette explication ne nous explique pas grand'chose; seulement elle éclaire notre cas particulier : elle permet de ramener à une même cause perturbatrice les enclavements d'éléments embryonnaires qui, après soixante ans, devaient provoquer chez notre malade l'apparition d'un sarcome, d'un kyste mucoïde et d'un kyste dermoïde de l'ovaire. Voilà pourquoi nous accepterions volontiers dans ce cas une théorie pathogénique, d'ailleurs si discutable dans ses applications à toutes les régions et à tous les organes. N'oublions pas que nous sommes ici sur un terrain où les incompétents comme nous doivent d'autant moins s'avancer que les maîtres les plus incontestés en la matière n'ont pas su se mettre d'accord. Je m'arrête donc, et, de cette conférence, je vous prie de vous rappeler surtout le fait clinique que je résume en cette courte phrase : Nous avons trouvé dans l'ovaire une tumeur complexe formée par la juxtaposition d'un gros kyste dermoïde et d'un sarcome fasciculé.

CHAPITRE X

AFFECTIONS DES MEMBRES

I

Fracture sus-condylienne du fémur et pseudarthrose consécutive.

MESSIEURS,

Avant que la femme opérée par nous d'une pseudarthrose du fémur consécutive à une fracture sus-condylienne quitte nos salles, je veux vous entretenir de ce cas, intéressant à un triple point de vue; d'abord, au cours de notre intervention, nous avons pu étudier les rapports respectifs des deux fragments osseux, ce qui nous permet d'ajouter une observation indiscutable aux exemples si controversés de « fractures dites de Boyer ». Puis, nous avons pris sur le fait le mécanisme de l'irréductibilité de la fracture; enfin, et du même coup, nous nous sommes expliqué la cause de l'absence de consolidation, de telle sorte que le remède a été facile à trouver.

Lorsque, au mois de décembre, nous avons pris le service des mains de M. Polaillon, nous y trouvions une femme de 48 ans, entrée à l'hôpital le 20 novembre

pour une fracture de la cuisse droite. En descendant un
escalier elle tombe sur la fesse, d'une hauteur de trois
marches; elle essaie vainement de se relever, et des
voisins l'apportent à la Pitié où l'on constate l'existence
d'une fracture compliquée; le fragment supérieur du
fémur a traversé les parties molles et il fait, à l'extérieur, une saillie de plusieurs centimètres qu'on essaie de
réduire après une désinfection rigoureuse; on n'y parvient pas, même sous l'anesthésie chloroformique, et
la résection de l'extrémité osseuse s'impose. Après cette
ablation, on obtient une coaptation apparente; on place,
dans une attelle plâtrée, le membre sur lequel on exerce
une traction continue avec un poids de trois kilogrammes.

Plus de six semaines après, le 7 janvier, nous retirons
l'appareil et nous constatons l'existence d'une mobilité
anormale; les deux fragments jouent l'un sur l'autre
avec facilité. Nous nous demandons si quelques séances
de massage, la mise à l'air du membre, ne pourraient
hâter la consolidation; il n'en est rien : au bout de trois
semaines l'absence de coalescence est aussi nette, et
la pseudarthrose s'affirme de plus en plus. Nous nous
décidons à intervenir et, le 2 février, nous pratiquons
une incision en U à convexité inférieure, pour mettre à
découvert le foyer de la fracture. Nous trouvons, sous la
peau, l'extrémité inférieure du fragment supérieur taillé
en biseau aux dépens de la face postérieure; mais déjà le
processus inflammatoire a comblé les inégalités des traits
de fracture, recouverts par des néoformations fibreuses
et quelques ostéophytes. Cependant, au niveau de l'extrémité osseuse, les phénomènes réactionnels ont été

médiocres et n'ont donné naissance qu'à peu de tissus nouveaux.

Cette pointe osseuse du fragment supérieur, taillée en bec de flûte, a traversé le triceps fémoral qui lui forme comme une collerette. Aussi le tissu musculaire, appliqué contre le fragment inférieur, est-il interposé aux deux extrémités osseuses. C'est lui qui les sépare et qui s'oppose à toute coaptation. Une autre cause empêche les deux surfaces fracturées de se mettre en contact : le fragment inférieur a subi un mouvement de bascule prononcé ; les condyles, primitivement écartés par un trait de fracture, mais soudés maintenant l'un à l'autre par un cal intermédiaire, ont roulé sur le plateau tibial, de telle sorte que l'extrémité supérieure du fragment n'est plus dirigée dans le sens de l'axe de la cuisse ; elle s'est inclinée en arrière et forme une saillie dans le creux poplité ; son aspect est le même que celui du fragment supérieur ; ses inégalités se sont comblées par une production peu abondante de tissu fibreux et de tissu osseux.

Nous avivons alors le biseau supérieur et le biseau inférieur : avec la curette tranchante nous grattons les muscles, les tissus fibreux néoformés, les ostéophytes ; puis nous essayons de redresser le fragment inférieur ; il nous faut, pour cela, le dégager des masses musculaires altérées et déjà fibreuses qui l'enserrent. Lorsqu'il est bien isolé, nous le saisissons avec un davier et nous parvenons à changer sa direction antéro-postérieure en une position verticale. Malheureusement, les surfaces des deux fragments ne se correspondent pas, et, pour éviter le chevauchement, je dois réséquer 3 centimètres environ de l'extrémité du fragment supérieur, déjà raccourci par M. Polaillon d'une longueur à peu près égale. Les deux biseaux sont alors en contact et, pour empêcher un nouveau déplacement, nous les maintenons par une suture osseuse au fil d'argent. Un pansement antiseptique est appliqué, et maintenu par une gouttière plâtrée.

Nous l'enlevons au vingt-quatrième jour; la réunion cutanée est à peu près parfaite et, au-dessous de la peau, nous sentons le foyer opératoire remplacé par un cal volumineux; celui-ci est solide, et nous ne pouvons lui imprimer aucun mouvement de latéralité. L'articulation sous-jacente est malheureusement très enraidie et la flexion y est très limitée; aussi ordonnons-nous les frictions, le massage, la mobilisation fréquente des surfaces l'une sur l'autre, puis la marche. Voici plus d'un mois et demi que dure ce traitement, et nous constatons chaque jour de nouveaux progrès. Le membre n'est pas encore très vigoureux, le muscle triceps fémoral est atrophié, mais la progression est moins difficile, les mouvements de l'articulation, quoique limités, sont plus étendus; du fait de cette demi-ankylose, il y a une claudication accentuée encore par un raccourcissement de 5 centimètres dû aux deux résections consécutives du fragment supérieur. Cependant les progrès sont tels, que la marche, déjà possible, paraît sous peu devoir être facile. C'est vraiment un beau succès.

Un premier fait ressort de notre observation : c'est que le fragment inférieur du fémur n'avait plus une direction verticale, mais bien antéro-postérieure; grâce à un mouvement de bascule, il faisait saillie dans le creux poplité. Boyer a, le premier, attiré l'attention des patho-

logistes sur cette déviation particulière et il en a même
expliqué le mécanisme : « La saillie que les condyles
forment en arrière donne un grand avantage aux muscles de la jambe qui s'y insèrent, de sorte que par l'action des jumeaux, du plantaire grêle et du poplité, les
condyles sont inclinés en avant et le bord supérieur
du fragment inférieur est renversé en arrière vers le
creux du genou. Le déplacement par lequel l'extrémité
antérieure des condyles s'incline en haut et fait faire
une plus grande saillie à la partie supérieure de la
rotule, donne à l'articulation du genou un aspect sin-
gulier. » Notre cas vient à l'appui de celte opinion, et
suffit pour enlever les doutes que les affirmations
négatives de nombre d'auteurs avaient jetés dans les
esprits.

Malgaigne, en effet, nie cette variété de fracture ; pour
lui, le mouvement de bascule décrit par Boyer doit être
imaginaire ; il y a bien un déplacement, mais ce n'est
pas en bas et en arrière que se dirige l'extrémité supérieure du fragment inférieur, c'est en haut : il y a simple
et banal chevauchement. Gosselin, dont on connaît la
grande pratique et l'observation rigoureuse, partage la
même opinion et, pour sa part, il n'a jamais noté ce
renversement en arrière ; de même de Follin. Mais ces
négations ne peuvent rien contre les faits positifs : Trélat, sur 9 cas rassemblés par lui dans les auteurs, a
trouvé ce renversement noté une fois ; Richet insiste sur
sa possibilité et en a montré un fait probant à ses collègues de la Société de chirurgie ; Cloquet l'a observé ;
Laugier en a vu plusieurs exemples. Le doute n'est
donc plus permis, et sachez bien que, malgré l'argu-

mentation savante et l'ironie de Malgaigne, la fracture de Boyer existe réellement.

Ces fractures sus-condyliennes, tous les auteurs le reconnaissent, sont très souvent irréductibles; on a beau exercer l'extension et la contre-extension, même sous la narcose chloroformique, les deux fragments ne peuvent se mettre au contact; chacun en a cherché la cause, et Gosselin, dans ses cliniques de la Charité, insiste sur la pénétration de la partie postérieure du fragment supérieur dans l'inférieur. Telle est aussi l'opinion de Trélat; pour lui, il se passe ici quelque chose d'analogue à ce que l'on observe dans les fractures de l'extrémité inférieure du radius : le fragment le plus long entre par un des points de son contour dans le tissu spongieux du court fragment; il s'y loge et s'y enchevêtre de façon à ne pouvoir en être dégagé. Hâtons-nous de dire cependant que, pour les éminents cliniciens de la Charité, ce mécanisme de l'irréductibilité ne serait peut-être pas le seul. Ils expriment cette réserve, sans toutefois exposer que d'autres causes pourraient expliquer l'absence de coaptation des fragments.

Il en est au moins une autre, celle que nous avons observée dans notre cas et, sans oser insister, car, en définitive, je ne puis m'appuyer que sur un seul fait, je crois cette cause fréquente et digne d'être tirée de l'oubli où la laissent les pathologistes; le fragment supérieur, avons-nous vu, avait traversé le muscle triceps et la peau. M. Polaillon avait pratiqué la résection du bout qui faisait saillie sur les téguments, mais il n'avait certainement pas dégagé l'os de la boutonnière muscu-

laire au travers de laquelle il passait; entre le fragment
supérieur et le fragment inférieur existait donc toute
l'épaisseur du triceps; le contact des extrémités osseuses
en devenait impossible, et la continuité de la diaphyse
avec l'épiphyse ne pouvait se rétablir. On se rappelle
qu'un des temps délicats de l'opération a été ce dégagement; nous avons dû inciser le muscle quelque peu
dégénéré et fibreux, gratter les parties adhérentes aux
deux surfaces de cassure; à ce prix seulement, nous
avons obtenu leur contact.

L'interposition de cette lame musculaire aux deux
extrémités des fragments osseux s'opposait, non seulement à la réductibilité de la fracture, mais aussi à sa
consolidation; au bout de deux mois d'incarcération
dans un appareil plâtré, la mobilité anormale était marquée, sans doute autant qu'au premier jour. Deux mois,
c'est peu, et le mot de pseudarthrose ne doit pas être
prononcé avant six mois. Ollier, dans son traité magistral, nous dit qu'on ne songera à l'opération que si
le cal « n'est pas achevé au bout d'un an », sauf lorsque
l'on constate, entre les deux fragments, l'interposition
d'un muscle, d'un nerf ou de quelque lambeau fibreux;
dans ce cas, toute attente serait vaine; le faisceau empêche la réunion, il oppose « une barrière au processus
ossifiant qui aurait de la tendance à se produire ».
Aussi, dès que le diagnostic est porté, le mieux est d'intervenir; c'est ce que nous avons fait, car, en vérité, il
ne saurait y avoir le moindre espoir de guérison sans
opération chirurgicale.

En effet, le fragment supérieur du fémur ne pouvait

déchirer la peau qu'après avoir perforé le triceps, passé au travers de lui par une boutonnière plus ou moins large, de telle sorte que le muscle s'étendait comme une barrière entre les deux surfaces des extrémités fracturées. Je sais bien qu'une résection du fragment avait été pratiquée, mais d'après les renseignements que je pus recueillir, il me sembla que l'incision n'avait pas été assez grande, ni les mouvements assez prolongés pour assurer la réduction du fragment en arrière du muscle. Je tenais donc l'interposition pour constante; or, on ne saurait que répéter avec Ollier : Lorsque le diagnostic est bien posé, la résection s'impose; car toutes les autres tentatives sont condamnées à l'impuissance. — Notre éminent collègue de Lyon insiste à juste titre sur cette cause de pseudarthrose, peut-être souvent méconnue parmi nous.

La notion en est ancienne cependant; d'après Ollier, Ch. White aurait observé ce genre de pseudarthrose dans la deuxième moitié du dernier siècle; en 1828 Samuel Cooper mentionne l'interposition musculaire à propos d'un fait de Earle; depuis, de nombreux auteurs parmi lesquels il faut signaler Dupuytren, Bonnet, Stanley, Tessier de Lyon, Lloyd, Velpeau, Markoë, Chassaignac l'ont nettement spécifiée. Mais Ollier seul nous paraît attribuer à cette cause l'importance qu'elle mérite. « Nous l'avons constatée, dit-il, 7 fois sur 10 opérations de résection de l'humérus, du fémur, du radius ou des os de la jambe; 2 fois au fémur, 4 fois sur 5 à l'humérus, une fois à l'avant-bras. » « Le diagnostic se base, ajoute-t-il, sur la situation sous-cutanée, c'est-à-dire, extra-aponévrotique, d'un des fragments ». Il donne un autre signe que nous ne pouvions noter dans notre cas : « la mobilité et l'agitation des fragments dans la contraction de certains muscles ».

Je n'insisterai pas sur le manuel opératoire : la réduction du fragment supérieur au travers du muscle dégénéré et sclérosé a été difficile ; ce muscle avait pris des insertions sur les surfaces fracturées des extrémités osseuses, et c'est à la curette qu'il a fallu les détacher ; nous avons, bien entendu, dénudé le moins possible les parties latérales de l'os pour conserver à la diaphyse la nutrition la plus abondante ; partout nous avons respecté le périoste ; puis, lorsque la réduction a été obtenue, nous avons maintenu le contact des surfaces par une suture au fil d'argent. Nous en avons mis un seul, mais volumineux, du calibre de ceux que Championnière emploie pour la suture de la rotule. Il s'agit d'un fil perdu, et nous n'avons pris aucune des précautions que recommande Ollier pour en opérer l'extraction une fois la pseudarthrose guérie. Enfin, nous ferons remarquer combien la guérison a été rapide : au vingt-quatrième jour, le cal était assez solide pour permettre de commencer les mouvements de mobilisation du genou.

Il reste, il est vrai, une fausse ankylose de la jointure : la flexion est tout de suite arrêtée et mesure quelques degrés à peine. Sans doute quelque ostéophyte ou quelque épaississement des ligaments articulaires empêche les mouvements. Le plateau tibial paraît libre, mais il doit être gêné dans son glissement par les néoformations que la fracture intercondylienne a dû provoquer du côté de l'os, des tissus fibreux et de la séreuse. On sait com-

bien les arthrites sont fréquentes à la suite de ces traumatismes et, de ce fait, le pronostic fonctionnel sera
réservé. Ici, il n'y a plus d'épanchement intra-articulaire;
le cartilage ne paraît pas altéré, mais nous ne serions
pas étonné de la persistance de la fausse ankylose, parce
que, depuis huit jours, la mobilisation, le massage, les
lotions très chaudes, la balnéation sulfurée, la bande
élastique paraissent moins efficaces, et les progrès, en
tant du moins qu'étendue des mouvements, semblent
être arrêtés; mais il faut savoir attendre, car on a vu
s'améliorer des jointures d'apparence très compro-
mises.

A propos de ce magnifique succès de la résection et de
la suture osseuse qui ont conservé à notre malade un
membre utile et qui déjà permet la marche, oserai-je
remonter juste vingt ans en arrière pour vous montrer
le chemin parcouru, en rappelant l'observation de fracture suscondylienne de cette même clinique de Gosselin
à laquelle j'ai déjà fait plusieurs emprunts? Le cas est
absolument semblable au nôtre: la fracture est à la fois
sus-condylienne et inter-condylienne, et le fragment
supérieur a traversé le muscle et la peau. Quelle conduite va tenir l'éminent et prudent chirurgien? « Cette
plaie, dit-il, va suppurer inévitablement, et inévitablement aussi, la suppuration se prolongera jusqu'au fragment osseux et jusqu'à la cavité articulaire, accidents
qui ont toutes les chances possibles de se terminer par
l'infection purulente et la mort. Aussi, quoique l'amputation de la cuisse soit fort grave, je considère cette opération comme donnant un peu moins de chances de
mort que la conservation du membre. » M. Gosselin y

eût recours, mais dès la deuxième semaine, le malade n'en succombait pas moins à une infection purulente.

Tel est le fait instructif que nous avons observé ensemble; il renferme plusieurs enseignements et je puis les résumer en quelques courtes phrases : La variété de fracture sus-condylienne que caractérise le renversement en arrière dans le creux poplité, où il comprime parfois les vaisseaux de l'extrémité supérieure du fragment inférieur, a été niée à tort; elle existe, et notre cas en est un exemple indiscutable; — cette fracture est souvent irréductible, et, au moins dans quelques cas, cette irréductibilité serait due, d'après nous, à l'interposition du muscle triceps aux deux fragments; — cette interposition a une autre conséquence grave; elle s'oppose à la consolidation; aussi, dès qu'elle est reconnue, il faut, pour éviter une pseudarthrose inévitable, ouvrir le foyer traumatique, réduire le fragment supérieur, le mettre au contact de l'inférieur et suturer les surfaces au fil d'argent. On a vu le beau résultat que nous a donné cette pratique.

II

Traitement des anévrysmes artériels.

Messieurs,

Le traitement des anévrysmes est un de ceux que l'antisepsie a modifiés le plus lentement, et à cette heure, tout comme au temps de l'infection purulente, quelques chirurgiens préfèrent encore les procédés non sanglants. Mais leur triomphe tire à sa fin, et les attaques deviennent si vives, que le jour est arrivé d'une déroute irrémédiable. Je voudrais vous rappeler en peu de mots les étapes qu'a parcourues la question et vous montrer comment l'intervention au bistouri s'est, peu à peu et d'une manière presque complète, substituée aux procédés dits de douceur.

Des méthodes presque innombrables imaginées contre les anévrysmes artériels, il en est peu qui survivent et on n'a plus guère recours qu'à la flexion forcée, du moins lorsqu'il s'agit d'un anévrysme poplité, à l'enveloppement du membre avec la bande d'Esmarch, à la compression digitale, enfin à la ligature de l'artère et à l'incision ou à l'excision du sac.

De ces procédés, il en est un, la flexion forcée, qui nous semble bien compromis, en dépit des espérances qu'il alluma lors de son apparition. Dès que Maunoir et Hart eurent, en 1857, publié leur première tentative et leur premier succès, la nouvelle méthode, d'une application facile et simple, fut accueillie par nos chirurgiens les plus compétents; mais, lorsque les observations se furent multipliées, on dut reconnaître que la flexion n'est pas sans inconvénients, et il fallut beaucoup rabattre de l'enthousiasme des premiers jours.

Et d'abord la flexion est très douloureuse, d'autant qu'il la faut parfois très énergique et que, pour arrêter le cours du sang dans le sac, le talon du malade doit être au contact de la fesse. Or, souvent, une pareille attitude ne peut être maintenue pendant le temps nécessaire pour atteindre à la guérison; plusieurs patients ne la supporteraient jusqu'au bout qu'avec le secours de l'anesthésie, malheureusement inapplicable dans la plupart des cas, puisque la durée moyenne du traitement est de quatorze jours.

Encore si la guérison était la récompense habituelle de ceux qui ont supporté ce pénible traitement! mais il est loin d'en être ainsi et les statistiques ne nous laissent aucune illusion : Barwell conclut à 46 p. 100 de succès; encore est-il au-dessus de la vérité puisque Fischer, dans de nouveaux relevés, n'en compte que 42, et Delbet que 36 p. 100; c'est peu, surtout lorsqu'on songe que les échecs s'accompagnent parfois de raideurs articulaires, d'arthrites même, puis de ruptures, de suppurations du sac et de gangrène. Ainsi, dans les 59 insuccès du relevé de Barwell, 4 fois le membre dut être amputé pour des accidents de ce genre.

La flexion n'est donc pas ce procédé de choix qu'on

avait semblé nous promettre : il est vraiment trop infi-
dèle et nous pensons avec Delbet que son emploi doit
être limité aux cas fort rares où l'anévrysme, développé
sur un sujet jeune, sans tare organique appréciable,
sans lésion articulaire du genou, est petit, à parois
épaisses et présente une grande tendance à la guérison
spontanée. Barwell n'a-t-il pas vu des sacs qui se sont
solidifiés en quelques heures par le seul repos joint à
la flexion spontanée du genou? « Il serait au moins
fâcheux de ne pas faire bénéficier le malade d'un moyen
aussi simple. »

La compression élastique préconisée par Walter
Reid, en 1875, a sur la flexion forcée l'avantage d'être
applicable à tous les anévrysmes des membres. On pourrait croire à son extrême simplicité : on déroule la bande
d'Esmarch de l'extrémité du membre au niveau de l'anévrysme qu'on laisse à découvert, puis, immédiatement
au-dessus du sac, on applique une nouvelle bande que
l'on arrête à la racine du membre où l'on interrompt la
circulation par une striction énergique avec le tube en
caoutchouc; au bout d'une demi-heure, on enlève les
deux bandes.

C'est là le premier temps et, que l'anévrysme soit ou
non solidifié, on doit commencer la compression digitale
avant même que le tube constricteur soit enlevé; car,
si une ondée sanguine vigoureuse abordait le sac, il en
désagrégerait sans doute les caillots friables, et pro-
voquerait au loin des embolies et la gangrène. Cette
compression est exercée plusieurs heures, parfois plusieurs jours, à ce point qu'on se demande si la bande

élastique diminue en rien le temps qu'il eût fallu à la seule compression digitale pour amener la guérison, et Delbet, après Maunoury, ne saurait dire si, en définitive, la méthode de Reid a une action quelconque sur l'oblitération du sac.

Or si la bande est inutile, elle est nuisible ; d'abord parce qu'elle est douloureuse au point de nécessiter l'anesthésie qui doit durer autant que la compression élastique elle-même, et l'administration de l'éther ou du chloroforme n'a jamais passé pour indifférente en chirurgie. Et puis, et surtout, des accidents graves peuvent survenir : le refoulement du sang du membre est une sorte « d'auto-transfusion » qui crée une pléthore rapide, souvent dangereuse chez les malades atteints de dégénérescence graisseuse du cœur; cet organe est surmené par l'effort que nécessite la tension plus grande du sang, et l'on cite des cas où ce mécanisme peut être invoqué pour expliquer la mort survenue quatre mois, deux mois et demi, et vingt-sept heures après la compression élastique.

La gangrène a été plus souvent observée qu'à la suite des autres procédés : Delbet, dans une statistique qui porte sur 73 anévrysmes poplités traités par la compression élastique, compte 4 sphacèles dont 3 ont nécessité l'amputation du membre, tandis qu'on en relève 3 seulement sur 144 anévrysmes de même siège traités par les autres méthodes de compression : donc « en laissant de côté les cas légers de sphacèle qui n'ont réclamé aucune intervention, on trouve que, jusqu'à présent, la méthode de Reid a donné 4,10 p. 100 de gangrènes, tandis que les autres procédés de compression n'en ont donné que 2,08. C'est une différence de plus de moitié. »

Ce n'est pas tout : cette méthode, lorsqu'elle échoue, ne laisse pas les choses en l'état, et le traitement sanglant qu'on est forcé d'instituer alors provoque plus facilement la gangrène. En effet, la compression élastique semble prédisposer le membre à la mortification ainsi qu'en dépose le relevé dressé par Delbet : sur 20 anévrysmes poplités traités par la ligature après échec de la bande d'Esmarch, 3 se sont terminés par la gangrène, soit 15 p. 100, tandis que la même ligature pratiquée après échec de la compression digitale a donné moins de 10 p. 100 : 5 gangrènes sur 52 anévrysmes.

Et cette considération n'est pas négligeable, car l'insuccès de la compression élastique est malheureusement trop fréquent : même avec l'adjonction de la compression digitale, qui, nous l'avons dit, est peut-être la seule efficace, elle ne donne même pas une guérison sur deux, proportion très différente de celle qu'on nous annonçait lors de l'apparition de la méthode : on parlait alors de 6 succès sur 7 anévrysmes traités ; mais il fallut en rabattre, et l'année suivante on ne comptait plus que 10 succès sur 15 ; puis 14 sur 25 ; avec la statistique de Pearce Gould, échecs et succès se balancent, et sur 70 cas on ne relève plus que 35 guérisons. Enfin arrive le tableau plus récent de Delbet qui, sur 83 cas, trouve 40 succès contre 43 échecs.

Cette énorme proportion de revers, les douleurs que provoque la bande élastique si l'on ne recourt pas à l'anesthésie, les accidents qui peuvent survenir du fait de la compression et ceux auxquels elle prédispose si on est forcé plus tard de pratiquer la ligature, nous sont des raisons suffisantes pour rejeter cette méthode. N'est-elle pas d'ailleurs le plus compliqué et le moins efficace des procédés non sanglants ?

La compression indirecte est, de toutes les méthodes non sanglantes, celle qui mérite le plus d'être conservée : la compression digitale en est le type, en même temps que le procédé le plus simple et le plus efficace. Elle doit, lorsqu'on le peut, être totale, continue et alternative, c'est-à-dire supprimer d'une manière absolue la pénétration du sang dans le segment inférieur de l'artère, ne jamais être interrompue tant que dure la séance, et s'exercer successivement sur divers points du trajet du vaisseau pour éviter les souffrances trop vives.

Elle a longtemps été le procédé de choix, et cette faveur s'expliquait lorsque sévissaient l'érysipèle et l'infection purulente. Mais elle mérite la plupart des reproches que l'on adresse à la flexion forcée et à la compression élastique. Ces inconvénients sont atténués sans doute, mais, pour exister à un degré affaibli, ils n'en sont pas moins fort graves, et nous avons à parler de la douleur, de la lenteur de la solidification du sac, des insuccès trop fréquents, de l'inflammation et de la gangrène; nous ajouterons même un accident particulier à la méthode, la formation possible d'un nouvel anévrysme au point de compression.

La douleur est parfois insupportable; elle l'est d'autant plus que la compression doit souvent être continuée pendant un temps très long : Fischer, dans un intéressant tableau, nous montre que, sur 72 cas guéris par cette méthode, 19 ont demandé d'une à douze heures; 7 de douze à vingt-quatre, 6 de vingt-quatre à trente-six, et il a fallu dix journées pour les 40 cas restants. Peu de malades et peu de chirurgiens auront assez de constance pour poursuivre le traitement après les premières quarante-huit heures, d'autant qu'un pareil effort est souvent inutile. Ne voyons-nous pas les statistiques accuser environ 50 p. 100 d'échecs? un anévrysme sur deux résiste à toute tentative de compression.

Et il ne s'agit pas toujours de simples insuccès : dans quelques cas, plus rares il est vrai qu'à la suite de la flexion forcée et de la compression élastique, la gangrène se développe; sur 59 anévrysmes réunis par Delbet et traités par la compression digitale, le sphacèle s'est produit 3 fois, soit une proportion de 6 p. 100. C'est au bout de la huitième, de la neuvième et de la dixième heure que les accidents se sont montrés. Le mécanisme de cette gangrène est assez obscur; une fois elle fut provoquée par la rupture du sac, mais, dans les deux autres, la poche était intacte, et il est probable que des fragments de caillot détachés de la paroi de l'anévrysme avaient formé au loin des embolies.

Enfin on a signalé l'apparition d'une tumeur nouvelle au point où l'on a exercé la pression digitale : Berger en a observé un cas; au bout de douze heures l'anévrysme poplité cédait au traitement, mais un second se formait sous le ligament de Fallope; Annandale et Pemberton ont vu chacun un fait à peu près semblable. Le froissement continu exercé sur un vaisseau n'est pas sans danger, pour peu que ses parois soient atteintes de dégénérescence athéromateuse. Aussi faut-il admettre avec Scriba que lorsqu'il existe une artérite étendue, la compression doit être rejetée, car alors elle est à la fois inéfficace et dangereuse.

On le voit, ce sont toujours les mêmes objections qui se dressent, et les trois méthodes non sanglantes que nous venons d'énumérer, flexion forcée, compression élastique et compression digitale, ont contre elles les douleurs, les inflammations qu'elles provoquent, la rupture du sac, les embolies, la gangrène et surtout leur regrettable insuffisance, puisque la meilleure, la compression digitale, guérit à peine un anévrysme sur deux. Aussi maintenant que les complications des plaies ne sont plus à craindre, le chirurgien doit recourir aux méthodes sanglantes plus rapides, plus efficaces et moins dangereuses, quoi qu'on en ait dit.

Syme, Bardeleben, Poinsot, Brun, Championnière, Lister proposent la ligature et Delbet l'extirpation du sac. Ce dernier accumule les raisonnements, les exemples et les statistiques pour démontrer que « la ligature est une opération incertaine, qu'elle donne, dans les temps aseptiques, une mortalité de plus de 18 p. 100 et qu'il faut l'abandonner comme une des plus meurtrières de la chirurgie ». Mais cette opinion nous semble paradoxale en dépit du talent qu'a déployé l'auteur pour la défendre.

La ligature nous semble à nous, ainsi qu'aux chirurgiens cités plus haut, une opération excellente, et, pour plaider sa cause, nous laisserons de côté les inductions, les déductions et les hypothèses, quelque légitimes et logiques qu'elles paraissent ; nous ne nous occuperons que des faits, et nous verrons si les hémorrhagies secondaires, les gangrènes et la mort sont plus fréquentes après la ligature, opération simple, facile, réglée dans tous ses détails, qu'à la suite de l'extirpation du sac, intervention toujours délicate, variable selon les cas, irrégulière, nécessitant parfois des délabrements considérables, et au cours de laquelle on risque de blesser les gros troncs nerveux et vasculaires voisins.

M. Delbet fournit deux tableaux comparatifs où l'on voit, que sur 243 anévrysmes traités par la ligature de 1875 à 1887, il y a eu 47 morts, soit une léthalité de près de 19 p. 100, tandis que sur 53 anévrysmes de même siège soumis à l'incision et à l'excision, il n'y a que 6 morts, un peu moins de 12 p. 100. Ces statistiques sont trop inégales, elles laissent trop de cas de côté pour avoir une valeur indiscutable, et nous voudrions leur en substituer une autre.

Nous prendrons comme exemple les anévrysmes poplités, de beaucoup les plus importants d'ailleurs, puisqu'ils fournissent à eux seuls plus de la moitié des anévrysmes externes. Nous commencerons notre statistique par 1880 et cela pour deux raisons : d'abord, parce que, à cette époque, l'antisepsie est acclimatée dans tous les pays, et puis, parce que les relevés complémentaires de Brun nous serviront à rendre plus exacts les tableaux de Delbet. Le total des deux statistiques, auxquelles nous ajoutons 3 cas de Lister, donne 81 anévrysmes artériels poplités traités par la ligature.

Ces 81 cas fournissent 5 morts ; nous avons, il est vrai, éliminé le fait de Havard, car le patient, dont la plaie avait guéri par première intention, succomba trente-trois jours après à une hémorrhagie cérébrale, et l'observation de Boursier, car la gangrène qui nécessita l'amputation était due, ainsi que le démontra l'autopsie, à l'oblitération antérieure du tronc tibio-péronier, de la péronière, de la tibiale postérieure et de la veine poplitée. Restent les faits malheureux de Barwell, de Morton où, au bout de quatre semaines, une hémorrhagie secondaire survint, qui nécessita une amputation dont l'issue fut funeste; de Howse où la rupture du sac, arrivée le trente-deuxième jour, amena la mort; de Schwartz, où, vingt jours après l'intervention, des accidents brusques d'asystolie enlevèrent le malade.

Certes, la lecture de cette observation prouve que tout autre mode de traitement aurait eu sans doute la même conséquence; nous la mettrons cependant au passif de la méthode et nous avons 4 morts sur 81 cas, soit une léthalité de moins de 5 p. 100, bien loin, on le voit, des 18 p. 100 accusés par les statistiques générales de Delbet. Voyons maintenant si les autres accidents graves, les hémorrhagies secondaires et les gangrènes, sont aussi fréquents qu'on semble le croire.

Et d'abord les hémorrhagies secondaires : si nous laissons de côté les cas de Barwell, de Morton et de Boursier, déjà signalés au paragraphe de la mortalité, nous ne trouvons guère que les faits de Durham et de Morelli, où le sang fut d'ailleurs tari par une seconde ligature. Donc ces hémorrhagies sont devenues fort rares et disparaîtront avec une antisepsie rigoureuse, qui a dû être incomplète dans quelques-unes des observations précédentes. Ne voyons-nous pas, chez le malade de Morelli, que l'artère fut liée à l'aide de trois fils de soie, soigneusement *cirés*, singulière façon de tuer les germes.

La gangrène est évidemment trop fréquente encore, mais notre statistique est loin de nous donner les chiffres désespérants que l'on indiquait autrefois : sur 81 ligatures de l'artère poplitée, nous comptons 5 cas où le sphacèle survint, et même assez étendu pour nécessiter l'amputation du membre. Mais la ligature est-elle toujours responsable de ces désastres et ne faut-il pas, dans quelques cas, les inscrire à plus juste titre au passif de tous les traitements antérieurs à la ligature, et qui ont préparé le membre au sphacèle par des thromboses ou par des embolies ?

Dans le cas de Bardeleben, on avait exercé sur la fémorale une compression de dix jours, puis on lia le vaisseau et la gangrène survint ; le membre fut amputé, et l'examen permit de constater de petites thromboses localisées dans plusieurs artères au voisinage des foyers gangreneux ; il s'agissait évidemment de fragments de caillots détachés des parois du sac, — sous l'influence de la ligature, dit M. Delbet ; nous dirons, nous, pendant la compression, plus favorable que la ligature au morcelment des caillots, grâce à l'ondée sanguine qui parfois pénètre encore dans la poche.

D'après Pierre Delbet, — et il faut dire que le mouvement qu'il a créé a entraîné un très grand nombre de chirurgiens de marque, — l'extirpation du sac est supérieure à la ligature, d'abord parce que la mortalité serait moindre ; il relève 18 cas opérés depuis 1875, sur lesquels 14 ont guéri sans encombre, sauf un qui présenta une petite plaque de sphacèle sans importance; 1 opéré est mort et 3 ont été amputés, mais, après analyse des faits, l'auteur retranche ces trois cas d'amputation dont la méthode ne saurait être rendue responsable.

Nous acceptons volontiers cette élimination pour les cas de Holmes où la tumeur, prise pour un abcès et incisée, fut comprimée avec des tampons de perchlorure de fer et où la jambe était déjà froide avant l'extirpation de l'anévrysme; nous l'acceptons encore pour le fait de Stammer O'Grady, où, après sept cent soixante-six heures de compression indirecte, le chirurgien veut pratiquer l'incision; il trouve que le sac remonte trop haut vers la cuisse et a recours sur l'heure à l'amputation. Mais nous retenons au passif de la méthode le cas de Zwicke; c'est bien là un échec, et les difficultés extrêmes qu'éprouve l'opérateur, les 30 ligatures qu'il doit poser, la gangrène récidivante et les deux amputations qu'elle nécessite, n'innocentent en rien l'extirpation.

Nous avons donc 16 cas avec une mort et une amputation; la mortalité de l'excision serait donc de plus de 6 p. 100 supérieure, on le voit, à celle de la ligature qui, nous l'avons dit, est de moins de 5 p. 100; quant à la gangrène, accident assez fréquent pour être opposé comme l'objection la plus grave à la ligature, elle est juste de 6 p. 100 dans les deux méthodes, si nous comparons à nos 81 cas avec 5 gangrènes, les 16 cas de Delbet avec 1 gangrène. On ne peut rien conclure d'un relevé aussi restreint, mais pourquoi l'adjonction de nouveaux faits changerait-elle quelque chose plutôt à la ligature qu'à l'extirpation?

Nous pensons que l'avenir est à la ligature et qu'elle

restera la méthode de choix ; les hémorrhagies secondaires et les suppurations du sac qu'on lui objectait ont déjà disparu avec l'antisepsie, et nous estimons que la gangrène deviendra très rare lorsque, au lieu d'intervenir sur un membre déjà préparé au sphacèle par la flexion forcée ou la bande élastique, on ira de prime abord à l'artère, pour l'oblitérer avec un fil bien aseptisé. Les autres méthodes seront des procédés plutôt exceptionnels, applicables seulement dans quelques cas particuliers.

Il n'en est pas moins vrai que les partisans de l'extirpation ont à leur actif des arguments de poids et des observations remarquables. Delbet, Trélat, Peyrot ont rappelé que, dans certains cas, le sac peut, après la ligature, devenir le siège de phénomènes graves : des suppurations s'y développent parfois à longue échéance et sans qu'on réussisse à expliquer cette inflammation tardive par quelque faute d'asepsie au cours de l'intervention. On pourrait admettre que là, comme dans certains kystes et dans certains hématomes, des germes pathogènes roulés par le sang trouveront un bon milieu de culture et un abcès évoluera. Et puis, ne cite-t-on pas quelques cas de récidive dans la poche respectée par la ligature? La circulation collatérale peut se rétablir, et l'anévrysme va battre et souffler de nouveau. Parfois aussi la ligature « dépasse pour ainsi dire le but; le sac se rétracte avec excès, comprimant, étouffant les tissus nerveux auxquels il adhère; de là des troubles trophiques capables de nécessiter l'amputation ».

Je ne saurais nier la valeur de ces arguments, tout en croyant les faits de ce genre absolument exceptionnels. Toujours est-il qu'alors, l'extirpation pourra rendre d'utiles services, et M. Delbet aura eu le mérite de nous démontrer qu'elle est moins difficile et surtout plus sûre que nous ne pensions avant ses recherches. Sous la bande d'Esmarch, un chirurgien adroit et prudent doit terminer l'opération sans encombre et les résultats seront de tous points excellents. J'ai eu à traiter un anévrysme assez volumineux du bras : je voulais pratiquer la simple ligature ; mais, dans ce cas, l'extirpation m'a paru si aisée que je n'ai pas hésité à la faire et la guérison en a été remarquablement facile.

Aussi me permettrez-vous de conclure cette conférence par les propositions suivantes : L'extirpation est une bonne opération, mais elle sera réservée aux cas où la tumeur menace de s'enflammer ou de se rompre, à ceux où les nerfs inclus dans les parois sclérosées du sac provoquent des troubles trophiques et des paralysies qu'on guérira ou qu'on atténuera par la dissection attentive et le dégagement des cordons nerveux ; enfin, lorsque certaines conditions font craindre la récidive. A mon sens, l'extirpation et la ligature peuvent vivre côte à côte, employées l'une ou l'autre selon les circonstances. Je tiens les deux méthodes pour excellentes et vous engage à n'en excommunier aucune.

III

De l'Aïnhum.

Messieurs,

Le Dr José Pereira Guimaraès, professeur à l'École de médecine de Rio-de-Janeiro, nous communique une note sur une observation d'aïnhum. Le cas est d'autant plus instructif qu'il est accompagné d'un plâtre excellent qui met la lésion sous les yeux ; nous la *voyons*, privilège qu'avaient eu seuls nos confrères de la marine. Aussi en profiterons-nous pour revenir sur la discussion toujours pendante des rapports de l'aïnhum avec les amputations congénitales. L'Académie de médecine a déjà abordé cette discussion et nous ne pouvons souscrire à la conclusion qui a semblé prévaloir : l'identité des amputations congénitales et de l'aïnhum. — C'est à défendre la thèse contraire que nous consacrons cette conférence.

On connaît l'origine de la discussion. En 1867, paraissait un mémoire du D^r Da Silva Lima, de Bahia, sur l'*aïnhum*, maladie non encore décrite et dont les caractères sont des plus nets : elle consiste dans l'apparition d'un sillon à la partie interne et inférieure du pli digito-plantaire du cinquième orteil ; ce sillon gagne et s'étend jusqu'à creuser une dépression circulaire, un anneau qui enserre et étreint le doigt, absolument modifié dans sa forme : il est globuleux et, pour prendre les comparaisons les plus habituelles, ressemble à une olive, à une grosse cerise ou à une petite patate. La rainure devient de plus en plus profonde ; le pédicule s'amincit à tel point qu'il finit par se rompre spontanément si le chirurgien ne le tranche d'un coup de ciseaux. Cette section est d'autant plus facile que l'os de la phalange s'est résorbé graduellement : sa substance propre, son cartilage, son périoste, ses tendons, les tissus fibreux qui l'entourent, ont fait place à une masse graisseuse, sorte de lipome où l'on ne trouve plus que des vestiges de la phalangine, la phalangette et un ongle presque atrophié.

Le cinquième orteil est seul atteint, mais la lésion est parfois bilatérale, et le congénère est frappé simultanément ou plus ou moins longtemps après. Cependant il est des cas assez rares — une fois sur dix tout au plus — où le quatrième orteil se prend, et on cite quelques observations où le même individu a perdu ainsi quatre doigts de pied, deux à droite et deux à gauche. Cette affection est héréditaire et sévit beaucoup moins sur les femmes que sur les hommes ; elle n'apparaît qu'après la puberté et ne se développe que chez les nègres. L'auteur ajoute que le mal évolue sans provoquer de souffrance ; il ne devient douloureux que lorsque la tumeur, grâce à son pédicule flexible, s'engage sous le pied et se contusionne pendant la marche. En résumé donc, l'histoire de l'aïnhum peut, d'après Da Silva Lima, tenir en une courte phrase : c'est une affection des nègres mâles et adultes que caractérise l'apparition sur le cinquième et parfois le quatrième orteils, d'un sillon dont la constriction progressive 'a pour conséquence la dégénérescence graisseuse et l'amputation spontanée de l'organe.

Nous venons, en vérité, de résumer dans ces quelques lignes toutes les observations d'aïnhum. Elles paraissent calquées les unes sur les autres, et se ressemblent au point qu'il suffira de donner comme type, pour ne plus y revenir, le cas que nous communique José Pereira

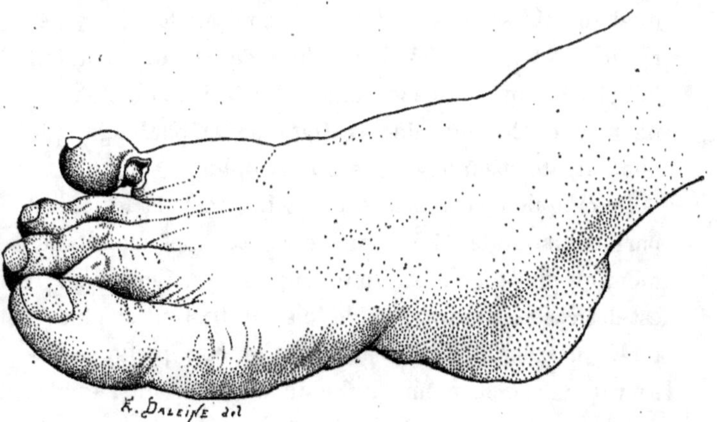

Fig. 9. — Cinquième orteil en partie séparé par un sillon ulcéreux.

Guimaraès. Le nègre brésilien, dont le moule offert à la Société de chirurgie a été donné par elle au musée de Saint-Louis, était âgé de 25 ans; sa maladie avait débuté cinq ans auparavant, frappant du même coup le cinquième orteil des deux pieds; mais la marche du sillon constricteur ne fut pas la même; très lente à gauche, elle est au contraire rapide à droite où le petit doigt, augmenté de volume, globuleux, écarté du quatrième orteil, est un peu tordu sur lui-même de dedans en dehors. La rainure ulcéreuse, qui entame les tissus du

bord interne vers le bord externe, est très profonde et
donne lieu à une sécrétion purulente. L'orteil est très
mobile ; la contusion en provoque des douleurs vives,
irradiées vers le nerf saphène externe. Et ce sont là
toutes les lésions ; en aucun autre point du corps, on ne
trouve d'altération physique ou fonctionnelle.

Notre nègre raconte que son père a perdu le cinquième
orteil des deux pieds ; dans ce cas encore, le mal aurait
eu une évolution analogue à celle à laquelle on assiste
maintenant chez le fils : sillon d'abord peu profond à la
partie interne et inférieure du pli digito-plantaire ; des
ulcérations recouvertes de croûtes y apparaissent et se
cicatrisent, mais la rainure se creuse de plus en plus
jusqu'à ce que le pédicule aminci permette à l'orteil de
s'engager sous le pied pendant la progression ; les douleurs sont alors très vives ; le patient ne peut plus marcher et réclame une amputation que pratique le Dr Guimaraès ; la section ne donne pas de sang, les collatérales
étant atrophiées. Les suites de l'opération furent des plus
simples ; la cicatrisation, complète en quelques jours,
permettait au malade de quitter l'hôpital.

Avec Da Silva Lima et Guimaraès, l'aïnhum restait
donc encore « cantonné dans le petit orteil d'une race »,
pour me servir d'une expression de Fontan, lorsque le
Dr Collas put observer à Pondichéry la même affection
sur des sujets de race hindoue. La localisation au petit
orteil était la même, le sillon constricteur présentait le
même aspect ; le doigt, la même forme globuleuse ; la
seule différence entre les faits de Collas et ceux de Da
Silva Lima, c'est que le premier n'a jamais constaté la
résorption spontanée de l'os dans le pédicule, au-dessous

de la dépression annulaire; la tige osseuse était très
amincie et tout au plus du diamètre d'un stylet explora-
teur, mais d'une dureté si grande que, sous les ciseaux
de trousse, « elle éclatait au lieu d'être coupée ». Cette
particularité suffit d'autant moins pour écarter les observations de Collas que, plus tard, Eugène Rochard et
Quétan ont publié trois cas d'aïnhum chez des Hindous,
absolument identiques à ceux de Da Silva Lima : la phalange était aussi résorbée.

L'assertion primitive de Da Silva Lima était donc trop
absolue, et, dans un second mémoire publié en 1881,
cet auteur tient pour légitimes les observations recueillies par Collas à Pondichéry. Mais il fait remarquer que,
dans ces derniers cas, comme dans celui de Corre, recueilli
à Nossi-Bé, le mal s'est développé sur des individus de
couleur. Et cette remarque est importante, car, tout à
coup, la question de l'aïnhum a changé de face, et après
une note de Lannelongue à l'Académie de médecine,
deux petits mémoires de Guyot, un travail d'ensemble
de Fontan publié dans les *Archives de médecine navale*,
et je me permets d'ajouter, après une série d'articles
écrits par nous dans la *Gazette hebdomadaire*, on se
demande si l'aïnhum ne frappe que les noirs et si l'affection, fréquente au Brésil et sur la côte occidentale
de l'Afrique, n'existe pas en Europe avec les mêmes
caractères, mais décrite sous un autre nom. Guyot,
Fontan et nous-même, à cette époque, avons répondu
par l'affirmative. M. Proust s'est rallié à cette opinion.

D'après ces auteurs, l'aïnhum européen ne serait autre
que les malformations connues sous le nom d'amputations

congénitales ou spontanées. On constate parfois chez les
nouveau-nés l'existence d'un moignon résultant de la
section d'un orteil, d'un doigt, d'une jambe, d'une cuisse
même, et parfois on a trouvé dans le délivre la partie
d'organe séparée pendant la vie intra-utérine. Mais l'amputation n'est pas toujours consommée et, dans certains
cas, à côté du membre incomplet, il existe un sillon de
profondeur variable qui étrangle un doigt, un orteil,
une partie quelconque d'un bras ou d'une jambe. Ajoutons que ces rainures circulaires sont rarement les seules
malformations qui affligent le petit sujet : le plus souvent, elles coïncident avec un spina bifida, un pied bot
et surtout une syndactylie. Les nombreuses observations
que nous avons colligées sont bien remarquables à cet
égard, et nous n'en avons pas rencontré une seule où la
stricture fût l'unique lésion.

Pour assimiler deux lésions à première vue si dissemblables, on a d'abord invoqué l'anatomie pathologique et la pathogénie. L'anatomie pathologique, cependant, ne plaide guère en faveur de l'identité ; les
examens de Wucherer et de Da Silva Lima, ceux de
Cornil, de Corre, d'Eugène Rochard et Bonnafy, qui se
rapportent à des cas indiscutables d'aïnhum, montrent,
dans le petit orteil, une disparition de la phalange, une
résorption presque complète de la phalangine, et une diminution de volume de la phalangette. Le tissu osseux,
les tendons, les ligaments, sont remplacés par d'abondantes masses graisseuses, ce qui a fait comparer à des
lipomes les orteils atteints d'aïnhum. Nous n'insistons pas,
car, dans tous les examens, les lésions sont identiques.
Dans le cas de Despetits étudié par Estor, la stricture est

trop succinctement et trop obscurément décrite, mais on démêle dans ce texte peu clair que la couche cornée de l'épiderme est fort épaisse; le corps de Malpighi et le derme avec ses papilles, recouvrent les trousseaux fibreux qui constituent le pédicule; ces trousseaux ont une direction antéro-postérieure.

L'examen de Rochard et Bonnafy, qui date de 1883, est plus précis; il concorde d'ailleurs avec celui de Despetits; on note la même résorption de la phalange et de la phalangine, la même néoformation de tissu graisseux; le pédicule présente la même constitution, et, si nous en croyons la figure annexée au texte, nous voyons un épiderme très épaissi, un derme à peu près normal, mais avec des papilles effacées; à la place de l'os, on trouve un faisceau fibreux résistant, à direction antéro-postérieure. Nous allons voir que les altérations des amputations congénitales sont fort différentes. Les recherches, d'ailleurs, n'ont encore porté que sur le sillon constricteur; les parties sous-jacentes, celles qui dans l'aïnhum se caractérisent par des atrophies osseuses et des substitutions graisseuses, n'ont pas été étudiées dans les amputations congénitales. Force nous est donc de ne parler que de la dépression annulaire.

En 1883, Suchard a examiné une bride congénitale que nous lui avions remise. Elle étreignait la jambe d'une fillette de sept mois; nous l'avions enlevée par une opération, la première de ce genre, croyons-nous. Au-dessus et au-dessous du sillon constricteur, Suchard n'a constaté aucune lésion de la peau, souple et bien nourrie; les glandes y sont intactes et les papilles normales. Au niveau du sillon l'épiderme est sain, mais le derme a subi d'importantes modifications; il n'y a plus, dans son épaisseur, d'alvéoles pleins de graisse; à leur place, on trouve la trame serrée d'un tissu fibreux néoformé, dont les faisceaux, perpendiculaires à l'axe du membre, constituent en ce point un tractus d'une épaisseur considérable. Ces lésions sont identiques à celles que Suchard avait déjà constatées d'après les pièces fournies par Guyot. Je sais bien que ces pièces sont étiquetées « aïnhum », mais à tort, selon nous, et nous démontrerons sans peine qu'il s'agit là d'amputations congénitales observées chez des individus de race colorée.

Les différences sautent aux yeux; dans l'aïnhum, nous trouvons, sans parler de la dégénérescence graisseuse de l'orteil et de la résorption des os sous-jacents à la stricture, un épaississement remarquable de la couche cornée de l'épiderme qui, en certain point, forme un véritable durillon, puis une atrophie de la couche muqueuse de Malpighi, un affaissement des papilles, un amincissement du derme; enfin, au-dessous de la peau, un trousseau fibreux à direction antéro-postérieure, et qui s'est substitué à l'os résorbé. Dans les amputations congénitales, l'épiderme est normal, il n'a subi aucun épaississement de la lame cornée, aucune atrophie de la couche muqueuse; le derme, au lieu d'être aminci, est, au contraire, considérablement hypertrophié, envahi qu'il est par des faisceaux fibreux, disposés en demi-cercle et tendus transversalement, par conséquent perpendiculaires à l'axe du doigt; ce tissu fibreux diffère donc de celui de l'aïnhum par son siège dans le derme et non plus dans les couches sous-cutanées, par sa direction transversale et non plus antéro-postérieure, enfin, par ses

effets, puisque l'un laisse l'os intact et que l'autre se substitue au squelette de l'orteil.

Les arguments tirés de la pathogénie nous paraissent
moins sérieux encore, et les causes qui président au développement de l'aïnhum sont toujours inconnues. Pereira
Guimaraès veut y voir une gangrène particulière due au
spasme, non démontré d'ailleurs, des vaisseaux qui se
rendent à l'orteil; Collas croit à une manifestation de la
lèpre amputante, mais la masse des observations lui
donne tort; Duplouy invoque une altération trophique,
et il appuie cette hypothèse « sur des douleurs assez vives
ressenties dans la région lombaire par deux malades atteints d'aïnhum ». On voit le vague de ces appréciations;
l'imagination peut se donner libre carrière, et certains
auteurs n'y ont pas manqué; ils ont déclaré tout d'abord
l'aïnhum une affection d'origine nerveuse, puis ils ont
décrété qu'il en était de même des amputations congénitales, dont on a fait une sclérodermie annulaire. Nous
n'oserions y contredire, mais cette théorie nerveuse des
amputations congénitales est tout entière à prouver, tandis que la théorie mécanique compte déjà en sa faveur
nombre d'observations péremptoires : depuis le célèbre
travail de Montgomery, on a multiplié les exemples
où l'on a pu démontrer, pièces en main, l'existence
d'adhérences vicieuses, d'une bride fibreuse partant
de l'œuf et cause indiscutable des sillons creusés sur
les doigts, les orteils ou les membres. Lannelongue,
en 1883, en a fait publier quelques cas nouveaux et remarquables. Aussi dirons-nous qu'assimiler l'aïnhum
aux amputations spontanées en s'appuyant sur l'anatomie pathologique et sur la pathogénie, c'est bâtir une

hypothèse sur une erreur et sur une autre hypothèse.

Si l'anatomie pathologique et la pathogénie font défaut aux unicistes, sont-ils plus heureux avec la clinique? Guyot et Fontan ont publié de nombreuses observations qui nous avaient séduit tout d'abord. Nous avions cru y voir, avec leurs auteurs, des étapes successives qui semblaient conduire de l'aïnhum aux amputations congénitales. Mais ces observations, nous les avons toutes relues, et nous partageons maintenant l'avis d'Eugène Rochard. Lors de leur publication, il protesta contre l'étiquette qu'on leur donnait et les conclusions que l'on en tirait. Pour lui dès cette époque, comme pour nous à cette heure, les cas de Guyot et de Fontan sont des observations banales d'amputation spontanée, et il n'en est pas une, si on l'examine avec soin, qui s'écarte du type ordinaire des exérèses congénitales.

Prenons, en effet, les caractères cardinaux de l'aïnhum et des amputations congénitales. En premier lieu, l'aïnhum n'atteint que les adultes, et les amputations spontanées sont congénitales par définition même. Dans les soixante ou quatre-vingts observations que nous avons colligées dans les mémoires de Da Silva Lima, de Pereira Guimaraès, dans la thèse de Despetits, de Brédian, dans les *Archives de médecine navale*, nous ne trouvons pas un seul cas où le malade atteint d'aïnhum ait moins de douze ans. Depuis 1867, les faits s'accumulent et cette loi ne compte pas encore une seule exception. Au contraire, le syndrome décrit sous le nom d'amputation spontanée est toujours congénital. Il ne se trouve, ni dans Guyot, ni dans Fontan, un seul fait qui contredise notre

assertion; il y a bien la fameuse observation de l'Arabe
Saïeb, où des lésions multiples, des amputations et des
strictures auraient apparu après la naissance, mais les
commémoratifs y sont vraiment trop obscurs et trop contradictoires. Le malade n'attribue-t-il pas les mutilations
du pied et de la main à des blessures de guerre reçues
lorsqu'il avait quinze ans? Aussi pouvons-nous conclure
qu'on n'a jamais vu l'amputation isolée des seuls cinquième et quatrième orteils survenir avant la puberté;
jamais on n'a vu les malformations multiples des amputations spontanées apparaître après la naissance.

L'aïnhum est exceptionnel chez la femme. Ce deuxième caractère ressort de tous les faits publiés par les
médecins brésiliens et par les chirurgiens de marine,
tandis que rien de semblable n'a été noté pour les
amputations spontanées qui atteignent indistinctement
les deux sexes ; les quatre cas que nous avons vus frap-
paient des fillettes. L'aïnhum, c'est là son troisième
caractère, ne se montre que dans les races colorées, et
cet argument, qui constitue le fond même du débat, a
triomphé de tous les assauts. En France ou en Europe,
depuis 1867, a-t-on constaté un seul cas où l'amputation
congénitale — notre aïnhum occidental, s'il fallait en
croire Fontan — ait apparu après la puberté et se soit
borné à frapper le cinquième ou le quatrième orteil,
comme chez le nègre? Aucun, à notre connaissance;
les brides annulaires étreignent les doigts de la main, la
jambe, la cuisse et même les pieds, mais jamais isolé-
ment les deux orteils de l'aïnhum. Ces mêmes observations démontrent l'exactitude du quatrième caractère
différentiel : le siège exclusif de l'aïnhum aux deux der-

niers orteils, et les lésions disséminées des amputations
congénitales.

Enfin, il n'est pas jusqu'à la marche de l'exérèse spontanée qui n'ait dans les deux cas une allure différente :
dès qu'un orteil est frappé d'aïnhum, le mal marche d'un
pas inégal peut-être, et très souvent fort lent, vers une
amputation fatale, et, si l'ulcération met parfois dix ans
à détacher l'orteil, le résultat, du moins, en est toujours
assuré. Dans les malformations congénitales, au contraire, le sillon constricteur a la plus grande tendance à
rester stationnaire, et je ne sache point qu'il existe un fait
publié où le chirurgien ait assisté lui-même à l'amputation spontanée. Dans l'une des observations de Lannelongue, les parents disent que les trois premiers orteils,
étranglés à la naissance, tombent successivement dans
la première quinzaine de la vie extérieure; dans un
fait de Trélat, le malade affirme que, vers sept ou huit
ans, il perdit deux orteils du pied droit. Dans un cas de
Menzel, l'amputation du médius eut lieu à quarante-
quatre ans, mais à la suite d'une fracture de l'os, et ce fut
le chirurgien qui pratiqua l'exérèse. Enfin, dans un fait
de Guyot, une femme de Panaupa, atteinte des multiples
lésions des malformations congénitales, prétendit que
son médius était tombé spontanément, il y avait environ quatre années.

Et voilà tous les cas que nous avons recueillis d'amputations survenues après la naissance chez des individus
atteints de constrictions d'origine congénitale! On en
voit l'extrême rareté, opposée à la grande fréquence des
exérèses spontanées dans l'aïnhum. Pas une seule des
affirmations de Guyot et Fontan ne nous paraît résister à

l'analyse ; leurs prétendues observations d'aïnhum sont des faits ordinaires d'amputation congénitale ; leur plaidoyer, habile et subtil, rappelle un peu le procédé employé, il y a quelque cinquante ans, pour assimiler à une poire la tête de Louis-Philippe. Les deux extrêmes, la poire et la tête du roi, étaient parfaitement ressemblants, mais la longue série des intermédiaires imaginés par le caricaturiste pour arriver d'un type à l'autre, n'existent pas plus dans la nature que les « faits » d'aïnhum européens.

N'oublions pas, d'ailleurs, que nos savants confrères du Brésil ont lu nos travaux et connaissent toutes nos hypothèses : depuis 1867, ils ont continué leurs recherches ; ils ont pu contrôler nos assertions ; or, les nombreuses publications de Pereira Guimaraès, l'observation qu'il vient de nous envoyer, les divers mémoires de Da Silva Lima affirment tous l'entité morbide de l'aïnhum, affection des cinquième et quatrième orteils des nègres adultes. Pour nous, à cette heure, et avec nos confrères du Brésil, avec le professeur Trélat, qui combattit l'identité dès le premier moment, avec Eugène Rochard, qui, il y a dix ans, mena résolument la bataille, nous croyons qu'on ne saurait ranger dans un même cadre deux affections aussi disparates. Et nous dirons comme conclusion définitive : L'aïnhum et les amputations congénitales sont deux lésions absolument dissemblables.

STATISTIQUE

DES OPÉRATIONS PRATIQUÉES EN 1893
DANS LA SALLE DE GYNÉCOLOGIE

Je me propose de dresser, chaque année, le bilan rigoureux des interventions pratiquées dans notre petite salle réservée à la gynécologie. Vous savez que, dans un pavillon d'isolement, nous possédons trois lits pour nos grandes opérations sur les organes génitaux internes de la femme. Trois lits, ce n'est guère; cependant nous avons vu s'y succéder 48 malades pour des interventions variées dont je vous dois la rapide nomenclature. Vous ne trouverez ici ni les curettages, ni les amputations du col, ni les extractions de polypes utérins, ni les périnéorrhaphies. Ces opérations, qui d'ailleurs ne nous ont donné que des succès, se font dans la salle commune et se trouveront dans la statistique générale du service.

Parmi nos 48 opérations, il en est 5 que nous signalerons simplement, parce qu'elles n'ont pas trait à des interventions sur les organes génitaux : résection d'une cicatrice pour éventration et guérie par la triple suture du péritoine, des muscles, des aponévroses et de la peau ; incision d'un abcès périnéphrétique pris pour une suppuration autour de volumineux fibromyomes de l'utérus ;

ouverture et excision partielle d'un kyste non hydatique de la rate ou du mésentère; laparotomie pour obstruction intestinale et section d'une bride péritonéale. Quant à la cinquième de ces observations, elle porte bien sur la gynécologie, mais elle est vraiment trop légère pour mériter mieux qu'une mention : il s'agit d'une énorme hématocèle rétro-utérine ouverte et drainée par le cul-de-sac postérieur; une fort grande quantité de sang liquide, de caillots et de masses fibrineuses ont été expulsés par l'incision, et en trois semaines la vaste poche s'est oblitérée.

Dans une autre catégorie nous mettons trois *hystérectomies vaginales* que je qualifierai de *simples*. La première se rapporte à une atrésie du col utérin consécutive à l'application, par un de nos collègues, d'un crayon de chlorure de zinc; des accidents graves survenaient à chaque époque menstruelle et je dus pratiquer l'ablation de l'utérus. Les deux autres ont trait à des chutes totales de la matrice chez de vieilles femmes; l'intervention la plus radicale et la moins dangereuse me parut l'hystérectomie que je pratiquai facilement sous l'anesthésie cocaïnique. La guérison fut rapide; mais, à peine la cicatrisation était-elle achevée, que dans mes 2 cas je constatai une rectocèle et une cystocèle qui m'obligèrent à compléter mon intervention première par une colpo-périnéorrhaphie.

Dans un troisième groupe nous plaçons la seule *hystéropexie* que j'aie pratiquée cette année; il s'agit d'une femme de 25 ans dont l'utérus rétroversé remplissait le cul-de-sac de Douglas; des adhérences étroites en rendaient la réduction impossible et les troubles fonctionnels étaient sérieux; la laparotomie nous permit d'arriver sur la matrice, maintenue immobile dans le petit bassin par les néo-membranes qui enveloppaient une double ovaro-salpingite. La décortication des annexes, la désinsertion de l'épiploon et des anses intestinales fut délicate; elle put être effectuée cependant, et l'utérus, rapproché de la paroi abdominale antérieure, y fut attaché par deux fils de soie introduits et liés selòn la technique ordinaire. Le résultat opératoire et le succès thérapeutique furent parfaits.

Mais voici un groupe plus important: celui des *kystes de l'ovaire*. Nous en avons opéré huit. Cinq d'entre eux étaient simples; la poche, unique quatre fois, n'avait pas ou n'avait que peu d'adhérences avec le péritoine et les intestins; aussi l'opération a-t-elle été exécutée en quelques minutes sous l'analgésie cocaïnique; j'en ai parlé dans mes conférences antérieures et je n'y reviendrai pas. Disons seulement qu'il s'agissait dans un cas d'un double kyste du para ovarium; le pédicule à anesthésier à droite et à gauche de l'utérus était fort long et cependant l'opérée n'éprouva aucune douleur. Des trois autres kystes, l'un s'accompagnait d'une inclusion dermoïde et d'un sarcome adhérent à l'intestin, masse saignante qui fut maintenue au dehors par des points de suture; les deux derniers avaient leur pédicule tordu et l'état général était fort compromis lorsque l'opération eut lieu; la guérison n'en survint pas moins comme dans les 6 autres kystes.

Nous arrivons maintenant à la grande classe des *inflammations pelviennes* qui forment la plus grosse part des cas gynécologiques que nous avons traités. Leur nombre s'élève à 24; 2 ne présentent qu'un médiocre intérêt : il s'agit de 2 ovaro-salpingites doubles non suppurées; les ovaires étaient kystiques et scléreux, les trompes épaissies et oblitérées; mais ni les uns ni les autres ne contenaient de pus; par contre, leur décortication a été délicate, du moins dans l'un des faits; des néo-membranes peu épaisses mais très résistantes, de véritables tractus fibreux les attachaient aux parois du bassin, à l'épiploon et à l'S iliaque; il a fallu, pour les extirper, beaucoup de prudence et beaucoup de patience. Dans ces deux cas la guérison a été obtenue.

Restent 22 faits qui tous ont trait à des ovaro-salpingites suppurées. Pour 19 d'entre eux, j'ai eu recours à la laparotomie avec position élevée du bassin. Je n'insisterai pas sur ce groupe qui a déjà fait le sujet d'une conférence : vous vous rappelez qu'une seule fois les annexes d'un côté n'ont pu être décortiquées, mais leurs poches purulentes ont été ouvertes et drainées et la guérison ne s'en est pas moins montrée. Restent 18 interventions régulières et où tout a été extirpé : cependant le drainage à la Mickulicz a été fait 12 fois. Nous n'avons d'ailleurs eu que des succès et nos 19 laparotomies ont donné 19 guérisons. Je me permets d'insister sur cette heureuse série, car il s'agissait de cas particulièrement graves.

Dans un autre groupe comprenant seulement trois suppurations pelviennes, le mode d'intervention a été l'hystérectomie vaginale; ici les lésions très anciennes paraissaient plus graves encore; elles remplissaient le petit bassin et immobilisaient la matrice dans d'épaisses néo-membranes. Deux de ces cas ont remarquablement guéri, mais dans un troisième la mort est survenue; nous nous sommes expliqué ailleurs sur cet échec : la malade était en proie à une pelvi-péritonite qui se généralisait; le ventre était déjà ballonné, la cachexie était extrême. Notre hystérectomie vaginale n'a pas tué notre malade : elle n'a malheureusement pas pu la guérir.

Enfin, notre dernière catégorie comprend les *corps fibreux de l'utérus :* nous ne comptons évidemment pas les polypes de la matrice contenus encore dans la cavité utérine ou faisant saillie dans le vagin; ces cas ont été traités dans notre salle commune et ne nous ont donné que des succès. Nous ne parlons ici que des corps fibreux interstitiels qui ont nécessité l'hystérectomie ; 4 ont été abordés par la voie vaginale et nous ont valu 3 guérisons et 1 mort. Celle-ci ne nous semble guère imputable à l'opération ; le morcellement, quoique difficile à cause de l'immobilité de l'utérus encastré dans une sorte de pachy-pelvi-péritonite, n'a présenté aucun incident fâcheux; les ligaments larges ont été bien saisis ; il n'y a pas eu d'écoulement sanguin appréciable; mais les phénomènes péritonéaux, allumés déjà plusieurs jours avant l'intervention, ont continué malgré l'extirpation de l'utérus.

Les trois autres tumeurs ont été abordées par la voie abdominale. Il s'agissait de trois cas très graves : dans l'un, les fibromes étaient petits, mais les annexes enflammées étaient distendues par du pus; de volumineuses collections s'étaient amassées au milieu des néo-membranes épaissies qui unissaient les trompes, les ovaires et l'utérus non seulement aux parois du petit bassin, mais aux anses intestinales. Malgré de grandes difficultés opératoires, la guérison est survenue et n'a été entravée que par une fistule stercorale tarie au bout de dix jours. Dans les deux autres cas, il n'y avait pas de suppuration péri-utérine, mais les tumeurs remontaient jusque sous le diaphragme; ici encore la cure s'est faite sans encombre, ce qui donne trois succès sur trois hystérectomies abdominales.

Si nous réunissons en bloc toutes les interventions dont nous venons de donner l'analyse, nous voyons que nos 48 cas nous ont donné 46 guérisons et 2 morts. Celles-ci, dues toutes les deux à une pelvi-péritonite généralisée avant notre intervention, sont survenues à la suite d'une hystérectomie vaginale; nous avons dit pour quelle raison il nous semble que l'opération doit être innocentée. Quoi qu'il en soit, nous retenons ces chiffres et nous voyons que la mortalité générale n'a guère dépassé 4 p. 100. C'est un beau résultat, lorsqu'on songe à la gravité particulière de la plupart de nos opérations; nous pouvons nous féliciter de cette campagne, et ne demandons pas de meilleurs succès pour 1894.

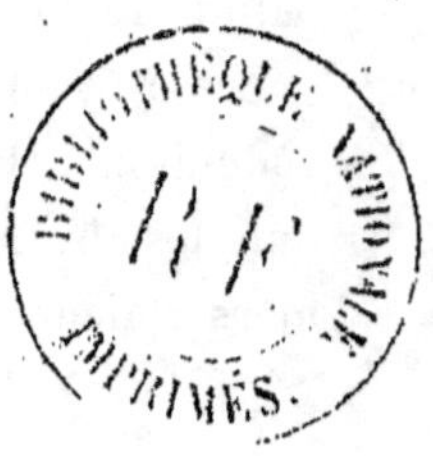

TABLE DES MATIÈRES

CHAPITRE IV

AFFECTIONS DES MAMELLES

CHAPITRE V

AFFECTIONS DE L'ESTOMAC ET DU FOIE

CHAPITRE VI

AFFECTIONS DE L'INTESTIN

CHAPITRE VII

AFFECTIONS DU RECTUM ET DE L'ANUS

CHAPITRE VIII

AFFECTIONS DES ORGANES GÉNITAUX DE L'HOMME

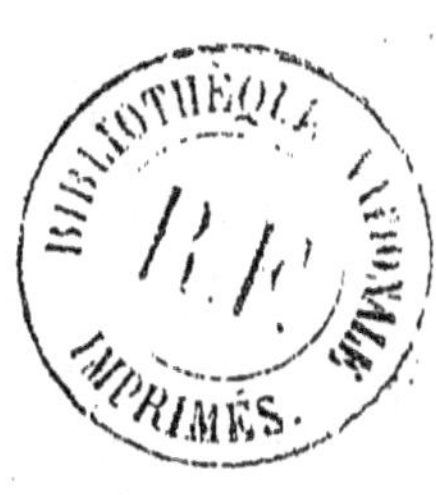

Paris. — Typ. Chamerot et Renouard, 19, rue des Saints-Pères. — 30662.

A LA MÊME LIBRAIRIE

Manuel de Pathologie externe, par MM. Reclus, Kirmisson, Peyrot, Bouilly, professeurs agrégés à la Faculté de médecine de Paris, chirurgiens des hôpitaux. 4ᵉ édition. 4 vol. in-8º.

    Division de l'ouvrage :

    I. — *Maladies des tissus*, par le Dʳ P. Reclus.

    II. — *Maladies des régions.* Tête et rachis, par le Dʳ Kirmisson.

    III. — *Maladies des régions.* Poitrine, abdomen, par le Dʳ Peyrot.

    IV. — *Maladies des régions.* Organes génito-urinaires, membres, par le Dʳ Bouilly.

    Chaque volume est vendu séparément . . . . 10 fr.

Mémoires de Chirurgie, par M. le Dʳ A. Verneuil, professeur de clinique chirurgicale à la Faculté de médecine de Paris.

    Tome I. — *Chirurgie réparatrice.* 1 vol. in-8º . . . . 15 fr.

    Tome II. — *Amputations, doctrine septicémique, pansements antiseptiques.* 1 vol. in-8º . . . . 15 fr.

    Tome III. — *États constitutionnels et traumatisme.* 1 vol. in-8º. 12 fr.

    Tome IV. — *Traumatisme et ses complications.* 1 vol. in-8º . . . 15 fr.

    Tome V. — *Commotion, contusion, tétanos, syphilis et traumatisme.* 1 vol. in-8º . . . . 15 fr.

Traité des Résections et des Opérations conservatrices que l'on peut pratiquer sur le système osseux, par le Dʳ L. Ollier, professeur de clinique chirurgicale à la Faculté de médecine de Lyon. 3 vol. gr. in-8º avec figures . . . . 50 fr.

    Tome I. — *Introduction. — Résections en général.* 1 vol. in-8, avec 127 figures dans le texte. . . . . 16 fr.

    Tome II. — *Résections en particulier. Membre supérieur.* 1 vol. in-8º avec 156 figures. . . . . 16 fr.

    Tome III. — *Résections en particulier. Résections du membre inférieur, tête et tronc.* 1 vol. in-8º avec 224 figures. . . . . . . 22 fr.

Précis d'obstétrique, par MM. A. Ribemont-Dessaignes, agrégé de la Faculté de médecine de Paris, et G. Lepage, chef de clinique obstétricale à la Faculté de médecine. 1 vol. gr. in-8º avec figures dans le texte dessinées par M. Ribemont-Dessaignes. Relié toile. . . . 30 fr.

Études de clinique chirurgicale, faites à l'hôpital Necker par le Dʳ A. Le Dentu, professeur de clinique chirurgicale à la Faculté de médecine de Paris. Année scolaire 1890-1891. 1 vol. in-8º, avec 36 figures. 8 fr.

Leçons cliniques sur les maladies de l'appareil locomoteur (*os, articulations, muscles*), par le Dʳ Kirmisson, professeur agrégé à la Faculté de médecine, chirurgien des hôpitaux, membre de la Société de chirurgie. 1 vol. in-8º, avec figures dans le texte. . . . . 10 fr.

Les Hernies inguinales de l'Enfance, par le Dʳ G. Félizet, chirurgien de l'hôpital Tenon (Enfants-Malades). 1 vol. gr. in-8º de 420 pages, avec 73 figures dans le texte. . . . . 10 fr.

Paris. — Typographie Chamerot et Renouard, 19, rue des Saints-Pères. — 30662

BIBLIOTHÈQUE NATIONALE DE FRANCE